Verloskunde, gynaecologie en kindergeneeskunde

Basiswerken Verpleging en Verzorging
onder hoofdredactie van:
Drs. J.H.J. de Jong MHA
Drs. IJ.D. Jüngen
Drs. J.A.M. Kerstens
S. van der Meijden-Meijer
E.M. Sesink

Verloskunde, gynaecologie en kindergeneeskunde

Dr. M.F. Schutte
Dr. D. Mul
Dr. P.J.M. van Kesteren
Prof. dr. J.M.M. van Lith
Werkredactie:
Drs. IJ.D. Jüngen
S. van der Meijden-Meijer

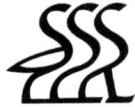

Bohn Stafleu van Loghum
Houten 2009

© 2009 Bohn Stafleu van Loghum, onderdeel van Springer Uitgeverij
Alle rechten voorbehouden. Niets uit deze uitgave mag worden verveelvoudigd, opgeslagen in een geautomatiseerd gegevensbestand, of openbaar gemaakt, in enige vorm of op enige wijze, hetzij elektronisch, mechanisch, door fotokopieën of opnamen, hetzij op enige andere manier, zonder voorafgaande schriftelijke toestemming van de uitgever.

Voor zover het maken van kopieën uit deze uitgave is toegestaan op grond van artikel 16b Auteurswet 1912 j° het Besluit van 20 juni 1974, Stb. 351, zoals gewijzigd bij het Besluit van 23 augustus 1985, Stb. 471 en artikel 17 Auteurswet 1912, dient men de daarvoor wettelijk verschuldigde vergoedingen te voldoen aan de Stichting Reprorecht (Postbus 3051, 2130 KB Hoofddorp). Voor het overnemen van (een) gedeelte(n) uit deze uitgave in bloemlezingen, readers en andere compilatiewerken (artikel 16 Auteurswet 1912) dient men zich tot de uitgever te wenden.

Samensteller(s) en uitgever zijn zich volledig bewust van hun taak een betrouwbare uitgave te verzorgen. Niettemin kunnen zij geen aansprakelijkheid aanvaarden voor drukfouten en andere onjuistheden die eventueel in deze uitgave voorkomen.

ISBN 978 90 313 4974 6
NUR 897

Ontwerp omslag: Bottenheft, Marijenkamp
Ontwerp binnenwerk: Studio Bassa, Culemborg
Automatische opmaak: Pre Press, Zeist
Tekeningen: Hans Brik, Callantsoog
Foto's: Hans Oostrum Fotografie, Den Haag

Bohn Stafleu van Loghum
Het Spoor 2
Postbus 246
3990 GA Houten

www.bsl.nl

Inhoud

	Woord vooraf	7
	Over de auteurs	8
	Redactionele verantwoording	9
1	De voortplanting	13
2	Normale verloskunde	73
3	Afwijkende verloskunde	167
4	De pasgeborene	267
5	Gynaecologie	293
6	Introductie in de kindergeneeskunde	362
7	Neonatologie en perinatologie	368
8	Stoornissen in de ademhaling	384
9	Circulatie	396
10	Bloedaandoeningen	411
11	Aandoeningen aan het maag-darmkanaal	427
12	Aandoeningen aan de nieren en urinewegen	448
13	Hormonale aandoeningen	458

14	Stofwisselingsziekten	475
15	Bewegingsapparaat	479
16	Infectie en afweer	486
17	Kinderneurologie	494
18	Huidaandoeningen	508
	Referenties	514

Woord vooraf

In het boek Verloskunde, gynaecologie en kindergeneeskunde uit de reeks Basiswerk wordt eerst de voortplanting besproken, vervolgens komen de normale en afwijkende verloskunde, de pasgeborene en de gynaecologie aan bod. In het onderdeel kindergeneeskunde is een belangrijk deel gereserveerd voor de groei en ontwikkeling van het kind. Verder worden de ziektebeelden naar orgaanstelsel beschreven. Er is gekozen voor een selectie van de ziektebeelden uit de algemene praktijk. In het boek is in het kort enige anatomie en fysiologie opgenomen.

Het basiswerk Verloskunde, gynaecologie en kindergeneeskunde is allereerst bestemd voor verpleegkundestudenten (mbo), maar is ook bedoeld voor verzorgenden die zich tijdens of na hun opleiding in bepaalde onderwerpen willen verdiepen. Daarnaast is het boek geschikt voor studenten van (para-) medische mbo-opleidingen om hun kennis in de verloskunde, gynaecologie en kindergeneeskunde te verrijken.

Dit boek vormt een onderdeel van de reeks Basiswerk. De verschillende delen zijn erop gericht de student en de reeds afgestudeerde beroepsbeoefenaar voldoende kennis en inzicht te laten opdoen om op professionele wijze het verpleegkundig beroep uit te oefenen. De opbouw van de reeks Basiswerk ondersteunt het proces hierbij.

Ieder die opmerkingen of suggesties heeft ter verbetering van dit boek wordt van harte uitgenodigd om te reageren.

IJbelien Jüngen
Simone van der Meijden-Meijer

Over de auteurs

Dr. Maarten F. Schutte is gynaecoloog n.p. Jarenlang is hij opleider in het Onze Lieve Vrouwe Gasthuis (OLVG) geweest. Hij was nauw betrokken bij de opleiding van medisch studenten, artsen in opleiding tot gynaecoloog, verpleegkundigen (O&G-opleiding) en verloskundigen. Sedert 2006 is hij directeur van het Teaching Hospital OLVG.

Prof. dr. Jan M.M. van Lith is gynaecoloog-perinatoloog en werkte als opleider in het OLVG met als aandachtsgebied de obstetrie. Hij was bijzonder hoogleraar in het AMC en zeer betrokken bij het onderwijs voor de O&G-opleiding van de Amstel Academie. Per april 2008 is hij benoemd tot hoogleraar gynaecologie en obstetrie in het Leids Universitair Medisch Centrum.

Dr. Paul J.M. van Kesteren is werkzaam als gynaecoloog in het OLVG met als aandachtsgebied endoscopische gynaecologie. Hij is actief betrokken bij zowel medisch als verpleegkundig onderwijs.

Dr. D. Mul studeerde geneeskunde aan de Vrije Universiteit in Amsterdam. Na het artsexamen werkte hij korte tijd als arts-docent aan de Centrale Hogeschool voor opleidingen in de gezondheidszorg 'Hoogstede' in Ermelo en als instructeur-arts bij het opleidingscentrum van de militair geneeskundige dienst. Vervolgens verrichtte hij een promotieonderzoek aan de Erasmus Universiteit Rotterdam en specialiseerde zich vervolgens in de kindergeneeskunde in het Sophia Kinderziekenhuis in Rotterdam, waar hij tot 1 februari 2007 gewerkt heeft als kinderarts/chef de clinique. Na verdere specialisatie in de kinderendocrinologie werkt hij per september 2009 in het Haga Ziekenhuis/Juliana Kinderziekenhuis in Den Haag als kinderarts-endocrinoloog.

Redactionele verantwoording

De ontwikkelingen gaan snel in het verpleegkundig en verzorgend beroepsonderwijs.
Zo is onder meer sprake van een aanpassing van de kwalificatiestructuur die gebaseerd is op (beroeps)competenties. Centraal daarbij staat de vraag welke kennis, vaardigheden en attitudes noodzakelijk zijn om binnen de verpleegkundige beroepscontext de juiste taken en de daaruit voortvloeiende acties uit te voeren met een effectief resultaat. Er is een centrale plaats voor de beroepspraktijk (de praktijk als krachtige leeromgeving), een scherpere profilering van de verzorgende en verpleegkundige functies/rollen en de daaraan gerelateerde functie-eisen.
De toenemende aandacht voor flexibele leerwegen in het onderwijs, het toenemende gebruik van elektronische leeromgevingen en leermiddelen die gebruik maken van de computer, alsmede een toenemende zelfstandigheid en eigen verantwoordelijkheid van de student in het leerproces, leiden tot een nieuwe rol voor de docent, een andere organisatie van het onderwijs en andere toetsvormen.
Deze ontwikkelingen vragen om leermiddelen die effectief aansluiten op de actuele situatie in het verpleegkundig en verzorgend beroepsonderwijs.

Curriculummodel

Voor de ontwikkeling van de reeks Basiswerk is het curriculummodel van de reeks leerboeken *Bouwstenen voor het gezondheidszorgonderwijs* gehandhaafd. Dit curriculummodel sluit aan bij de kwalificatiedossiers voor de verpleegkundige en verzorgende beroepen op mbo-niveau, de diverse beroepsprofielen op hbo-niveau en het rapport *Met het oog op de toekomst; beroepscompetenties van hbo verpleegkundigen*.
Bij de ontwikkeling van het curriculummodel waren twee uitgangspunten belangrijk.

- Een theoretisch uitgangspunt, waarbij het *beroepsopleidingprofiel* centraal staat, dat wil zeggen de competenties en eindtermen voor de onderscheiden kwalificatieniveaus.
- Een praktisch uitgangspunt, waarin de *beroepsprofielen* en de daarvan afgeleide functie- en taakprofielen in de verschillende beroepscontexten centraal staan. Belangrijk is daarbij de vraag welke kennis, vaardigheden en attitude nodig zijn om in een gegeven beroepscontext de vereiste taken, het adequate gedrag en het effectieve resultaat te bereiken.

De eindtermen gerelateerd aan de taakprofielen en de competenties (algemeen, algemeen professioneel en beroepsspecifiek) zijn richtinggevend voor de invulling van de leer- en vormingsgebieden verpleegkunde, ziekteleer, gezondheidsleer en methoden en technieken. Centraal daarin staat de verpleegkunde. In de verpleegkunde leert de verpleegkundige competent te worden in belangrijke beroeps-/verpleegsituaties afgeleid uit de zorgsituaties (multidisciplinair aandachtsgebied). Evidence based werken, klinisch redeneren en reflectie op de beroepspraktijk (ontwikkelen van professioneel gedrag) zijn belangrijke peilers om in de verpleegsituatie elementen uit de andere leer- en vormingsgebieden toe te passen en te integreren.

In de verpleegsituatie heeft de beroepsbeoefenaar te maken met gezondheid en gezondheidsproblematiek. In het kader van gezond gedrag heeft de beroepsbeoefenaar te maken met zorgvragen vanuit het zelfzorgproces, dat gericht is op het in stand houden en/of ondersteunen van het gezond functioneren van de mens. In het kader van gezondheidsproblematiek heeft hij te maken met zorgvragen van het patiëntenzorgproces. Uiteraard hebben beide processen een nauwe relatie met elkaar.

In de figuur bij deze redactionele verantwoording is het curriculum voor de opleiding tot verpleegkundige (kwalificatieniveau 4 en 5) schematisch afgebeeld.

Didactisch concept

Uitgangspunt voor de inhoud van de reeks Basiswerk zijn de verpleegkundige en verzorgende beroeps- en taakprofielen (competenties) in de algemene en geestelijke gezondheidszorg, de verzorgings- en verpleeghuizen (intramurale en extramurale zorg) en de thuiszorg. In de verpleegkundige en verzorgende beroepsuitoefening zijn generieke en specifieke elementen op respectievelijk hbo- en mbo-niveau te onderscheiden.

Een belangrijke overweging bij het concept van de reeks Basiswerk is dat de student de 'grammatica' van de diverse vakken goed leert beheersen. Om competent te kunnen functioneren in de beroepspraktijk, zal de beroepsbeoefenaar verpleegsituaties moeten kunnen beoordelen vanuit medische en psychosociale vakgebieden en de juiste vaardigheden moeten kunnen toepassen. Daarbij gaat het om de leer- en vormingsgebieden gezondheids- en ziekteleer, diagnostiek en therapie.

In de reeks Basiswerk is ervoor gekozen om de algemeen geldende structuur van het vak te volgen. Ieder vak(gebied) kent haar eigen systematiek. Er wordt een basispakket kennis en vaardigheden aangereikt waarmee de koppeling naar andere en meer specifieke beroepscontexten kan worden gerealiseerd. Verdieping kan plaatsvinden via internet, elektronische leeromgeving, specifieke stages, aanvullende reeks op de reeks Basiswerk (verdieping, specifieke onderwerpen), digitale bibliotheek enzovoort.

Hoe het opleidingsprofiel eruit moet zien wordt niet bepaald door de reeks Basiswerk. Op basis van de gekozen onderwijsvorm(en) kan iedere opleiding de leermiddelen naar eigen inzicht toepassen. De verantwoordelijkheid voor de organisatie van het leerproces ligt bij de opleidingsinstelling. Doelstellingen, opdrachten en toetsen zijn niet in de reeks Basiswerk opgenomen, omdat niet is gekozen voor een methode. Dit is het domein van de opleidingsinstelling zelf.

De hoofdredactie

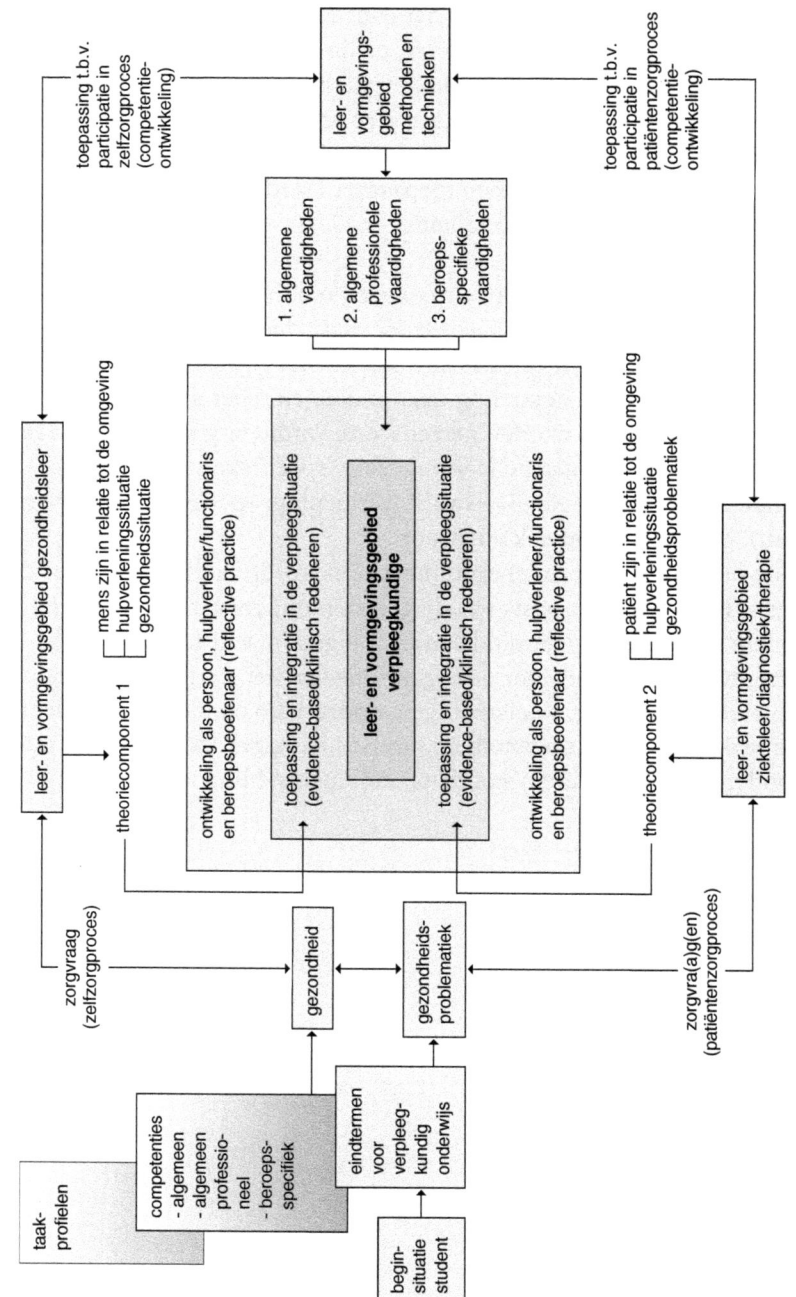

Curriculummodel voor de opleiding tot verpleegkundige (kwalificatieniveau 4 en 5).

1 De voortplanting

1.1	**Geslachtsorganen**	14
1.1.1	Algemene functies	14
1.1.2	Geslachtskenmerken	14
1.1.3	Vrouwelijke geslachtsorganen	16
1.1.4	Baringskanaal	25
1.1.5	Mannelijke geslachtsorganen	29
1.1.6	Endocrinologie	34
1.2	**Bevruchting en ontwikkeling van de vrucht**	37
1.2.1	Bevruchting en innesteling	37
1.2.2	Embryo en foetus	39
1.2.3	Placenta, navelstreng, vliezen, vruchtwater en foetale circulatie	41
1.3	**Seksualiteit**	49
1.3.1	Levensfasen	49
1.3.2	Geslachtsverkeer	50
1.4	**Anticonceptie**	52
1.4.1	Algemene principes	52
1.4.2	Hormonale anticonceptie	53
1.4.3	Intra-uteriene anticonceptiemiddelen	57
1.4.4	Overige anticonceptionele methoden	57
1.4.5	Sterilisatie	61
1.5	**Aangeboren afwijkingen en onderzoek**	64
1.5.1	Aangeboren afwijkingen	64
1.5.2	Onderzoek	67
1.5.3	Counseling	72

1.1 Geslachtsorganen

1.1.1 ALGEMENE FUNCTIES

De vijf algemene functies van de geslachtsorganen zijn:
- *de productie van geslachtshormonen door de geslachtsklieren.* De productie wordt gereguleerd vanuit de hypofyse, die op haar beurt wordt gestimuleerd vanuit de hypothalamus en de hogere zenuwcentra. De geslachtshormonen zijn verantwoordelijk voor de ontwikkeling van de geslachtskenmerken. Zij bepalen de levensfasen en zijn essentieel voor de ontwikkeling en het transport van voortplantingscellen;
- *seksuele functie.* Geslachtsdrift en de mogelijkheid tot geslachtsverkeer zijn functies van de geslachtsorganen;
- *productie van voortplantingscellen.* Voortplantingscellen, ook wel gameten genoemd, zijn de eicellen bij de vrouw en de zaadcellen bij de man. Zij worden geproduceerd in de geslachtsklieren, die ook wel gonaden worden genoemd;
- *transport van voortplantingscellen.* Opname en transport van de eicellen door de eileiders. Bij de man het transport van zaadcellen vanuit de zaadbal (testikel) en via bijbal, zaadleider en urinebuis, vervolgens (na geslachtsgemeenschap) via vagina, baarmoederhals, baarmoeder en eileiders eventueel naar de buikholte van de vrouw;
- *ontwikkeling van het voortplantingsproduct.* De zwangerschap normaal laten ontwikkelen.

Al deze functies zijn nauw met elkaar verbonden.

1.1.2 GESLACHTSKENMERKEN

De geslachtskenmerken worden bepaald door de ontwikkeling van de geslachtsklieren (tabel 1.1). Ze worden veroorzaakt door de geslachtschromosomen. De aanwezigheid van XY leidt tot de ontwikkeling van testikels. De aanwezigheid van X bij afwezigheid van Y leidt tot de ontwikkeling van eierstokken.
- XX: vormt een normale eierstok.
- OX: eierstok afwezig, of niet volledig ontwikkeld (turnersyndroom).
- XY: normale testikel.
- OY: ontwikkelt zich niet, is niet verenigbaar met het leven.
- XXY: testikels aanwezig, maar geen ontwikkeling van zaadcellen (klinefeltersyndroom).

Primaire geslachtskenmerken
Dit zijn de kenmerken waarmee onderscheid wordt gemaakt tussen man en vrouw.

Tabel 1.1 Verschillende geslachtskenmerken van man en vrouw.

	Vrouw	Man
geslachtskenmerken	eierstokken (ovaria)	zaadballen (testes)
primaire geslachtskenmerken	eileiders (tubae, salpingen)	bijballen (epididymes)
	baarmoeder (uterus)	voorstanderklier (prostaat)
	schede (vagina)	penis
secundaire geslachtskenmerken	groei van de baarmoeder en de schede	groei van penis en testikels
	ontwikkeling kleine schaamlippen	ontwikkeling beharingspatroon van snor, baard, oksels en schaamstreek
	ontwikkeling beharingspatroon van schaamheuvel en oksels	groei van het strottenhoofd, ontwikkeling van de stem
	ontwikkeling lichaamsbouw en vetverdeling	spierontwikkeling

Bij de primaire geslachtskenmerken gaat het om de aanleg van de geslachtsorganen. Bij de vrouw zijn dit de vagina (schede), baarmoeder (uterus) en eileiders (tubae of salpingen). Bij de man de penis, prostaat en bijballen (epididymes). De kenmerken worden gedeeltelijk door de chromosomen en gedeeltelijk door de geslachtshormonen bepaald. Beslissend voor de geslachtsdifferentiatie is de activiteit van manlijke hormonen, zoals onder andere testosteron.

Secundaire geslachtskenmerken
Secundaire geslachtskenmerken bij de vrouw zijn de ontwikkeling van de geslachtsorganen, het kenmerkende beharingspatroon (okselbeharing en driehoekige schaambeharing) en de specifieke lichaamsbouw en vetverdeling. Bij de man gaat het om de ontwikkeling van de geslachtsorganen, baardgroei en de typisch mannelijke haargroei, de ontwikkeling van het strottenhoofd (waardoor een lagere stem ontstaat) en de ontwikkeling van de spieren.
Deze kenmerken worden volledig bepaald door de activiteit van de hormonen. Bij ongevoeligheid voor of afwezigheid van hormonen zal iemand met XY-chromosomen (dus genetisch een man) zich verder ontwikkelen in vrouwelijke richting. De geslachtsklieren dalen niet in, maar blijven in de buikholte. Zij hebben echter wel het aspect van

testikels en er zijn geen baarmoeder, eileiders en vagina aangelegd. De overige kenmerken zullen voor een groot deel vrouwelijk zijn. Er is geen mannelijke beharing, maar wel ontwikkeling van borsten en schaamlippen. Dit fenomeen heet *testiculaire feminisatie*.

Tertiaire geslachtskenmerken
Dit zijn de verschillen in gedragskenmerken tussen mensen van het vrouwelijke en het mannelijke geslacht.

1.1.3 VROUWELIJKE GESLACHTSORGANEN
Uitwendige geslachtsorganen
De uitwendige geslachtsdelen zijn de vulva, vaginaopening, grote en kleine schaamlippen (labia majora en minora), clitoris (kittelaar), schaamstreek en bilnaad, de ruimte tussen de anus en de uitwendige geslachtsdelen (het perineum) (afb. 1.1).

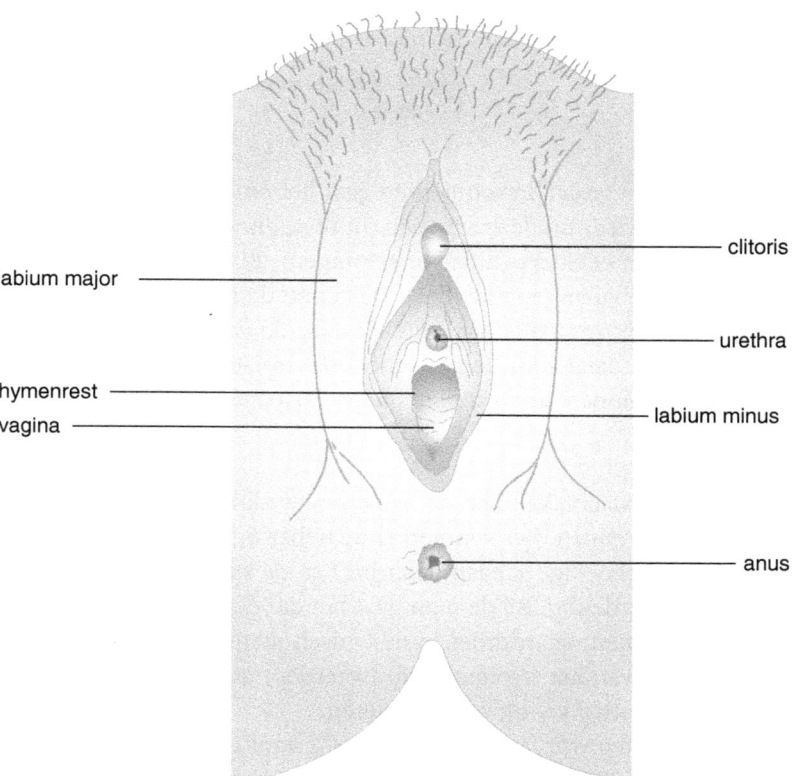

Afbeelding 1.1 *Uitwendig vrouwelijk geslachtsorgaan.*

Vulva

De vulva is de algemene aanduiding van de uitwendige geslachtsorganen, met uitzondering van de schaamlippen.

Vaginaopening (introitus)

De vaginaopening wordt rondom begrensd door een epitheelplooi: het maagdenvlies of hymen. Dit kan zowel soepel als zeer stug zijn. Bij de eerste geslachtgemeenschap (coïtus) wordt het meestal ingescheurd, waardoor soms bloedverlies ontstaat. Het verscheuren van het maagdenvlies heet defloratie; dit kan ook op een andere manier gebeuren bijvoorbeeld door tampongebruik. Na defloratie blijft weefsel over, de zogenaamde hymenresten.

Grote schaamlippen (labia majora)

In plaats van grote schaamlippen is buitenste schaamlippen een betere benaming. Dit zijn behaarde huidplooien, die aan beide zijden de grens van de vulva vormen. Ze bevatten vet, zweet- en talgklieren en zenuwen. In elke schaamlip bevindt zich een klier van Bartholin die een slijmerig vocht produceert. Dit vocht wordt uitgescheiden via een kleine opening die in de onderste binnenkant van de kleine schaamlip gelokaliseerd is. Bij verstopping van deze uitmonding stapelt het slijm zich op en wordt de klier van Bartholin zichtbaar en voelbaar. In dergelijke omstandigheden treedt gemakkelijk infectie op in de slijmophoping: bartholinitis.

Kleine schaamlippen (labia minora)

Een betere benaming is binnenste schaamlippen, omdat ze vaak groter zijn dan de buitenste schaamlippen. Dit zijn onbehaarde, dunne huidplooien die tussen de grote schaamlippen liggen. Vooraan komen ze samen en bedekken de clitoris. Ze bevatten talgklieren. In de basis is weefsel aanwezig, dat evenals de clitoris onder invloed van seksuele prikkels kan zwellen door een verhoogde bloedtoevoer.

Clitoris

De clitoris is de kegelvormige verhevenheid die onder de verbinding van de kleine schaamlippen ligt. Zij is rijk voorzien van zenuwen en bloedvaten. De clitoris is uiterst gevoelig voor prikkelingen, die veelal een zwelling veroorzaken.
Onder de clitoris ligt de uitwendige urinebuisopening met links en rechts ernaast de klieren van Skene, die een slijmerig vocht kunnen produceren. Deze kliertjes monden uit in de plooitjes of kuiltjes van

uitwendige urinebuisopening. Goed opletten bij katheteriseren: de middelste opening is die van de urinebuis (urethra).

Pubisstreek, venusheuvel (mons pubis)

De pubisstreek is de behaarde verhevenheid (onderhuids vetweefsel) die tussen clitoris en onderbuik ligt.

Perineum

Het perineum (bilnaad) is de streek gelegen tussen de uitwendige geslachtsorganen en de anus; het is opgebouwd uit vet- en spierweefsel.

Inwendige geslachtsorganen (genitalia interna)

De inwendige geslachtsorganen worden gevormd door de schede, de baarmoeder, de eileiders en de eierstokken.

Vagina (schede)

De vagina is de ruimte (een kanaal) tussen het maagdenvlies (hymen) of de hymenresten en de baarmoederhals (cervix uteri), en is gemiddeld tien centimeter lang. De wanden, roze van kleur, zijn dwars geplooid en worden gevormd door plaveiselepitheel. Daaronder ligt bind- en spierweefsel. De voorwand ligt tegen de urethra en de blaas, de achterwand tegen het rectum. Rondom de baarmoederhals vormt de schede een gewelf dat vooraan het voorste schedegewelf en achteraan het achterste schedegewelf (fornix anterior en posterior) wordt genoemd. Het gedeelte van de baarmoederhals dat uitsteekt in de vagina heet portio. Achter het achterste schedegewelf ligt de holte van Douglas of cavum Douglasi. Het weefsel links en rechts naast de vagina, dat bindweefsel en bloedvaten bevat, wordt paracolpium genoemd.

Het vaginaslijmvlies heeft geen klieren. Het produceert vocht, vooral tijdens de geslachtsgemeenschap. Het slijmvlies bevat poriën die het bloed filteren en een vloeistof doorlaten. Bij seksuele opwinding is er meer doorbloeding, zodat de filtratie ook toeneemt. Hierdoor wordt de vagina vochtiger. Onder hormonale invloeden die gebonden zijn aan het tijdstip van de menstruele cyclus schilferen de cellen van de vaginale wand regelmatig af. In de vagina bevinden zich de zogenaamde lactobacillen of bacillen van Döderlein, die melkzuur produceren uit glycogeen dat afkomstig is van het vagina-epitheel. Dit melkzuur veroorzaakt een zuur milieu (een pH van minder dan 4) in de schede, wat bescherming tegen infecties biedt.

Er is dus altijd een geringe afscheiding in de schede door de productie van vocht, door het afschilferen van de cellagen en door de aanwezigheid van lactobacillen (melkzuur).

Baarmoeder (uterus)

De baarmoeder (afb. 1.2 en 1.3) is een hol, iets afgeplat, peervormig orgaan. Het is gemiddeld zes tot acht centimeter en bestaat uit het baarmoederlichaam (corpus uteri) en de baarmoederhals (cervix uteri). Het corpus uteri is een holle spier, gelegen in de buikholte tussen de blaas en het rectum. De baarmoederspier (het myometrium) is aan de binnenkant bekleed met een typische slijmvlieslaag: het endometrium. De holte heet cavum uteri. Het bovenste, koepelvormige deel van het corpus uteri heet fundus uteri. In het koepelvormige deel van de baarmoeder monden links en rechts de eileiders (tubae) uit. Het onderste deel van het corpus uteri (de isthmus) gaat over in een smalle baarmoederhals (cervix uteri), die voor het grootste deel in de schede ligt.

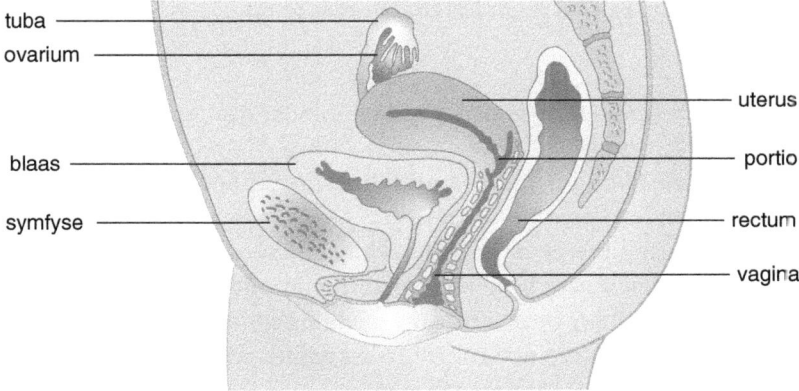

Afbeelding 1.2 *Zijaanzicht van het vrouwelijke bekken.*

Baarmoederhals (cervix uteri)

Het deel dat in de schede ligt wordt portio genoemd en is bekleed met plaveiselepitheel. Aan de voorkant ligt de cervix tegen de blaas aan. De baarmoederhals bevat een kanaal, het cervicale of cervixkanaal. De overgang van cervix naar baarmoederholte wordt gemaakt door het *ostium internum* (inwendige ingang), de overgang naar de vagina door het *ostium externum* (buiteningang). Bij een vrouw die nog nooit een levend kind gebaard heeft (nullipara) is het ostium externum gaaf, klein en rond. Bij een vrouw die verscheidene kinderen levend ge-

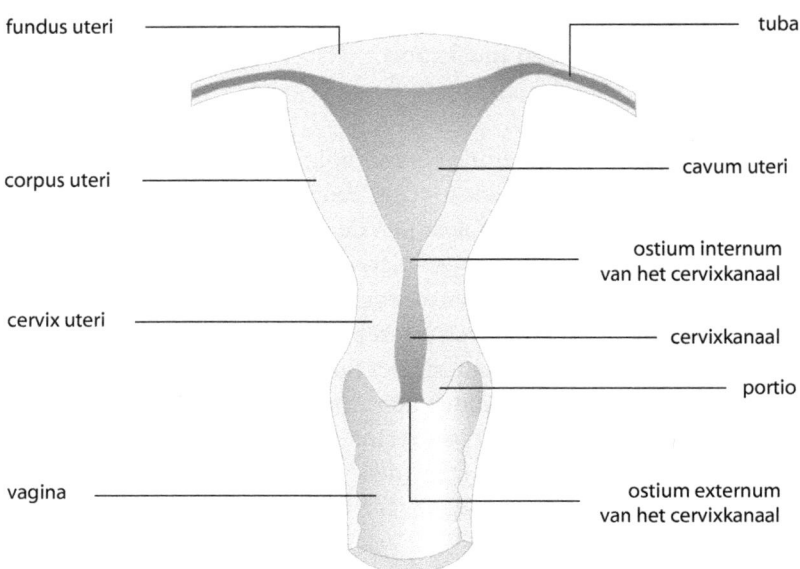

Afbeelding 1.3 Frontale lengtedoorsnede door de uterus.

baard heeft (multipara) is deze meestal minder gaaf en minder rond, soms spleetvormig.

Het cervicale kanaal is bekleed met slijmvliesepitheel, waarin zich slijmvormende klieren bevinden.

Op de overgang tussen de twee verschillende soorten epitheel (plaveisel- en slijmvliesepitheel: de transformatiezone) komen soms celveranderingen voor. Deze kunnen aanleiding geven tot baarmoederhalskanker (cervixcarcinoom). Dit is het gebied waar een cytologisch uitstrijkje (pap-smear) wordt afgenomen.

Het slijm dat wordt geproduceerd door de klieren van de cervix vormt een slijmprop die het cervixkanaal vult. Deze slijmprop is een tweede barrière voor vanuit de schede opstijgende infectiekiemen en speelt bovendien een belangrijke rol bij het transport van zaadcellen. Door hormonale invloeden verandert de consistentie van het cervixslijm. Oestrogenen zorgen voor een overvloedige slijmproductie; rond de eisprong (ovulatie) wordt de slijmprop vloeibaar en hangt vaak als een soort tong uit de cervix tot in het achterste schedegewelf (de plaats waar sperma terechtkomt tijdens de coïtus). In de vloeibare slijmprop kunnen de zaadcellen gemakkelijk binnendringen en zich voortbewegen.

Progesteron remt de slijmproductie; na de ovulatie wordt de slijmprop taai en troebel, zodat de zaadcellen niet meer kunnen binnendringen.

Bij ontsteking van de cervicale klieren (*cervicitis*) wordt de slijmprop troebel. Het slijm lijkt op pus en bevat vele witte bloedcellen (leukocyten).

Baarmoederlichaam (corpus uteri)

Het corpus uteri is bekleed met buikvlies (peritoneum) dat daar perimetrium heet. Links en rechts naast de baarmoeder ligt het buikvlies over de eileiders heen en heet daar de brede band (ligamentum latum). Het is een dubbelblad van peritoneum dat geen steunfunctie heeft. Het corpus uteri is via verschillende banden en weefselplooien (ligamenten) in het bekken bevestigd. Dit is de ronde band (ligamentum rotundum), die vanaf de fundus vlakbij de plaats waar de eileiders met het corpus uteri verbonden zijn via het lieskanaal naar de grote schaamlippen lopen. Naast de brede band is er nog een band tussen het heiligbeen en de uterus (het ligamentum sacro-uterinum) en het ligamentum cardinale. Dit is weefsel op de overgang van het corpus en de cervix uteri, waar links en rechts de arteria en vena uterina doorheen lopen.

De binnenkant van de baarmoederholte is bekleed met het slijmvlies, het endometrium. Het bevat klieren en is opgebouwd uit twee lagen: een oppervlakkige en een basale laag. De oppervlakkige laag wordt bij elke menstruatie afgestoten en daarna weer opgebouwd vanuit de basale laag, die kan worden beschouwd als de 'wortels' van het endometrium. Door cyclische, hormonale invloeden verandert het endometrium, waarbij drie fasen zijn te onderscheiden.

- Proliferatiefase (groei- of follikelfase). Dit is de fase na de menstruele bloeding tot aan de eisprong (ovulatie), die gemiddeld veertien dagen duurt bij een cyclus van 28 dagen. Duurt de cyclus langer dan 28 dagen, dan is deze fase ook evenredig langer. Na afstoten bij de menstruatie beginnen vanuit de basale laag de klierbuizen opnieuw te groeien, onder invloed van oestrogenen afkomstig uit de rijpende follikel(s) in het ovarium. Aanvankelijk zijn de klierbuizen rechtlijnig, maar geleidelijk gaan ze meer en meer kronkelen. Door de ovulatie gaat de groeifase over in de secretiefase.
- Secretiefase (corpusluteumfase). De secretiefase loopt vanaf de ovulatie tot aan de menstruatie en duurt veertien dagen. De klierbuizen blijven groeien, kronkelen zich nog meer (zaagvormige klierbuizen) en vullen zich met slijm en voedingsstoffen (o.a. glycogeen). Na een bevruchting ontwikkelt het endometrium zich nog verder en wordt dan decidua genoemd. Dit weefsel is volledig geschikt voor de innesteling en voeding van een bevrucht eitje. De

opbouw van het endometrium in de secretiefase vindt plaats onder invloed van progesteron, dat afkomstig is uit het gele lichaam (corpus luteum) van het ovarium. Treedt er geen zwangerschap op, dan wordt de in de secretiefase ontwikkelde oppervlakkige laag ten hoogste veertien dagen na de ovulatie afgestoten bij de menstruatie.
- Menstruatiefase. Deze fase duurt gemiddeld vier tot vijf dagen en gaat gepaard met bloedverlies in wisselende hoeveelheden. De oppervlakkige slijmvlieslaag, het endometrium, wordt afgestoten doordat de oestrogeen- en progesteronspiegels in het bloed dalen, waardoor de oppervlakkige laag afsterft.

Door het toedienen van kunstmatige oestrogenen en progestagenen kan het endometrium ook in de proliferatie- en secretiefase gebracht worden. Na het stoppen van de toediening treedt eveneens afstoting van de oppervlakkige laag op, gepaard gaand met bloedverlies, de zogenoemde *onttrekkingsbloeding*.
NB. In het onderste deel van de uterusholte (de isthmus) eindigt het endometrium. De overgang van corpus naar cervix gaat via het ostium internum, dat anatomisch een opening is, maar er is ook een histologische overgang. In de isthmus gaat het endometrium over in endocervicaal slijmvlies dat niet wordt afgestoten tijdens een menstruatie.

Eierstokken (ovaria)

De ovaria (afb. 1.4, 1.5) zijn de geslachtsklieren (gonaden). Het zijn grijswitte, hobbelige, meestal wat langwerpige organen, gelegen onder de eileiders, links en rechts naast en deels achter de baarmoeder. De ovaria zijn gemiddeld 3-4 cm lang en 2-3 cm hoog. Zij zijn verbonden met de bekkenzijwand via een band en aan de uterus via een andere band waar de arteria en vena ovaria doorheen lopen. De buitenste laag van het ovarium (de schorslaag of cortex) bevat follikels in alle stadia en de binnenste laag (merggedeelte) bindweefsel, hiluscellen, bloedvaten en zenuwen. Bij slanke vrouwen kunnen bij vaginaal onderzoek de ovaria worden gevoeld, de eileiders niet.
In de schors van het ovarium bevinden zich de follikels. Bij de geboorte zijn 300.000-400.000 eicellen in primaire follikels opgeslagen. Een aantal follikels ontwikkelt zich onder invloed van follikelstimulerend hormoon (FSH) uit de hypofyse tot primordiale follikels. Per cyclus ontwikkelt zich één follikel verder door groei en holtevorming. Een primordiale follikel bestaat uit een eicel, omgeven door een follikelwand die oestrogene hormonen gaat produceren. Tevens vormt zich in de wand een holte die gevuld is met follikelvocht.

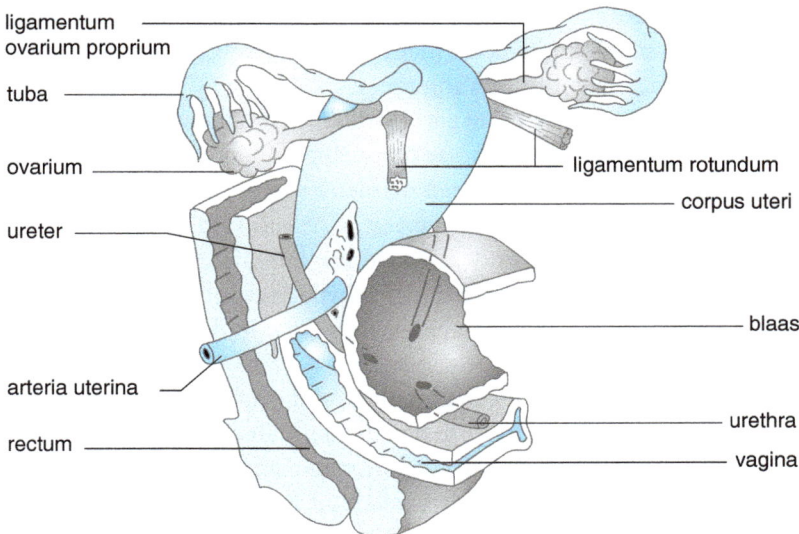

Afbeelding 1.4 Bloedvoorziening en fixatie van de uterus.

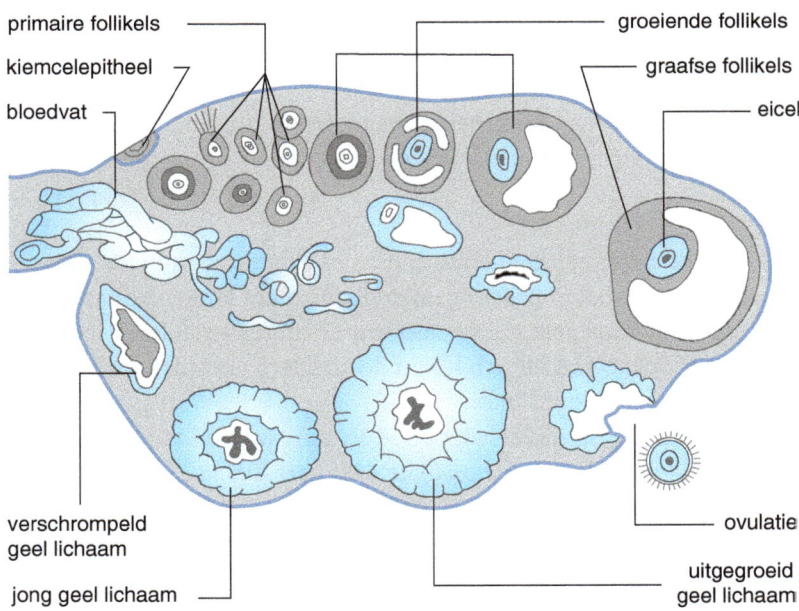

Afbeelding 1.5 Overlangse doorsnede van een eierstok. Alle stadia, van het rijpen van de eicel tot het te gronde gaan van het gele lichaam, zijn in deze afbeelding samengevoegd. Ter wille van de duidelijkheid zijn de opeenvolgende stadia met de klok mee getekend. Normaal is echter dat overal in de eierstok eicellen kunnen rijpen en dus ook overal gele lichamen kunnen ontstaan.

Deze holte, die aan de binnenkant bekleed is met epitheel (granulosacellen) en aan de buitenkant met twee cellagen (theca interna en theca externa), neemt in omvang toe.

De follikel heet in dit stadium *graafse follikel* en is aan het oppervlak van het ovarium komen te liggen. De hoeveelheid follikelvocht neemt nog toe, totdat de graafse follikel een diameter van 2-3 cm heeft bereikt. Dan barst de follikel; dit is de *eisprong* of *ovulatie* (afb. 1.5).

De graafse follikel barst onder invloed van luteïniserend hormoon (LH), dat wordt geproduceerd door de hypofysevoorkwab. De eicel spoelt naar buiten, terwijl de gebarsten follikel in de schors van het ovarium achterblijft.

Tijdens het barsten treedt een bloeding op die kan variëren van zeer gering tot soms omvangrijk. De bloedende follikel, waarin zich een stolsel vormt, heet het rode lichaam (*corpus rubrum*). In het stolsel treden organisatie en ingroei van cellen uit het omgevende epitheel (granulosa en theca interna) op. De veranderde granulosa- en thecacellen produceren behalve oestrogenen nu ook progesteron. De kleur van de follikel wordt geel; deze heet nu het gele lichaam (*corpus luteum*).

Als geen zwangerschap ontstaat, schrompelt het gele lichaam na twaalf dagen. Door ingroei van bindweefsel blijft in de ovariumschors enige maanden een klein wit litteken achter. Dit is het witte lichaam (*corpus albicans*).

Bij een zwangerschap blijft het corpus luteum nog drie maanden bestaan als het *corpus luteum graviditatis*.

Eileiders (tubae of salpingen)

De tubae of salpingen (enkelvoud: tuba of salpinx) zijn holle, dunwandige beweeglijke buisjes (gemiddeld 7-10 cm lang), die vanuit de hoeken van het koepelvormige deel van de uterus geleidelijk trechtervormig verlopen. Aan het einde van de eileiders bevinden zich franjeachtige uitlopers: de *fimbriae*.

Het gedeelte van de eileider dat door de uteruswand loopt wordt *pars uterina* genoemd, het nauwe mediale deel heet *isthmus*, en het wijdere laterale twee derde deel heet de *ampulla*.

De binnenkant van de eileider bestaat uit epitheelcellen die trilharen dragen en in de richting van de baarmoeder bewegen. Het al of niet bevruchte eitje wordt, eenmaal in de fimbriae opgenomen, naar de baarmoederholte toe 'getrild'. Het gladde spierweefsel in de wand van de eileider trekt eveneens samen in de richting van de uterus: eileiderperistaltiek.

Al bevat de eileider geen klieren, toch is de binnenkant altijd enigszins vochtig. Met *adnex* wordt bedoeld de eileider met ovarium samen.

Borsten (mammae)

De mammae (zie afb. 2.22a, 2.22b) bestaan uit klierweefsel dat hoofdzakelijk wordt omgeven door vetweefsel; het volume van de borst (mamma) wordt grotendeels bepaald door de hoeveelheid vetweefsel. De borst is vastgehecht op de peesbladen van de grote borstspier (musculus pectoralis) tussen de derde en zevende rib.

De bouw van de mamma is als volgt:
- huid;
- *tepel (mamilla)*. In de tepel monden de melkgangen uit. Rondom de tepel, in de tepelhof (areola), bevindt zich de kringspier van de tepel (glad spierweefsel). Ook de tepel zelf bevat spierweefsel dat zorgt voor het oprichten van de tepel;
- *tepelhof*. Dit is het gepigmenteerde deel (2-4 cm breed) rondom de tepel. Op de tepelhof zijn kleine verhevenheden aanwezig: de klieren van Montgomery, die meestal pas duidelijk zichtbaar worden tijdens zwangerschap en kraambed;
- *klierweefsel*. Het klierweefsel is verdeeld in vijftien tot twintig kliergroepen, die elk een eigen uitvoergang hebben: de melkgang die uitmondt in de tepel. Buiten de zwangerschap, het kraambed en de periode van borstvoeding produceren de borstklieren geen afscheidingsproducten. Onder invloed van de hormonen van de menstruele cyclus kunnen de kliergroepen enigszins zwellen (stuwing) met het gevoel van verharding en volumetoename van de borsten, hetgeen bij de menstruatie verdwijnt. Dit verschijnsel is sterk individueel bepaald;
- *bind- en spierweefsel*. De kliergroepen zijn omgeven door bindweefsel en zeer dunmazig spierweefsel, waarvan de samentrekking helpt bij de ontlediging van de klieren (vergelijk het uitknijpen van spons);
- *vetweefsel*. Is diffuus verspreid over de borst.

1.1.4 BARINGSKANAAL

Het baringskanaal (zie ook hoofdstuk 3.2) is het kanaal waardoor de foetus moet worden uitgedreven om geboren te worden. Het bestaat uit een benig en een week gedeelte, en heeft een gebogen vorm (afb. 1.6).

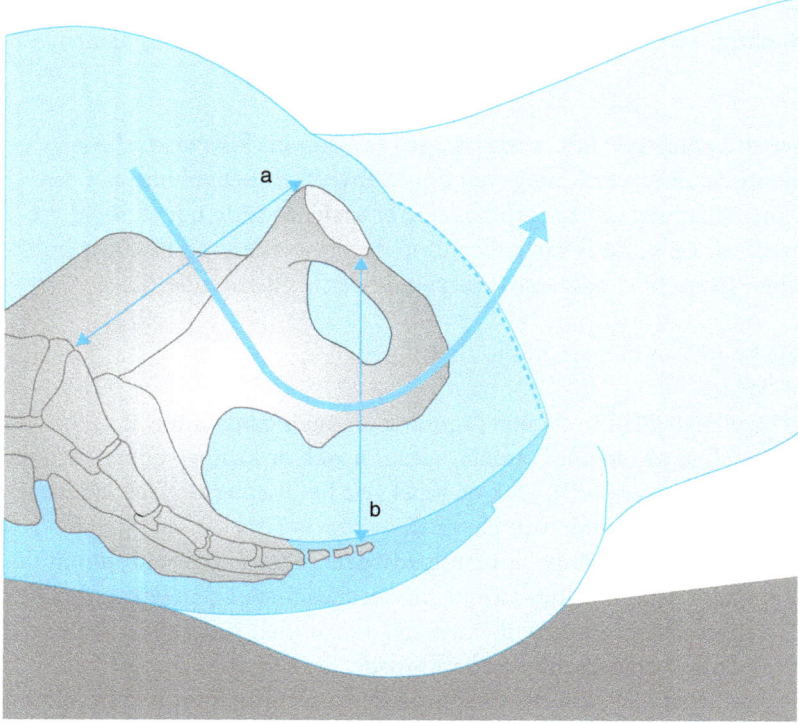

Afbeelding 1.6 Het benige baringskanaal, de vlakken van de bekkeningang (a) en bekkenuitgang (b) en de gebogen bekkenas (het midden van het baringskanaal).

Het benige deel van het baringskanaal (bekken, pelvis) (afb. 1.7)
Het bekken wordt gevormd door twee heupbeenderen, het heiligbeen en het staartbeen.
- Heupbeen (os coxae): wordt gevormd door drie met elkaar vergroeide afzonderlijke beenstukken: darmbeen (os ilium), schaambeen (os pubis) en zitbeen (os ischium). De heupbeenderen vormen de voorwand en de zijwanden van het bekken.
- Darmbeen: vormt aan beide zijden het grote bekken. De bovenste bekkenkam heet crista iliaca en ventraal bevinden zich de spinae iliacae. De achterkant grenst aan het heiligbeen (os sacrum) en vormt daar het sacro-iliacale gewricht. Aan de voorkant gaat het darmbeen over in het schaambeen.
- Schaambeen: ligt aan de voorkant van het baringskanaal. Waar de twee schaambeenderen samenkomen, vormen ze de symfyse.
- Zitbeen: ligt onderaan en is voorzien van de zitbeenknobbel.

- Heiligbeen: bestaat uit vijf onderling vergroeide wervels en bevindt zich achteraan tussen beide heupbeenderen, onder de laatste lumbale wervel. De bovenrand van de eerste sacrale wervel steekt naar voren uit en wordt promontorium genoemd.
- Staartbeen (os coccygis): bestaat uit vier onderling vergroeide, kleine wervels en is onderaan het heiligbeen bevestigd. Het staartbeen heeft enige beweeglijkheid ten opzichte van het heiligbeen. Sacrum en staartbeen vormen de achterwand van het bekken.

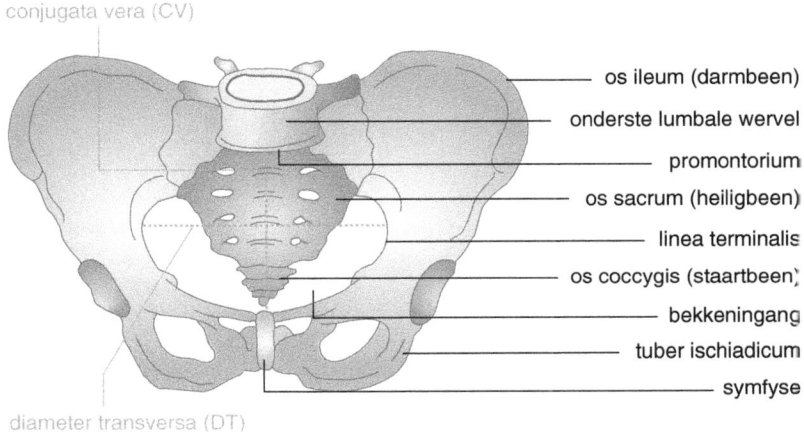

Afbeelding 1.7 *Bekken van een vrouw.*

Aan het bekken zijn de bekkeningang en de bekkenuitgang te onderscheiden. De bekkeningang is de toegang van het grote bekken naar het kleine bekken. Het is het vlak dat loopt over de bovenrand van de symfyse naar het promontorium, lateraal via de scherpe kam op het darmbeen, de linea terminalis, ook wel linea innominata genoemd. De afstand tussen de bovenrand van de symfyse en het promontorium heet de *conjugata vera*. Deze bepaalt de ruimte van de bekkeningang in voor-achterwaartse richting. De dwarse diameter van de bekkeningang heet *diameter transversa*. Deze bepaalt de ruimte van de bekkeningang in dwarse richting. Bij een normaal vrouwelijk bekken is de diameter transversa groter dan de conjugata vera. Daardoor heeft de bekkeningang een ovale vorm in de dwarse richting. Het vlak dat loopt door de onderrand van de symfyse naar het onderste puntje van het staartbeen, lateraal via de zitbeenknobbels, is de bekkenuitgang. Dit vlak heeft een ovale vorm in voor-achterwaartse richting.
Het vlak van de bekkeningang vormt de scheidingslijn tussen het grote en het kleine bekken. Het grote bekken ligt boven dit vlak en het

kleine bekken eronder. In het kleine bekken liggen de inwendige geslachtsorganen. Het deel tussen bekkeningang en bekkenuitgang is de bekkenholte.

De afmetingen van de bekkeningang kunnen radiologisch worden bepaald (radiopelvimetrie, bij voorkeur met behulp van MRI). De *conjugata diagonalis* is de afstand tussen de onderrand van de symfyse en het promontorium. Deze afstand kan bij vaginaal onderzoek worden vastgesteld indien het bekken in de voor-achterwaartse richting wat vernauwd is (afb. 1.8).

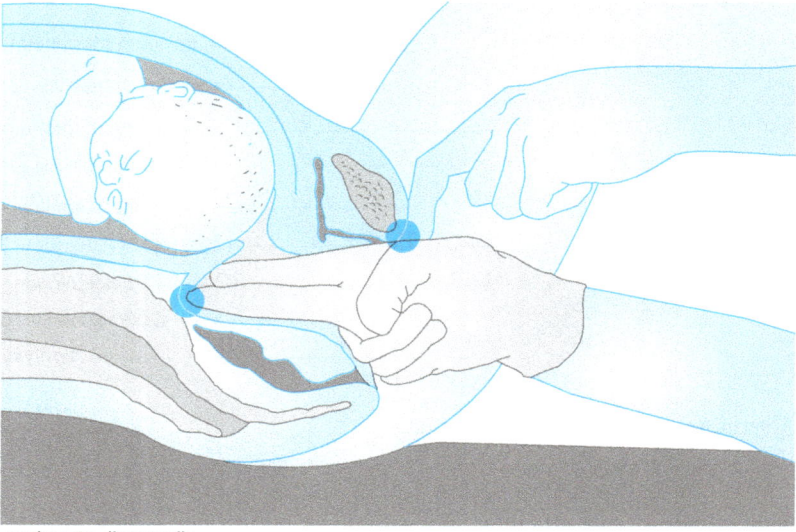

conjugata diagonalis

Afbeelding 1.8 *Het meten van de conjugata diagonalis: de afstand tussen de onderkant van de symfyse en het promontorium.*

Voor-achterwaartse afmetingen:
- conjugata vera: gemiddeld 11 cm; de afstand tussen de bovenrand van de symfyse en het promontorium;
- conjugata diagonalis: gemiddeld 12,5-13 cm; de afstand tussen de onderrand van de symfyse en het promontorium. Deze afstand is bij vaginaal onderzoek alleen te meten indien het promontorium gevoeld kan worden.

Dwarse afmeting:
- diameter transversa: de grootste dwarse afmeting bedraagt gemiddeld 13 cm.

Het weke deel van het baringskanaal

Het weke gedeelte van het baringskanaal (afb. 1.9) bestaat uit:
- uterus: vooral het onderste uterussegment, dat zich gedurende de baring vormt uit de isthmus en het bovenste deel van de cervix;
- vagina;
- bekkenbodem en perineum: een spiermassa die de achterwand en een deel van de zijwanden van het weke baringskanaal vormt.

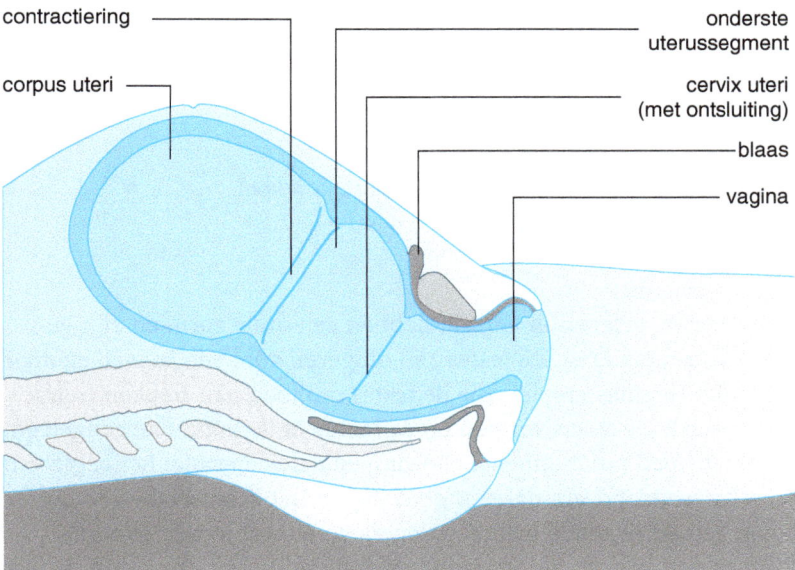

Afbeelding 1.9 *Het weke baringskanaal tijdens de baring.*

De werkelijke uitgang van het baringskanaal wordt gevormd door de weke delen. De as van de richting van de uitgang maakt een hoek van negentig graden met de as van de richting van de bekkeningang. De vulvaire ring vormt de opening.

Meestal is een draaiende beweging (*inwendige spildraai*) nodig om de kinderschedel geboren te laten worden, omdat de grootste afmeting van de bekkeningang dwars verloopt en de grootste afmeting van de bekkenuitgang in voor-achterwaartse richting.

1.1.5 MANNELIJKE GESLACHTSORGANEN

De mannelijke geslachtorganen zijn: de zaadballen (testes), de bijballen (epididymes), de zaadleiders (ductus deferens) en zaadblaasjes (vesiculi seminales), de prostaat, de penis en de balzak (scrotum) (afb. 1.10).

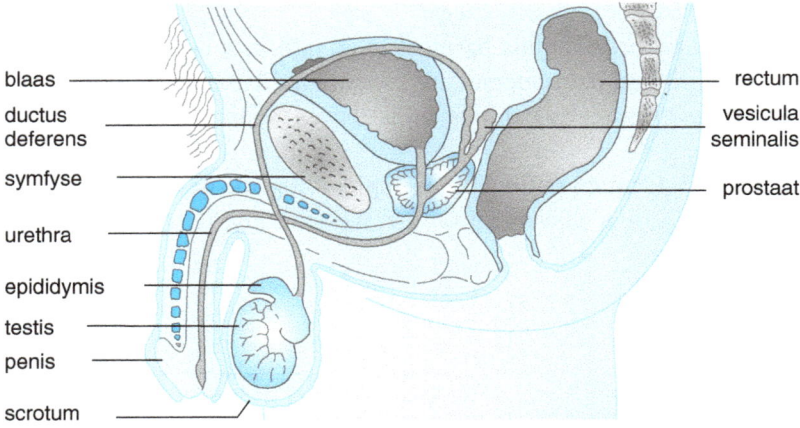

Afbeelding 1.10 *Zijaanzicht van het mannelijke bekken.*

Zaadballen (testes)

Beide testes, gelegen in balzak, hebben een ovale vorm en zijn gemiddeld 4-5 cm lang. De testes zijn omgeven door een kapsel, en door een spier (cremasterspier) die de testes omhoog kan trekken (retractiele testes). De testes worden bij de foetus in de buikholte aangelegd. Onder invloed van mannelijke hormonen dalen zij vanaf het begin van de achtste maand van de zwangerschap in het lieskanaal en in het begin van de negende maand dalen zij verder tot in het scrotum. Iedere testis bestaat uit 200-300 lobjes (lobuli), van elkaar gescheiden door bindweefselschotten (septula). Schotten en lobjes komen bij elkaar in de ingang (hilus) van de testis en vormen daar een netwerk (rete testis) dat uitloopt in 10-20 afvoerbuisjes (ductuli efferentes). De wanden van de zaadkanaaltjes van de testis (tubuli seminiferi) bevatten steuncellen (cellen van Sertoli) en kiemcellen (spermatogonia); uit deze kiemcellen ontwikkelen zich de zaadcellen (spermatozoa) (afb. 1.11).Tussen de tubuli ligt bindweefsel, waarin zich de cellen van Leydig bevinden die testosteron produceren en waarschijnlijk ook geringe hoeveelheden oestrogenen onder invloed van LH.

Bijbal (epididymis)

De bijbal ligt op en achter de testis. Hij bestaat uit een kluwen gekronkelde afvoerbuisjes (die samen een zeven meter lange afvoerbuis vormen) die vanuit de rete testis komen en uitmonden in de zaadleider. De bijbal heeft een depotfunctie; hier worden producten van de zaadvorming (spermatogenese) gedurende wel drie weken opgeslagen en kan verdere rijping optreden tot zaadcellen.

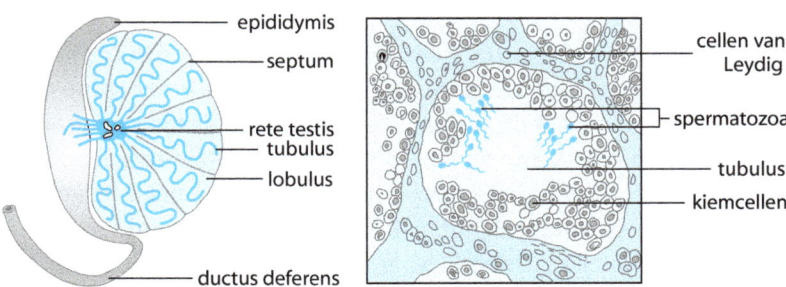

Afbeelding 1.11 Testis met bijbal (links) en dwarsdoorsnede van testisweefsel (rechts).

Zaadleider (ductus deferens)

De bijbal vormt aan de onderkant een kanaal: de zaadleider of ductus deferens. Deze loopt door het lieskanaal in de zaadstreng naar de buikholte, vervolgens in een scherpe bocht langs de blaas tot in de prostaat en mondt uit in de urinebuis. De zaadleider is ongeveer 50 cm lang en heeft een dikke, gespierde wand. Door de zaadleider worden de zaadcellen (spermatozoën) vanuit de bijbal naar de urinebuis vervoerd.

De zaadstreng bevat behalve de zaadleider ook een slagader en een zenuwtakje.

Zaadblaasjes (vesiculae seminales)

De zaadleider vormt de zaadblaasjes (vesiculae seminales). Dit zijn buisvormige klieren die achter de blaas en voor het rectum liggen. Zij produceren een alkalisch vocht. Zij vormen 70% van de zaadlozing (ejaculaat).

Prostaat

De prostaat is gelokaliseerd onder de blaas, rondom de inplanting van de urinebuis (urethra) in de blaas, achter de symfyse en vóór het rectum. Via rectaal toucher kan de prostaat worden afgetast. De wand van de prostaat bevat veel glad spierweefsel. De prostaat heeft de grootte van een kastanje en bestaat uit drie kwabben. In de urinebuis bevinden zich ter hoogte van de prostaat ongeveer vijftien openingetjes waardoor prostaatvloeistof (zaadvloeistof) in de urethra kan komen. Rondom de urethra liggen de klieren. De bijdrage van de prostaat bij de zaadlozing is 30%.

Penis

De penis (afb. 1.12) bestaat uit een penisbasis en een eikel (glans penis), met daartussen het grootste deel van de penis: het corpus penis. In de penis loopt de urethra, die uitmondt in de top van de eikel. De eikel is een verdikking op de top van de penis waarover een losse huidplooi loopt, de voorhuid (preputium), dat over de gehele eikel kan worden teruggeschoven. Bij jonge kinderen is de voorhuid meestal verkleefd met de eikel. De verkleving wordt geleidelijk minder. Bij een besnijdenis (circumcisie) wordt het preputium weggesneden.

De penis dient als urineafvoer en als paringsorgaan. De vorm van de penis wordt bepaald door de zwellichamen (corpora spongiosa).

Door prikkeling, vooral seksuele prikkeling, kan de penis komen tot:
- *erectie*. Dit is het zich oprichten en vergroten door toegenomen bloedtoevoer naar de zwellichamen en verminderde bloedafvoer uit de zwellichamen;
- *immissio*. Dit is het inbrengen van de penis in de vagina: de vaginale coïtus;
- *ejaculatie*. De verbinding met de blaas wordt afgesloten, zodat de zaadlozing kan plaatsvinden. Na de erectie verschijnt eerst wat voorvocht, gevolgd door prostaatvocht (ca. 1 ml) dat een lage pH heeft (< 7), onmiddellijk gevolgd door de zaadcellen. Het grootste deel van het ejaculaat volgt hierna en is afkomstig van de zaadblaasjes (ca. 3 ml). Deze vloeistof is alkalisch (pH > 8,2) en bevat minder zaadcellen dan het eerste deel van het ejaculaat. De eerste fractie van de zaadlozing (met hoge concentratie aan zaadcellen) kan afzonderlijk worden opgevangen. Het kan worden benut bij kunstmatige inseminatie. Bij de zaadlozing contraheert de prostaat, zodat de zaadvloeistof met enige kracht naar buiten wordt gestoten.

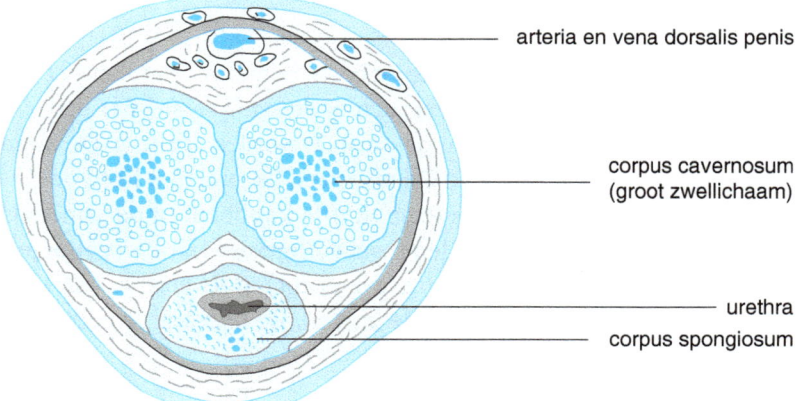

Afbeelding 1.12 *Dwarsdoorsnede van de penis.*

Sperma

Sperma is een kleverige, witte vloeistof (alkalisch, pH 8,3) die bij de zaadlozing wordt uitgestoten. Sperma is samengesteld uit zaadvloeistof en zaadcellen.

Zaadvloeistof is afkomstig van het voorvocht, het prostaatvocht en van het vocht uit de zaadblaasjes. De vloeistof dient als transportmiddel en als voedsel (fructose) voor de zaadcellen. De gemiddelde hoge pH neutraliseert de lage pH in de schede, waardoor de zaadcellen worden beschermd.

Normaal sperma bevat twintig miljoen tot honderd miljoen zaadcellen (spermatozoa) per milliliter. Dagelijks worden miljoenen zaadcellen gevormd. Deze productie staat onder invloed van hormonen (LH, FSH en testosteron) en andere factoren (bijv. temperatuur, ziekte en medicijngebruik). Zaadcellen kunnen zich één tot twee dagen (misschien langer) in het cervixslijm (rond de ovulatie) en in de hogere inwendige geslachtsorganen van de vrouw handhaven.

Een zaadcel bestaat uit:
- *kop*, die ovaalvormig en veel kleiner is dan de eicel. De kop van de zaadcel bevat de erfelijke eigenschappen die opgestapeld liggen in de chromosomen;
- *hals*, die de verbinding vormt tussen kop en staart en veel mitochondriën bevat (die de energie verschaffen);
- *staart*. De zaadcellen hebben een dunne, lange en zeer beweeglijke staart, waarmee ze zich door zwiepbewegingen snel kunnen verplaatsen. Na zaadlozing rond de eisprong bereiken ze binnen één tot vier uur de eileider via de slijmprop, het kanaal van de baarmoederhals en de wand van het slijmvlies van de baarmoeder (endometrium).

Sperma-analyse

Spermaonderzoek wordt verricht in het kader van vruchtbaarheidsonderzoek of om de afwezigheid van zaadcellen na verwijdering van de zaadleiders (vasectomie) vast te stellen. Het sperma moet verkregen zijn door masturbatie na ten minste drie dagen onthouding. Het wordt bewaard bij ten minste kamertemperatuur (niet in de koelkast).

Normale bevindingen:
- ejaculaat:
  - volume: meer dan 1 ml;
  - pH > 8;
  - normaal gehalte aan fructose en zure fosfatase;
- zaadcellen:
  - aantal: minstens twintig miljoen per ml;

- beweeglijkheid: 40% moet een snelle, progressieve voortbeweging vertonen, tot zelfs twee uur na productie:
- vorm: ten minste 60% met normale kop- en staartvorm.

1.1.6 ENDOCRINOLOGIE

Hormoonvorming

De vorming van geslachtshormonen in de geslachtsklieren wordt geregeld door de hypothalamus en de hypofyse.

Hypothalamus

De hypothalamus is een deel van het hersenweefsel dat vlak bij de hypofyse ligt. De hypothalamus reguleert de functie van de hypofyse door vorming van 'releasing hormones' (RH).

Hypofyse

De hypofyse is een kleine klier ($12 \times 8 \times 6$ mm). Deze is gelokaliseerd onder de hersenen, in een uitholling van de schedelbasis: het Turkse zadel (sella turcica).
Ze bestaat uit drie kwabben:
- *de voorkwab of adenohypofyse*: vormt vele hormonen waaronder FSH en LH (gonadotrofinen), en prolactine, dat een rol speelt bij de melkproductie;
- *de achterkwab of neurohypofyse*: vormt onder andere oxytocine, dat een weeënbevorderend effect heeft op de baarmoederspier;
- *de tussenkwab*: is bij de mens slechts een dun laagje cellen en is opgenomen in de voorkwab.

Geslachtsklieren (gonaden)

De gonaden produceren de volgende geslachtshormonen.

Oestrogenen

Onder inwerking van FSH, dat de follikelontwikkeling stimuleert, vormen de eierstokken oestrogenen. De productie vindt vooral plaats in de wand van de follikels, in de granulosa- en thecacellen en in het gele lichaam (corpus luteum). Er komen drie vormen van oestrogenen voor: oestron (E1), oestradiol (E2) en oestriol (E3).
De oestrogenen hebben specifieke werkingsmechanismen:
- bevorderen de ontwikkeling van de secundaire en tertiaire geslachtskenmerken;
- verzorgen de proliferatiefase van het slijmvlies van de baarmoeder (endometrium);

- maken het cervixslijm (de slijmprop) vloeibaar en daardoor toegankelijk voor de zaadcellen;
- remmen de productie van FSH af (negatieve feedback op de hypofyse) en bevorderen de productie van LH (positieve feedback).

Progesteron

Onder inwerking van LH vindt de productie van progesteron plaats in het gele lichaam. In geval van zwangerschap blijft onder invloed van HCG het gele lichaam bestaan. De functie van het gele lichaam blijft gehandhaafd tot de tiende week van de zwangerschap, daarna wordt de productie van progesteron overgenomen door de trofoblast en later de placenta (moederkoek).

Progesteron heeft specifieke werkingsmechanismen:
- verzorgt de secretiefase van het endometrium;
- maakt het cervixslijm (de slijmprop) taai en ondoorgankelijk voor zaadcellen;
- remt de productie van LH af (negatieve feedback);
- laat de basale lichaamstemperatuur (afb. 1.13) stijgen met ongeveer 0,3 °C.

Androgenen

De androgenen worden onderscheiden in testosteron en androsteendion.

Androgenen worden bij de vrouw onder normale omstandigheden slechts in kleine hoeveelheden geproduceerd in de ovaria onder invloed van LH en in geringe mate in de bijnierschors. Zij worden grotendeels omgezet in oestradiol. Bij de man is de productie veel groter (in de leydigcellen in de testis onder invloed van LH en bijnierschors).

Androgenen hebben specifieke werkingsmechanismen:
- bevorderen de ontwikkeling van de mannelijke geslachtskenmerken (o.a. lichaamsbeharing, stem, spierontwikkeling);
- hebben een algemene opbouwende (anabole) werking in het lichaam en worden daarom bij krachtsporten als doping gebruikt;
- remmen LH (negatieve feedback op de hypofyse).

De menstruele cyclus

De menstruele cyclus is een hormonaal bepaalde periode die loopt van de eerste dag van de menstruatie tot en met de dag vóór de volgende menstruatie. De gemiddelde duur is 28 dagen. In het beloop van de menstruele cyclus zijn vier fasen te herkennen, waarin op verschillende gebieden veranderingen optreden.

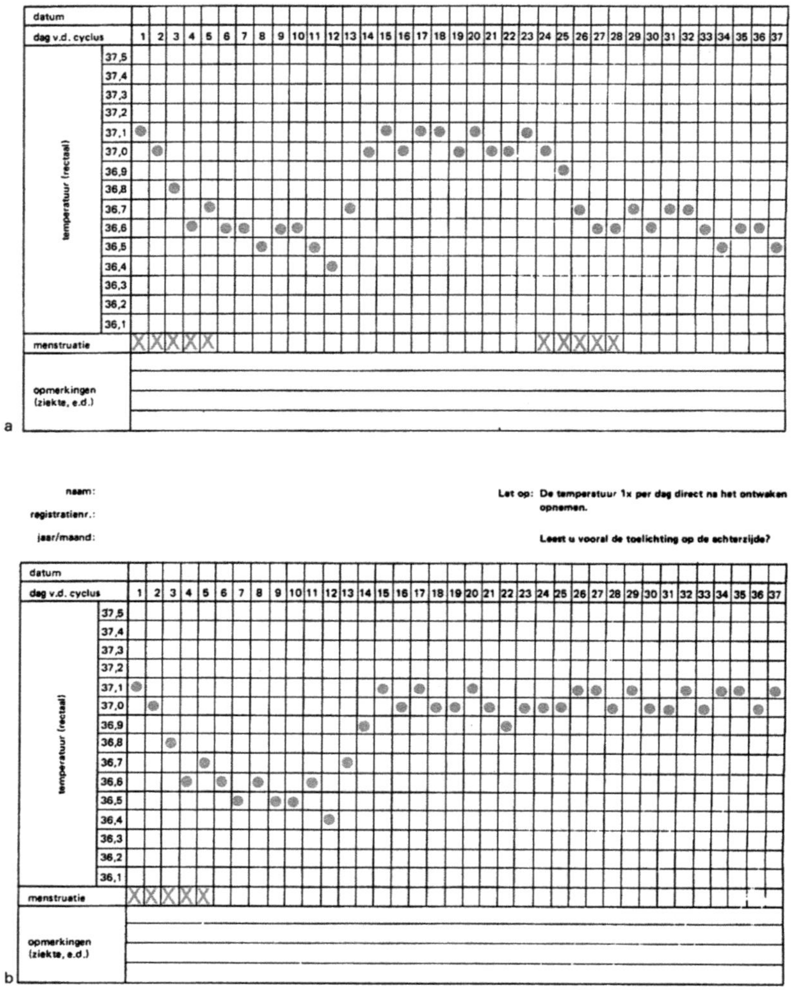

Afbeelding 1.13 Basaletemperatuurcurve.
a Basaletemperatuurcurve: bifasisch beloop met een hogere temperatuur in de fase van het gele lichaam.
b Basaletemperatuurcurve bij jonge zwangerschap: de hogere temperatuur van de fase van het gele lichaam blijft voortduren.

Menstruele fase
- Vaginale bloeding gedurende drie tot vijf dagen.
- Niet meer functioneren van het gele lichaam (geen zwangerschap).
- Lage oestrogeen- en progesteronspiegels.

- Afstoten van het baarmoederslijmvlies (endometrium) in secretiefase.

Proliferatie-, follikel- of oestrogeenfase
- Duur: gemiddeld veertien dagen bij een cyclus van 28 dagen, bij een langere cyclus langer.
- Hypofyse: productie van FSH.
- Ovaria: ontwikkeling van follikel tot graafse follikel met productie van oestrogenen.
- Endometrium: proliferatie-opbouw.
- Cervixslijm en slijmprop: helder, overvloedig en geleidelijk aan stroperiger (viskeuzer).

Ovulatiefase
- Hypothalamus: productie van LH-releasing hormonen (LH-RH).
- Hypofyse: productie van LH door maximale oestrogeenproductie.
- Ovaria: barsten van graafse follikel, door sterke concentratie van LH in het bloed; vrijkomen van eicel.
- Cervixslijm en slijmprop: overvloedig, vloeibaar en gastvrij voor zaadcellen (bij drogen op een glaasje duidelijke kristallen die er uitzien als varens).

Secretie-, corpus luteum- of progesteronfase
- Duur: gemiddeld veertien dagen, ook bij lange cycli.
- Hypofyse: geleidelijk dalen van FSH en LH door progesteronproductie.
- Ovaria: ontstaan van het rode lichaam (corpus rubrum), dat zich ontwikkelt tot het gele lichaam, met productie van progesteron en een geringe hoeveelheid oestrogenen.
- Endometrium: toenemende secretieopbouw.
- Cervixslijm en slijmprop: licht troebel, schaars en taai en niet doorlaatbaar voor zaadcellen.
- Lichaamstemperatuur: basistemperatuur stijgt met 0,3 °C (zie afb. 1.13).
- Borsten: soms stuwing.

1.2 Bevruchting en ontwikkeling van de vrucht

1.2.1 BEVRUCHTING EN INNESTELING

Zonder bevruchting gaat het corpus luteum te gronde. Het produceert geen oestrogenen en progesteron meer, waardoor de temperatuur

daalt, de hypothalamus-hypofysewerking niet meer geremd wordt en het endometrium wordt afgestoten. Hierop volgt de menstruatie.
Na de ovulatie komt de eicel, omgeven door een soort schil (zona pellucida) terecht in de eileider of in de douglasholte. Het is 24-48 uur bevruchtbaar.
Een van de zaadcellen die zich rondom de eicel bevinden, dringt de zona pellucida binnen en dringt vervolgens de eicel binnen. De staart van de zaadcel blijft buiten de eicel achter. Eicel en zaadcel versmelten tot één geheel. Dit is de conceptie, de bevruchte eicel (zygote) is ontstaan (afb. 1.14).

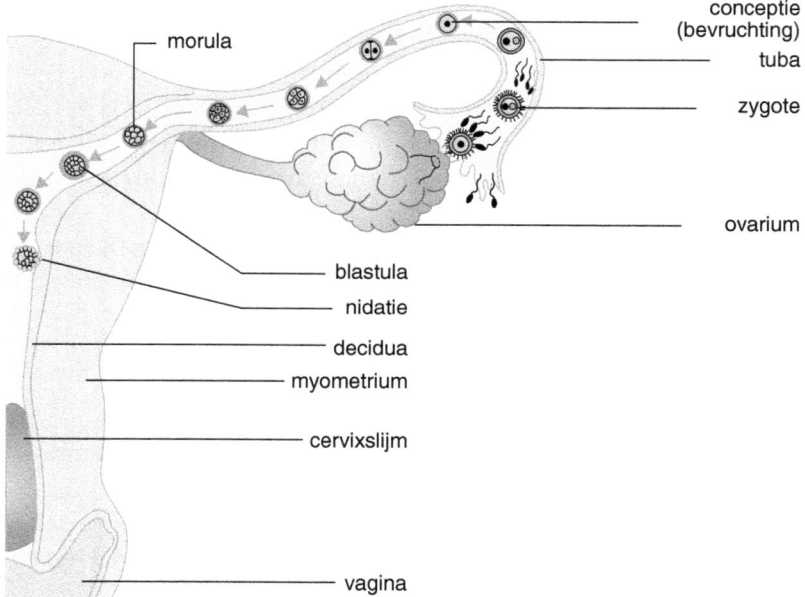

Afbeelding 1.14 *Bevruchting, eitransport en innesteling.*

Daarna begint een eerste klievingsdeling. Dit is een deling zonder groei, waaruit twee identieke cellen ontstaan. Dit proces duurt gemiddeld 24 uur. Het vindt meestal plaats in het verwijde deel (ampulla) van de eileider. Het transport door de eileider naar de uterusholte duurt gemiddeld vier dagen. Intussen hebben de klievingsdelingen in 4, 8, 16, 32, enzovoort cellen zich voortgezet. Het product van de bevruchting krijgt de vorm van een moerbei of morula. Bij aankomst in de uterus vormt zich rondom de morula een buitenste bekleding (trofoblast). Binnenin ontstaat een holte, de blastocyste, waarin zich de embryonale knop (embryoblast) ontwikkelt. Deze fase heet *blastula*.

De blastula verblijft enige tijd in de uterusholte. Het wordt gevoed door secretieproducten van het slijmvlies van de baarmoeder. Daarna boort de blastula zich in het endometrium (achtste tot twaalfde dag na de conceptie): dit is de nidatie (innesteling). Het verdikte endometrium heet dan *decidua*.

Het gedeelte van het endometrium dat de blastula bedekt, heet decidua capsularis. Het zal later verdwijnen. Het deel dat onder de blastula ligt, heet decidua basalis. Hierin ontwikkelt zich later de placenta.

Trofoblast

Vanuit de trofoblast (de buitenste bekleding van de vrucht) worden rondom uitstulpingen gevormd: de chorionvlokken of villi. Ter hoogte van het gedeelte van het endometrium dat de vrucht bedekt (decidua capsularis) verdwijnen deze vlokken. De vlokken aan de onderkant ontwikkelen zich verder in de decidua basalis.

Vervolgens verdeelt de trofoblast zich in twee lagen:
- *Cytotrofoblast*. Dit is de binnenste laag. Dit vormt het zwangerschapshormoon, human chorionic gonadotrophin (HCG), dat het gele lichaam in stand houdt en ombouwt in corpus luteum graviditatis. De maximale productie van HCG wordt bereikt rond de tiende week. De cytotrofoblast vermindert geleidelijk, waardoor vanaf de zestiende week de HCG-productie daalt. Het hormoon HCG is kenmerkend voor zwangerschap; de zwangerschapstests tonen HCG aan. Bepaling van HCG kan eenvoudig worden uitgevoerd in geconcentreerde (ochtend)urine. De zwangerschapstest kan al positief zijn bij één dag 'over tijd'. Overigens kan het hormoon nog nauwkeuriger in bloedplasma worden bepaald;
- *Syncytiotrofoblast*. Deze buitenste laag blijft gedeeltelijk bestaan en speelt een belangrijke rol bij de productie van de placentahormonen (progesteron, oestriol).

De cytotrofoblast vormt samen met de buitenste cellaag van het embryo de vruchtzak, de *amnionholte*.

1.2.2 EMBRYO EN FOETUS (AFB. 1.15 EN 1.16)

De embryonale knop (embryoblast) ontwikkelt zich acht tot tien dagen na de bevruchting tot een embryonale schijf, die zich in drie kiemlagen differentieert.
- Ectoderm (buitenste kiemlaag). Hieruit ontwikkelt zich eerst het binnenste vruchtvlies, het amnion, en later de huid, het centrale zenuwstelsel en de zintuigen.

- Mesoderm (middelste kiemlaag). Hieruit ontwikkelen zich skelet, spieren, bindweefsel, buikvlies, longvliezen, hart-vaatstelsel en urogenitaal stelsel.
- Endoderm (binnenste kiemlaag). Hieruit ontwikkelt zich eerst de dooierzak (dit voorziet het embryo van voedingsstoffen zolang het bloedvatenstelsel dat nog niet kan) en later het ademhalingsstelsel, het spijsverteringsstelsel, de urineblaas en delen van andere inwendige organen.

Het embryo is nu in de gastrulafase. De verschillende delen van het embryo hebben hun eigen moment van ontwikkeling. De ontwikkeling van de bloedsomloop bijvoorbeeld begint aan het einde van de derde week na de conceptie. Na zes weken ontwikkelen zich de geslachtsorganen. Na tien weken zijn de belangrijkste organen gevormd; het embryo wordt dan foetus genoemd (de foetale fase). Tot tien weken (embryogenetische periode) kunnen allerlei invloeden (o.a. infecties, medicijngebruik) schadelijke gevolgen hebben op de orgaanaanleg. In de foetale periode komen de aangelegde systemen tot groei. In deze periode kunnen infecties en medicijngebruik afwijkingen veroorzaken in de groei, maar geen ernstige aanlegstoornissen.

Voor overleving moet een aantal orgaansystemen voldoende gerijpt zijn. Van het allergrootste belang is in de eerste plaats de rijpheid van de foetale longen. Als deze anatomisch nog onrijp zijn, is de afstand tussen de onontwikkelde longblaasjes en de onderontwikkelde longhaarvaatjes te groot om de uitwisseling van zuurstof (O_2) en koolzuurgas (CO_2) mogelijk te maken. Pas vanaf een zwangerschapsduur van ongeveer 24 weken begint de anatomische rijpheid gaswisseling toe te laten. Daarna is het nodig dat zich aan de binnenwand van de longblaasjes een stof met een lage oppervlaktespanning bevindt; dit is het surfactant. Surfactant zorgt ervoor dat de longblaasjes bij uitademing open blijven. Een gebrek aan surfactant veroorzaakt het zogenaamde 'infant respiratory distress syndrome' (IRDS) (zie par. 7.4.1).

Bij onvoldoende rijping van de lever ontstaat na de geboorte icterus neonatorum: het kind wordt geel. Na de geboorte wordt namelijk foetaal bloed afgebroken en het definitieve bloed gevormd, waarbij bilirubine vrijkomt. De lever moet dit bilirubine ontgiften (conjugeren), zodat het via de urine afgevoerd kan worden.
Als er te veel ongeconjugeerde bilirubine in het bloed zit, kan dat neerslaan in de hersenen. Dit veroorzaakt blijvende hersenbeschadiging, het heet kernicterus (zie 7.5). Dit treedt nooit op als het kind

zich nog in baarmoeder bevindt, omdat het bilirubine dan wordt afgevoerd via de navelstreng naar de moeder en via de foetale nieren naar het vruchtwater. Bij versterkte foetale bloedafbraak wordt hierdoor vruchtwater geel.

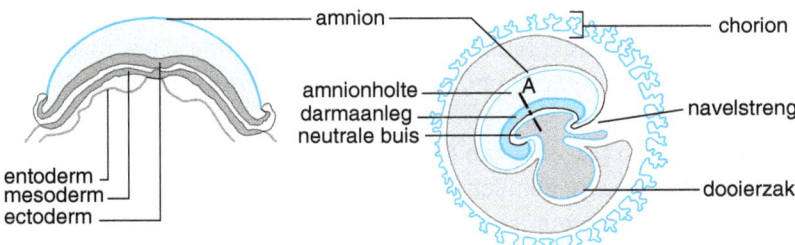

Afbeelding 1.15 *Nidatie en ontwikkeling van de trofoblast.*

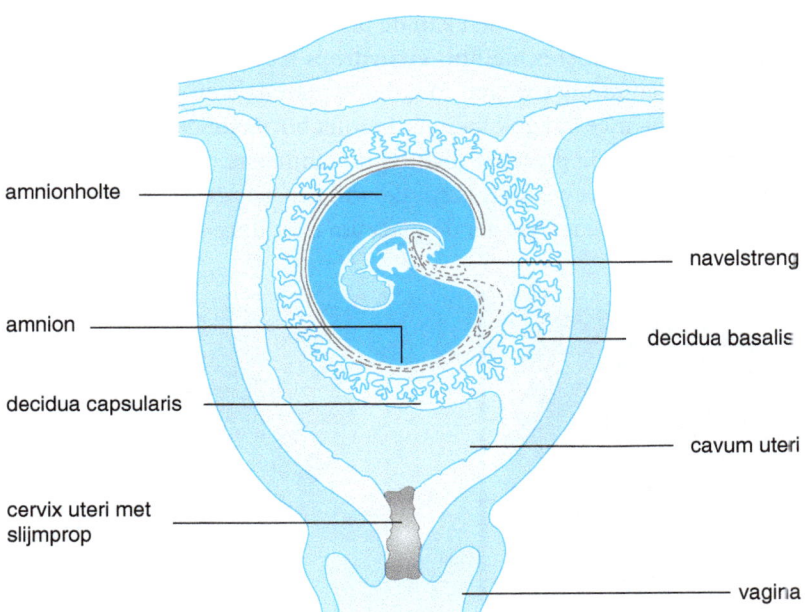

Afbeelding 1.16 *Ontwikkeling van embryo en trofoblast.*

1.2.3 PLACENTA, NAVELSTRENG, VLIEZEN, VRUCHTWATER EN FOETALE CIRCULATIE

Placenta

Ontstaan

De placenta wordt deels door de moeder en deels door de foetus gevormd.

De circulatie tussen foetaal en moederlijk bloed is volkomen van elkaar gescheiden. Het bloed van de foetus komt normaal dus niet in de bloedbaan van de moeder, en omgekeerd. Er is een duidelijke placentabarrière.

Beschrijving

De voldragen placenta (afb. 1.17) is een vrijwel ronde schijf met een diameter van ongeveer 20 cm, een dikte van 2-3 cm en een gewicht van ongeveer 500 gr.
Aan de geboren placenta zijn te onderscheiden de:
- *moederlijke zijde*: verschillende lobjes (lobuli), van elkaar gescheiden door tussenschotten (septa), die na de geboorte van de placenta te herkennen zijn door kleine groeven;
- *foetale zijde*: aanhechting van de navelstreng en bloedvaten.

Bij bepaalde ziektetoestanden kan de placenta dikker zijn en zwaarder wegen (o.a. bij diabetes mellitus en hydrops fetalis (zie par. 10.1.4)), of dunner zijn en minder wegen (o.a. bij hypertensie en pre-eclampsie). De placenta is meestal gelokaliseerd in het bovenste derde deel van de baarmoeder. Als de placenta dichtbij de binnenste opening (ostium internum) van de cervix ligt, is sprake van een *laagzittende placenta*. Er is sprake van *placenta praevia* als de placenta over deze opening ligt.

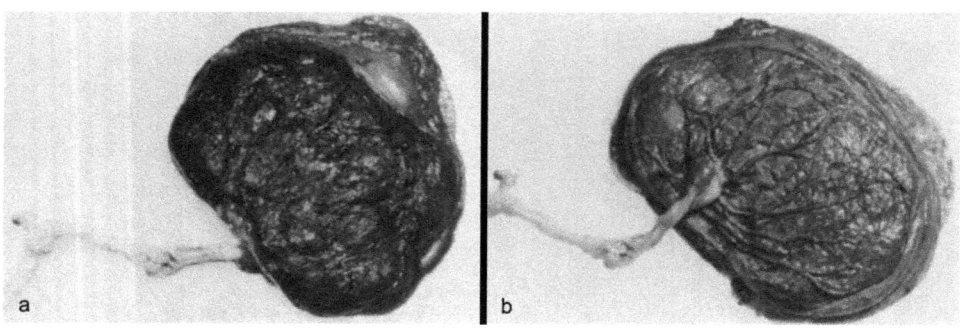

Afbeelding 1.17 *De moederlijke (a) en de foetale kant (b) van de placenta.*

Functie

De functie van de placenta is essentieel voor de ontwikkeling van de foetus. In het begin van de zwangerschap is de placenta relatief groot, maar daarna groeit de foetus harder dan de placenta. Soms treden er in de placenta infarcten of bloedingen op (vooral bij hypertensie van

de moeder). Er ontstaat dan placentaweefsel dat niet meer functioneert en uitwendig zichtbaar is als witte plekken (1-3 cm groot).
De placenta heeft drie verschillende functies: de hormoonproductie, transportfunctie en barrièrefunctie.

Hormoonproductie
De hormoonproductie van de placenta vindt plaats in de trofoblast en bestaat onder meer uit:
- het zwangerschapshormoon (human chorionic gonadotrophin (HCG));
- het human placental lactogen (HPL), dat onder andere een rol speelt bij de glucose stofwisseling;
- oestrogenen;
- progesteron.

Transportfunctie
Via de foetale en moederlijke circulatie vindt door de placentabarrière uitwisseling plaats van de nodige voedingsstoffen, zuurstof en foetale afvalstoffen. Het transport omvat:
- *voedingsstoffen*: glucose, vetten en aminozuren;
- *andere stoffen*: diverse kleinmoleculaire stoffen passeren de placentabarrière, onder andere vitaminen, Na, K, ca en ijzer. Heparine, insuline, het schildklierhormoon en thyroxine passeren de placentabarrière niet;
- *zuurstof*: doordat het foetale bloed een ander soort hemoglobine heeft dan dat van de moeder, het foetale hemoglobine (HbF), kan het gemakkelijk zuurstof aan het bloed van de moeder onttrekken;
- *koolzuur* (foetale afvalstof): dit wordt vanuit het foetale bloed afgegeven aan het moederlijke bloed.

Barrièrefunctie
De placenta vormt een scheiding tussen het moederlijke en foetale immuunsysteem. Het dient als een soort filter, die bepaalde antilichamen van de moeder wel (IgG-antilichamen) en andere niet doorlaat. Het vormt ook een barrière tegen micro-organismen en diverse potentieel schadelijke stoffen.

Navelstreng
De navelstreng (afb. 1.18 en 1.19) verbindt de foetus met de placenta en heeft een gemiddelde lengte van 60 cm en een diameter van circa 2 cm. Zij heeft door haar windingen een enigszins kronkelend aspect.

De navelstreng bevat twee arteriën en één vene, met daaromheen een gelei, de gelei van Wharton, die de vaten beschermt.

Vanuit de bekkenarteriën van de foetus lopen de twee arteriën naar de navelstreng en vervoeren zuurstof- en voedingsarm bloed naar de placenta. De navelstrengvene vervoert zuurstof- en voedingsrijk bloed van de placenta naar de foetus via de ductus venosus. De ductus venosus is het bloedvat waarin de navelstrengvene uitkomt. De ductus leidt het bloed door de lever in de richting van het rechterhart.

In de navelstreng vervoert de vene dus het zuurstofrijke bloed en de arterie het zuurstofarme.

Soms kan de foetus door zijn bewegingen een lus in de navelstreng maken, waardoor een echte navelstrengknoop ontstaat. Een kluwen van navelstrengvaten geeft soms de indruk van een knoop, maar is een valse knoop. Door de bewegingen kan de foetus de navelstreng soms ook een of enkele malen om zich heen winden (omstrengelen), vooral om de hals.

De plaats waar de navelstreng zich op de placenta inplant heet insertieplaats (afb. 1.18).

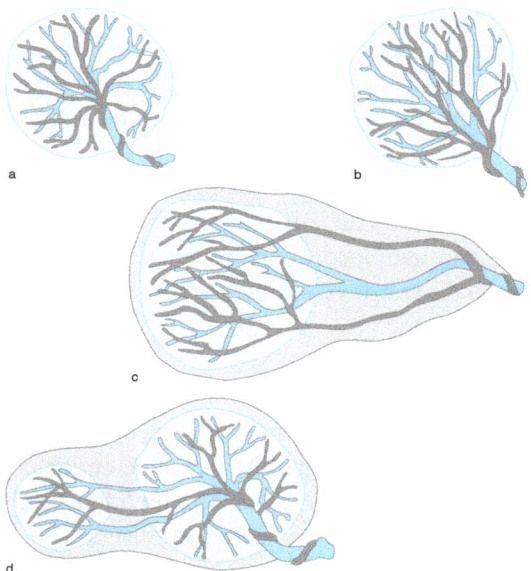

Afbeelding 1.18 Vormen van navelstrenginsertie.
a paracentraal
b marginaal
c velamenteus
d placenta met bijplacenta

De insertieplaats kan verschillen:
- midden in de placenta, centraal;
- naast het midden, paracentraal;
- aan de zijkant, lateraal;
- aan de rand van de placenta, marginaal;
- niet op de placenta zelf, maar op de vliezen, velamenteus; de navelstrengvaten lopen tussen de vliezen.

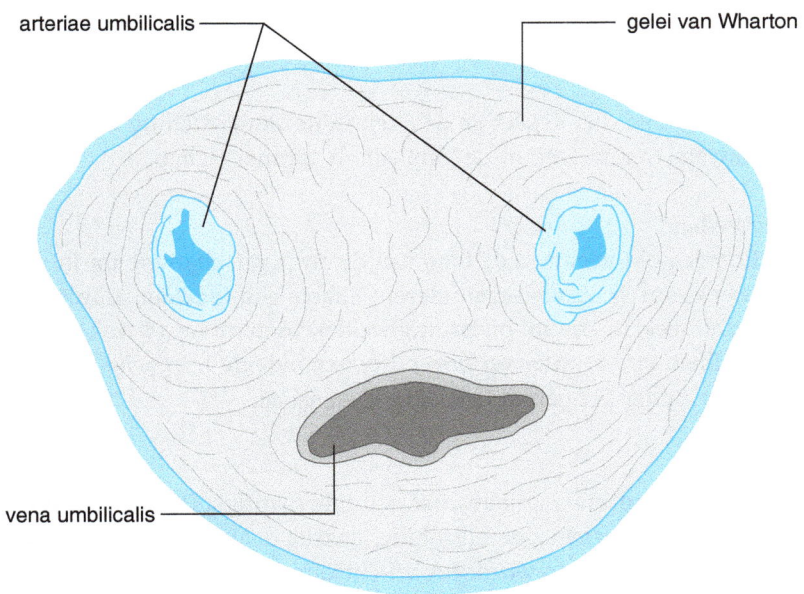

Afbeelding 1.19 *Dwarsdoorsnede van de navelstreng.*

Vliezen

De vliezen omgeven de vrucht en het vruchtwater. Ze bestaan uit het chorion- en het amnionvlies. Het chorionvlies is het buitenste vlies dat tegen de uteruswand ligt. Het heeft een enigszins ruw aspect en is niet doorschijnend. Het amnionvlies is het binnenste vlies dat glad en doorschijnend is.

De vliezen houden het vruchtwater vast, beschermen de vrucht tegen eventueel in de cervix aanwezige ziektekiemen en hebben een functie bij de baring door de vorming van de vochtblaas.

Vruchtwater

Vruchtwater is het vocht dat zich binnen de vliezen bevindt.

Functies
- Beschermt tegen uitwendig trauma.
- Maakt bewegingen van de foetus mogelijk.
- Speelt een rol bij de ontwikkeling van de longen (de foetus maakt adembewegingen), het maag-darmstelsel (de foetus drinkt vruchtwater) en het nierstelsel (de foetus 'urineert' in het vruchtwater).
- Speelt een rol bij de baring (vochtblaasvorming) en beschermt de foetus bij hevige contracties van de baarmoeder.
- Maakt de foetale bewegingen minder gevoelig voor de moeder.

Samenstelling
De hoeveelheid, het aspect en de chemische samenstelling van het vruchtwater veranderen in de loop van de zwangerschap.

Hoeveelheid
De hoeveelheid neemt in de loop van de zwangerschap toe tot in de 37e week, om daarna te verminderen. Enkele gemiddelden zijn: 50 ml bij twaalf weken, 400 ml bij twintig weken, 1000 ml bij 38 weken. Een hoeveelheid vruchtwater ver boven het gemiddelde heet *polyhydramnion* en ver onder het gemiddelde *oligohydramnion*.

Aspect
De kleur van normaal vruchtwater is tot de twintigste week licht geelachtig door het aanwezige bilirubine, daarna daalt de bilirubineconcentratie geleidelijk en wordt het vruchtwater kleurloos.
Door bepaalde omstandigheden kan het vruchtwater verkleuren:
- groen ten gevolge van bijmenging van meconium;
- rood door bijmenging van bloed (placentaloslating, barsten van vaten van de placenta);
- geel bij resusantagonisme;
- bruinrood bij een afgestorven foetus.

Tot 36 weken is het vruchtwater helder. Daarna kan het licht troebel worden door het ontstaan van vlokken afkomstig van de huidsmeer (vernix) van de foetus.

Chemische samenstelling
In de eerste helft van de zwangerschap heeft vruchtwater ongeveer dezelfde samenstelling als het vocht in de extracellulaire ruimte van de foetus. Er zijn dan dus twee compartimenten: de moeder en de inhoud van de uterus. Als na twintig weken de foetale huid en de foetale nierfunctie zich hebben ontwikkeld, gaat vruchtwater meer lijken op

foetale urine. Er zijn dan dus drie compartimenten: moeder, foetus en vruchtwater. Nog later, door de ontwikkeling van de longen (rijping van de longblaasjes), veranderen de samenstelling en concentratie van bepaalde stoffen in het vruchtwater. Hierdoor kan een indruk verkregen worden of de foetale longen rijp genoeg zijn om na de geboorte te kunnen functioneren.

Vruchtwateronderzoek

Amnioscopie (zie afb. 2.9)
Met een amnioscoop (een instrument dat lijkt op een rectoscoop) kan via het cervixkanaal door de vliezen heen het vruchtwater beoordeeld worden op kleur, troebeling en aanwezigheid van vlokken. Dit onderzoek is echter onbetrouwbaar, omdat het voorste vruchtwater wordt bekeken en niet het vruchtwater hogerop. Bovendien kunnen de vliezen een fibrinebeslag hebben. De amnioscoop wordt tegenwoordig nog uitsluitend gebruikt voor het verrichten van microbloedonderzoek (MBO).

Vruchtwaterpunctie
Onder echografische controle wordt een punctienaald door de buikwand heen tot in het vruchtwater gebracht. Een vruchtwaterpunctie die rond de zestiende zwangerschapsweek wordt uitgevoerd, heeft als doel om bepaalde foetale afwijkingen op te sporen. Dit gebeurt door toepassing van specifieke technieken op foetale elementen die in het vruchtwater aanwezig zijn. De techniek wordt vooral gebruikt om het foetale chromosoompatroon vast te stellen. Hiermee wordt onderzoek gedaan op het syndroom van Down, wat veroorzaakt wordt door een extra chromosoom 21. Daarmee wordt uiteraard eveneens het geslacht vastgesteld.
Later in de zwangerschap kan uit vruchtwater informatie worden verkregen over de rijpheid van de foetus. Daarbij wordt gelet op kleur (geel, groen, kleurloos), troebeling en vlokken.
Bij verhoogde foetale bloedafbraak, zoals het geval is bij een actief resusantagonisme, is het bilirubinegehalte een maat voor de ernst van de afbraak van de rode bloedcellen. Dit is van belang voor de foetale prognose.

Foetale circulatie
De foetus krijgt zuurstof en voedingsstoffen van de moeder via de placenta (afb. 1.20). De placenta functioneert daardoor als long van de foetus en als voedingsbron. Het doel van de foetale circulatie is:
– maximale circulatie door de placenta;

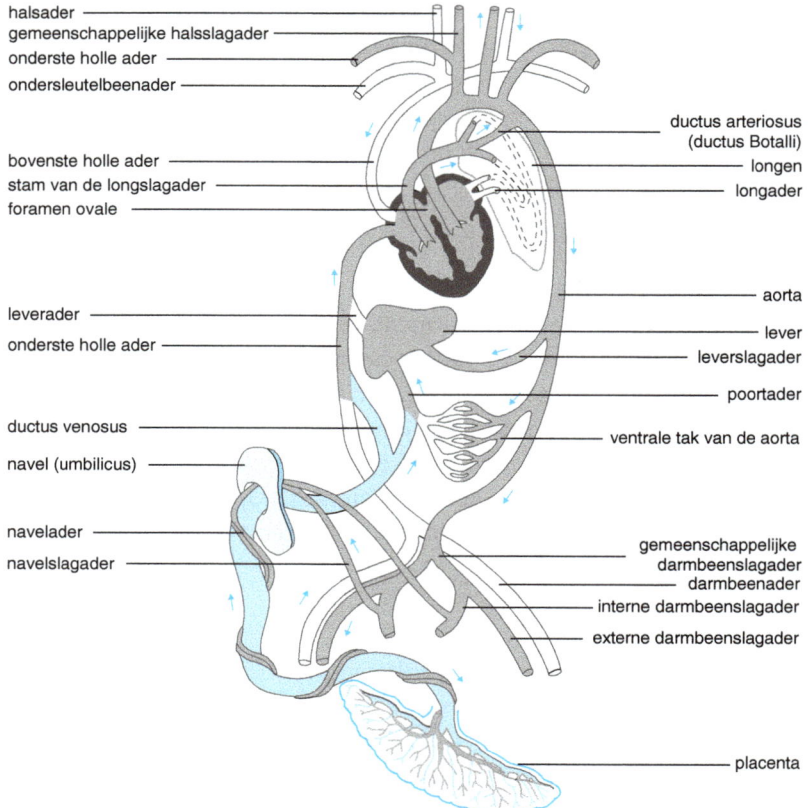

Afbeelding 1.20 Schema van de foetale circulatie; donker: zuurstofrijk bloed; wit: zuurstofarm bloed; gespikkeld: gemengd bloed.

- optimale circulatie door de foetale hersenen;
- minimale circulatie door de foetale (niet ontplooide) longen.

Kenmerkend voor de foetale circulatie zijn:
- de verbinding tussen foetus en placenta, die bestaat uit twee arteriën (die zuurstofarm bloed van het foetale hart af naar de placenta vervoeren) en de dikke navelstrengvene (vena umbilicalis, die zuurstofrijk bloed van de placenta naar de foetus brengt);
- de navelstrengvene is via de ductus venosus Arantii ter plaatse van de lever verbonden met de onderste holle ader (vena cava inferior);
- tussen rechter- en linkeratrium bestaat een open verbinding, het foramen ovale, waardoor tamelijk zuurstofrijk bloed grotendeels vanuit de rechter harthelft naar de linker harthelft gaat (ten bate van de hersencirculatie);

- er is een verbinding tussen de longslagader (arterie pulmonalis) en de aorta via de ductus arteriosus Botalli, waardoor de longcirculatie grotendeels wordt overgeslagen en het tamelijk zuurstofrijke bloed direct in de grote circulatie komt;
- vanuit de beide bekkenarteriën, de aa. iliacae internae, lopen de twee navelstrengarteriën via de navelstreng naar de placenta. Na de geboorte stopt de circulatie door de navelstreng, met als gevolg dat de ductus venosus en de navelstrengslagaders (aa. umbilicales) niet meer functioneren. Bovendien sluiten het foramen ovale en de ductus arteriosus zich, door het wegvallen van de invloed van prostaglandines, waardoor de normale definitieve circulatie is ontstaan.

1.3 Seksualiteit

1.3.1 LEVENSFASEN

Menarche

De menarche is het optreden van de eerste menstruatie (gemiddeld tussen 11-13 jaar).

Puberteit

De puberteit omvat de eerste jaren na de menarche, die vaak gekenmerkt worden door nog onregelmatige cycli met bloedingen zonder ovulatie. Het is de periode van groei naar volwassenheid.

Maturiteit

De maturiteit is de levensperiode na de puberteit tot aan de overgangsjaren (het climacterium), die gemiddeld van het achttiende tot het 45e jaar loopt. De vrouw wordt maandelijks via haar menstruele cyclus voorbereid op zwangerschap. Bij vrouwen ouder dan veertig jaar is de vruchtbaarheid minder en een zwangerschap op die leeftijd houdt meer risico's in, zowel voor moeder als voor kind.

Climacterium

Het climacterium, ook wel overgangsjaren genoemd, loopt tot aan de laatste menstruatie (menopauze). Het climacterium begint doorgaans tussen het 47e en het 52e jaar en kan enkele jaren duren. Het gaat soms gepaard met onregelmatige cycli en langdurige of hevige bloedingen. Ook kunnen allerlei andere klachten ontstaan, zoals warmteopwellingen (opvliegers), nervositeit, slecht slapen en afkeer van seksueel contact.

Menopauze

De menopauze treedt gemiddeld op 52-jarige leeftijd op en is in feite het tijdstip van de laatste menstruatie. Het exacte moment kan pas met zekerheid worden bepaald wanneer er gedurende één jaar geen menstruatie meer geweest is.

Postmenopauze

De periode na de menopauze wordt postmenopauze genoemd. De postmenopauze is het gevolg van het ontbreken van follikels in de ovaria. Hierdoor is de oestrogeenconcentratie zeer laag, want deze werden geproduceerd in de wand van de follikels. Doordat er geen follikels meer zijn, kan de vrouw niet meer worden bevrucht. De lage oestrogeenconcentratie heeft verschillende gevolgen. Veel vrouwen klagen gedurende de eerste maanden (soms langer) over opvliegers, zweetaanvallen en stemmingswisselingen. Door gebrek aan oestrogenen ontstaat ook atrofie van de genitalia en osteopenie (botontkalking). Het laatste kan in het ergste geval leiden tot pathologische ontkalking, osteoporose met kans op het ontstaan van fracturen. Er is een gestoorde hormonale wisselwerking tussen hypofyse en ovaria. Bij bloedonderzoek in deze periode vindt men sterk verhoogde FSH- en LH-waarden. Deze verhoogde waarden zijn het gevolg van het uitblijven van de feedback vanuit de ovaria.

Door toediening van hormonen (oestrogenen) kunnen de klachten en gevolgen van climacterium en postmenopauze worden bestreden. Omdat oestrogeentoediening in de postmenopauze een geringe vergroting van de kans op mammacarcinoom geeft, wordt geadviseerd om dit niet langer dan een jaar te nemen. Indien voor de menopauze de ovaria operatief worden verwijderd, treedt deze vervroegd op. Dit is niet het geval als alleen de uterus wordt verwijderd.

Met het ouder worden neemt bij de man de seksuele energie weliswaar af, maar hij is tot op hoge leeftijd tot bevruchten in staat.

1.3.2 GESLACHTSVERKEER

Enkele begrippen zijn van belang.
- Seksualiteit: een algemene benaming van het geslachtsleven.
- Genitaliteit: het centraal staan van de geslachtsorganen bij seksuele activiteiten.
- Libido: geeft de zinnelijke begeerte aan.
- Potentie: meestal van toepassing op de man en geeft de fysieke mogelijkheid aan om tot de geslachtsdaad en in het bijzonder tot een orgasme te komen.
- Sensualiteit: de zinnelijke lustbeleving.

- Erotiek: omvat zowel het speelse als het relationele element, zoals tederheid en warmte.
- Liefde: seksuele liefde is serieuzer en totaler dan erotiek en wordt minstens gekenmerkt door een mate van verbondenheid en een zekere duurzaamheid.

Coïtus

In het algemeen wordt geslachtsverkeer gelijkgesteld met de heteroseksuele intravaginale coïtus (geslachtsdaad). Geslachtsverkeer behelst emotionele, lichamelijke en technische aspecten.
Wat het doel van de coïtus betreft kunnen dan ook drie aspecten worden onderscheiden:
- de coïtus als bevredigingsvorm van de geslachtsdrift;
- de coïtus als vormgeving van de intiemste relatie tussen man en vrouw;
- de coïtus als noodzaak voor het voortplantingsproces.

Aan de coïtus zijn het voorspel, de coïtus in engere zin en het naspel te onderscheiden. De coïtus kan ook in vier fasen worden ingedeeld:
- *opwindingsfase*: elke seksuele prikkel die positief wordt ervaren, leidt de opwindingsfase in;
- *plateaufase*: wanneer een dergelijke prikkel wordt voortgezet en aangenaam blijft (spanningsniveau);
- *orgastische fase*: de spanning wordt tot een maximale intensiteit opgevoerd (de climax) en (bij de man) binnen enkele seconden afgereageerd door de zaadlozing, wat samenvalt met het hoogtepunt van lichamelijk en emotioneel genot (orgasme);
- *ontspanningsfase*: geleidelijk keert een zekere rust terug.

De seksuele, lichamelijke reacties zijn niet afhankelijk van de wijze van stimulatie.
Coïtus, masturbatie en seksuele fantasieën hebben hetzelfde effect, maar de duur en de intimiteit van de sensaties verschillen. Voor het positief ervaren van seksuele prikkels is de juiste wijze van prikkelen van belang. Bij de vrouw is vooral de clitoris en het buitenste deel van de vagina gevoelig voor prikkels, bij de man de glanspenis. Primair gevoelige of erogene zones zijn alle lichaamsopeningen waar huid en slijmvliezen in elkaar overgaan, onder andere genitalia, tepels, anus, perineum, mond. Secundair gevoelige zones zijn onder andere borsten, dijen, rug, nek en oren.
Verschillende houdingen tijdens coïtus en manuele prikkeling kunnen specifiek stimulerend werken om vanuit de plateaufase in de orgas-

tische fase te komen. Tijdens het voorspel zwellen bij de vrouw de clitoris en labia minora en bij de man de penis (erectie). Tevens treedt via transsudatie bevochtiging van de vulva en vagina op. Bij zowel de man als de vrouw ontstaat bloedstuwing in de geslachtsorganen en in het kleine bekken, die in de ontspanningsfase geleidelijk vermindert.

Andere vormen van geslachtsverkeer
Andere vormen van geslachtsverkeer zijn extravaginale en niet-penetrerende bevredigingsvormen.

Extravaginale bevredigingsvormen
– oraal-genitale contacten;
– intermammaire coïtus (tussen de borsten);
– anale coïtus.

Niet-penetrerende bevredigingsvormen
Deze vormen van geslachtsverkeer zijn vooral de tot orgasme leidende vrijages door manueel-digitale of orale prikkeling. Digitale stimulatie speelt een belangrijke rol en moet niet als onnatuurlijk of 'surrogaat' worden afgewezen.

1.4 Anticonceptie

1.4.1 ALGEMENE PRINCIPES

Onder anticonceptie wordt verstaan alle maatregelen of middelen die tot doel hebben zwangerschap te voorkomen.
De eisen waaraan anticonceptie moet voldoen zijn:
– aanvaardbaarheid;
– toepasbaarheid;
– doelmatigheid;
– onschadelijkheid.

Aanvaardbaarheid
Aanvaardbare anticonceptie heeft diverse aspecten. Zo zal ze ethisch en psychologisch aanvaardbaar moeten zijn en eveneens aanvaardbaar wat betreft neveneffecten en effecten op de coïtus. De aanvaardbaarheid wordt daarom bepaald door motivatie, nevenwerkingen, eenvoud van gebruik en invloed op de coïtus.

Toepasbaarheid
In het algemeen geldt dat anticonceptionele maatregelen niet zo ingewikkeld moeten zijn dat niemand ze kan toepassen. Er moet zowel

een praktische als een theoretische betrouwbaarheid zijn. Daarnaast kan niet elke vorm van anticonceptie bij iedereen worden toegepast wegens contra-indicaties.

Doelmatigheid
In principe moet anticonceptie de kans op zwangerschap tot het minimum terugbrengen.

Onschadelijkheid
Anticonceptie die de gebruiker schade berokkent is niet aanvaardbaar. De praktische veiligheid van een anticonceptief middel wordt berekend via het zwangerschapscijfer (pearl-index). Dit is het aantal zwangerschappen dat ontstaat wanneer honderd vrouwen gedurende één jaar een bepaald middel gebruiken.

Algemene richtlijnen voor het toepassen van anticonceptie zijn:
– goede kennis van de gebruiker over methode c.q. middel;
– rekening houden met de toepasbaarheid voor de individuele gebruiker;
– goede motivatie bij de gebruiker.

Methoden van anticonceptie
– hormonale anticonceptie, orale anticonceptie, de prikpil;
– intra-uteriene anticonceptiemiddelen (IUD);
– morning-afterpil, morning-after-IUD;
– condoom, pessarium occlusivum;
– coitus interruptus;
– periodieke onthouding;
– sterilisatie.

1.4.2 HORMONALE ANTICONCEPTIE

Alle hormonale anticonceptiemiddelen worden oraal ingenomen, behalve de 'prikpil', die intramusculair wordt toegediend.

Combinatiepil
De combinatiepil ontleent haar naam aan de twee stoffen waaruit ze is samengesteld. Alle pillen bevatten oestrogenen (ethinyloestradiol, EE) en progestagenen. De verschillende merken pillen onderscheiden zich door verschillende progestagene stoffen en door de verschillende doseringen oestrogene stoffen.
De pillen zijn verpakt in strips die 21 of 22 werkzame pillen bevatten. Er wordt voorgeschreven dagelijks één pil te gebruiken gedurende 21

of 22 dagen en vervolgens zeven respectievelijk zes dagen te stoppen (de pilvrije periode), om daarna met een nieuwe strip te beginnen. Op deze wijze wordt elke vier weken met een nieuwe strip begonnen.

Werkingen

Ovulatieremming
De pil is een ovulatieremmer. De oestrogenen en progestagenen hebben samen een remmend effect op de hypofyse. Daardoor treedt geen FSH- en LH-productie op, ontwikkelt zich geen follikel in het ovarium en treedt geen ovulatie op. Deze situatie is vergelijkbaar met die tijdens een zwangerschap. Op deze wijze voorkomt de pil elke vorm van zwangerschap (ook extra-uteriene zwangerschap). Behalve een remmend effect op de hypofyse heeft de pil diverse effecten op het lichaam.

Invloed op het endometrium
Door de gecombineerde werking van oestrogenen en progestagenen wordt het endometrium opgebouwd in een afwijkende secretiefase. De proliferatiefase wordt dus overgeslagen. Hierdoor is de toestand van het endometrium zodanig dat implantatie van een bevruchte eicel minder goed mogelijk is. Tijdens de pilvrije periode dalen de oestrogeen- en progestageenspiegel in het bloed en wordt het endometrium afgestoten. Daardoor treedt een vaginale bloeding op (onttrekkingsbloeding). De omvang van de bloeding (een soort geforceerde menstruatie dus) is afhankelijk van de hoeveelheid opgebouwd endometrium. Meestal is het bloedverlies bij pilgebruik wat minder dan bij een 'normale' menstruatie.

Invloed op het cervixslijm
Omdat de pil progestagene stoffen bevat, krijgt het cervixslijm een samenstelling die overeenkomt met de postovulatoire situatie tijdens een normale cyclus. Daardoor zal sperma de cervixslijmbarrière niet kunnen passeren.

Overige invloeden
Door de werking van de hormonale stoffen worden ook andere functies in het lichaam beïnvloed. In het algemeen treedt enige water- en zoutretentie op, waardoor het lichaamsgewicht met ongeveer 1 kg kan toenemen. Soms treedt hypertensie op. Diverse klachten en afwijkingen kunnen door de pil ongunstig worden beïnvloed, zoals hypertensie, migraine, trombose, leverfunctiestoornissen, eetlust, libido en depressiviteit. Verder kunnen klachten als fluor vaginalis, recidive-

rende candida-infecties en tussentijds bloedverlies voorkomen. Tussentijds bloedverlies treedt dikwijls op als gevolg van onregelmatig innemen. De pil kan, in combinatie met andere medicijnen, minder werkzaam zijn (laxantia, anti-epileptica, antibiotica). De combinatie van pilgebruik en roken is riskant wat betreft hart- en vaatziekten (maar vooral roken). De situatie tijdens pilgebruik, met een constante oestrogeen- en progesteronspiegel, is een beetje vergelijkbaar met zwangerschap en kan vergelijkbare klachten en bijwerkingen veroorzaken.

Contra-indicaties
- Predispositie hart- en vaatziekten en in het bijzonder trombo-embolische processen.
- Hypertensie (relatief).
- Gestoorde leverfunctie.
- Mammacarcinoom.
- Diabetes (relatief).
- Ziekte van Crohn en andere ziekten, met als belangrijk symptoom diarree.
- Varices (relatief).

Sequentiepil en afgeleiden
Omdat de combinatiepil zowel oestrogenen als progestagenen bevat, ontstaat een situatie die lijkt op zwangerschap. Ter vermindering van de klachten die daarmee gepaard kunnen gaan, werd gezocht naar een methode om de normale cyclus zoveel mogelijk na te bootsen.
Bij de driefasepil bevat één strip drie soorten pillen. Begonnen wordt met zes pillen die oestrogenen bevatten met zeer weinig progestagenen, vervolgens slikt de vrouw vijf pillen met wat meer progestagenen en daarna tien pillen met nog meer progestageen. De betrouwbaarheid van deze pillen is goed, maar waarschijnlijk minder goed dan van combinatiepillen. Vooral het vergeten van een pil tijdens de eerste week is riskanter, omdat gebleken is dat dikwijls toch follikelontwikkeling optreedt, terwijl het cervixslijm toegankelijker is en het endometrium beter geschikt is voor nidatie.

Nuvaring
De nuvaring is een flexibele kunststof ring die intravaginaal wordt ingebracht en daar continue een lage dosis oestrogenen en progestagenen afgeeft. Na drie weken wordt de ring verwijderd en na een ringvrije periode van een week wordt deze weer ingebracht. Het voordeel is de lage dosis hormonen, waardoor hormoongebonden

klachten minder optreden. Vrouwen voelen de ring bij juiste positie niet zitten. Dit is gemakkelijk te controleren door zelf inwendig te voelen. Ook bij coïtus is het meestal geen belemmering.

Anticonceptiepleister
Een ander alternatief voor het slikken van orale anticonceptie is het gebruik van een pleister met oestrogenen en progestagenen. De pleisterperiode duurt drie weken, waarbij iedere week een nieuwe pleister wordt geplakt, gevolgd door een pleistervrije week. Nadelen zijn dat de pleister mogelijk minder betrouwbaar is bij vrouwen die zwaarder zijn dan 90 kg. Bovendien bestaat er een kans op lokale bijwerkingen van de pleister en het loslaten van de pleister.

Minipil
De minipil bevat uitsluitend progestagene stoffen en wordt continu geslikt (geen pauze). Het effect berust op de verandering van het cervixslijm, dat door de progestagene effecten geen spermatozoa laat passeren. Bij een groot percentage vrouwen ontstaat tijdens het gebruik van de minipil amenorroe. Ook treedt er nogal eens onregelmatig bloedverlies op.

De 'prikpil'
De prikpil bevat uitsluitend progestagene stoffen en wordt om de tien tot twaalf weken intramusculair toegediend. Het cervixslijm wordt daardoor ontoegankelijk, terwijl het endometrium door de hoge dosis progestagenen sterk wordt beïnvloed. Meestal treedt ovulatieremming op. Bij gebruik van de prikpil ontstaat op den duur amenorroe. Vaak gaat daaraan onregelmatig bloedverlies vooraf.

Implanon
Implanon is een flexibel staafje ter grootte van een lucifer, dat onder de huid aan de binnenzijde van de bovenarm wordt ingebracht. Implanon bevat alleen progestagene stoffen en heeft daardoor dezelfde werking als de minipil en de prikpil. Een belangrijk verschil is dat de hormoondosering beduidend lager is. Implanon wordt ingebracht via een holle naald met hierin het staafje. Bij juiste positionering is het staafje goed te voelen onder de huid. Na drie jaar moet het staafje weer worden verwijderd. Dit is geen probleem bij juiste positionering onder de huid, maar bij diepere ligging kan het nog wel eens wat moeite kosten.

1.4.3 INTRA-UTERIENE ANTICONCEPTIEMIDDELEN

De intra-uteriene anticonceptiemiddelen zijn beter bekend als IUD's, naar de afkorting van het Engelse 'intra-uterine device' (het spiraaltje). Er bestaan verschillende soorten plastic IUD's. Het belangrijkste onderscheid is dat ze progestagenen of koper bevatten. Het progestageenhoudende spiraaltje (Mirena®) functioneert hetzelfde als de minipil of de prikpil. Het verschil is dat de dosering hormonen vele malen lager is in het spiraaltje. Het werkingsmechanisme van het koperhoudend IUD is niet met zekerheid bekend. Het koper heeft wellicht een enigszins zaaddodend effect. Wel is bekend dat een in de uterus ingebracht IUD prikkeling veroorzaakt van het endometrium, waardoor geen innesteling van de bevruchte eicel optreedt. Verder heeft het koper een remmend effect op het sperma. Feitelijk vermindert een IUD de kans op bevruchting en belemmert het innesteling. De bescherming tegen extra-uteriene zwangerschap is daardoor minder dan bij hormonale anticonceptie. Het progesteron bevattende IUD geeft dan ook een lagere kans op zwangerschap dan het koperhoudende IUD.

IUD's kunnen vijf jaar in de uterus blijven. Bij klachten (tussentijds bloedverlies, toenemende menstruaties) moet het IUD worden vervangen.

Plaatsing geschiedt door het IUD door het cervicale kanaal heen in de uterus te brengen (afb. 1.21). Het IUD bevindt zich dan in het cavum uteri; een draadje blijft uit de cervix in de vagina hangen. Het risico is dat bij het plaatsen een infectie vanuit de cervix tot in de uterus kan worden gebracht, met kans op adnexitis (salpingitis, eileiderontsteking). Daarom wordt aanbevolen vooraf een cervixkweek uit te voeren en eventueel gedurende enkele dagen antibiotica per os toe te dienen. Het voordeel van het IUD is dat de vrouw niet meer hoeft te denken aan de anticonceptie. Het nadeel van koperhoudende spiraaltjes is dat de menstruaties vaak heviger en pijnlijker worden. Bij het progestageenhoudende spiraaltje nemen de menstruaties juist af en kan amenorroe ontstaan. Het wordt dan ook wel als medicatie toegepast bij vrouwen met hevige menstruaties. Net als bij de minipil kan echter wel onregelmatig bloedverlies optreden.

1.4.4 OVERIGE ANTICONCEPTIONELE METHODEN

Morning-afterpil

De morning-afterpil is een noodoplossing na onbeschermde coïtus die de innesteling van de bevruchte eicel moet voorkomen. Met de behandeling moet binnen 72 uur na de coïtus worden begonnen en bestaat uit een eenmalige toediening van 1,5 mg levonorgestrel (de

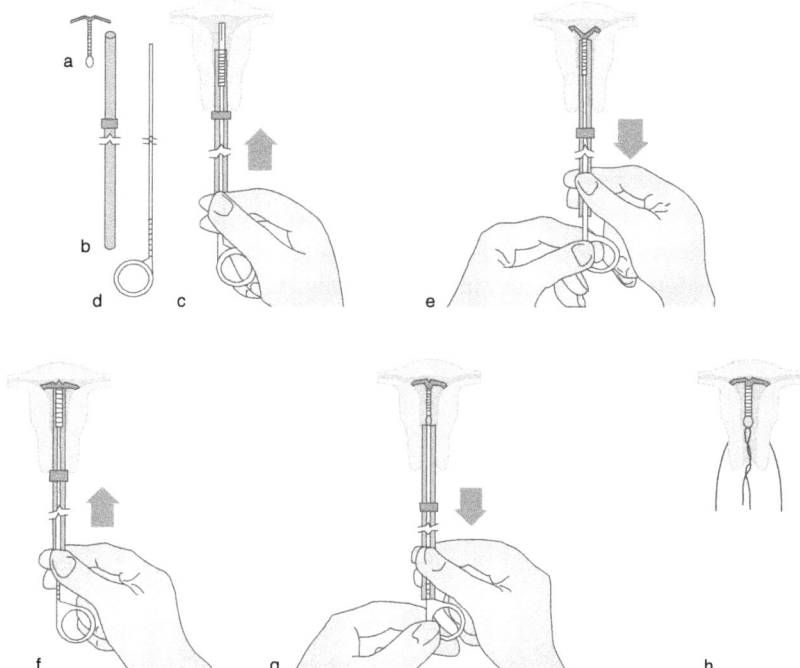

Afbeelding 1.21 Het inbrengen van een IUD in de uterus.
a Copper t-IUD
b inbrenghuls
c hulpstaafje
d IUD (opgevouwen in inbrenghuls) wordt in het cavum uteri gebracht
e en f IUD tegen fundus uteri geplaatst
g inbrenghuls en hulpstaaf worden verwijderd
h IUD in de uterus met draadjes door de cervix in de vagina

aanduiding morning-afterpil is dus misleidend). De kans op zwangerschap is afhankelijk van het tijdstip van inname na de coïtus; binnen 24 uur 5%, tussen de 25 en 28 uur 15%, en 49-72 uur 42%. De vroegere methodes (5 mg ethinyloestradiol en de 2×2-methode) zijn intussen verlaten.

Morning-after-IUD

Het koperhoudende morning-after-IUD verhindert de nidatie. Het kan tot vijf dagen na de coïtus nog worden geplaatst. De effectiviteit is meer dan 99%. De Mirenaspiraal® is niet geschikt als morning-after-IUD.

Condoom

Het condoom is een dun, langwerpig rubber of latex ballonnetje, dat opgerold is verpakt. Het kan worden uitgerold over de penis in erectie. De betrouwbaarheid is goed, mits op de juiste wijze gebruikt. Dit houdt in dat bij het aanbrengen de top van het condoom (of het reservoir) met duim en wijsvinger moet worden dichtgeknepen, zodat zich daar geen lucht bevindt (vermindert het risico van knappen). Bij het terugtrekken van de penis na zaadlozing, het liefst voor volledige verslapping, moet het condoom aan de basis worden vastgehouden om afglijden en terugvloeien van sperma te voorkomen.
Combineren met spermicide substanties (crème, gel, schuim) vergroot de veiligheid.
Voordelen:
- beschermt tegen seksueel overdraagbare aandoeningen;
- relatief veilig.

Nadelen:
- werkt bij velen belemmerend op het liefdesspel;
- soms komt bij een van beide partners een latexallergie voor.

Vrouwencondoom

Het vrouwencondoom is eveneens van latex gemaakt. Het is een ruim condoom met twee soepele ringen: een binnenring die tot in het achterste gewelf van de vagina wordt gebracht en een buitenring die buiten de vulva blijft. Het vrouwencondoom is relatief duur. Een groot voordeel is dat de vrouw dit mechanische anticonceptivum zelf kan toepassen.

Pessarium occlusivum

Het pessarium occlusivum, ook diafragma genoemd, bestaat uit een dunne, veerkrachtige ring, waarover een rubber vlies is gespannen. Het pessarium moet in de schede worden ingebracht en wordt met de achterste rand in het achterste gewelf geplaatst (achter de portio) en met de voorste rand achter de symfyse. Het pessarium occlusivum is niet voor elke vrouw geschikt (afb. 1.22).
De randen van het pessarium moeten worden ingesmeerd met zaaddodende pasta. Na een zaadlozing moet het pessarium gedurende zes uur in de vagina blijven, totdat alle spermatozoa immobiel zijn geworden. Het pessarium is in verschillende grootten verkrijgbaar; een voorwaarde is dat het goed moet passen. Na een vaginale bevalling heeft een vrouw die een pessarium gebruikte meestal een grotere maat nodig. Het pessarium beschermt redelijk tegen seksueel overdraag-

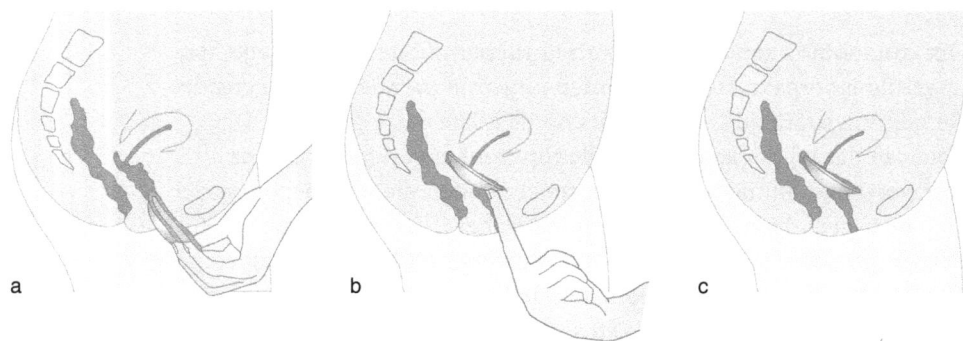

Afbeelding 1.22 Plaatsing van een pessarium.
a inbrengen van het occlusief pessarium
b controle of het pessarium de baarmoedermond bedekt
c het pessarium geplaatst

bare aandoeningen. De betrouwbaarheid is goed, mits deskundig toegepast.

Vaginale maatregelen
Er is een aantal vaginale middelen en maatregelen om zwangerschap te voorkomen. De voornaamste zijn:
- *zaaddodende middelen* (spermicide middelen). Er zijn crèmes, suppositoria en schuim en sponsjes. In het algemeen wordt gebruik van uitsluitend spermicide middelen als onvoldoende veilig beschouwd;
- *irrigatie na de coïtus*. Deze methode is zeer onveilig en storend wat betreft het naspel bij de coïtus.

Coïtus interruptus
Bij de methode die bekend staat als coitus interruptus (synoniem voor oppassen!) wordt de penis uit de vagina teruggetrokken vóór de zaadlozing heeft plaatsgevonden. In de praktijk blijkt deze methode niet betrouwbaar.

Periodieke onthouding
Deze anticonceptietechniek gaat uit van het gegeven dat de vrouw tijdens de cyclus slechts een beperkte periode bevruchtbaar is. Zij kan dit op grond van de cycluslengte berekenen (kalendermethode) of met behulp van de lichaamstemperatuur vaststellen (temperatuurmethode).

Kalendermethode

Berekening van de vruchtbare periode volgens Ogino en Knaus: uit zes tot twaalf cycli wordt bepaald dat de duur van de vruchtbare periode gelijk staat aan de duur van de kortste cyclus min negentien dagen tot de duur van de langste cyclus min elf dagen.

Temperatuurmethode

Door een basaletemperatuurcurve (zie afb. 1.13) te maken, waarbij 's morgens vóór het opstaan de temperatuur wordt gemeten, kan het moment van de ovulatie worden vastgesteld. De vruchtbare periode loopt van vijf dagen voor tot twee dagen na de ovulatie.

Daarnaast kan rekening worden gehouden met de volgende factoren. Sommige vrouwen voelen hun ovulatie. De vaginale afscheiding verandert tijdens de cyclus. Na de menstruatie is er nauwelijks afscheiding (de droge = onvruchtbare dagen), daarna neemt de afscheiding toe, totdat deze glibberig, elastisch en dradentrekkend wordt. In deze fase is de vrouw vruchtbaar tot maximaal drie dagen erna.

Periodieke onthouding is voor slechts weinig vrouwen werkelijk betrouwbaar.

1.4.5 STERILISATIE

Sterilisatie is een chirurgische ingreep waarbij het traject dat de geslachtscellen moeten afleggen wordt onderbroken. Sterilisatie moet worden beschouwd als een definitieve ingreep. Voor herstel is altijd een langdurige operatie nodig, met alle kosten en risico's van dien. Toch zullen er altijd mensen zijn die spijt krijgen van hun sterilisatie. Bij mensen uit de volgende groepen komt vaak spijt over sterilisatie voor:
- jonger dan 35 jaar;
- niet-stabiele sociale situatie;
- niet-stabiele relatie met partner;
- kort na een echtscheiding;
- ingreep gecombineerd met abortus;
- sterilisatie om medische redenen (gaat vaak gepaard met moeizame verwerking van de ingreep).

Een aantal vrouwen heeft na sterilisatie menstruatieklachten. Deels zijn deze klachten te wijten aan het feit dat ze voordien door de pil werden bestreden, deels is er geen duidelijke verklaring.

Sterilisatie bij de vrouw

De ingreep bestaat uit het afbinden van de tubae. Spermatozoa kunnen niet meer passeren, en de eicel vanaf de andere kant ook niet. De volgende methoden worden gehanteerd.

Sterilisatie via laparoscopie

Via een kleine incisie in de navel wordt een kijker (laparoscoop) in de buikholte gebracht. Met een instrument (tubatang, ingebracht via een tweede incisie) kunnen de eileiders worden gepakt en met ringetjes dan wel clips worden afgebonden (afb. 1.23).

Sterilisatie via hysteroscopie

Er zijn twee manieren om hysteroscopisch de tubae te blokkeren, zodat er geen zwangerschap meer tot stand kan komen. De ovablockmethode wordt tegenwoordig nog maar zelden toegepast. Hierbij wordt een siliconenpasta in de tubae gespoten. Na het uitharden van de pasta ontstaat een permanente sterilisatie. Tegenwoordig is de essuremethode de meest toegepaste techniek. Een spiraaltje, gemaakt van titanium en dacron, wordt in opgerolde toestand in de tuba gebracht waarna het wordt ontrold. Hierdoor ontstaat lokale weefselreactie en groei van weefsel in de spiraal. Na drie maanden is een complete obstructie van de tubae ontstaan, zodat veilige anticonceptie is gewaarborgd. De hysteroscopische methoden van sterilisatie zijn niet meer via een operatie ongedaan te maken.

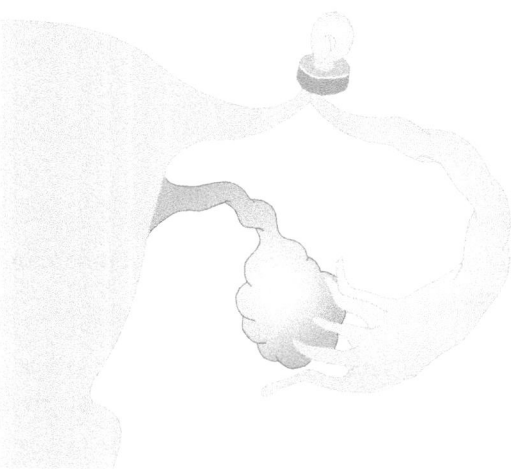

Afbeelding 1.23 Sterilisatie bij de vrouw door afklemmen van een gedeelte van de tuba met behulp van een silastic ringetje.

Vaginale sterilisatie

Via het achterste gewelf wordt het cavum Douglasi geopend. Vervolgens worden de eileiders opgezocht en aan het ampullaire deel afgebonden (nadat de fimbriae zijn afgeknipt).

Voordeel:
- geen zichtbare littekens.

Nadelen:
- infectierisico;
- weinig herstelmogelijkheden.

Sterilisatie via laparotomie (buikoperatie)

Via een kleine incisie volgens Pfannenstiel wordt de buik geopend en worden de tubae opgezocht en afgebonden, of behandeld als bij de sterilisatie via laparoscopie. Indien gewenst kan deze procedure ook bij een keizersnede worden toegepast.

Voordelen:
- minder kans op afbinden van verkeerde structuren (ligamentum rotundum);
- bij een buik vol adhesies of bij extreme adipositas is deze procedure soms de enige mogelijkheid.

Nadeel:
- het is een buikoperatie, dus een grotere ingreep.

NB. Na sterilisatie blijkt dat van duizend vrouwen er vijf tot tien toch nog zwanger worden.

Sterilisatie bij de man

De ingreep bestaat uit het afbinden van de ductus deferens, waardoor de route van de spermatozoa van testikels via epididymis naar de prostaat is onderbroken.

Voordelen:
- het is een kleine ingreep met weinig risico, die onder lokale anesthesie kan worden verricht;
- in principe is er geen nadelige invloed op libido en kwaliteit van het orgasme (soms wel op psychogene basis);
- geen lichamelijke gevolgen.

Nadelen:
- vorming van antilichamen tegen spermatozoa (de betekenis hiervan is onduidelijk, maar waarschijnlijk klein);

- herstelmogelijkheid is technisch aanwezig, maar kan wat betreft het bevruchtende vermogen niet worden gegarandeerd;
- soms duurt het tot drie maanden na sterilisatie voordat geen spermatozoa in het ejaculaat aanwezig zijn. Controle is dus noodzakelijk alvorens op het effect van de sterilisatie kan worden vertrouwd.

1.5 Aangeboren afwijkingen en onderzoek

Ongeveer 3-4% van alle pasgeborenen heeft een aangeboren afwijking. Deze groep is divers, denk aan anatomische afwijkingen (bijv. hart), chromosomale afwijkingen (bijv. downsyndroom), gen/DNA-afwijkingen (bijv. cystische fibrose), multifactoriële afwijkingen (bijv. neuralebuisdefecten), verworven afwijkingen (bijv. door medicijngebruik of infecties). Toegenomen genetische kennis en ontwikkelingen op technologisch gebied hebben meer inzicht gegeven in deze aandoeningen. Ook kan tijdens de zwangerschap onderzoek naar een toenemend aantal aandoeningen worden verricht. Hier worden de aangeboren afwijkingen besproken, evenals onderzoeksmogelijkheden en counseling.

1.5.1 AANGEBOREN AFWIJKINGEN
Chromosomale overerving

Het normale aantal chromosomen bij de mens bedraagt 46 (euploïdie). Dit komt tot stand door versmelting van eicel en zaadcel, die beiden 23 chromosomen bevatten. Chromosomen zijn in 22 paren gerangschikt, het 23e paar wordt gevormd door de geslachtschromosomen X of Y. In de klinische genetica wordt dit genoteerd als 46,XX (vrouw) of 46,XY (man).

Twee vormen van afwijkingen zijn te herkennen: aneuploïdie en structurele afwijkingen. Bij aneuploïdie gaat het om een afwijking in aantal. Vaak wordt nog een onderscheid gemaakt in autosomale en geslachtschromosomale afwijkingen. Een voorbeeld van een autoso-

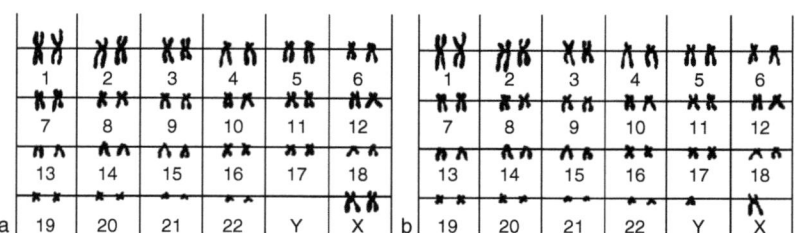

Afbeelding 1.24 *Chromosomenpatroon (karyogram) van een vrouw (a) en van een man (b).*

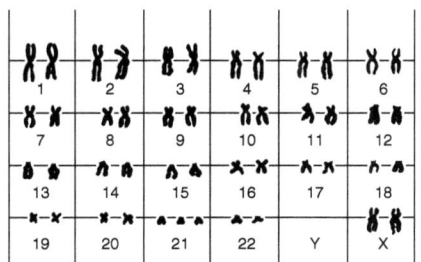

Afbeelding 1.25 Chromosomenpatroon van een vrouw met het syndroom van Down (trisomie 21).

male chromosoomafwijking is het downsyndroom, waarbij een extra chromosoom 21 aanwezig is. Dit wordt genoteerd als 47,XX,+21 of 47,XY,+21. Voorbeelden van geslachtschromosomale afwijkingen zijn turnersyndroom (45,X) en klinefeltersyndroom (47,XXY).
Bij structurele afwijkingen is het aantal chromosomen normaal (46), maar ontbreekt een gedeelte van een chromosoom (deletie) of is een deel van een chromosoom overgegaan naar een ander chromosoom (translocatie).

Chromosomale afwijkingen komen vaak voor. Het grootste deel van de miskramen wordt er door veroorzaakt. Aneuploïdie komt verreweg het meeste voor. Het grootste deel van de chromosomale afwijkingen neemt toe met de leeftijd van de moeder en neemt af met het vorderen van de zwangerschapsduur.

Tabel 1.2 Incidentie van het downsyndroom, afgezet ten opzichte van de leeftijd van de moeder en de zwangerschapsduur.			
leeftijd moeder	pasgeborenen	incidentie 10 weken (vlokkentest)	incidentie 16 weken (vruchtwaterpunctie)
20	onbekend	onbekend	1/1650
30	onbekend	onbekend	1/900
36	1/175	1/200	1/275
40	1/60	1/75	1/100
44	1/20	1/30	1/40

Monogene overerving
De genetische basisinformatie is terug te vinden in genen die zich binnen de chromosomen bevinden. Genen bevatten DNA. Het DNA

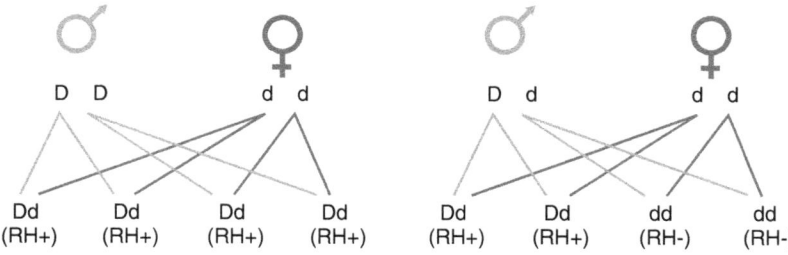

Afbeelding 1.26 Voorbeeld van dominante overerving. De resusfactor (D). Bij een homozygote vader (DD) en een resusnegatieve moeder (dd) zijn alle kinderen resuspositief. Als de vader heterozygoot is (Dd) bij een resusnegatieve moeder (dd), dan is de helft van de kinderen resuspositief (Dd) en de helft resusnegatief (dd).

op zijn beurt heeft de informatie om processen te reguleren in het lichaam via RNA en eiwitsynthese. Genen zijn in tweevoud aanwezig, één afkomstig van de vader en de ander afkomstig van de moeder. In de overerving wordt onderscheid gemaakt in *autosomale* en *geslachtschromosomale* overerving en vervolgens in *dominante* en *recessieve* overerving. Dominant betekent dat bij aanwezigheid van één gen al uiting wordt gegeven aan de gecodeerde genetische informatie (expressie) (afb. 1.26). Recessief betekent dat twee genen nodig zijn om tot expressie te komen.

Multifactoriële overerving
Naast monogene overerving komt een aantal ziektebeelden familiair voor. Het overervingspatroon is echter veel minder duidelijk. Ook liggen de herhalingskansen aanzienlijk lager. Dit wordt multifactoriële overerving genoemd. Voorbeelden hiervan zijn spina bifida (open rug), lipspleet, klompvoet en heupluxatie.

Verworven afwijkingen
Tijdens de zwangerschap wordt de foetus beschermd door de moeder en de placenta. De placenta vormt een stevige barrière tegen invloeden van buitenaf. Toch blijken invloeden van buiten soms te leiden tot aangeboren afwijkingen bij het kind. Vooral in het eerste trimester, de fase van aanleg, is het embryo kwetsbaar. In deze groep van aangedane afwijkingen moet gedacht worden aan infecties, die kunnen leiden tot afwijkingen (cytomegalievirus (CMV), toxoplasmose en, in het verleden, rubella). Andere voorbeelden zijn het foetaal alcoholsyndroom en aangeboren afwijkingen bij medicatiegebruik, zoals anti-epileptica leidend tot spina bifida.

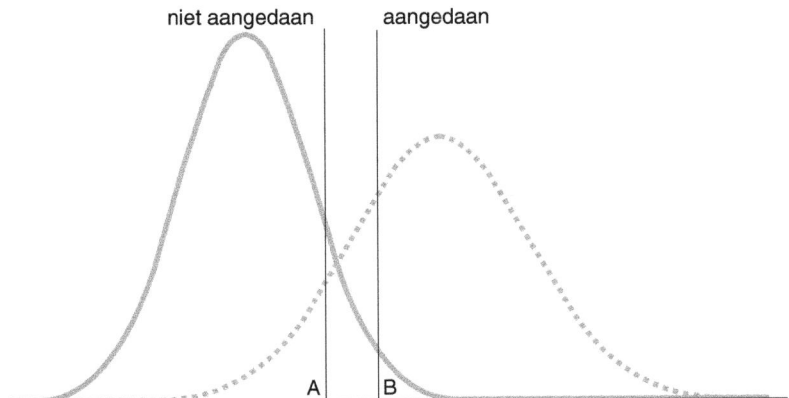

Afbeelding 1.27 *Gausscurve: verdeling van aangedane en niet-aangedane zwangerschappen bij een hypothetische testwaarde. De plaats van het afkappunt (A, B) bepaalt de sensitiviteit van de test en het percentage fout-positieve uitslagen.*
A: sensitiviteit 90%; fout-positieve uitslagen 11% van alle niet-aangedane zwangerschappen
B: sensitiviteit 75%; fout-positieve uitslagen 2% van alle niet-aangedane zwangerschappen

1.5.2 ONDERZOEK

Het onderzoek naar aangeboren afwijkingen is te onderscheiden in screening (risicoschattend onderzoek) en diagnostiek.

Screening syndroom van Down
Sinds 1 januari 2006 moeten alle zwangere vrouwen geïnformeerd worden over de mogelijkheid van risicoschattende testen op downsyndroom. Het principe van deze methode is dat met behulp van een test vastgesteld wordt hoeveel groter of kleiner de kans op een kind met downsyndroom is. De uitslag van deze test wordt vermenigvuldigd met de kans op grond van de leeftijd van de moeder.

> **Voorbeeld**
> Voorafkans × testuitslag = achterafkans
>
> Leeftijd moeder dertig jaar, kans op downsyndroom 1 op 900, testuitslag kans vijf keer kleiner, dan wordt de achterafkans 1 op 4500.

> Leeftijd moeder dertig jaar, kans op downsyndroom 1 op 900, testuitslag kans vijf keer groter, dan wordt de achterafkans 1 op 180.
>
> Leeftijd moeder veertig jaar, kans op downsyndroom 1 op 100, testuitslag kans vijf keer kleiner, dan wordt de achterafkans 1 op 500.
>
> Leeftijd moeder veertig jaar, kans op downsyndroom 1 op 100, testuitslag kans vijf keer groter, dan wordt de achterafkans 1 op 20.

Indien de uitslag van de kansbepalende test groter dan 1 op 200 op downsyndroom is, wordt invasieve diagnostiek aangeboden ter bepaling van het karyogram.

Er zijn verschillende testen die de kansbepaling kunnen doen. Alle testen zijn gebaseerd op bovenbeschreven principe. De meest optimale test op dit moment is de combinatietest. Deze test bestaat uit het afnemen van een buisje bloed van de moeder tussen negen en veertien weken van de zwangerschap. In het bloed worden twee eiwitten bepaald, het 'pregnancy associated placental protein A (PAPP-A) en de bètafractie van HCG (zwangerschapshormoon). Vervolgens vindt echoscopisch onderzoek plaats waarbij de nekplooi wordt gemeten (afb. 1.28).
In zwangerschappen met downsyndroom is de concentratie van PAPP-A gemiddeld iets lager, de concentratie van bèta-HCG gemiddeld iets hoger en de nekplooi gemiddeld iets dikker. De drie uitslagen worden statistisch bewerkt tot een getal dat vermenigvuldigd wordt met de leeftijdskans.
Indien de kans op een kind met downsyndroom groter dan 1 op 200 is, wordt een diagnostische test aangeboden: de vlokkentest of vruchtwaterpunctie.

Structureel echoscopisch onderzoek (SEO)
Echoscopisch onderzoek vindt plaats rond de 18-22 weken van de zwangerschap. Doel van het onderzoek is het detecteren van afwijkingen. Na weloverwogen besluitvorming is er de mogelijkheid het obstetrisch beleid aan te passen met verbetering van de prognose als mogelijk gevolg, of zwangerschapsafbreking in geval van ernstige

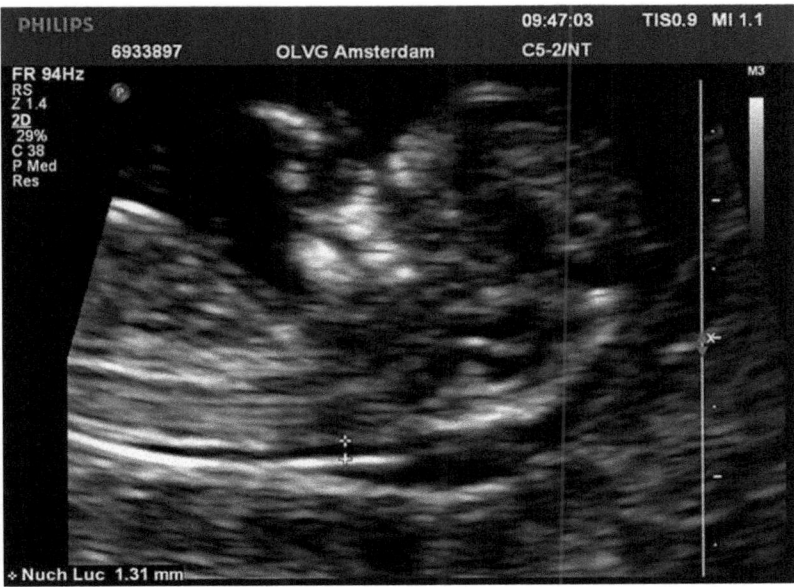

Afbeelding 1.28 Meting van de translucency (nekplooi) bij een foetus van twaalf weken zwangerschapsduur.

foetale afwijkingen. De uitvoering van het onderzoek wordt beschreven in het modelprotocol van de NVOG (www.nvog.nl; modelprotocol).
Elke zwangere in Nederland wordt geïnformeerd over de mogelijkheid van SEO en besluit vervolgens zelf al dan niet het onderzoek te ondergaan. Het onderzoek is vergunningplichtig volgens de Wet Bevolkingsonderzoek (WBO).
Afwijkingen die gedetecteerd kunnen worden zijn bijvoorbeeld de neuralebuisdefecten en hartafwijkingen. De detectie is zeker geen 100%. Sommige afwijkingen, zoals anencefalie, zijn met vrijwel 100% te detecteren. Voor anderen, zoals kleine hartafwijkingen, bedraagt de detectie rond de 60-70%.

Invasieve diagnostiek
Bij dit onderzoek is het doel foetale cellen te verkrijgen voor nadere diagnostiek. Meestal om de chromosomen te beoordelen. Maar ook DNA-onderzoek is goed mogelijk. Het onderzoek wordt invasief genoemd, omdat met een naald of biopsietang de uterus wordt ingegaan. Het onderzoek heeft een kans van ongeveer 0,3-1% op een miskraam.

Vlokkentest (chorionvillusbiopsie)

De vlokkentest vindt plaats tussen tien en veertien weken zwangerschapsduur. Hierbij wordt enig weefsel van de placenta verwijderd, de 'vlokken'. De trofoblastcellen die worden verkregen kunnen worden gekaryotypeerd in het klinisch genetisch laboratorium. De uitslag neemt zeven tot tien dagen in beslag. Soms kan geen uitslag gegeven worden, omdat er sprake is van mozaïcisme. Het blijkt dat er zich in de placenta zo nu en dan naast normale cellen een aantal afwijkende cellen bevindt. In dat geval vindt aanvullend onderzoek plaats door middel van de vruchtwaterpunctie. In de meeste gevallen blijkt het

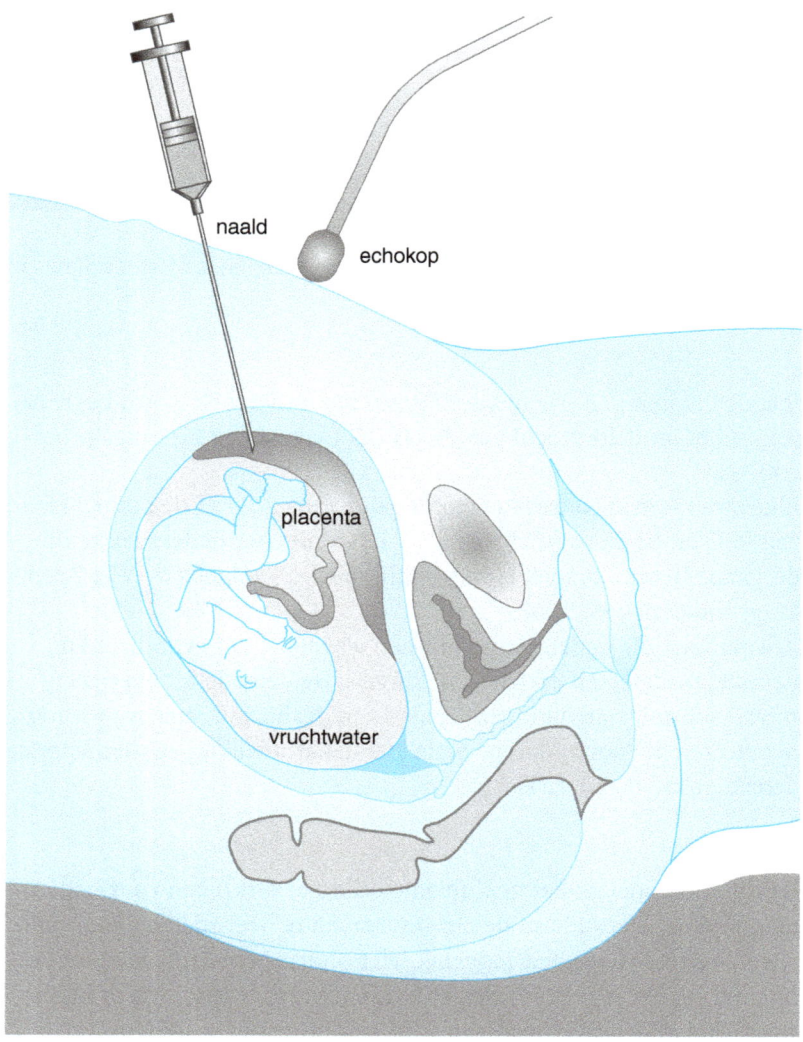

Afbeelding 1.29 *Transabdominale vlokkentest.*

kind normaal te zijn en hebben de gevonden afwijkende cellen geen betekenis. Wel blijkt dat indien bij het mozaïcisme een extra chromosoom 16 wordt gevonden, er een relatie bestaat met groeivertraging later in de zwangerschap.
De vlokkentest is prima geschikt voor DNA-onderzoek naar bijvoorbeeld cystische fibrose.

Amniocentese (vruchtwaterpunctie)
Dit onderzoek vindt plaats tussen veertien en achttien weken zwangerschapsduur. Uit het verkregen vruchtwater, ongeveer 20 ml, worden de foetale cellen geïsoleerd. Om een karyogram te maken moeten

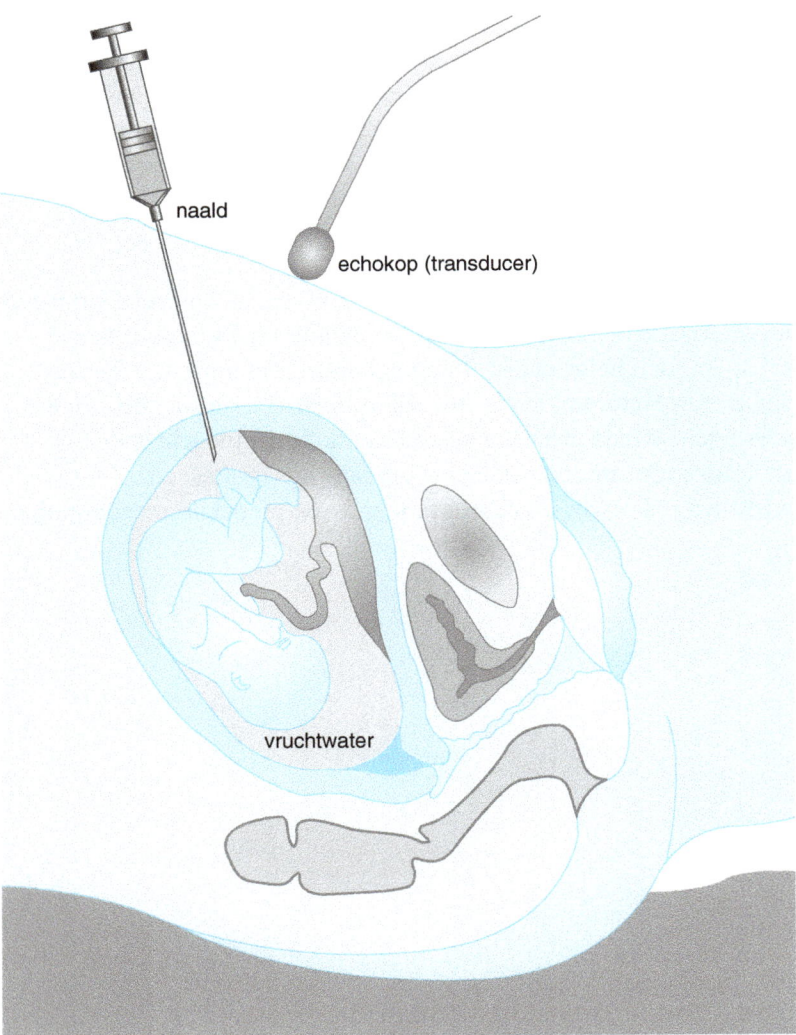

Afbeelding 1.30 Vruchtwaterpunctie.

de cellen zich delen. De cellen verkregen bij vruchtwater zijn niet in deling en worden daarom gekweekt. Hierdoor duurt de uitslag langer dan bij de vlokkentest, namelijk twee tot drie weken. Indien hier een mozaïcisme wordt vastgesteld, is het kind wel aangedaan.
Het vruchtwateronderzoek is minder geschikt voor DNA-onderzoek. Dit kan namelijk pas starten als voldoende cellen in deling zijn aangetroffen, waardoor de uitslag vaak lang op zich laat wachten (afb. 1.30).

Geavanceerd ultrageluidonderzoek
Dit echoscopisch onderzoek wordt gedaan door in deze techniek gespecialiseerde gynaecologen. Wordt bij de SEO een afwijking vastgesteld, dan wordt de zwangere verwezen naar een centrum waar geavanceerd ultrageluidonderzoek plaatsvindt. In deze centra kan de afwijking nader worden onderzocht en wordt in een team met klinisch genetici, neonatologen, kinderchirurgen, maatschappelijk werkers enzovoort de prognose en het beleid vastgesteld. Een voorbeeld hiervan is het schisisteam, dat wordt ingeschakeld bij het vaststellen van een schisis ('hazenlip').

1.5.3 COUNSELING

Vroeg in de zwangerschap, bij de eerste prenatale controle, vindt een inventarisatie plaats van factoren die de uitkomst van de zwangerschap kunnen beïnvloeden. Integraal onderdeel hiervan is het vaststellen van factoren die van invloed kunnen zijn op aangeboren afwijkingen. Steeds meer is er preconceptioneel aandacht voor.
Indicaties voor onderzoek zijn te vinden via websites, zoals www.nvog.nl, www.erfocentrum.nl en www.prenatalescreening.nl.

2 Normale verloskunde

2.1	**Zwangerschap**	74
2.1.1	Ontwikkeling van de foetus	74
2.1.2	Fenomenen door de zwangerschap	75
2.1.3	Klachten	83
2.1.4	Psychische veranderingen	87
2.1.5	Diagnose zwangerschap	89
2.1.6	Prenatale zorg	90
2.1.7	Voorlichting	101
2.1.8	Adviezen	102
2.1.9	Diagnostische methoden	107
2.2	**Baring**	120
2.2.1	In partu	120
2.2.2	Algemeen beloop van de baring	121
2.2.3	Weeën	122
2.3	**Baringstijdperken**	123
2.3.1	Ontsluitingstijdperk	123
2.3.2	Uitdrijvingstijdperk	129
2.3.3	Placentair tijdperk	137
2.3.4	Postplacentair tijdperk	140
2.3.5	Het kind tijdens en na de baring	140
2.4	**Begeleiding van de baring**	141
2.4.1	Baringshoudingen	141
2.4.2	Pijnbestrijding	143
2.4.3	Partusverslag	146
2.5	**Kraamperiode**	150
2.5.1	Ontzwangering	151
2.5.2	Hormonale veranderingen	152
2.5.3	Begeleiding tijdens de kraamperiode	155
2.6	**Psychologische aspecten van bevalling en kraamperiode**	158
2.6.1	Labiliteit in de kraamperiode	159

2.6.2	Seksualiteit tijdens zwangerschap en kraamperiode		159
2.7	**Medische indicatie voor specialistische behandeling**		161
2.8	**Statistische gegevens over verloskunde**		162
2.8.1	Maternale sterfte		162
2.8.2	Perinatale sterfte		163
2.9	**Wettelijke regelingen in Nederland**		164
2.10	**Wettelijke regelingen in België**		165

2.1 Zwangerschap

Moeder worden is voor de vrouw een belangrijke fase, die grote consequenties heeft voor haar verdere leven. Behalve de lichamelijke veranderingen brengt het moederschap ook emotionele en maatschappelijke veranderingen mee. De hulpverlener wordt daarmee geconfronteerd op de polikliniek en op de zwangeren- en kraamafdeling.

2.1.1 ONTWIKKELING VAN DE FOETUS

De foetale periode wordt gekenmerkt door snelle groei en rijping van de foetus. De lengte van het kind en het geboortegewicht (gemiddelden) zijn weergegeven in tabel 2.1.

Tabel 2.1 Lengte en gewicht van de foetus.

maanden*	weken amenorroe	lengte in cm	gewicht in g
1	4	$1 \times 1 = 1$	
2	8	$2 \times 2 = 4$	
3	12	$3 \times 3 = 9$	20
4	16	$4 \times 4 = 16$	120
5	20	$5 \times 5 = 25$	250
6	24	$6 \times 5 = 30$	650
7	28	$7 \times 5 = 35$	1200
8	32	$8 \times 5 = 40$	1800
9	36	$9 \times 5 = 45$	2600
10	40	$10 \times 5 = 50$	3400

* maanmaand = 28 dagen

De getallen in tabel 2.1 geven slechts een globale aanduiding. Niet alle kinderen hebben bij gelijke zwangerschapsduur eenzelfde geboortegewicht: zo zijn kinderen van eerstbarende vrouwen lichter dan kinderen van vrouwen die al hebben gebaard. Verder wordt de intrauteriene groei door allerlei factoren bepaald, zoals erfelijke factoren, innesteling van het embryo (implantatie), lichamelijke gesteldheid van de moeder, aanhechtingspunt van de navelstreng, aangeboren afwijkingen van de vrucht, milieu en leefgewoonten van de moeder.

2.1.2 FENOMENEN DOOR DE ZWANGERSCHAP

Achtereenvolgens worden besproken:
- amenorroe en duur van de zwangerschap
- hormonale veranderingen
- geslachtsorganen
- borsten (mammae)
- circulatie
- ademhaling
- urinewegen
- stofwisseling
- spijsvertering
- bloed en bloedstolling
- skelet en spierstelsel
- huid.

Amenorroe en duur van de zwangerschap

Amenorroe betekent: niet menstrueren. De duur van de zwangerschap wordt uitgedrukt in het aantal weken dat de menstruatie is weggebleven, dus de amenorroe. De werkelijke duur van de zwangerschap zou vanaf de conceptie berekend moeten worden (die is in normale gevallen twee weken na de laatste menstruatie). Dit wordt volgens internationale afspraak echter niet gedaan. De zwangerschapsduur, of de amenorroe, wordt berekend vanaf de eerste dag van de laatste menstruatie. Voor vrouwen met een afwijkende cyclus moet gecorrigeerd worden, alsof zij een cyclus van 28 dagen zouden hebben. De datum waarop de bevalling vermoedelijk zal plaatsvinden, de *à terme datum*, is veertig weken (280 dagen) na de eerste dag van de laatste menstruatie, gecorrigeerd voor een cyclus van 28 dagen. (Bij vrouwen met een cyclus van zes in plaats van vier weken is de à terme datum dus twee weken later.)

Amenorroe kan ook door andere factoren dan zwangerschap worden veroorzaakt. Bovendien treedt soms tijdens het begin van de zwangerschap vaginaal bloedverlies op, zodat de laatste menstruatie niet

wordt opgemerkt. In de praktijk blijkt dat de à terme datum nauwkeuriger met behulp van echo-onderzoek (verricht in de eerste helft van de zwangerschap) is vast te stellen.
De zwangerschap is ingedeeld in trimesters:
– eerste trimester: < 16 weken;
– tweede trimester: 16 t/m 27 weken;
– derde trimester: > 28 weken.

Hormonale veranderingen
Het wegblijven van de menstruatie ten gevolge van zwangerschap wordt veroorzaakt door het blijven functioneren van het gele lichaam (corpus luteum). De hormoonwerking onderhoudt het slijmvlies van de baarmoeder (endometrium). Het wordt dus niet afgestoten maar ontwikkelt zich juist verder tot een dikkere laag, de decidua. Na een amenorroe van ongeveer acht á tien weken wordt de hormoonwerking van het corpus luteum overgenomen door het zwangerschapshormoon HCG. Later wordt het overgenomen door het progesteron, dat geproduceerd wordt door de trofoblast die in de later ontwikkelde placenta hormonaal actief blijft.

De foetus en placenta blijven de hele zwangerschap hormonen produceren die invloed hebben op de andere hormoonsystemen.

Gedurende de zwangerschap neemt de hypofyse in volume toe. De secretie van FSH en LH wordt geremd, die van ACTH, TSH en HGH (groeihormoon) blijft gelijk.
Er is een toegenomen secretie van MSH (melanocytenstimulerend hormoon), waardoor veranderingen in pigmentatie optreden. Het prolactinegehalte stijgt tijdens de zwangerschap, maar vooral direct na de bevalling.

Schildklier
De schildklier wordt dikwijls wat groter: de basale stofwisseling neemt toe. Dit wordt veroorzaakt door een toename van de productie van het schildklierhormoon (tyroxine) onder invloed van de placenta.

Bijnieren en pancreas
Er is een verhoogde cortisolproductie vanuit de bijnieren, maar dit gaat samen met een hogere productie van het corticoïdbindende globuline. Deze laatste wordt in de lever geproduceerd onder invloed van oestrogeen hormoon.
De eilandjes van Langerhans in de pancreas gaan meer insuline pro-

duceren, waardoor de insulinespiegels stijgen. Tegelijk is er een effect van insulineresistentie door de hormoonsituatie van de zwangerschap, waarbij cortisol, progesteron, HPL en prolactine betrokken zijn. In de tweede helft van de zwangerschap neemt de neiging tot insulineresistentie toe. Daardoor kan bij vrouwen met een latente diabetes nu een zwangerschapsdiabetes manifest worden.

Geslachtsorganen

De uterus neemt tijdens de zwangerschap sterk in omvang en gewicht toe. De niet-zwangere uterus is ongeveer 8 cm lang en weegt circa 50 g. Aan het einde van de zwangerschap is de lengte meer dan 30 cm en het gewicht ruim 1000 g. De eerste zestien weken wordt het toenemen van het uterusvolume vooral bepaald door de groei van de uterus zelf. Dit is groei van het gladde spierweefsel van de uterus, toename van bindweefsel en van groei van bloedvaten (vascularisatie). Daarna wordt de toename van het volume vooral bepaald door rek als gevolg van de groei van de inhoud.

Reeds vroeg in de zwangerschap neemt de doorbloeding van de uterus en van de organen in het kleine bekken toe. Daardoor verandert de kleur van het slijmvlies van baarmoedermond (portio), vagina en vulva in een donkerder tint (*teken van Chadwick*). Bovendien wordt de uterus boller en weker.

Borsten (mammae)

Door versterkte doorbloeding en vochtophoping zijn de borsten meer gespannen. Er is uitgroei van de melkgangen en het klierweefsel. Meestal treedt versterkte vaattekening op. De tepelhof is sterker gepigmenteerd en de kliertjes van Montgomery, die zich in de tepelhof bevinden, worden duidelijker zichtbaar. Soms is er vochtafscheiding uit de tepels (colostrum).

Circulatie

Vanaf de vijfde week verandert de circulatie door toename van het hartminuutvolume en afname van de perifere weerstand. Waarschijnlijk wordt dit veroorzaakt door afname van de tonus van de vaatwanden. Het plasmavolume neemt geleidelijk toe. De frequentie van de hartslag neemt vanaf de achtste à tiende week iets toe (toename ongeveer tien slagen per minuut), evenals het slagvolume. Het zuurstofverbruik neemt met 10-20% toe. De toename begint vanaf de tweede maand.

Bloeddruk

De bovendruk (systolische bloeddruk) blijft in principe constant. Door afname van de perifere weerstand daalt de onderdruk (diastolische bloeddruk) vanaf het eerste trimester, met een laagste niveau rond de 20-24 weken. In het derde trimester stijgt de diastolische bloeddruk weer tot het uitgangsniveau. In de longvaten blijft de bloeddruk constant.

Supine hypotensive syndrome (venacavasyndroom)

Bij zwangere vrouwen in rugligging kunnen bloeddrukdalingen ontstaan door druk van de zwangere uterus op de onderste holle ader (vena cava inferior). Daardoor wordt de terugvloed van bloed naar het hart belemmerd. De receptoren in de circulatie reageren daarop met bloeddrukdaling.

Bloedvolume

Het totale bloedvolume neemt vanaf de tiende week toe tot 20-30% boven het normale volume. Het bloedvolume neemt sterker toe dan het aantal erytrocyten, met als gevolg verdunning van het bloed. Tijdens de zwangerschap is een lager Hb dan in niet-zwangere toestand normaal (Hb > 7,0 mmol/l).

Lichaamsvocht

Er is een toename van extracellulair (interstitieel) vocht. Hierbij spelen de volgende factoren een rol:
- Obstructie van de veneuze terugvoer naar het hart door druk van de zwangere uterus.
- Daling van het plasma-eiwit, waardoor daling van de colloïdosmotische druk in het vaatstelsel optreedt. Hierdoor verplaatst vocht zich gemakkelijker van intravasaal naar interstitieel.
- Waterretentie (en in mindere mate zoutretentie).

De groeiende uterus belemmert enigszins de veneuze circulatie uit de benen. In combinatie met de neiging van verplaatsing van vocht naar de weefsels, wordt hierdoor enkeloedeem bevorderd. Tevens treedt venetekening of varicosis in de benen op. Ook uitgezette venen (varices) van vulva en anus (hemorroïden) komen vaker voor. Dit is te wijten aan de invloed van progesteron op de vaatwanden en aan de toegenomen circulatie in het kleine bekken.

Cardiac output

De cardiac output neemt al vanaf de vijfde week toe. Dit komt door veranderingen (vanwege de zwangerschap) in de stofwisselingsprocessen en circulatie (meer vocht), en de zwangere uterus met placenta (waardoor de perifere weerstand daalt). Het bereikt een maximum bij ongeveer 25-28 weken. Hierna daalt de cardiac output in het algemeen. De toename van de cardiac output wordt aanvankelijk veroorzaakt door een vergroot slagvolume en vanaf de tiende week neemt ook de slagfrequentie toe. De toename van het hartminuutvolume (dit is de cardiac output per minuut) is ongeveer 25-50% en komt vooral ten goede aan de uterus.

Na de bevalling neemt het minuutvolume korte tijd toe, om dan binnen enkele dagen tot normaal te dalen. In die periode wordt een aanzienlijke hoeveelheid vocht verplaatst van interstitieel naar intravasaal. Daardoor neemt de eerste dagen na de bevalling de urineproductie (diurese) toe.

Het is duidelijk dat vooral in het begin van de zwangerschap (tot aan ongeveer 28 weken) en tijdens en kort na de bevalling, hoge eisen aan de circulatie worden gesteld ter aanpassing aan de zwangerschap en het zogenoemde ontzwangeren. Vrouwen met een marginale hartfunctie lopen in deze periode de meeste kans op een decompensatie van de circulatie.

Ademhaling

Naarmate de uterus groeit wordt het diafragma steeds verder naar boven (craniaal) geduwd. Doordat de borstomtrek en de ribbenbooghoek daarbij toenemen, wordt de inhoud niet kleiner. De vitale capaciteit (maximale expiratie na maximale inspiratie) is dan ook onveranderd. Wel neemt de ventilatie in de longen toe, doordat zwangeren met een groter volume ademen. Onder invloed van progesteron is er een verhoogde gevoeligheid van het ademhalingscentrum voor pCO_2. Soms wordt daardoor sneller geademd. Dit kan aanleiding zijn voor hyperventilatie en gevoelens van kortademigheid tijdens de zwangerschap.

Het zuurstofgebruik van de zwangere stijgt vooral in de tweede helft van de zwangerschap. Dit is nodig voor de zuurstofvoorziening van de foetus en door de toegenomen basale stofwisseling.

Urinewegen

Tijdens de zwangerschap werken de nieren harder dan in niet-zwangere toestand: de bloeddoorstroming neemt toe. Progesteron bevordert de urineproductie. Ten gevolge van de zwangerschap komen vaker mictieklachten, blaasontsteking en nierbekkenonsteking (pyelitis) voor.

Stofwisseling

Er zijn grote individuele verschillen in de gewichtstoename tijdens de zwangerschap. De volgende gemiddelde waarden worden gehanteerd:

placenta en vliezen	700 g
vruchtwater	800 g
foetus	3400 g
uterus	1000 g
borsten	400 g
bloedvolume	1200 g
vet	2000 g
interstitieel vocht	2000 g
totaal	11500 g

Meestal wordt gesteld dat eerstbarenden tijdens het tweede en derde trimester van de zwangerschap ongeveer 12 kg mogen aankomen. Vrouwen die meer dan eens gebaard hebben (multiparae) houden minder interstitieel vocht vast en komen ongeveer 10 kg aan. Een vermageringsdieet tijdens de zwangerschap moet worden afgeraden. Aan de andere kant moeten zwangeren niet ongeremd toegeven aan de meestal toegenomen eet- of snoeplust.

Spijsvertering

Ochtendmisselijkheid komt veel voor, vooral in het eerste trimester. De oorzaak is waarschijnlijk van meerdere factoren afhankelijk. De HCG-spiegel speelt een belangrijke rol, maar ook de circulatie, verminderde maagactiviteit en psycho-emotionele factoren.
Zwangerschap lijkt geen nadelige gevolgen te hebben voor het gebit. Wel zijn er vaker problemen met ontstoken en bloedend tandvlees. Ontstoken tandvlees (paradontitis) zou een van de vele factoren kunnen zijn die een rol spelen bij het optreden van vroeggeboorte.
De zwangerschapseffecten op het maag-darmstelsel worden ten dele veroorzaakt door mechanische effecten van de groeiende uterus en deels door hormonale effecten op de darmmotoriek. Er is meer kans

op terugstromen (reflux) van maagzuur naar de slokdarm (oesofagus), wat zuurbranden veroorzaakt. Er is ook meer kans op obstipatie door hypotonie van de gladde darmmusculatuur onder invloed van progesteron. Door hardere ontlasting en toegenomen circulatie is er een grotere kans op het ontstaan van aambeien.

De leverfuncties zijn in principe normaal. Echter de hoge oestrogeen- en progesteronspiegels tijdens de zwangerschap kunnen invloed hebben op de afbraaksnelheid van diverse stoffen, waaronder medicijnen.

Koolhydraatstofwisseling

Zwangerschap werkt diabetogeen. Dat wil zeggen dat er een neiging bestaat tot hogere bloedsuikerspiegels. Door het hormoon human placental lactogen (HPL) uit de placenta is er toename van vetafbraak, waarbij glucose en vetzuren in het bloed vrijkomen. Daardoor vermindert de gevoeligheid voor insuline en wordt de insulinebehoefte groter in de tweede helft van de zwangerschap. Insuline resistentie betekent bemoeilijkte omzetting van glucose in glycogeen in de moederlijke lever en spieren, bovendien is er een grotere neiging tot acidose. De verhoogde insulineresistentie kan een latente diabetes mellitus manifest maken. Dit komt tot uiting in de tweede helft van de zwangerschap.Tevens is er onder invloed van de zwangerschapshormonen de neiging tot vetstapeling op specifieke plaatsen.

Water- en zouthuishouding

Het serumnatrium is vaak wat verlaagd door:
- toename van het extracellulaire volume;
- vooral waterretentie tijdens de zwangerschap en in mindere mate zoutretentie;
- een verhoogde natrium uitscheiding via de nieren.

Bij normale zoutconsumptie heeft dit geen nadelige gevolgen. Zoutbeperkt dieet kan leiden tot een te laag natriumgehalte (hyponatriemie) en is bij gezonde zwangeren af te raden. Bij frequent braken kan een te laag kaliumgehalte (hypokaliëmie) voorkomen. Hypokaliëmie moet worden bestreden wegens de belangrijke rol van kalium bij de hartfunctie.

Mineralen

Tijdens de zwangerschap is er een verhoogde ijzerbehoefte. Omdat veel ijzer naar de foetus en de placenta gaat, en er bovendien een toename is van het aantal erytrocyten, ontstaat dikwijls een ijzergebrekanemie. Deze anemie wordt mede bepaald door de normale verdunning van het bloed. In de zwangerschap is een lager Hb-gehalte (maar > 7,0 mmol/l) normaal.

Bloed en bloedstolling

De samenstelling van het bloed verandert tijdens de zwangerschap. Er is een toename van rode cellen en plasma, de BSE is meestal verhoogd en dus geen betrouwbare indicator meer voor infecties. De bloedstolling verandert ook. Er treedt een verhoogd risico op voor tromboembolische complicaties, maar het bevordert een adequate stolling tijdens de bevalling.

Skelet en spierstelsel

Tijdens de zwangerschap is de behoefte aan calcium en fosfor met ongeveer 30% verhoogd. De lichaamshouding verandert, waardoor vaker rugklachten voorkomen. Tevens treedt verweking van bindweefsel op, waardoor de banden soepeler worden. Als gevolg daarvan zijn de gewrichten mobieler, maar minder stabiel. Vooral de symfyse verweekt, hetgeen een voordeel is voor de afmeting van het baringskanaal.

Huid

De huiddoorbloeding neemt toe. Dit uit zich vaak in warmere handen en voeten en soms in rode handpalmen (erythema palmare). Dikwijls komen rode, spinachtige vlekjes voor (spider naevi), die echter na de zwangerschap spontaan verdwijnen. Wanneer de uterus groeit, kunnen door rekking van de buikhuid scheurtjes in het subcutane weefsel ontstaan (striae gravidarum). Invloeden zijn behalve de hoeveelheid rek van het onderhuidse weefsel, ook verhoogde cortisolspiegels, genetische factoren en de toestand van de huid. Striae komen heviger voor bij jongere vrouwen dan bij oudere vrouwen. Er is in principe niets tegen het optreden van striae te doen. Na de zwangerschap worden ze bleker van kleur, maar ze verdwijnen niet.

Er treden pigmentatie- en andere veranderingen op, onder andere:
- zwangerschapsmasker of chloasma gravidarum (advies: uit de zon blijven);
- de verticaal verlopende lijn van borst- naar schaambeen in de buikwand (linea alba) verandert door pigmentatie tot linae fusca (door MSH);
- tepelhof wordt donkerder;
- toegenomen activiteit van talg- en zweetklieren (vet haar, onaangename geur).

Tijdens de zwangerschap neemt de lichaamsbeharing toe door verandering in de oestrogenen. De wisselingen in haargroei en haaruitval zijn fysiologisch.

2.1.3 KLACHTEN

Het is voor alle hulpverleners van de zwangere van groot belang dat zij een grondige kennis hebben van alle klachten die door de zwangerschap kunnen worden veroorzaakt.

Er kan onderscheid worden gemaakt tussen normale en afwijkende klachten. Een goede uitleg kan geruststellend werken. Door het opvolgen van goede adviezen kunnen de klachten van de zwangere verminderen.

Misselijkheid en braken

Ongeveer de helft van alle zwangere vrouwen heeft last van misselijkheid. Dit verschijnsel komt vooral 's morgens voor, maar kan ook de hele dag duren. Na drie maanden verdwijnt deze klacht meestal. Indien gedurende verscheidene dagen alles wordt uitgebraakt, worden de reserves aan lichaamsenergie aangesproken. Als er een situatie is dat er in het lichaam minder energie wordt opgenomen dan verbruikt, wordt uit de reservevoorraden energie gehaald. Dit gebeurt door vetverbranding. Bij vetverbranding ontstaat aceton. Dit kan worden vastgesteld in de urine (acetonurie). Overmatig braken leidt tot acetonurie; dit wordt dan *hyperemesis gravidarum* genoemd en moet (klinisch) behandeld worden.

Advies bij zwangerschapsbraken:
- rustig opstaan;
- frequente, kleine, lichte maaltijden;
- alleen eten waar de vrouw zin in heeft;
- weinig vet, geen kruiden, geen koffie, geen medicijnen.

Vermoeidheid, vergrote slaapbehoefte

Advies:
- zoveel mogelijk tegemoet komen aan vermoeidheid en slaapbehoefte;
- voldoende nachtrust;
- nooit forceren, wel aandacht geven aan de lichaamssignalen.

De vermoeidheidsklachten nemen meestal na drie maanden af.

Vaak urineren

De zwangere moet vaker urineren door de toegenomen circulatie in het kleine bekken en veranderingen van de verhoudingen tussen uterus en blaas. Aan het einde van de zwangerschap komt ook vaak stressincontinentie voor.
Advies:
- bekkenbodemoefeningen.

Zwangerschapslusten

Onder 'zwangerschapslusten' (pica) wordt verstaan het ontwikkelen van een grote voorkeur voor bepaalde spijzen of bezigheden die de zwangere voordien onverschillig lieten. Een afkeer van dingen die voor de zwangerschap niet onaangenaam werden gevonden komt ook voor. Een absurde behoefte aan augurken of ijs en zwangerschapskleptomanie komen voor.

Duizeligheid, flauwvallen

Duizeligheid treedt vooral op in de eerste zwangerschapsmaanden bij plotselinge houdingsveranderingen of bij langdurig staan. Bloedarmoede is hiervan zelden de oorzaak. Het is veeleer een te trage reactie van het lichaam op de houdingsverandering. Advies:
- niet plotseling van houding veranderen;
- niet te lang staan (rondlopen of desnoods passen op de plaats maken).

Obstipatie

Tijdens de zwangerschap is de darmperistaltiek trager (progesteroneffect), waardoor de ontlasting droog en hard kan worden. Bovendien kan de druk van de uterus aan het eind van de zwangerschap aanleiding zijn tot hemorroïden.
Advies:
- voldoende lichaamsbeweging;
- laxerende voeding (volkorenbrood, zemelen, gedroogde vruchten);
- direct toegeven aan defecatiedrang;
- veel vocht gebruiken.

Maagklachten

Gedurende de zwangerschap kan zuurbranden optreden door gastro-oesofageale reflux (soms ook door een hernia diaphragmatica).
Advies:
- gespreide maaltijden;
- melk drinken;

- geen specerijen gebruiken;
- met extra kussens slapen.

NB. Maagpijn is geen normaal zwangerschapsverschijnsel en verdient derhalve nadere aandacht. De pijn kan ook een symptoom zijn van ernstige zwangerschapshypertensie of een HELLP-syndroom (bloeddruk meten! en serieus nemen).

Slijmvliesproblemen
Tijdens de zwangerschap kunnen zich de volgende slijmvliesklachten voordoen:
- mond: tandvleesbloedingen en -ontstekingen, dikwijls rood gezwollen slijmvlies;
- neus: gezwollen slijmvlies, verstopte neus, sterk verminderde reuk;
- vagina meer afscheiding, frequenter infecties, vooral *Candica albicans*. De klachten zijn: rood gezwollen slijmvlies, witte korrelige fluor, jeuk en branderigheid.

Rugpijn
Rugpijn wordt meestal veroorzaakt door een veranderde houding. Advies:
- voldoende rust;
- goede bewegingen en lichaamshouding;
- eventueel deskundige hulp.

NB. Rugpijn kan ook worden veroorzaakt door bijvoorbeeld pyelitis of (voortijdige) weeën.

Huidproblemen
Tijdens de zwangerschap komen veelvuldig huidproblemen voor. De meest voorkomende zijn striae (zwangerschapsstriemen). Ze worden deels veroorzaakt door rekking van de buikhuid, deels door hormonale veranderingen. Verse striae zijn meestal vurig roodblauw van kleur, oude striae worden bleek. Soms zijn ze gepigmenteerd. Ze komen voor op buik, borsten en de buitenkant van de dijen. Advies (er is geen afdoende remedie bekend):
- invetten, masseren;
- goede voeding (vitamine C).

Soms komt hevige jeuk over het gehele lichaam voor, zonder zichtbare huidafwijkingen.

Advies:
- geen wollen kleding dragen;
- menthol talkpoeder heeft meestal weinig succes (liever medicatie na overleg met de arts of verloskundige).

Spierkrampen
Tijdens de zwangerschap treden vaak spierkrampen op, in het bijzonder in de kuiten en dan vooral 's nachts.
Advies:
- spieren niet overbelasten;
- spieren goed warm houden;
- tijdens krampaanval: met gestrekt been tenen naar de neus brengen (eventueel opstaan en met gestrekte benen op platte voeten zo ver mogelijk voorover leunen).

Tintelende vingers
De klacht tintelende vingers tijdens de zwangerschap, het carpaletunnelsyndroom, is meestal het gevolg van gezwollen peesscheden. Hierdoor ontstaat prikkeling van de sensibele zenuwen. Tintelende vingers kunnen een symptoom zijn van vochtretentie. Bij hevige klachten kan het spalken van de polsen 's nachts verlichting geven: het verzorgt een optimaal vochttransport in de pols.

Hartkloppingen
De hartslag dringt tot het bewustzijn door, wat soms een angstig gevoel is. Ook onregelmatige hartactie met extrasystolen komt voor.
Advies:
- de zwangere geruststellen;
- geen koffie drinken;
- eventueel sedatie;
- bij ernstige klachten en benauwdheid een arts raadplegen.

Vaatklachten
Gedurende de zwangerschap kunnen de volgende vaatklachten ontstaan:
- *vaatkrampen*: treden vooral 's nachts op. Advies:
  - warme douche of warm bad (eventueel wisselbaden);
  - soms helpt een kalkrijker dieet (veel melk drinken);
- *versterkte venetekening op borsten en benen*: dit frequent voorkomende verschijnsel verdwijnt na de zwangerschap;
- *varices* in de benen kunnen ontstaan of verergeren; ze verdwijnen niet na de zwangerschap, maar worden wel minder. Advies:

- bij klachten steunkousen dragen;
- *hemorroïden*: komen veelvuldig voor door de toegenomen circulatie en door obstipatie. Advies:
  - laxerend dieet;
  - eventueel aambeienzalf (na overleg met de arts).

Buikpijn
Buikpijn komt tijdens de zwangerschap dikwijls voor. Afwijkingen moeten worden uitgesloten (blaasontsteking, nierbekkenontsteking, vroegtijdige placentaloslating (solutio placentae), voortijdige weeën). Chronische onderbuikpijn kan worden veroorzaakt door de snelle groei van de uterus, waardoor wellicht bandenpijn optreedt. Waarschijnlijk speelt vaker de verminderde stabiliteit van het bekken een rol, met als gevolg uitstralende pijn vanuit de lage rug naar liezen, onderbuik en benen.
Advies:
- de vrouw geruststellen, wel voldoende aandacht geven;
- eventueel fysiotherapie.

2.1.4 PSYCHISCHE VERANDERINGEN
De zwangerschap is een belangrijke periode in het leven van de vrouw. Tijdens deze periode treedt een groot aantal veranderingen op, die elke vrouw op háár wijze en afhankelijk van háár situatie beleeft. Sommige vrouwen zien in hun zwangerschap de vervulling van een al dan niet bewuste intense wens, andere voelen de ingrijpende gebeurtenis als een bedreiging voor hun toekomstplannen. Belangrijk is daarbij hun relatie met de verwekker van de zwangerschap en met hun naaste omgeving.
De mededeling aan een vrouw dat zij zwanger is, is soms een schok en wordt dikwijls gevolgd door verwarring. Ook vrouwen die de zwangerschap gewenst en gepland hebben kunnen gaan twijfelen en zelfs een abortus overwegen. Dit laatste moet niet a-priori worden opgevat als een negatief begin van het beleven van een zwangerschap. Uiteindelijk zal de vrouw zelf tot een beslissing moeten komen. Dikwijls behelst deze beslissing niet meer dan de zaken op hun beloop laten, totdat de realiteit van de zwangerschap niet langer kan worden ontkend en dus moet worden geaccepteerd. Wanneer de twijfel langdurig blijft bestaan, is dat dikwijls een aanwijzing dat er nog problemen zijn, hetzij in de relatie tot de partner, hetzij in het eigen psychisch functioneren.
Elke vrouw heeft haar eigen beleving over het zwanger zijn en moeder worden. Deze beleving is grotendeels ontleend aan het beeld dat zij

meekreeg van haar ouders en aan de cultuur waarin zij is opgegroeid. Zo beleeft de ene vrouw zwangerschap als de bevestiging van haar volwassenheid, een ander ziet het als middel om te waarborgen dat ze onderhouden wordt, een derde ondergaat het als een creatieve periode in haar leven, en nog weer anderen associëren zwangerschap juist met beperking, ziekte, lelijkheid of zelfs schaamte.

De man brengt eveneens zijn ideeën over het vaderschap mee. Ook hij ontleent deze aan zijn ouders, de cultuur waarin hij is opgegroeid en zijn levenservaringen. Sommige mannen stellen zich afstandelijk op ten aanzien van de gebeurtenissen bij hun partner. Zij gaan naar hun werk, zij lezen de krant en hebben weinig begrip en gevoel voor de dikwijls kleine klachten die de vrouw tijdens de zwangerschap meestal heeft. Anderen tonen zich in deze periode juist erg bezorgd, dringen aan op frequente controles, gaan altijd mee en krijgen in extreme gevallen zelfs last van dezelfde klachten als hun partner. Zwangerschap speelt ook dikwijls een rol bij de voortzetting van de familielijn.

Mantelzorg
Onder mantelzorg wordt verstaan de hulp die familie en vrienden bieden voor, tijdens en na de bevalling. Wat betreft de hulp van de kant van de familie spelen culturele factoren een belangrijke rol.
Veelal lijkt de drang naar onafhankelijkheid van de ouders sterk aanwezig, terwijl de werkelijke steun in de vorm van buren- en vriendenhulp nogal eens blijkt tegen te vallen. Met elkaar in voorspoed en ieder voor zich in tegenspoed is een niet ongebruikelijk patroon, waardoor op momenten dat het nodig is van mantelzorg weinig terechtkomt.
De laatste tijd komt steeds vaker het eenoudergezin voor. Dit kan betekenen dat de vrouw er helemaal alleen voor staat. Deze gezinsvorm is sociaal en dikwijls ook economisch een zware belasting voor de ene ouder. Niet zelden redt de betrokkene het niet met alleen mantelzorg en moet een beroep op professionele hulpverlening worden gedaan. Dikwijls zijn problemen die leiden tot klinische opname dan ook een symptoom van dieper liggende sociaal-economische en/of psychische moeilijkheden.
Het is de taak van de hulpverlener (arts, verpleegkundige) open te staan voor deze problematiek en vooral begrip te hebben voor de individuele wijze waarop iedere vrouw haar zwangerschap beleeft. Aandacht voor de zwangere, souplesse ten aanzien van leefregels en individualiseren zijn van groot belang.

Aanpassing aan de zwangerschap

Wanneer de zwangerschap eenmaal is geaccepteerd, zal de vrouw zich in principe richten op het scheppen van dit nieuwe leven. Veel vrouwen beleven deze periode als een stimulans en zijn, mits zij zich lichamelijk goed voelen, energiek en creatief. Een groot aantal vrouwen heeft echter last van normale zwangerschapssymptomen, zoals misselijkheid en vermoeidheid, en reageert daarop met depressieve gevoelens. Ook weerzin tegen de zwangerschap of tegen de partner kan de gevoelens van misselijkheid verhevigen. Zich psychisch en lichamelijk niet goed voelen gaan dan ook hand in hand.

In het tweede trimester verdwijnen of verminderen de typische zwangerschapsklachten meestal. Dikwijls is deze periode de plezierigste van de hele zwangerschap. De vrouw gaat bewegingen van het kind voelen, die nog niet als hinderlijk worden ervaren, en de buik zit nog niet in de weg. De beslissing over de acceptatie van de zwangerschap is definitief gevallen en de vrouw is nog lang niet aan de bedreigende bevalling toe.

Tijdens het derde (laatste) trimester gaat de buik toenemend in de weg zitten en kunnen de kindsbewegingen hinderlijk zijn. Dikwijls heeft de vrouw daardoor een chronisch slaaptekort en voelt zij zich moe. Dit alles leidt ertoe dat de meeste vrouwen er na een week of achtendertig schoon genoeg van krijgen en er desnoods een bevalling voor over hebben om van de lastige buik af te zijn. Het moeilijke inslapen leidt al snel tot piekeren over de bevalling, over het kind en over de toekomst met alle onzekerheden en dreigingen. Toch heeft de vrouw in deze periode meestal voldoende energie om in huis zeer actief te zijn: de babykamer wordt in orde gebracht, het koffertje voor de bevalling wordt klaargemaakt en vrijwel iedere vrouw die binnen de normale termijn bevalt is er dan ook klaar voor.

De voorbereiding op de bevalling heeft een gunstige invloed op de beleving ervan. Arts, verloskundige en verpleegkundige moeten daarom zorgvuldig ingaan op vragen en voldoende gelegenheid bieden tot het stellen ervan.

2.1.5 DIAGNOSE ZWANGERSCHAP

Meestal wordt de zwangerschap vermoed op grond van het uitblijven van de menstruatie (amenorroe).
- Subjectieve zwangerschapsverschijnselen zijn onder andere:
  - misselijkheid;
  - slaperigheid;
  - frequente mictie;
  - grotere en gespannen borsten.

- Bij uitwendig onderzoek valt de vergrote, bolle en dikwijls weke uterus op (zie par. 2.1.2).
- Bij inwendig onderzoek: de tekenen van Chadwick.
- De basaletemperatuurcurve (zie afb. 1.13) kan de waarschijnlijke zwangerschap aantonen.
- Zekere zwangerschapsverschijnselen:
  • een positieve zwangerschapstest (zie par. 1.2.1.) in urine of bloed;
  • de aanwezigheid van foetale hartactie. Met transvaginale echografie kan bij zes weken amenorroe (= twee weken over tijd) foetale hartactie worden aangetoond en met uitwendige echo vanaf acht weken; de doptone is pas bij tien à twaalf weken amenorroe positief.
- Het voelen van kindsbewegingen (pathologische wanen niet meegerekend).

2.1.6 PRENATALE ZORG

Een zwangere vrouw en haar zwangerschap moeten regelmatig worden gecontroleerd. De vrouw moet bovendien worden voorbereid op de bevalling en op het kraambed. Prenatale zorg betekent herhaalde controles en voorlichtende gesprekken tijdens de zwangerschap.
Het doel van prenatale zorg is:
- zwangerschap, baring en kraambed voor de zwangere zo bevredigend mogelijk te laten verlopen. Het gaat hierbij zowel om de uitkomst als om het beleven van de zwangerschap;
- het kind in een zo goed mogelijke conditie aan de baring te laten beginnen.

Hiertoe dienen voldoende relevante gegevens bekend te zijn en moeten risicofactoren voor moeder en kind herkend worden. Wat nu precies relevante gegevens zijn en welke controles belangrijk zijn is een onderwerp van discussie. Deze discussie is goed uitgewerkt in de richtlijn Basis prenatale zorg van de Nederlandse Vereniging voor Obstetrie en Gynaecologie (NVOG richtlijn 46 www.nvog.nl/files/rl46basis-pr-z-q.def.pdf) en www.zwangerwijzer.nl.

Tijdens de controles wordt gelet op:
- zwangerschapsduur, die zo exact mogelijk moet worden vastgesteld;
- groei van de foetus;
- ligging van het kind in de uterus;
- beweeglijkheid van het kind (kindsbewegingen voelen);

- algemene toestand van de moeder, lichamelijk, psychisch en sociaal;
- risicofactoren, waardoor extra onderzoek en/of speciale maatregelen noodzakelijk zijn;
- een gesprek, waarin de zwangere vragen kan stellen en informatie krijgt.

Het eerste onderzoek
Anamnese

Verloskundige (obstetrische) anamnese:
- *huidige zwangerschap*: eerste dag laatste menstruatie, cyclus, pilgebruik, datum van de zwangerschapstest;
- *aantal vorige zwangerschappen*, inclusief abortussen en extra-uteriene zwangerschappen. Een vrouw die voor het eerst zwanger is wordt aangeduid met primigravida, een vrouw die voor de derde maal zwanger is met gravida III;
- *aantal bevallingen*. Een bevalling is de geboorte van een al dan niet levende vrucht van zestien weken of ouder (internationaal is een gewicht van 500 g of meer het criterium). Een vrouw die nog geen kinderen gebaard heeft wordt een nullipara genoemd (als zij in partu is, is zij een eerstbarende), een vrouw die ten minste eenmaal gebaard heeft wordt een multipara genoemd;
- *het beloop van de vorige zwangerschappen en bevallingen*. Hypertensie, pre-eclampsie, diabetes, urineweginfecties, kunstverlossingen, sectio caesarea, bloedverlies, episiotomie of ruptuur, kraambed enzovoort.

NB. Een vrouw die voor het eerst zwanger is, is primigravida, nullipara: gravida I, para 0. Een zwangere vrouw met in de anamnese twee abortussen en twee bevallingen is gravida IV, para II.

NB. Een tweeling, drieling enzovoort, telt als één zwangerschap en als één bevalling. Een keizersnede telt als een bevalling.

Algemene anamnese
- al eerder aanwezige pre-existente) aandoeningen;
- SOA's, seksueel misbruik;
- geneesmiddelengebruik, bloedtransfusies;
- roken en drugsgebruik, alcohol, voedingsgewoonten.

Familie-anamnese: aangeboren, eventueel erfelijke afwijkingen, diabetes, hartafwijkingen, stollingsstoornissen, hemoglobinopathie enzovoort.

Sociale anamnese: etnische achtergrond, taalbeheersing, woon- en werksituatie.

Actuele anamnese: het al of niet gewenst zijn van de zwangerschap, eventuele klachten, opvattingen, noden en wensen ten aanzien van de zorg voor deze zwangerschap en de bevalling. Gewenste plaats van de bevalling.

Vaststellen:
- is er nu al reden voor een medische indicatie;
- moeten gegevens worden opgevraagd uit eigen archief of elders (vraag dan toestemming aan de zwangere om inlichtingen op te vragen);
- welke prenatale diagnostiek is hier aangewezen.

Onderzoek, eerste controle
- Echo voor aantonen van hartactie en bevestiging of nauwkeurige bepaling van de zwangerschapsduur.
- Bloeddruk, lichaamsgewicht, lengte.
- Gynaecologisch/obstetrisch onderzoek:
  • speculum onderzoek alleen op indicatie (risicogroep, belaste anamnese, fluorklachten);
  • vaginaal toucher alleen op indicatie.
- Algemeen lichamelijk onderzoek (hart, longen op indicatie).
- Urine-onderzoek op albumen, glucose, en sediment.
- Bloedonderzoek naar bloedgroep, resusfactor, irregulaire antistoffen, luesreacties (VDRL, TPHA), hemoglobine (Hb) rubella (rodehond), hepatitis B (HbsAg), sikkelcelziekte (bij negroïde vrouwen), hiv en eventueel toxoplasmose en/of bloedsuikeronderzoek.

Verdere controles
Tijdstip controles
Het controleschema staat ter discussie. Bij klachten en factoren die het risico verhogen uiteraard vaker. Indien de zwangerschap geheel vlekkeloos verloopt eventueel nog langere periodes tussen de controles.
- Tot de 24e week: om de vier à zes weken.
- 24e-36e week: om de drie à vier weken.
- Vanaf 36e week: elke één à twee weken.

Bij elke controle wordt natuurlijk actief gevraagd hoe het gaat, of er klachten en/of vragen zijn.

Verder wordt gelet op:
- bloeddruk;
- grootte en groei van de uterus (uitwendig onderzoek);
- ligging van het kind (bij 30-34 weken);
- kindsbewegingen (vraag ook naar het voelen van kindsbewegingen);
- indaling (vanaf 36 weken);
- voorliggend deel (prominentie) (indien niet ingedaald bij 36 weken of meer);
- foetale hartactie.

Op indicatie:
- lichaamsgewicht en urineonderzoek op eiwit/albumen en/of sediment;
- het Hb wordt in ieder geval gecontroleerd bij het eerste bezoek en verder op indicatie;
- trombocyten, bloedsuikeronderzoek;
- nierfunctie/leverfunctie onderzoek;
- echoscopie;
- CTG.

Lichaamsgewicht

Een gewichtstoename van 10-15 kg tijdens de zwangerschap is gebruikelijk. Snelle gewichtstoename in het eerste trimester wijst meestal op toegenomen eetlust en verminderde lichaamsactiviteit. In het algemeen is een gewichtstoename van meer dan 500 g per week te veel, vooral in de tweede helft van de zwangerschap. Een dergelijke gewichtstoename kan worden veroorzaakt door vochtretentie. Dikwijls is oedeem daar ook een aanwijzing voor. De gewichtstoename moet wel over een periode beschouwd worden. Er bestaat grote variatie in de gewichtstoename bij gezonde zwangeren en indien er geen klachten zijn is het geen reden voor een interventie. Het is niet meer gebruikelijk om een zoutbeperkend of fruitdieet voor te schrijven bij snelle gewichtstoename, omdat daarmee een eventueel optreden van hypertensie of pre-eclampsie niet wordt voorkomen.

Oedeem

Bij de controle van de zwangere kan worden gevraagd naar dikke voeten (knellende schoenen) en dikke vingers (knellende ringen). Vooral aan de schenen en enkels wordt onderzocht. Voorts wordt gekeken of het gezicht een opgeblazen indruk maakt. Op zich is oedeem aan het eind van de zwangerschap een veelvoorkomende klacht. De combinatie oedeem en hypertensie vraagt om extra zorgvuldige begeleiding.

Urine

- Albumen (eiwit). Zit er eiwit in de urine, dan is nader onderzoek aangewezen. Oorzaken:
  - fluor vaginalis (slechts een spoortje albumen);
  - pre-eclampsie;
  - nierafwijkingen.

De mate van eiwitverlies via de urine blijkt uit de mate van verkleuring van teststrips, dit is echter onnauwkeurig. Meer informatie geeft de uitscheiding van eiwit gemeten in 24-uursurine. Dit is bewerkelijk, om die reden wordt ook wel een eiwitcreatinineratio uit een portie urine bepaald.

- Glucose. Glucose in de urine kan het gevolg zijn van een verlaagde nierdrempel voor glucose (renale glucosurie), of van te hoge bloedsuikers. Diabetes is een bedreiging voor de zwangerschap en om deze aandoening aan te tonen of uit te sluiten moet een glucosebelastingstest met behulp van bloedonderzoek worden gedaan. Urineonderzoek als screening voor diabetes heeft nauwelijks waarde; bloedonderzoek geeft betere informatie.
- Sediment:
  - bij klachten. Blaasontsteking (cystitis) komt in verhoogde frequentie voor en leidt sneller tot neirbekkenontsteking (pyelitis);
  - bij albuminurie;
  - bij anamnese met recidiverende cystitis;
  - bij vrouwen met een positieve sikkelceltest.

NB. Het is mogelijk dat urineweginfecties zonder klachten voorkomen en toch een ongunstig effect hebben op het verloop van de zwangerschap (asymptomatische bacteriurie).

Voor het urinesediment is midstream-urine nodig, die wordt geproduceerd na het wassen van de vulva ('gewassen plas'). Bij een urineweginfectie levert een urinekweek de definitieve diagnose en kan het resistentiepatroon van de bacteriën worden bepaald. Dit is van belang voor de juiste keuze van de behandeling met antibiotica.

Bloeddruk

De bloeddruk moet liefst gemeten worden bij de vrouw in zittende houding, waarbij de manchet om de bovenarm ter hoogte van het hart wordt geplaatst. Een automatische bloeddrukmeter geeft bij hypertensie vaak andere (en minder betrouwbare) waarden aan, dan de met de hand en stethoscoop gemeten waarden. Van belang is dat de breedte van de manchet wordt afgestemd op de dikte van de bovenarm (dus bij een dikke bovenarm een brede manchet).

Tijdens de zwangerschap is de bloeddruk meestal lager dan normaal, vooral halverwege de zwangerschap (de midpregnancy drop). Dit wordt waarschijnlijk veroorzaakt door afname van de vaattonus van het perifere vaatstelsel. Bij de beoordeling van de bloeddruk gaat het vooral om de diastolische waarde. Een lage bloeddruk wijst op een soepel vaatstelsel en kan geen kwaad, ook niet bij een waarde van bijvoorbeeld 90/55 mmHg. Daarentegen is een lichte verhoging van de bloeddruk reeds een reden voor aandacht, eventueel extra controles, en extra onderzoek. Een diastolische bloeddruk van 95 mmHg is een verhoogde waarde, die verwijzing naar een gynaecoloog rechtvaardigt. Een diastolische bloeddruk van 90 mmHg kan een reden tot verwijzing zijn, wanneer de totale stijging 30 mm of meer is of als de zwangere klachten heeft. Bij een diastolische bloeddruk van 100 mmHg of meer is er sprake van een bedreigde zwangerschap die extra zorg behoeft.

Het stijgen van de bloeddruk kan een aanwijzing zijn voor veranderingen in het vaatstelsel, waarbij de uteroplacentaire functie verminderd is, de groei van de foetus vertraagd wordt en wat ook bedreigend kan zijn voor de zwangere zelf (pre-eclampsie, orgaanfunctiestoornissen, bloedingen).

Grootte en groei van de uterus

Bij elke controle wordt de zwangerschapsduur bepaald en vervolgens vergeleken met de hoogte van de fundus uteri (afb. 2.1).

Fundushoogte

De fundushoogte wordt bepaald door aan de rechterzijde van de vrouw, met het gezicht naar de vrouw toe, te voelen naar de bovenste bolling (fundus) van de uterus (eerste handgreep van Leopold) (afb. 2.2). NB. De uterus heeft dikwijls een afwijking naar rechts. Ze moet eerst gecentreerd worden alvorens de fundushoogte kan worden bepaald. Deze bepalingsmethode is nogal grof. Er is een grote individuele spreiding. Het is ook mogelijk de afstand tussen de bovenrand van de symfyse en de fundus uteri in centimeters aan te geven. Dit is geen nauwkeurige methode, maar ze kan extra informatie geven. Als vuistregel geldt: zwangerschapsduur (in aantal weken) is de afstand (in cm) van de fundus tot de symfyse plus 4 cm (dus bij 30 weken 30+4=34 cm). Bij het schatten van de fundushoogte wordt tevens gelet op de verhouding tussen kind en vruchtwater.

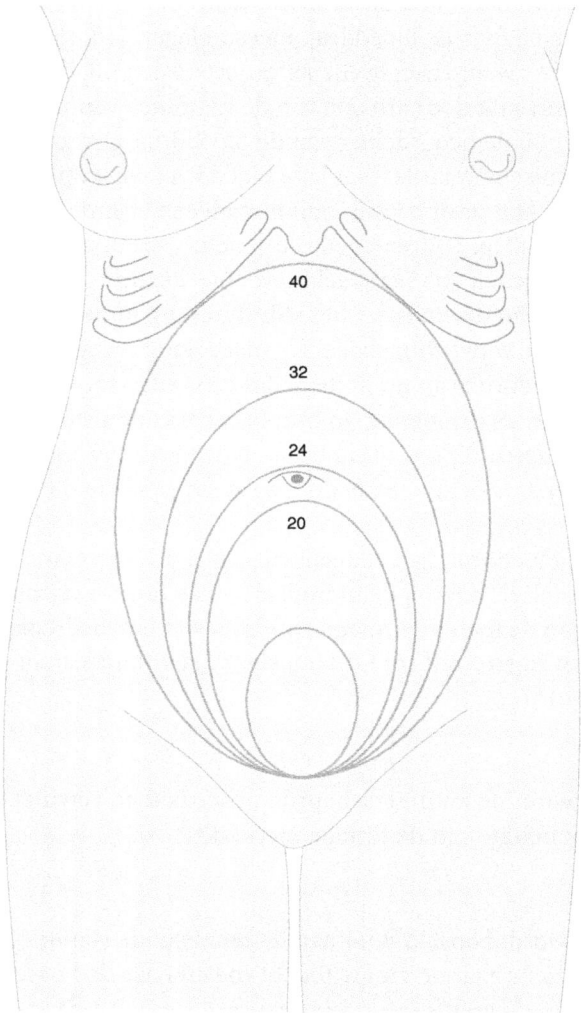

Afbeelding 2.1 Hoogte van de fundus uteri en de zwangerschapsduur in weken, bijvoorbeeld 20 weken: onderrand navel.

Ligging van het kind

De ligging van het kind (afb. 2.3) wordt benoemd naar de lengteas van de baarmoeder. De aard van de lengteligging wordt benoemd naar het deel dat zich bij de bekkeningang presenteert (het voorliggende deel).
– Lengteligging: hoofdligging, stuitligging.

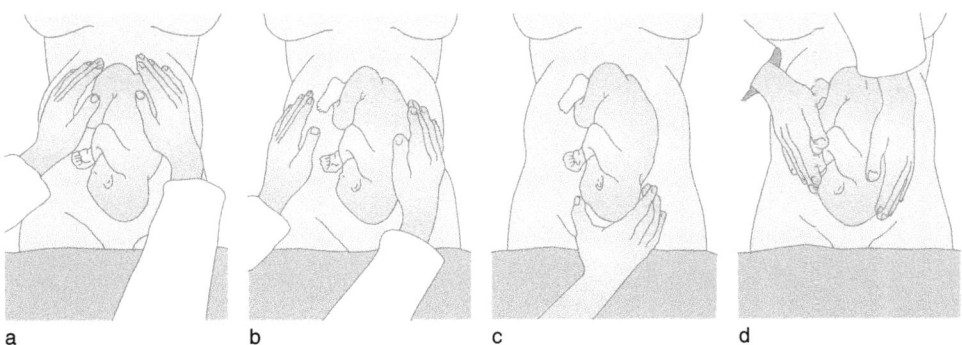

Afbeelding 2.2 Het uitwendige onderzoek met de handgrepen van Leopold.
a eerste handgreep: fundushoogte
b tweede handgreep: plaats van de rug enzovoort
c derde handgreep: aard van voorliggende deel
d vierde handgreep: indaling

– Afgeweken ligging: afgeweken hoofdligging, afgeweken stuitligging.
– Dwarsligging: schouderligging, heupligging.

In het begin van de zwangerschap is er relatief veel vruchtwater. De foetus kan zich vrijuit in de uterus bewegen en de ligging heeft geen klinische betekenis. In de tweede helft van de zwangerschap wordt de foetus steeds groter en na 32 weken neemt de hoeveelheid vruchtwater relatief af. Daardoor krijgt de foetus minder bewegingsruimte. Bovendien heeft de bekkeningang een ovale vorm. De schedel van de foetus past hier zeer goed in. Als aan het einde van de zwangerschap de schedel in de bekkeningang komt, is een stabiele situatie ontstaan. Het is zeer onwaarschijnlijk dat de ligging van de foetus nog zal veranderen. De stuit past minder fraai in de bekkeningang. Bovendien hebben de beentjes van de foetus de neiging om te trappen. Daarom komt een stuitligging bij à terme zwangerschap relatief weinig (ongeveer 3%) voor. Dwarsligging aan het einde van de zwangerschap is zeer ongebruikelijk, maar komt voor bij multiparae en bij diverse afwijkingen (placenta praevia, uterus myomatosus, ovariumcysten, meerlingen en hydramnion). Bij multiparae is de buikwand soms wat slapper, waardoor de stabiliteit van de ligging minder is en minder vaak indaling optreedt.

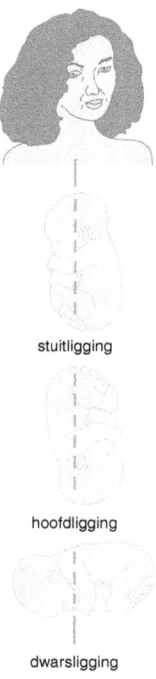

Afbeelding 2.3 Ligging van het kind.

Bepaling van de ligging

Tweede handgreep van Leopold: links en rechts wordt aan de uterus gevoeld naar de ligging van het kind, de plaats van de rug en van de kleine delen. Het hoofd is herkenbaar als een hard, rond, balloterend deel, dat niet vervormbaar is en geen bewegingen maakt. De schouder is soms voelbaar en bevindt zich aan de kant van de rug (zie afb. 2.2).

Aard van het voorliggende deel

Derde handgreep van Leopold: gevoeld wordt naar het balloteren van het deel bij het bekken (zie afb. 2.2).

Indaling

Met de indaling van het voorliggende deel wordt bedoeld de mate waarin dit deel in het kleine bekken is ingedaald.
Het bekken is daartoe ingedeeld in vier evenwijdige vlakken, de vlakken van Hodge (afb. 2.4):
– H1: het eerste vlak van Hodge valt samen met het vlak van de bekkeningang;

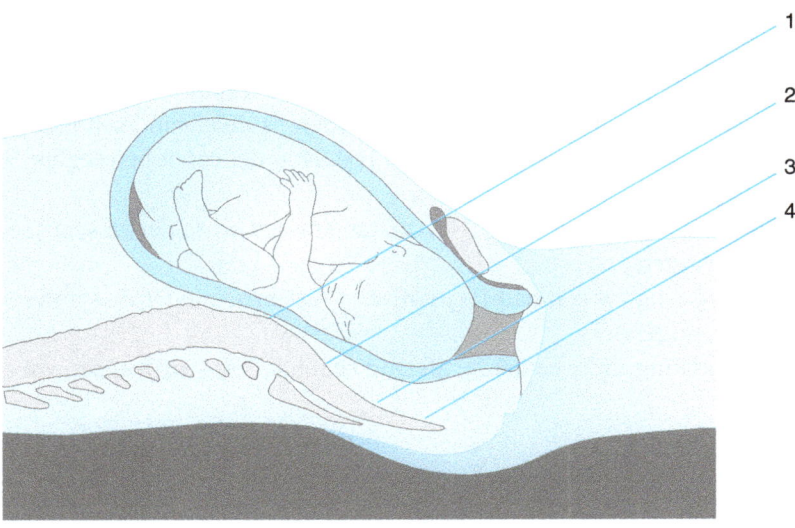

Afbeelding 2.4 *De vier evenwijdige vlakken van Hodge.*
1 bekkeningang
2 door de onderrand van de symfyse
3 door de spinae ischiadicae
4 door het puntje van het staartbeen (os coccygis)

– H2: het tweede vlak is hieraan evenwijdig en loopt door de onderrand van de symfyse;
– H3: het derde vlak loopt door de spinae ischiadicae;
– H4: het vierde vlak loopt door het puntje van het os coccygis.
Het is van belang of het diepst ingedaalde deel (meestal dus het achterhoofd van het kind) het derde vlak van Hodge gepasseerd is. Er is dan ook wel sprake van meer dan half ingedaald, of niet. Bij indaling van meer dan de helft is (bij een hoofdligging) de grootste omvang van de kinderschedel de bekkeningang gepasseerd en zal het bekken – redelijkerwijs – geen baringsbelemmering meer vormen.
De mate van indaling kan ook door uitwendig onderzoek worden beoordeeld, door de afstand tussen de symfyse van de moeder en de schouder van het kind te bepalen.

Mate van indaling
De onderzoeker staat met het gezicht naar het voeteneind van de vrouw (*vierde handgreep van Leopold*).
Hij probeert het voorliggende deel heen en weer te bewegen en voelt

naar een afstand tussen de schouder (kind) en de symfyse (moeder). Tevens wordt gelet op prominentie (afb. 2.2):
- indien het hoofd (in medische terminologie 'caput') nog boven het bekken staat en geballoteerd kan worden, is de afstand schouder-symfyse vier vingers of meer (< = H1). Notatie: caput beweeglijk boven de bekkeningang (cbbi);
- bij indaling tot een derde (H2): afstand tussen schouder en symfyse: drie vingers;
- bij indaling tot een half (H3): afstand tussen schouder en symfyse: twee vingers;
- bij indaling tot twee derde: afstand schouder en symfyse: één vinger.

Prominentie

Onder prominentie van de schedel wordt verstaan dat bij een vrouw die zich in rugligging bevindt met een naar voren gekanteld bekken, de kinderschedel boven het niveau van de symfyse naar voren uitpuilt (promineert). Een promineerde schedel kan erop wijzen dat het hoofd te groot is, of de bekkeningang te klein. Indien vrouwen een naar achter gekanteld bekken hebben, wat vaak voorkomt bij negroïde vrouwen met een sterke lendenlordose, moet het onderzoek op prominentie gebeuren nadat deze vrouwen hun bekken sterk naar voren hebben gekanteld.

Inwendig bekkenonderzoek (IBO)

Indien bij een eerstbarende na zevenendertig weken de schedel nog boven de bekkeningang staat en/of promineert, is dat een reden om na te gaan wat daarvan de oorzaak is.

Als andere redenen zijn uitgesloten, kan gedacht worden aan een vernauwd bekken als oorzaak. Dat kan reden zijn voor een IBO. Inwendig bekkenonderzoek wordt ook verricht om bij een stuitligging aan het einde van de zwangerschap te beoordelen of een baring langs vaginale weg verantwoord lijkt te zijn.

Het IBO geeft vooral informatie over de bekkeningang, maar de betekenis is beperkt. De voorspellende waarde van een afwijkend of juist normaal IBO is gering, terwijl het wel een voor de zwangere onaangenaam onderzoek is. Om die reden wordt tegenwoordig een IBO minder gedaan. Een alternatief is een radiologische pelvimetrie met behulp van een MRI. Dit onderzoek kan geen kwaad voor de zwangerschap. Hiermee kunnen de bekkenmaten redelijk nauwkeurig worden bepaald. Toch is nog steeds de voorspellende waarde beperkt, omdat de baring een dynamisch proces is waarbij zowel de maten van de kinderschedel als die van het bekken onder invloed van de baring veranderen. Bovendien zijn ook de kracht van de weeën en de motivatie van de vrouw belangrijke variabelen.

Foetale hartactie

De foetale hartactie wordt beluisterd bij de schouder aan de rugkant van het kind. Bij hoofdligging zijn de harttonen meestal het beste te horen onder de navel, bij stuitligging boven de navel.

Met de mono-aurale stethoscoop of een doptone-apparaat wordt 30 seconden geluisterd om eventuele onregelmatigheden en de juiste frequentie te kunnen waarnemen. De normale foetale hartfrequentie varieert van 110 tot 150 slagen per minuut.

2.1.7 VOORLICHTING

Tijdens voorlichtingscursussen worden adviezen gegeven over het verloop van zwangerschap en baring. Er zijn verschillende soorten zwangerschapscursussen, maar ze hebben allen tot doel de aanstaande moeder en haar partner zo goed mogelijk voor te bereiden op de bevalling. Onnodige angst en spanning en daardoor onnodige pijn moeten zo voorkomen worden.

Zwangerschapsgymnastiek

De term zwangerschapsgymnastiek suggereert ten onrechte dat deze cursus zich alleen richt op lichamelijke oefeningen. Deze oefeningen zijn een onderdeel. Ook gesprekken over zwangerschap en baring en het uitwisselen van ervaringen met andere zwangeren spelen een rol. Daarnaast zijn ontspanningsoefeningen en het aanleren van ademhalingstechnieken belangrijke aspecten. Tevens wordt aandacht besteed aan bekkenbodem- en buikspieroefeningen voor en na de bevalling.

Psychoprofylaxe

De methode psychoprofylaxe gaat er in haar oorspronkelijke vorm vanuit dat een goed voorbereide bevalling pijnloos moet kunnen verlopen. Een goede voorbereiding van barende en partner is daartoe voorwaarde. Er wordt veel nadruk gelegd op kennis van de gebeurtenissen bij de bevalling en op de betrokkenheid van de partner. Tevens komen verschillende baringshoudingen en in het bijzonder de verticale baring uitvoerig aan de orde.

Haptonomie

Haptonomie betekent de leer van tastzin en gevoel. Bij deze cursus ligt de nadruk op het contact tussen kind en beide ouders tijdens de zwangerschap, de bevalling en de periode daarna. De aanstaande ouders leren tijdens de zwangerschap aandacht te hebben voor het gedrag van het kind door het door de buikwand heen aan te raken, te wiegen en te strelen. De vrouw wordt voorbereid op pijn tijdens de baring en deze te aanvaarden en intussen contact te houden met het kind. Tevens leert de vrouw tijdens de uitdrijving niet zozeer te persen, als wel door effectief de juiste lichaamsdelen te ontspannen en door de natuurlijke gevoelens te versterken het kind als het ware naar buiten te dragen.

Yoga

Yoga is een systeem van oefeningen om lichaam en geest met elkaar in balans te brengen. De oefeningen zijn gericht op concentratie op de gebeurtenissen in het eigen lichaam. Ook bij yoga spelen adem- en ontspanningsoefeningen een belangrijke rol en wordt aandacht besteed aan het contact met het kind, reeds voor de bevalling.

Veel zwangeren en hun partner bereiden zich terdege voor op de baring. Zij hebben bepaalde verwachtingen van zichzelf en de gebeurtenissen. De hulpverleners (artsen, verloskundigen, verpleegkundigen, kraamverzorgenden) moeten zich dit goed realiseren. Goed bedoelde maar ongevraagde adviezen kunnen ernstige verwarring zaaien, omdat de vrouw (en haar partner) het zich anders had voorgesteld. Aan de andere kant kunnen de gebeurtenissen zo afwijken van de gevormde voorstellingen, dat krachtige opbeurende steun en op gepaste tijden complimenten zeer belangrijk kunnen zijn.

2.1.8 ADVIEZEN

De controlebezoeken van de vrouw aan arts of verloskundige zijn voor haar belangrijke gebeurtenissen. Naast de medische controles is ook de mogelijkheid tot het stellen van vragen van belang. Daarbij speelt de verpleegkundige een belangrijke rol, want juist zij zal worden geconfronteerd met vragen over gewichtstoename, leefwijze, geslachtsgemeenschap enzovoort. Behalve dat zij op dergelijke vragen antwoorden moet geven die overeenkomen met die van de arts en de verloskundige, moet zij vóór alles ingaan op de behoefte van de zwangere om gerust te worden gesteld.

Een aantal signalen kan niet met een geruststellend antwoord worden afgedaan, maar dient nader onderzocht te worden. Bijvoorbeeld:
- bloedverlies;
- vruchtwaterverlies;
- koorts;

- de combinatie dikke voeten en vingers, en hoofd- en maagpijn;
- het minder voelen van kindsbewegingen;
- weeën vóór de 37e week.

Voldoende rust

Tijdens de zwangerschap is dikwijls niet duidelijk welke activiteiten de zwangere wel en welke zij niet kan uitvoeren. Gesteld kan worden dat vrijwel alles mag, mits niets wordt geforceerd.
Bij vermoeidheid moet rust worden genomen. Ook het frequent optreden van een harde buik kan een aanwijzing zijn dat meer rust noodzakelijk is. Een regelmatig leven met voldoende rust is hét advies.

Voeding

Een zwangere hoeft niet voor twee te eten, maar wel gezond. Bij vegetarische en macrobiotische diëten moet erop gelet worden dat de voeding gevarieerd genoeg is. De zwangerschap is geen geschikte periode om een vermageringsdieet te volgen. Vrouwen met eetstoornissen moeten extra begeleid worden. Bij gezonde eetgewoontes zijn behalve foliumzuur in principe geen aanvullingen met multivitaminen noodzakelijk. De zwangere moet van de volgende voedingsstoffen voldoende innemen:
- eiwitten (melk, kaas, eieren, vlees, vis, brood, peulvruchten);
- calcium (zuivelproducten, eigeel en noten). De behoefte aan calcium is verhoogd vanwege de skeletaanleg van het kind. Om calcium te benutten is vitamine D nodig, dat onder invloed van zonlicht in de huid wordt gevormd;
- ijzer (vlees, bruin brood, groene groenten). Bloedarmoede komt dikwijls voor; vaak speelt ijzergebrek een rol;
- fosfor (peulvruchten, zuivelproducten, eigeel, bruin brood);
- vitaminen:
  - foliumzuur verkleint de kans op een kind met een neuralebuisdefect als dit wordt ingenomen vanaf vier weken voor de bevruchting tot acht weken zwangerschap (0,4-0,5 mg per dag);
  - vitamine C (sinaasappelen, citroenen, zwarte bessen, paprika, peterselie enz.);
  - vitamine D (zonlicht, zuivelproducten);
  - vitamine E (graan, vlees, ei, bladgroenten);
  - vitamine B (graan, vlees, bonen, erwten, kaas, boter, margarine, slagroom);
  - vitamine A (rauwe groenten, vooral wortelen).

NB. In lever, pastijen en diverse multivitaminen kan een overdosis vitamine A zitten. Dat kan vooral vroeg in de zwangerschap schadelijk zijn voor het kind.

Een dieet bestaande uit twee broodmaaltijden met bruin brood, boter of margarine, kaas, melk en vleeswaren en af en toe een ei, en een warme maaltijd met vlees of vis, verse groenten, fruit en af en toe een dessert (yoghurt wordt aanbevolen) is in principe voldoende.

Rauwe zuivelproducten

Ongepasteuriseerde melk en zachte kazen bereid met rauwe melk (au lait cru) zouden een risico zijn voor een infectie met Listeria monocytogenes. Een dergelijke infectie kan gepaard gaan met een slechte afloop van de zwangerschap. Een dergelijke infectie is echter extreem zeldzaam.
Rauwe vis, rauw vlees en slecht gewassen groente zouden een risico vormen voor diverse bacteriële of parasitaire infecties, waaronder toxoplasmose.

Lichaamshygiëne

Lichaamshygiëne bestaat uit douchen of baden. Baden mag tot het einde van de zwangerschap, mits de vliezen niet gebroken zijn. Bij veel vaginale afscheiding niet met zeep wassen, maar deppen met lauw water.
Tepelmassage wordt aanbevolen indien de vrouw borstvoeding wil geven, vooral als zij last van ingetrokken tepels heeft. Bij zware borsten dient een goed steunende beha te worden gedragen.
Bij aambeien is een laxerend dieet aanbevolen. Na defecatie schoonmaken met vochtige watten en trachten de aambei te reponeren. Niet te lang op het toilet blijven zitten (dit veroorzaakt stuwing).

Kleding

De kleding moet niet knellen. Omdat zwangeren extra transpireren is makkelijk wasbare kleding heel handig.
Bij varices kunnen het beste steunpanty's (liggend aantrekken) worden gedragen. Hoge hakken zijn niet aan te bevelen. In de eerste plaats kunnen ze bij zwangeren rugklachten veroorzaken door de veranderde lichaamshouding en bovendien is de kans op zwikken en vallen groter vanwege slappere enkelbanden.

Werken

In principe kan de zwangere niet te zware lichamelijke arbeid blijven doen. In Nederland kennen we een zwangerschapsverlof van zestien weken, dat verplicht ingaat vier weken voor uitgerekende datum van de bevalling. In België worden veertien weken zwangerschapsverlof toegekend met variabele begindatum.
Indien de bevalling plaatsvindt van een niet-levensvatbaar kind (voor 24 weken) is er geen recht op zwangerschapsverlof. Dan valt het onder de ziektewet.

Sport

Zo lang dat mogelijk is kan aan sport worden gedaan. De gulden regel is dat nooit iets geforceerd mag worden. Bij zeer zware inspanning kan de melkzuurproductie de pH van het bloed verlagen, wat ongunstig voor het kind kan zijn. De zwangere moet rekening houden met wat minder stabiele gewrichten, waardoor sneller blessures kunnen optreden. Zwemmen in zee of in diep water moet worden afgeraden, omdat eerder vermoeidheid en spierkramp optreden.
Voldoende lichaamsbeweging en een goede conditie zijn uitstekende uitgangspunten voor een voorspoedige baring.

Reizen

Reizen geeft verschillende problemen. Tijdens elke zwangerschap kunnen complicaties optreden. Als de aanstaande moeder naar minder goed geoutilleerde streken reist en er treden complicaties op, dan kan dat onprettige gevolgen hebben. In landen met een slechte hygiëne kunnen complicaties een gevolg zijn van infecties, verder zijn soms vaccinaties gewenst die niet in alle gevallen veilig zijn. Daarover moet dan eerst informatie worden ingewonnen. Autorijden, vooral lange autoritten, worden dikwijls als onaangenaam ervaren (sneller wagenziek, dikwijls harde buik). Zelf aan het stuur zitten kan aan het einde van de zwangerschap bezwaarlijk zijn, omdat de buik in de weg zit. Het gebruik van de veiligheidsgordel wordt ook bij zwangeren aanbevolen. Het vliegtuig is het meest comfortabele vervoermiddel. Vanaf de 34e week vervoeren de meeste luchtvaartmaatschappijen echter geen zwangeren meer.

Medicijngebruik

Van maar zeer weinig medicijnen is met zekerheid bekend dat ze vruchtbeschadiging kunnen veroorzaken. Aan de andere kant is eveneens van weinig medicijnen bekend dat ze beslist geen kwaad kunnen voor kind of moeder.

In principe geldt dat alle medicatie is toegestaan, mits voor de moeder van vitaal belang, en dat verder alle medicatie moet worden vermeden. De meest riskante perioden voor medicijngebruik zijn de eerste drie maanden (de embryogenetische periode), waarin een geringe verstoring in de ontwikkeling tot ernstige misvorming kan leiden, en de periode vlak voor de bevalling. De meeste medicijnen kunnen namelijk tijdens de zwangerschap via de moeder worden afgevoerd, maar na de geboorte moet het kind deze stoffen zelf afbreken en uitscheiden.
Het is belangrijk dat de zwangere haar arts altijd vertelt dat zij zwanger is als zij medicijnen krijgt. Tevens moet zij geen medicijnen innemen zonder overleg met medisch deskundigen.

Roken, drinken en drugs

Roken door de aanstaande moeder zelf en haar omgeving zijn ongunstig voor de ontwikkeling van de zwangerschap. Er is ongunstige invloed op perinatale sterfte, intra-uterine groeivertraging, vroeggeboorte en loslaten van de placenta. De effecten zijn dosisafhankelijk. Roken moet in het algemeen en bij zwangeren in het bijzonder ontmoedigd worden.

Alcoholgebruik tijdens de zwangerschap wordt door de gezondheidsraad ontraden, omdat er geen veilige grens is aan te geven waar beneden alcoholgebruik geen enkel nadelig effect heeft. Van incidenteel gebruik van een enkel glas alcoholhoudende drank is geen kwaad beschreven, echter regelmatig gebruik en vooral overmatig gebruik van alcohol is geassocieerd met miskramen, intra-uterine vruchtdood, congenitale afwijkingen, mentale retardatie, te laag geboortegewicht (dysmaturiteit) en kans op neurologische en gedragsstoornissen op kleuterleeftijd. De tot misvorming leidende werking van alcohol wordt voor een deel veroorzaakt door foetaal zuurstoftekort (hypoxie). Groeivertraging berust onder andere op microscopische veranderingen in de placenta.

Voor drugs geldt in het algemeen dat de anamnese bij drugsgebruikers niet betrouwbaar is.
Gebruik van *cocaïne* moet ernstig worden ontraden tijdens de zwangerschap wegens vergroot risico van congenitale afwijkingen, zoals urogenitale afwijkingen en deformaties van de extremiteiten. Ook na de geboorte zijn er verhoogde risico's van wiegendood en ontwikkelingsstoornissen van het kind. Verder is er tijdens de zwangerschap een groter risico van miskramen, abruptio placentae, voortijdig breken van de vliezen, groeivertraging en vroeggeboorte. Het is ook voor de

moeders gevaarlijk wegens de schadelijke effecten op het hart en het vaatvernauwende effect. Er is een verhoogde kans op hypertensie, subarachnoidale bloedingen, hersenoedeem met convulsies en longoedeem.

Heroïne veroorzaakt voorzover bekend geen congenitale afwijkingen aan het kind. Er is wel een toegenomen kans op dysmaturiteit en vroeggeboorte. Het grootste probleem zijn de ontwenningverschijnselen na de geboorte. Hierdoor is klinische observatie en dikwijls medicamenteuze behandeling nodig. Veel vrouwen hebben de motivatie om tijdens de zwangerschap af te kicken. Dit is echter niet de ideale situatie om dat te doen. Het is belangrijk dat wisselingen in 'gebruik' zoveel mogelijk worden vermeden. Eventueel kan overgegaan worden op een methadonschema. Methadon is niet minder schadelijk dan heroïne, maar van heroïne kan de kwaliteit wisselen en het kan versneden zijn met andere schadelijke stoffen.

De gevolgen van *marihuana* en *hasjiesj* op de zwangerschap zijn onduidelijk. Het gebruik wordt ontraden.

Seks
In principe zijn er voor seks tijdens de zwangerschap geen beperkingen, behalve bij bloedverlies, gebroken vliezen of ontsluiting.

2.1.9 DIAGNOSTISCHE METHODEN
Alle hulpverleners die werkzaam zijn in de verloskunde moeten goed op de hoogte zijn van de verschillende diagnostische methoden. Zij moeten deze methoden immers uitleggen aan de zwangeren en hen voorbereiden op de onderzoeken. De diagnostische methoden omvatten:

In het kader van prenatale diagnostiek:
- bloedonderzoek;
- echografie;
- vlokkentest;
- vruchtwaterpunctie.

In het kader van de beoordeling van de foetale conditie:
- doptone;
- cardiotocografie (CTG);
- microbloedonderzoek (MBO);
- echografie.

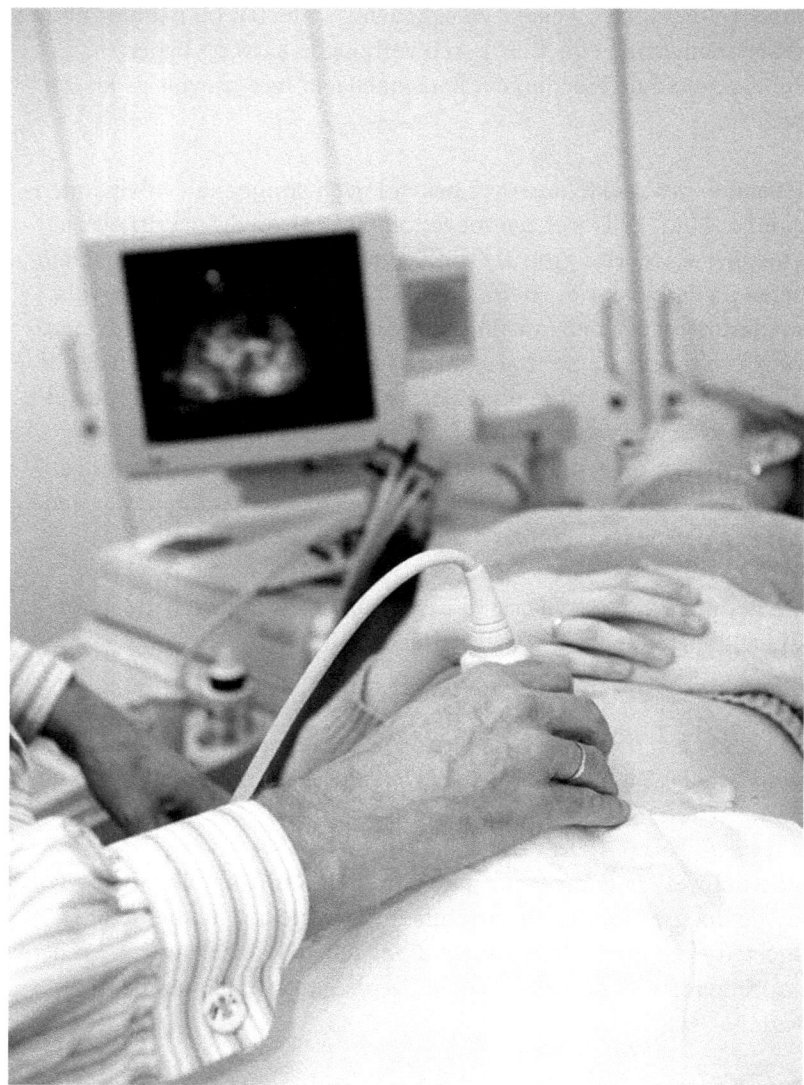

Afbeelding 2.5 Echografisch onderzoek. Met behulp van geluidsgolven kan het kind op de monitor zichtbaar worden gemaakt.

Echografie
Echografie is een diagnostische methode waarbij hoogfrequente geluidsgolven (ver boven de gehoorgrens), ook wel ultrageluid genoemd, via een transducer vaginaal of via de buikwand van de zwangere door de buikholte worden gezonden (afb. 2.5). De geluidsgolven worden door verschillende weefsels doorgelaten, soms gedeeltelijk

doorgelaten, of teruggekaatst. Zo laat vocht de geluidsgolven geheel door en kaatst bot ze vrijwel geheel terug. Het teruggekaatste geluid, de echo, wordt door de transducer opgevangen en omgezet in elektrische impulsen. Uit vele impulsen wordt een beeld gevormd dat op een monitor zichtbaar wordt.

Echografie wordt gebruikt voor:
- bepaling van de zwangerschapsduur;
- diagnostiek bij dreigende abortus;
- placentalokalisatie (bij punctie en placenta praevia);
- opsporen van foetale afwijkingen;
- volgen van foetale groei;
- diagnostiek bij placentaloslating (solutio placentae);
- lokalisatie en bepaling van de grootte van myomen.

Voor zwangerschappen van minder dan tien weken en voor het beoordelen van de cervix moet echografie transvaginaal worden verricht. Bij uitwendige echografie is dan een volle blaas noodzakelijk, omdat anders de structuren in de onderbuik van de zwangere niet goed zichtbaar zijn.

Bepaling van zwangerschapsduur en afwijkingen
- Vanaf een amenorroe van vijf weken is in de uterus een zwangerschapsring zichtbaar.
- Vanaf zes weken zijn in die ring embryonale echo's waarneembaar (afb. 2.6). Bij zes weken is hartactie te herkennen. Tussen zes en twaalf weken kan de langste afmeting van hoofd en romp worden gemeten (crown-rump-length = CRL). Deze maat is zeer betrouwbaar voor het vaststellen van de zwangerschapsduur (afb. 2.7).
- Vanaf negen tot tien weken is het hoofd herkenbaar en kan de grootste dwarsafmeting van de schedel (een distantia biparietalis) (DBP) worden gemeten. Tot twintig weken geeft deze maat betrouwbare informatie over de zwangerschapsduur. Door in de loop van de zwangerschap verschillende foetale maten herhaald te meten, ontstaat een indruk over de groei van het kind (afb. 2.8).
- Vanaf twaalf weken kunnen de botten in benen en armen worden gemeten. Vooral de femurlengte wordt vaak als maat voor de zwangerschapsduur gehanteerd. Als maat voor de groei wordt meer gelet op de buikomtrek van de foetus.
- Is in de eerste helft van de zwangerschap bloedverlies gediagnosticeerd, dan kan op grond van afwijkingen in grootte en vorm van de ring, van een afwezige of te kleine embryonale echo, of van afwe-

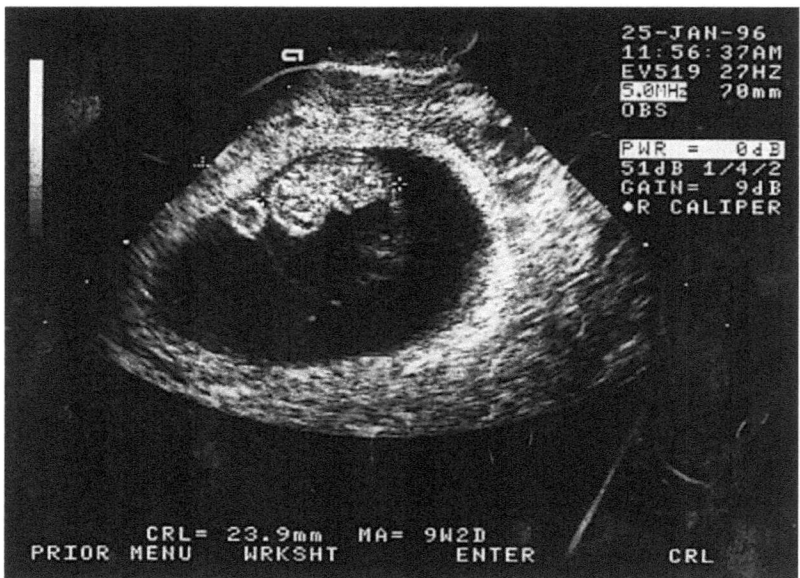

Afbeelding 2.6 Echografie van jonge zwangerschap. De foetus is negen weken en twee dagen oud en de crown-rump-length (CRL) bedraagt 23,9 mm. De dooierzak en het amnion zijn te onderscheiden.

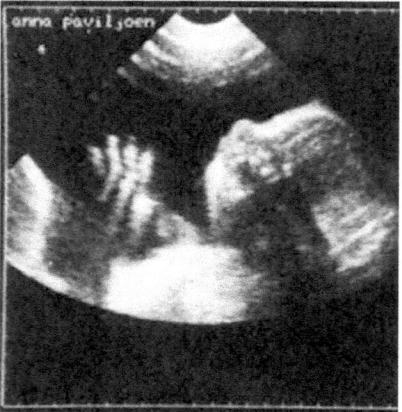

Afbeelding 2.7 Echografie: het foetale hoofd en de hand zijn duidelijk te zien.

zigheid van hartactie bij acht weken, snel worden vastgesteld of het al dan niet om een intacte zwangerschap gaat.
- Door nauwkeurig onderzoek zijn vrijwel alle organen te herkennen en te meten. Zo krijgt men informatie of er bepaalde afwijkingen zijn en of de groei normaal is.

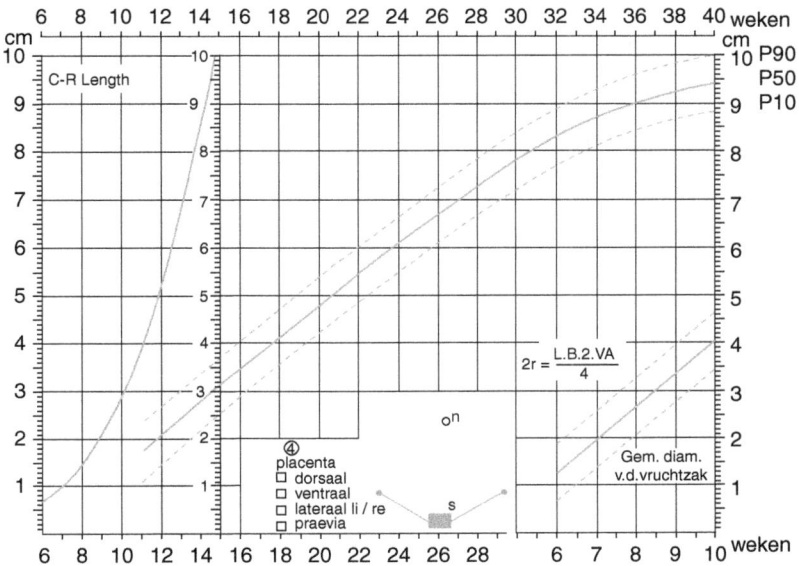

Afbeelding 2.8 Echografische afmetingen en de zwangerschapsduur in weken amenorroe.
links: crown-rump-length (CRL)
rechtsonder: gemiddelde diameter van de vruchtzak
rechtsboven: de distantia biparietalis van de foetale schedel

- Door ingrepen onder echografische controle te verrichten worden deze veiliger en beter uitgevoerd (vruchtwaterpunctie, molaverwijdering; zie par. 3.1.2 en afb. 3.2).
- Schadelijkheid van ultrageluid voor de vrucht is tot nu toe niet aangetoond. Niettemin is uitvoerig onderzoek gedaan, omdat in theorie beschadiging door ultrageluid mogelijk zou zijn. De meest gangbare mening is dat echografie tijdens de zwangerschap voor moeder en kind zeer waarschijnlijk geen enkel kwaad kan, maar dat dit onderzoek veiligheidshalve alleen op indicatie moeten worden verricht.

Doptone
Een doptone is een apparaat dat wordt gebruikt om via ultrasone geluidsgolven de foetale harttonen hoorbaar te maken. Uitgangspunt hierbij is het principe dat de frequentie van de geluidsgolven verandert, doordat het teruggekaatst wordt door een bewegende structuur (het kloppende hart) ten opzichte van de geluidsontvanger. Dit is het

Dopplereffect. Bij de doptone worden deze frequentieveranderingen omgezet in geluidsignalen.

Microbloedonderzoek (MBO)

Indien er tijdens de baring tekenen zijn van foetale nood, kan bij gebroken vliezen met behulp van een amnioscoop de foetale schedel (of stuit) zichtbaar worden.

Met een mesje wordt in de huid een wondje gemaakt en vervolgens wordt foetaal bloed in een lang capillair verzameld. Uit dit foetale bloed kan een bloedgasanalyse worden verricht. Op deze manier krijgt men betrouwbare informatie over de conditie van de foetus (afb. 2.9). Foetale nood kan optreden door zuurstofgebrek als gevolg van onvoldoende placentair of navelstrengtransport. Dit gaat gepaard met verminderde koolzuurafgifte, waardoor het koolzuur (CO_2) in het foetale bloed stijgt. Het bloed wordt zuurder, hetgeen blijkt uit een daling van de pH (en stijging van de pCO_2); de pH geeft de zuurgraad aan.

Wanneer het kind veel energie moet leveren daalt de pH door stape-

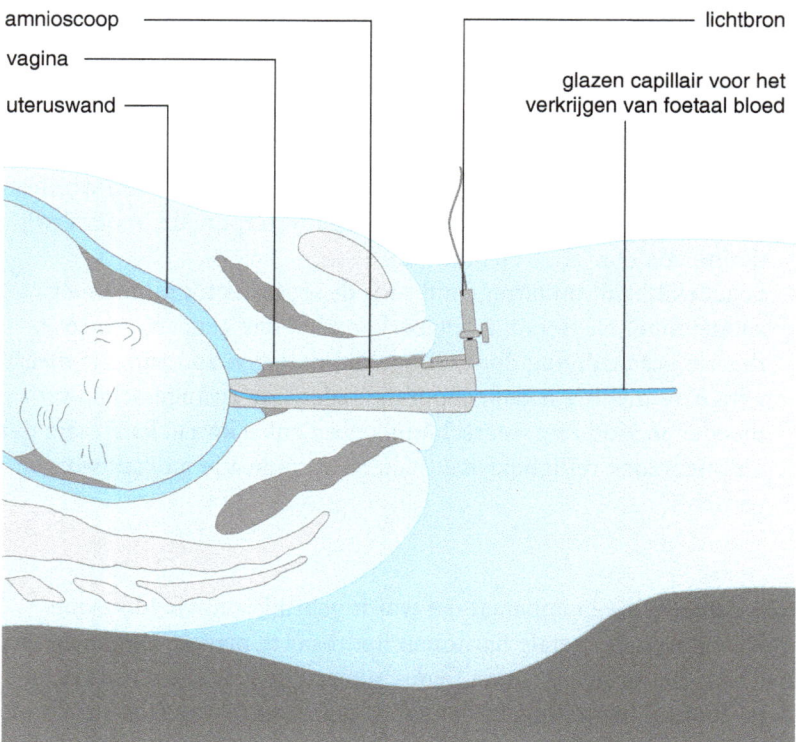

Afbeelding 2.9 Microbloedonderzoek tijdens de baring.

ling van melkzuur (metabole acidose). Door de pH, de pCO_2, en de BE in het bloed te meten wordt een indicatie verkregen van de conditie en de reserves van het kind.

Benodigdheden (afb. 2.10):
- pH-meter (laboratorium waarschuwen indien niet op verloskamer aanwezig);
- amnioscoop met lichtbron;
- MBO-set:
  - mesje op meshouder;
  - lange tang met deppertjes;
  - gehepariniseerde capillairen (met ijzertjes en magneet om stolsels te voorkomen);
  - steriele doeken;
  - toucheermateriaal.

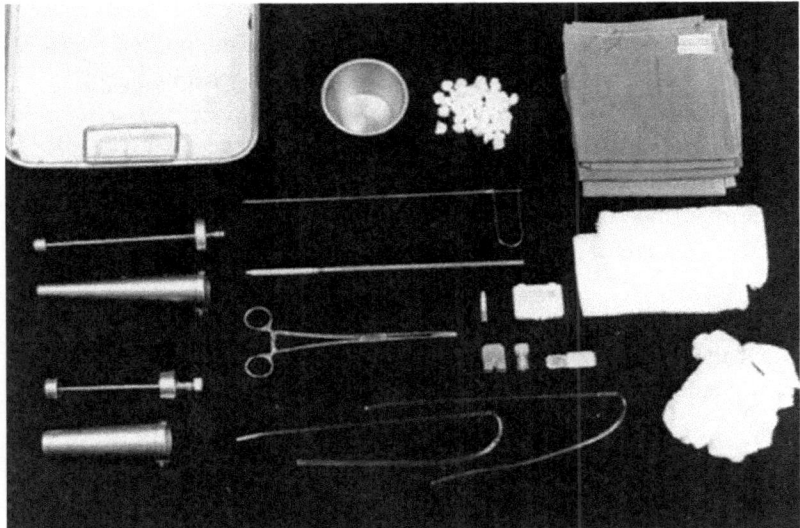

Afbeelding 2.10 Microbloedonderzoekset.

Vruchtwaterpunctie

Bij vruchtwaterpunctie (amniocentese) wordt, al dan niet onder plaatselijke verdoving en onder echocontrole, een naald met mandrijn transabdominaal in een vruchtwaterpocket ingebracht.

Indicatie:
- vijftien weken: genetische indicaties;
- derde trimester: beoordeling rijpheid of toestand van het kind.

Risico's:
- retroplacentaire bloeding;
- intraplacentaire bloeding;
- foetomaternale transfusie;
- aanprikken van de foetus;
- aanprikken van de navelstreng;
- infectie;
- breken van de vliezen;
- op gang komen van de baring;
- uterushematoom;
- buikwandhematoom.

Werkwijze:
- joderen van de buikwand na echoscopische plaatsbepaling;
- steriel afdekken;
- eventueel lokale anesthesie;
- onder echoscopische controle: steriele olie op de buik en transducer steriel verpakken of steriele transducer gebruiken;
- punctienaald met mandrijn;
- steriele 20 ml-spuit;
- bij resusnegatieve vrouwen: anti-D (tenzij reeds resusantilichamen in maternaal bloed aanwezig);
- advies na late punctie: CTG-controle.

Navelstrengpunctie
Transabdominaal wordt met een naald onder echocontrole de navelstreng aangeprikt om foetaal bloed te verkrijgen.
Indicatie:
- chromosomaal en ander genetisch onderzoek.

Foetale bewaking
Foetale bewaking heeft tot doel de conditie van het kind te beoordelen. De vraag 'voelt u uw kind bewegen' is een vorm van foetale bewaking. De foetus is tijdens de zwangerschap geheel afhankelijk van de moeder. De placenta vervult daarin een sleutelrol. Hier vindt de uitwisseling tussen moeder en foetus plaats. De doorbloeding van de placenta met moederlijk bloed is ongeveer 500 ml/min. Tijdens weeënactiviteit komt deze doorbloeding door de contractie kortdurend vrijwel tot stilstand. De foetus heeft een vrij hoog hemoglobinegehalte. Het foetale hemoglobine kan bovendien veel beter zuurstof binden dan het latere Hb. Het vruchtwater geeft de foetus bewegingsruimte, beschermt het tegen

mechanische krachten en voorkomt samendrukking van de navelstreng. Ditzelfde doet de gelei van Wharton bij de navelstreng.

De foetus moet zuurstof naar zijn weefsels transporteren om aan zijn energieproductie te kunnen voldoen. Het metabolisme van de foetus is vooral aëroob, dus zuurstofafhankelijk. Indien de zuurstofaanvoer minder is, kan de foetus zijn metabolisme zuurstofonafhankelijk, anaëroob, ondersteunen. Hiervoor worden opgeslagen voorraden glycogeen uit bijvoorbeeld lever en hartspier gebruikt. Dit levert als afvalproduct melkzuur op. Ditzelfde proces vindt bij ons plaats, zoals bij verzuring van de benen bij wielrenners of schaatsers.

Bij hypoxemie, een daling van het zuurstofgehalte in bloed, zal de foetus allereerst efficiënter omgaan met zijn energiehuishouding. Dit leidt tot verminderd bewegen bijvoorbeeld. Is er sprake van langdurige, chronische hypoxemie, dan zal dat invloed hebben op de groeisnelheid en zal er dus sprake zijn van groeiafbuiging.

Indien de situatie verder verslechtert gaat hypoxie ontstaan. Dit betekent een daling van het zuurstofgehalte in de perifere weefsels. De foetus komt nu in een alarmfase terecht waardoor stresshormonen (adrenaline en corticosteroïden) in de circulatie komen. Dit leidt tot een vermindering van de doorbloeding van de perifere weefsels. Het bloed wordt vooral naar hart, hersenen en bijnieren gestuurd. Deze situatie kan de foetus enige uren handhaven.

De volgende fase van zuurstofnood wordt asfyxie genoemd. Nu is er sprake van zuurstofgebrek, ook in de centrale organen. Het anaërobe metabolisme moet de centrale organen aan het werk houden. Deze situatie leidt in minuten tot hart- en hersenfalen.

Een foetus in goede conditie kan dergelijke situaties vrij goed, zonder schade doorstaan. Bij een verminderde conditie zullen de verschillende fasen snel doorlopen worden en bestaat het gevaar van schade. Klinische voorbeelden hiervan zijn overdragen zwangerschap (serotiniteit) en groeivertraagde kinderen. Vooral ook tijdens de partus kunnen contracties dan een ernstige bedreiging voor het kind worden. Een premature foetus heeft bovendien minder mogelijkheden tot aanpassing.

Uit bovenstaande volgt dat een indruk over de ontwikkeling van de foetus essentieel is voor de inschatting of een foetus extra bewakingstechnieken nodig heeft. Bijvoorbeeld een zwangere met hypertensie heeft meer kans op een niet goede placentafunctie, waardoor de foetus eerder in problemen kan komen. Indien er gezien de foetale conditie verdenking op problemen bestaat, dienen bewakingstechnieken ingeschakeld te worden.

Bewakingstechnieken
Echoscopie
Met behulp van ultrageluid kan de zwangerschap op een veilige manier zichtbaar worden gemaakt. Het echoscopisch onderzoek geeft de mogelijkheid de groei van het kind te beoordelen. Daarnaast kan de beweeglijkheid van de foetus, de hoeveelheid vruchtwater, de blaasvulling en de doorstroming van de navelstreng arterie en eventueel andere arteriën beoordeeld worden. Daarmee kan een redelijke indruk, zeker in de tijd, verkregen worden over de conditie van de foetus. Hierdoor is het vrij goed mogelijk een inschatting te doen of de conditie van de foetus binnen dagen of weken kan verslechteren. Acute veranderingen kunnen hiermee niet voorspeld worden.

Cardiotocografie
Onder cardiotocografie (CTG) wordt verstaan een gelijktijdige registratie van de foetale hartactie (cardiografie) en registratie van de uterusactiviteit (tocografie). Op deze wijze wordt continu informatie verkregen over de conditie van de foetus. De interpretatie van de hartritmepatronen is niet altijd eenvoudig. De techniek berust op het opvangen van het hartritmesignaal door het meten van de tijd tussen twee slagen in milliseconden. Daaruit wordt de hartfrequentie berekend in slagen per minuut. Deze wisselt in normale omstandigheden continue, waardoor variabiliteit bestaat. De uterusdruk kan zowel uit- als inwendig worden gemeten.
CTG in de baringstijd wordt bij risicofactoren continue gebruikt en kan tevens via een inwendige registratie plaatsvinden (de vliezen zijn dan gebroken).

De kenmerken van het foetale hartritme zijn: de basisfrequentie, acceleraties, deceleraties en de variabiliteit.
De basisfrequentie bedraagt 110-150 slagen/min. Tachycardie betekent meer dan 150 slagen/min, bradycardie minder dan 110 slagen/min. Een maat voor de variabiliteit is de bandbreedte, deze bedraagt normaal 5-25 slagen/min. Een acceleratie ontstaat meestal door of gelijk met bewegingen van het kind. De hartslag neemt ruim tien slagen toe ten opzichte van de basisfrequentie gedurende meer dan tien seconden.

Een afwijkend CTG-patroon kan een verslechterde foetale conditie betekenen. Naast tachycardie en bradycardie zijn dat het verdwijnen van acceleraties en verschijnen van deceleraties.
Er zijn vele factoren die invloed kunnen hebben op het CTG. Voorbeelden hiervan zijn een intra-uteriene infectie, waarbij een tachycardie ontstaat. Medicatietoediening aan de moeder kan ook invloed hebben op de hartfrequentie. Overmatige weeënactiviteit, hyperstimulatie met oxytocine, kan leiden tot een bradycardie.

De gebruikte methoden zijn:
- *uitwendige registratie*. Er wordt gebruik gemaakt van twee registratiekoppen, de ene voor de foetale hartactie, de andere voor de uterusactiviteit; beide worden met een band op de buik bevestigd;
- *uitwendige cardiografie*. Meestal wordt een dopplerkop gebruikt. Deze werkt met behulp van ultrageluid. Tussen kop en buikwand moet geleidende gelei worden aangebracht. De dopplerkop wordt gericht op het foetale hart, waarvandaan de beste registratie kan worden afgeleid (afb. 2.11);

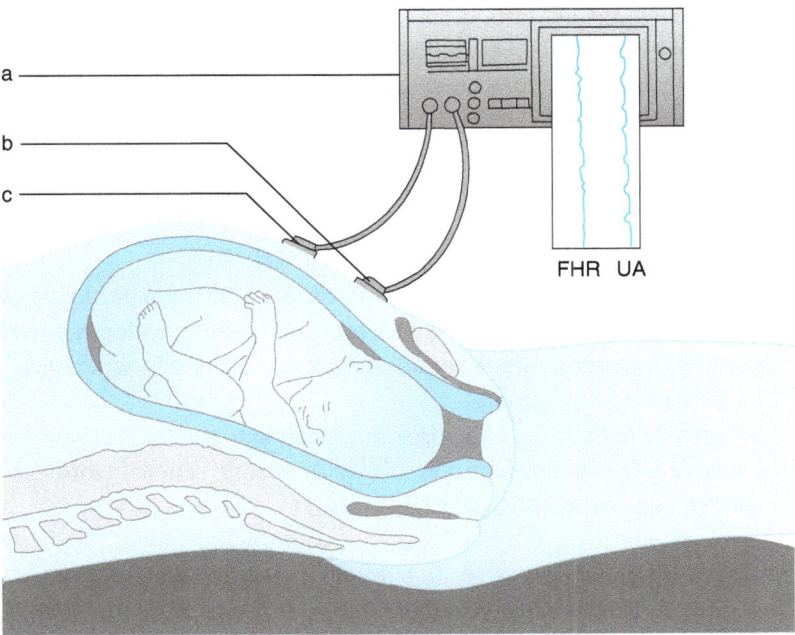

Afbeelding 2.11 *Cardiotocografie met uitwendige registratie.*
a cardiotocograaf (FHR is foetale hartfrequentie; UA = uterusactiviteit)
b echografiekop voor meting van de foetale hartfrequentie
c drukknop voor het waarnemen van de uterusactiviteit

– *uitwendige tocografie.* Een drukknop die bestaat uit een platte schijf waarin zich een knopje bevindt, wordt op de fundus uteri geplaatst. Bij contracties verandert de uterus van vorm en wordt boller, als gevolg waarvan het knopje enigszins wordt ingedrukt. Deze beweging wordt geregistreerd. De mate waarin het knopje wordt ingedrukt bepaalt de verandering die op het papier van de monitor wordt geschreven. Bij uitwendige registratie geeft dit geen informatie over de kracht van een wee (bij dikke mensen wordt anders geregistreerd dan bij magere). Uitwendige tocografie geeft dus uitsluitend aan dat er uterusactiviteit is, maar niet in welke mate.

Cardiotocografie geeft informatie over:
– patroon van de foetale hartactie;
– uterusactiviteit;
– reactie van de foetale hartactie op uterusactiviteit.

CTG voor de baring (ante partum-CTG) wordt gebruikt om zwangeren met risicofactoren te bewaken, bijvoorbeeld bij groeivertraging. Afhankelijk van de aard van de risicofactoren kan de frequentie van het CTG oplopen tot twee keer daags gedurende dertig tot zestig minuten. Het ante partum-CTG (afb. 2.12) is een belangrijk hulpmiddel bij de beoordeling van de foetale conditie. Van belang zijn:
– basisfrequentie (< 110 = bradycardie, ≥ 150 = tachycardie);
– variaties;
– acceleraties (versnellingen);
– deceleraties (vertragingen).

CTG tijdens de baring (durante partu):
– Uitwendige registratie: als bij ante partum-CTG. De beoordeling is echter moeilijk. Bij tekenen van foetale nood (geen acceleraties, wel deceleraties, verminderde variabiliteit) kan microbloedonderzoek nadere informatie geven.
– Inwendige registratie: bij gebroken vliezen kan met behulp van een zogenoemde schedelelektrode, die op de foetale schedel wordt geplaatst, een foetaal ECG worden gemaakt.

Voordeel: fraaie registratie en de barende is niet belemmerd in haar bewegingen. Tevens kan een katheter langs de foetus in de uterusholte worden geschoven (intra-uteriene drukkatheter). Deze drukkatheter is verbonden met een drukkamer die drukverhoging registreert. Via intra-uteriene drukmeting wordt zodoende informatie verkregen over de werkelijke drukverhoging tijdens de weeën, dus over de kracht ervan.

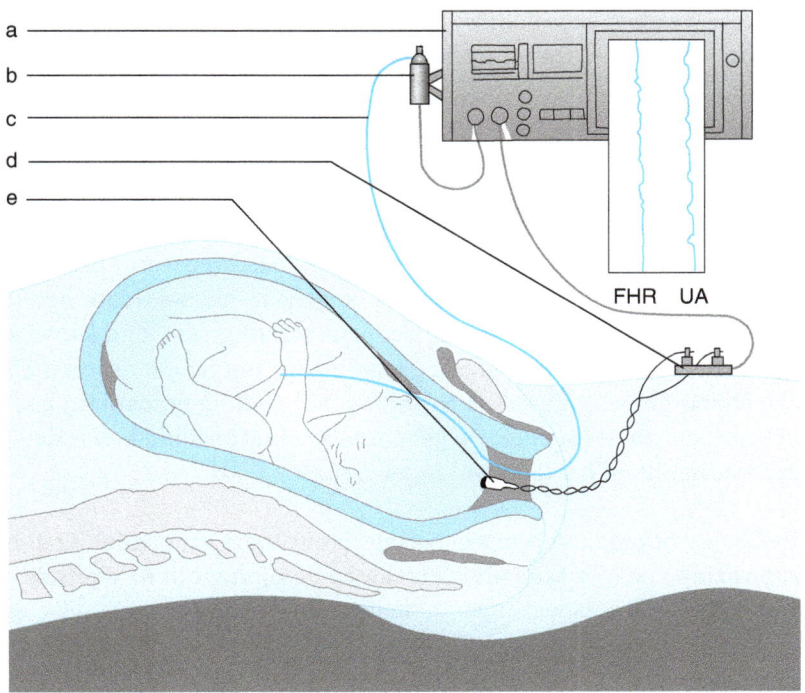

Afbeelding 2.12 Cardiotocografie met inwendige registratie.
a cardiotocograaf (FHR = foetale hartfrequentie; UA = uterusactiviteit)
b druktransducer
c druklijn gevuld met vloeistof naar de uterusholte
d aansluitplaat voor schedelelektrode
e schedelelektrode

Risico's:
– infecties;
– verkeerd inbrengen van de katheter: bloedingen indien onder de placenta ingebracht, soms perforaties van de uteruswand.

Microbloedonderzoek

Tijdens de partus, indien de vliezen gebroken zijn, kan bij een afwijkend CTG een microbloedonderzoek (MBO) worden verricht. Bij een afwijkend CTG wordt hierdoor extra informatie verkregen over de conditie van de foetus. Met behulp van een amnioscoop wordt via de vagina het hoofd van de foetus gevisualiseerd. Vervolgens wordt een kras in de hoofdhuid gemaakt en wordt een druppel bloed in een capillair opgevangen. In dit bloed wordt de pH (zuurgraad) en eventueel overige bloedgaswaarden bepaald. Een pH < 7,20 wordt beschouwd als foetale acidose en is een reden tot interventie, bijvoorbeeld een sectio.

2.2 Baring

De baring is het proces waarin door uteruscontracties de uitgang van de baarmoeder opengaat en onder normale omstandigheden het kind uit de uterus wordt uitgedreven en via de vaginale weg wordt geboren. De bevalling (synoniem: de partus) is de gebeurtenis waardoor het kind uit de moeder komt, al dan niet na een baring (een kind kan ook met behulp van een keizersnede geboren zijn, zonder dat daar weeën aan vooraf gingen). Zowel de baring als de bevalling beschrijven een gebeurtenis bij de moeder. De geboorte beschrijft het kind. Dus de moeder bevalt en het kind wordt geboren.

Het is niet bekend waarom een baring spontaan op gang komt. Er zijn aanwijzingen dat er samenhang is tussen de rijping van de weefsels enerzijds en de veranderingen in de hormonale balans.

2.2.1 IN PARTU

Het is van belang de diagnose 'in partu' zorgvuldig te stellen, om langdurige baringen zoveel mogelijk te vermijden.
Symptomen om barenden in partu te verklaren:
- weeën om de 3-5 min, duur 45 sec tot 1 min, regelmatig, krachtig en ten minste 1-2 uur aanwezig;
- 'tekenen': verlies van bloed en slijm;
- cervixveranderingen (verweken, centreren, verstrijken, ontsluiten);
- gebroken vliezen.

De begeleiding van de aanstaande vader en moeder betekent: interesse tonen voor hen en de komende baby, begrip tonen voor angst en pijn, geduldig zijn, vertrouwen scheppen, het beroepsgeheim in acht nemen (de vrouw kan ontremd gedrag hebben door bewustzijnsveranderingen).

De begeleider moet zijn/haar handelingen altijd verklaren. Tevens moet hij/zij nagaan of de barende en/of haar partner werkelijk begrijpt wat er bedoeld wordt. Angst en onzekerheid kunnen het verloop van de baring ongunstig beïnvloeden.

Informatie zonder technische termen, in alle rust gegeven, en nauwkeurige antwoorden op vragen kunnen een zeer gunstige invloed hebben.

Het beleid moet afgestemd zijn op de afspraken die tijdens de poliklinische controles gemaakt zijn. Bij wisseling van de wacht moet een ingezet beleid worden voortgezet.

2.2.2 ALGEMEEN BELOOP VAN DE BARING

De baring is onder te verdelen in een aantal gebeurtenissen.
- Het afsluitmechanisme van de uterus moet zodanige veranderingen ondergaan dat de foetus de uterus kan verlaten. Deze veranderingen beginnen geruime tijd voor het proces dat met baring wordt aangeduid. De vorming van het onderste uterussegment kan worden gezien als de eerste verandering die gericht is op het baringsproces (afb. 2.13).

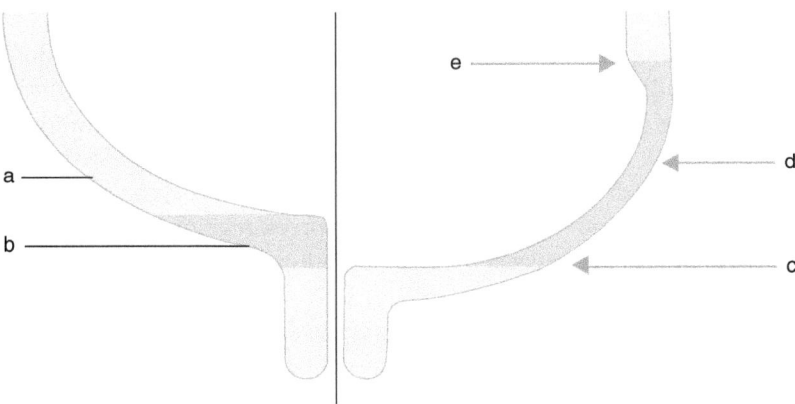

Afbeelding 2.13 Het onderste uterussegment.
a corpus uteri (wand)
b bovenste gedeelte cervix uteri, dat tot onderste uterussegment wordt
c ondergrens van onderste uterussegment
d onderste uterussegment
e bovengrens van onderste uterussegment; ring van Bandl
links: vroege zwangerschap
rechts: late zwangerschap

- De baarmoedermond moet zich openen en de contractiering moet het kind laten passeren. Het kind moet de uterus verlaten en vervolgens door het gebogen baringskanaal uit het moederlichaam worden gedreven.
- De placenta moet geboren worden.

Essentieel voor al deze gebeurtenissen is het optreden van uteruscontracties (weeën).

- Het uitvoeren, interpreteren en registreren van routinecontroles bij opname:
    - harttonen controleren door middel van de doptone, eventueel door cardiotocografie;
    - met de hand op de buik in het algemeen ten minste twintig minuten de uterusactiviteit controleren op aanwezigheid van weeën (aard, sterkte, frequentie, rusttonus);
    - pols en tensie meten, eventueel temperatuur (bij gebroken vliezen);
    - controleer bij eventueel vocht- of bloedverlies de kleur en de hoeveelheid (bij twijfel over de aard van het vocht eventueel iets opvangen voor een varentest).

Het is bij de opname belangrijk om na te vragen hoe de voorbereiding op de bevalling is geweest, of er speciale wensen zijn ten aanzien van de bevalling (bijv. verticaal bevallen, muziek), wie er bij de bevalling aanwezig zijn en hun bereikbaarheid.

Verzamel actuele informatie over de lichamelijke en psychische conditie van de barende en haar partner. Bespreek regelmatig hun behoeften en laat deze zoveel mogelijk het uitgangspunt zijn bij de begeleiding.

Indien de situatie het toelaat kan een rondleiding verzorgd worden over de afdeling en informatie worden gegeven over de gang van zaken.

2.2.3 WEEËN

Braxton-Hicks-contracties

Tijdens de zwangerschap komen in toenemende frequentie uteruscontracties voor. Deze contracties zijn ongecoördineerd en ineffectief: ze lijken geen duidelijk effect te hebben op het afsluitmechanisme van de uterus.

Voorspellende weeën

Enige dagen voor de bevalling nemen de contracties, die worden aangeduid als voorspellende weeën, in intensiteit en frequentie toe. Dikwijls veroorzaken ze verweking en verplaatsing van de cervix van sacraal naar centraal.

Ontsluitingsweeën

Dit zijn ritmische contracties die 45 sec tot 1 min duren, met een afnemend interval tot om de 3-5 min. Ze worden meestal als pijnlijk ervaren. De pijn wordt gevoeld in de buik, maar ook in de rug en in de bovenbenen.

De ontsluitingsweeën kunnen door uitwendig onderzoek worden beoordeeld naar:
- frequentie en regelmaat;
- duur;
- sterkte:
  - zwak: kind tijdens de contracties nog duidelijk te voelen;
  - sterk: kind tijdens de contracties niet te voelen.

Pers- of uitdrijvingsweeën
Dit zijn weeën die gepaard gaan met reflectoire persdrang.

Nageboorteweeën
Dit zijn weeën die op de geboorte van het kind volgen.

Naweeën
Dit zijn weeën die na de geboorte van de placenta optreden.

Van belang bij de beoordeling van de weeën zijn bovendien:
- rusttonus: ontspant de uterus volledig tussen de weeën;
- contraheert de uterus als geheel of plaatselijk? Bij nerveuze vrouwen komt dikwijls pijnlijke, niet-gecoördineerde uterusactiviteit voor, die voor de progressie van de baring niet effectief is.

2.3 Baringstijdperken

De baringstijdperken zijn onder te verdelen in:
- ontsluitingstijdperk;
- uitdrijvingstijdperk;
- placentair tijdperk;
- postplacentair tijdperk.

2.3.1 ONTSLUITINGSTIJDPERK
Kenmerken van het ontsluitings- of eerste tijdperk zijn:
- ontsluitingsweeën;
- opengetrokken worden van de contractiering en vorming van het OUS;
- veranderingen aan de cervix:
  - verweken;
  - centreren;
  - verkorten, verstrijken;
  - ontsluiten.

Bij *eerstbarenden* zal de cervix meestal eerst geheel verstrijken en pas daarna gaan ontsluiten. Bij *multiparae* kunnen verstrijken en ontsluiten simultaan plaatsvinden (omkrulmechanisme). Voor het ontstaan van een volledig verstreken cervix (een volledig verstreken cervix is zeer dun: ca. 0,5 cm of dunner), wordt bij een normaal verloop van de ontsluiting mechanische druk op de verweekte cervix uitgeoefend door de vochtblaas, die tijdens elke contractie aanspant (en daardoor goed functioneert), of door druk van het voorliggende deel (bij gebroken vliezen) (afb. 2.14). Tijdens deze cervixveranderingen wordt het cervixslijm als een bloederige prop uitgestoten (dit wordt *tekenen* genoemd).

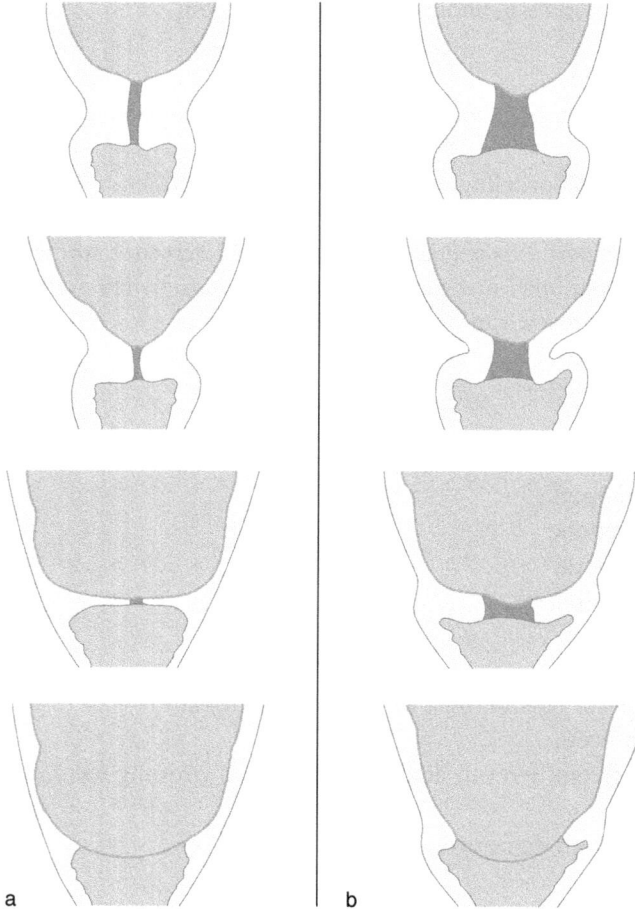

Afbeelding 2.14 *Ontsluiting bij eerstbarenden (a) en bij multiparae (b).*

Bij effectieve weeënactiviteit wordt de contractiering op- en opengetrokken, waardoor het OUS wat groter wordt.

Op een gegeven moment is de contractiering geheel opengetrokken. De daaronder gelegen cervix is geheel verslapt of volledig ontsloten. Deze vormt daardoor geen belemmering meer en er is een maximaal openstaande verbinding ontstaan tussen cavum uteri, het niet-contractiele OUS en de vagina. Het voorliggende deel wordt nu onder invloed van weeën vanuit het contractiele deel van de uterus verplaatst naar het OUS en passeert daarbij de contractiering. De uitdrijving is gaande.

De duur van het ontsluitingstijdperk kan variëren. In feite is de duur van de ontsluiting een subjectief gegeven en hangt af van de waarneming van de barende vrouw zelf. Gemiddeld duurt de ontsluiting bij eerstbarenden zes tot zeven uur en bij multiparae vier tot vijf uur. Het komt echter dikwijls voor dat de ontsluiting in de beleving van de barende meer dan twaalf uur duurt. De kracht van de weeën speelt een rol. Van belang is ook het moment waarop de vrouw meent dat de baring begonnen is. Vrouwen die bij de eerste wee al denken dat de baring is begonnen, hebben subjectief een veel langere baring dan vrouwen die dit moment voor zichzelf weten uit te stellen. De objectieve snelheid van de ontsluiting wordt zowel door de effectiviteit van de weeën als door psychische factoren beïnvloed. Het gebruikelijke patroon is dat het proces van verweken en verstrijken van de cervix onder invloed van prostaglandinen vooral bij eerstbarenden enige tijd duurt. Er lijkt dan geen progressie te zijn omdat de ontsluiting nauwelijks vordert, dit is de latente fase. Echter, na 3-4 cm ontsluiting is het verwekingsproces van de cervix meestal voltooid, is de cervix verstreken en is er een veel snellere progressie van de ontsluiting. Als vuistregel wordt gesteld dat de normale progressie dan 1 cm per uur is. Bij stress en angst bij de moeder komen stoffen vrij die een ongunstig effect hebben op de effectiviteit van de weeën. Aan de andere kant, als de weeën onvoldoende effectief zijn veroorzaakt dat vermoeidheid en op den duur stress en angst bij de moeder. Het is dus van belang dat zij goed begeleid wordt, zodat als het nodig is tijdig ingegrepen kan worden.

Tijdens de contracties treedt een kortdurende vermindering van de uteroplacentaire circulatie op, met vermindering van uitwisseling van bloedgassen in de placenta. Dit kan bij een onvoldoende functionerende placenta of een langdurige baring leiden tot foetale hypoxie en acidose.

Controles tijdens het ontsluitingstijdperk
- Weeëncontrole:
  - aard;
  - frequentie;
  - duur;
  - rusttonus.
- Foetale hartactie.
- Ligging en indaling, uitwendig.
- Vaginaal toucher:
  - cervixkwaliteiten;
  - verweking, verstrijking, ontsluiting;
  - vochtblaas;
  - indaling schedel;
  - stand schedel en mate van flexie.

Verpleegkundige taken tijdens het ontsluitingstijdperk
Tijdens het ontsluitingstijdperk is de zorg gericht op het bewaken van de gezondheidstoestand van de barende en haar ongeboren kind. Daarbij is het belangrijk de behoeften van de vrouw en haar partner zoveel mogelijk als uitgangspunt te nemen. Deze behoeften kunnen sterk verschillen en moeten daarom regelmatig nagegaan worden.

Informatie geven over:
- het verloop van de baring; uitleg geven over de verschillende stadia van de baring, in het bijzonder het stadium waarin de barende zich bevindt;
- verpleegkundige en medische handelingen die worden uitgevoerd; geef informatie over de reden, het doel en de procedure;
- geef informatie over de afdelingsorganisatie voor zover relevant.

Advies en bijstand geven ten aanzien van:
- *Lichaamshygiëne*: bijvoorbeeld regelmatig verschonen van onderleggers, verband en kleding bij bloed- en vochtverlies, braken en hevige transpiratie.
- *Lichaamshouding en beweging*: geef ondersteuning bij het vinden en aannemen van een zo comfortabel mogelijke houding. Ondersteun de vrouw zo nodig als zij zich verplaatst, bijvoorbeeld naar badkamer of toilet.
- *Ademhaling*: in de eerste fase van het ontsluitingstijdperk wordt aangeraden rustig in en uit te ademen, als de weeën heviger worden zal de ademhaling vaak moeilijker gaan. Verleen bijstand, bijvoorbeeld door de vrouw te helpen herinneren welke ademhaling zij

heeft geleerd bij de eventuele zwangerschapscursus, of leer haar de juiste ademhalingstechniek aan. Probeer hyperventilatie te voorkomen. Betrek hierbij zoveel mogelijk de partner.
- *Voedsel- en vochtopname*: afhankelijk van de fase van de ontsluiting, de behoeften van de vrouw en haar relaties en de gewoonten in het ziekenhuis. Over het algemeen geldt: voor de barende alleen licht verteerbaar voedsel en bij te verwachten pathologie in overleg nuchter houden. Bij een langdurige baring kan druivensuiker of een ander energierijk, licht verteerbaar voedingsmiddel worden aangeraden.
- *Uitscheiding*: in de eerste fase van het ontsluitingstijdperk kan eventueel gelaxeerd worden. Stimuleer de vrouw om regelmatig te urineren; een volle blaas neemt onnodig ruimte in en kan de baring belemmeren. De barende voelt soms ondanks een volle blaas geen aandrang tot urineren.
- *Pijnbeleving*: stel je regelmatig op de hoogte hoe de barende de pijn ervaart en hoe zij hiermee omgaat. Geef ondersteuning, bijvoorbeeld door massage van de rug, een warme kruik, aanraden een warme douche of bad te nemen of van houding te veranderen. Het is belangrijk dat de partner hierbij zoveel mogelijk betrokken wordt.

Zorgen voor een veilige en hygiënische omgeving:
- zorg voor een schone en volledig uitgeruste verloskamer;
- het is belangrijk dat de vrouw en haar relaties zich er veilig voelen. Patiëntentoewijzing garandeert dat zij zo min mogelijk met verschillende hulpverleners geconfronteerd worden.

Respect, begrip en meeleven tonen en emotionele ondersteuning bieden aan de barende en haar relaties.

Rekening houden met de levensovertuiging van de vrouw en haar relaties.

Routinecontroles uitvoeren, interpreteren en registreren tijdens de ontsluiting:
- foetale hartactie controleren door middel van de doptone, eventueel door cardiotocografie;
- regelmatig de uterusactiviteit controleren op aanwezigheid van weeën (aard, sterkte en frequentie, rusttonus);
- bij gebroken vliezen regelmatig temperatuur controleren;

- tensie meten op indicatie (bijv. bij hypertensie en klachten als hoofdpijn, tintelingen, 'sterretjes zien', bandgevoel om de bovenbuik);
- controleer bij eventueel bloed- en/of vochtverlies de kleur en de hoeveelheid;
- eventueel laxeren;
- scheren wordt niet aanbevolen (verhoogt de infectiekans), wel eventueel bijknippen van overtollig haar.

Observeren en signaleren van, en adequaat reageren op, verschijnselen die kunnen wijzen op mogelijke pathologie tijdens het ontsluitingstijdperk:
- afwijkende harttonen;
- hevig vaginaal bloedverlies;
- het uitzakken van de navelstreng of extremiteit;
- hevige pijn in de onderbuik tijdens de weeënpauze.

Verschijnselen observeren, signaleren en registreren die kunnen wijzen op vordering van de ontsluiting en de naderende uitdrijving:
- misselijkheid en braken;
- tekenen, het verlies van bloed en slijm;
- defaecatiedrang;
- persdrang;
- welving van het perineum;
- zichtbaarheid van het voorliggende kindsdeel in de vulva.

Voorbereiden, assisteren en nazorg geven bij diagnostisch onderzoek en behandeling tijdens het ontsluitingstijdperk:
- vaginaal toucher;
- kunstmatig breken van de vliezen;
- inbrengen, aansluiten en bewaken van een foetale elektrode en/of intra-uteriene druklijn;
- microbloedonderzoek;
- echografie.

Observaties, controles, bevindingen en afspraken vastleggen in het partusverslag en/of verpleegkundig dossier. Dit is belangrijk om het verloop van de baring inzichtelijk te maken, continuïteit van zorg te bewerkstelligen en evaluatie mogelijk te maken.

Voorbereiding, uitvoering en nazorg bij medicijngebruik:
- per os;

- per injectie;
- rectaal;
- intraveneus, eventueel met behulp van een perfusor.

2.3.2 UITDRIJVINGSTIJDPERK

Kenmerken van het uitdrijvings- of tweede tijdperk zijn:
- het kind verlaat het corpus uteri en passeert met het voorliggende deel de contractiering;
- volkomen ontsluiting. De ontsluitingsrand is niet meer te voelen (via vaginaal toucher). De ontsluitingsopening is dan ongeveer 10 cm;
- persdrang, ontstaat wanneer het voorliggende deel in het OUS is gearriveerd en wordt dikwijls onhoudbaar als het op de bekkenbodem staat.

NB. De mate van persdrang is niet zelden afhankelijk van de kracht van de weeën. Bij zwakke weeën is de persdrang dikwijls vaag. Veel vrouwen hebben tijdens het begin van de uitdrijving geen duidelijke persdrang, maar tonen onrust, angst of andere gedragsveranderingen.

Tijdens de uitdrijving wordt het kind – het woord zegt het al – uitgedreven uit de uterus. Meestal zullen de vliezen, als die niet voordien gebroken waren, nu breken of door de arts of verloskundige gebroken worden.

Passage door het baringskanaal
De wijze waarop het kind het baringskanaal passeert is afhankelijk van de:
- uitdrijvende kracht;
- vorm van en weerstand in het baringskanaal;
- vorm, houding en presentatie van het voorliggende deel.

Uitdrijvende kracht
De uitdrijvende kracht is bij elke baring van belang. Door deze kracht, veroorzaakt door weeën en persen, wordt het kind verplaatst. Er treden krachten op die ervoor zorgen dat de positie van het kind zich aanpast aan de vorm van het baringskanaal. Bij weinig weerstand treedt minder wrijving op en zal het kind minder tot een specifieke positie worden gedwongen. Bij veel weerstand zal het kind tot de gunstigste positie worden gedwongen.

Vorm van het baringskanaal

Het baringskanaal is een kromme buis. De ingang ervan heeft in principe de grootste afmeting in dwarse richting. De uitgang ervan heeft de grootste afmeting in voor-achterwaartse richting.

Ligging en presentatie

De kinderschedel is langwerpig. De beenderen van het schedeldak bestaan uit: twee voorhoofdsbeenderen (os frontale), twee wandbeenderen (os parietale), een achterhoofdsbeen (os occipitale) (afb. 2.15). Deze beenderen zijn door schedelnaden van elkaar gescheiden. De plaatsen waar de schedelnaden bij elkaar komen worden aangeduid met fontanellen.

De grote fontanel bevindt zich midden op de schedel en is een vliezig botdefect waarin vier naden bijeenkomen (voorhoofdsnaad, pijlnaad en twee kroonnaden). De kleine fontanel bevindt zich op het achterhoofd, dit is de plaats waar drie naden (pijlnaad en twee achterhoofds- of lambdanaden) bij elkaar komen.

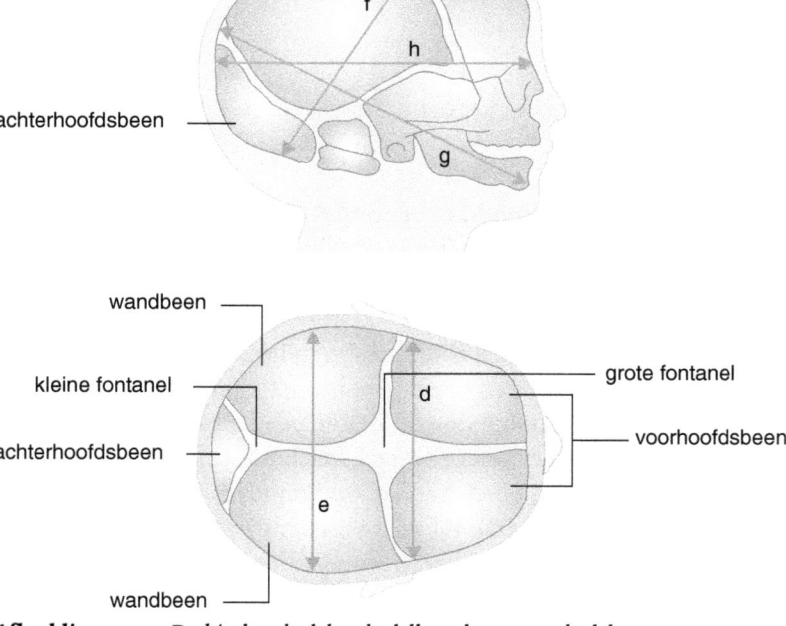

Afbeelding 2.15 De kinderschedel, schedelbeenderen en schedelmaten.

Schedelmaten bij de pasgeborene

distantia biparietalis	9,24 cm
distantia bitemporalis	8 cm
distantia fronto-occipitalis	12 cm
distantia mento-occipitalis	13,5 cm
distantia suboccipitobregmatica	9,5 cm
circumferentia fronto-occipitalis	34 cm
circumferentia suboccipitobregmatica	29 cm
circumferentia suboccipitofrontalis	32 cm
circumferentia submentobregmatica	28 cm
circumferentia mento-occipitalis	36 cm

Deze naden en fontanellen kunnen bij vaginaal toucher (VT) worden gevoeld, waardoor vastgesteld kan worden op welke wijze de schedel zich presenteert. Tijdens de baring kunnen de schedelbeenderen over elkaar heen schuiven (mouleren). Bij veel weerstand treedt sterke moulage op en wordt de schedel sterk vervormd; bij weinig weerstand treedt weinig moulage op en wordt de schedel weinig vervormd. De mate van moulage is bij VT te voelen en geeft dus informatie over de uitdrijvende kracht en de ruimte in het baringskanaal.
Tevens ontstaat tijdens de uitdrijving door stuwing een baringsgezwel (caput succedaneum) op het diepste punt van de schedel. Bij veel weerstand neemt het caput succedaneum in omvang toe.

Het kind ligt normaal enigszins geflecteerd in de baarmoeder (utero). Dat betekent dat het de kin naar de borst gebogen houdt. Bij hoofdligging is het diepste punt het achterhoofd, er is dan sprake van *achterhoofdsligging*. Bij VT worden de fontanellen aan weerszijden van de bekkenas gevoeld.
Deflexieliggingen. Soms presenteert het kind zich in deflexie in het baringskanaal: het heeft dan het achterhoofd in de nek. Bij maximale deflexie heeft het kind het achterhoofd maximaal in de nek en is het aangezicht het diepste punt. Er is dan sprake van *aangezichtsligging*. De bekkenas bevindt zich tussen de oogkasranden en de kin.
Bij niet-maximale deflexie is het voorhoofd het diepste punt en bevindt de bekkenas zich tussen grote fontanel en oogkasranden. Wanneer

tijdens de uitdrijving deze matige deflexie niet verandert in maximale deflexie (aangezichtsligging), is sprake van *voorhoofdsligging*.
Wanneer de schedel een stand tussen flexie en deflexie inneemt, is sprake van *kruinligging*. De grote fontanel bevindt zich dan in de bekkenas. De schedel zou even ver kunnen flecteren als deflecteren.

De presentatie van de schedel in het baringskanaal
Hiermee wordt de stand van het voorliggende deel in het baringskanaal bedoeld. Bij achterhoofdsligging wordt de stand bepaald door de plaats van de kleine fontanel, waarbij deze de plaats van het achterhoofd weergeeft. Links, rechts, voor en achter worden altijd benoemd naar wat voor de moeder links, rechts, voor of achter is. Voor is de buikzijde van de moeder, achter de rugzijde.
De presentatie van het achterhoofd in de bekkeningang wordt bepaald door de plaats van de rug van het kind in de baarmoeder (utero). Bijna tweederde van de kinderen bevindt zich bij lengteligging met de rug linksvoor, bijna eenderde van hen met de rug rechtsachter.
De meest voorkomende presentaties van de schedel in de bekkeningang zijn dus: Aaliv (achterhoofdsligging, achterhoofd linksvoor) en Aara (achterhoofdsligging, achterhoofd rechtsachter).
Op het niveau van de bekkenuitgang staat de schedel meestal in Aav (achterhoofdsligging, achterhoofd voor). Indien het achterhoofd begon in Aara, moet het tijdens de uitdrijving dus naar voren draaien (inwendige spildraai), waarbij het van Aara via Aardw (achterhoofdsligging, achterhoofd rechtsdwars) en Aarv (achterhoofdsligging, achterhoofd rechtsvoor) naar Aav draait.

Inwendige spildraai
De inwendige spildraai (afb. 2.16) is een draaiing van het voorliggende deel om de lengteas. Deze draai is meestal noodzakelijk, omdat:
- het baringskanaal een kromme buis is;
- de vorm van de bekkeningang anders is dan die van de bekkenuitgang.

Begeleiding tijdens het uitdrijvingstijdperk
Tijdens het uitdrijvingstijdperk is de zorg gericht op het bewaken van de gezondheidstoestand van de barende en haar ongeboren kind. Daarbij is het belangrijk de behoeften van de vrouw en haar relaties zoveel mogelijk als uitgangspunt te nemen. Deze behoeften kunnen sterk verschillen en moeten daarom regelmatig worden nagegaan.

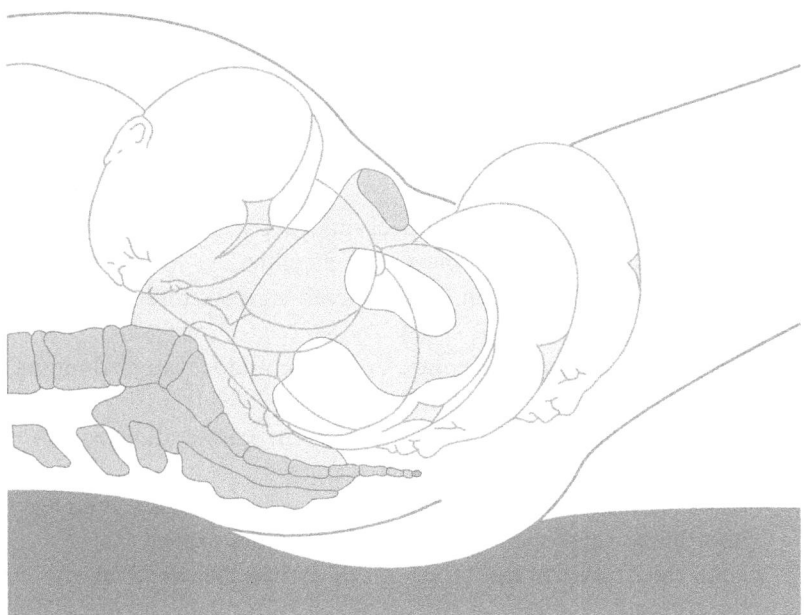

Afbeelding 2.16 *De inwendige spildraai: van achterhoofd linksvoor (Aaliv) naar achterhoofd voor (Aav).*

Aan het einde van het ontsluitingstijdperk of aan het begin van het uitdrijvingstijdperk wordt de verloskamer in gereedheid gebracht voor de partus:
– De kamertemperatuur behoort aangenaam te zijn in verband met mogelijke afkoeling van het kind.
– Benodigdheden voor de partus worden uitgepakt en klaargezet:
  • partusset, slijmzuiger, gazen;
  • eventueel epischaar;
  • handschoenen;
  • eventueel overschorten voor het beschermen van dienstkleding;
  • eventueel spatbrillen voor het beschermen van de ogen;
  • placenta-opvangpo;
  • eventueel oxytocine-injectie bij een actief te leiden nageboortetijdperk;
  • eventueel bloedbuizen om navelstrengbloed af te nemen, bijvoorbeeld bij kinderen van resusnegatieve moeders;
  • eventueel materiaal om direct na geboorte een kweek uit te zetten, als daarvoor een indicatie bestaat.
– Benodigdheden voor de eerste opvang en verzorging van het kind:
  • warme doeken om het kind af te drogen en toe te dekken;

- kruiken in de wieg;
- verwarmde kleding;
- een verwarmde commode met benodigdheden voor de eerste verzorging;
- thermometer;
- identificatiemateriaal;
- vitamine-K-druppels of eventueel -injectie;
- weegschaal en eventueel meetlat of meetlint.

– Routinecontroles uitvoeren, interpreteren en registreren tijdens de uitdrijving:
- regelmatig de harttonen controleren door middel van de doptone, eventueel door cardiotocografie;
- regelmatig de uterusactiviteit controleren, sterkte, duur en frequentie van de weeën, rusttonus;
- tensie op indicatie, bijvoorbeeld bij hypertensie en klachten als hoofdpijn, tintelingen, 'sterretjes zien', bandgevoel;
- controleer bij eventueel bloed- en/of vochtverlies de kleur en hoeveelheid.

– Observeren en signaleren van, en adequaat reageren op, verschijnselen die kunnen wijzen op mogelijke pathologie tijdens het uitdrijvingstijdperk:
- signalen die kunnen wijzen op foetale nood, zoals vers meconiumhoudend vruchtwater, harttonenpathologie, afwijkende uitslagen van microbloedonderzoek;
- hevig vaginaal bloedverlies;
- het uitzakken van de navelstreng of extremiteit;
- hevige pijn in de onderbuik tijdens de weeënpauze.

– Bijstand en advies geven ten aanzien van:
- de lichaamshygiëne, regelmatig de onderleggers verschonen, eventueel nat washandje om het gezicht af te vegen;
- de lichaamshouding bij het persen;
- de perstechniek;
- de rol van de partner bij de uitdrijving.

– Informatie geven over:
- de vordering van de baring; de vrouw en haar partner kunnen de vordering zelf observeren met behulp van een spiegel;
- de verpleegkundige en medische handelingen die worden uitgevoerd; geef informatie over de reden, het doel en de procedure, afhankelijk van de behoefte van de vrouw en haar partner.

– Observaties, controles, bevindingen en afspraken vastleggen in het partusverslag en/of verpleegkundig dossier. Dit is belangrijk om het

verloop van de baring inzichtelijk te maken, continuïteit van zorg te bewerkstelligen en evaluatie mogelijk te maken.
- Tijdens de uitdrijving is het belangrijk dat één persoon de leiding neemt, zodat de vrouw en haar partner niet in verwarring worden gebracht.

Na de spildraai van de schedel is hij in Aav zichtbaar tijdens een wee (*schedel is zichtbaar*), maar veert na de wee weer terug. Bij verdere progressie wordt de schedel voor een groter deel zichtbaar en veert in de weeënpauze niet meer terug (*schedel staat*). Korte tijd hierna passeert de grootste schedelomvang de vulvaire ring in Aav (de *schedel snijdt door*, of beter *glijdt door*). Hierna wordt de kin over het perineum heen geboren. Na persen treedt de uitwendige spildraai op, waardoor de schedel – die in Aav geboren was – weer dwars draait. Hierna wordt het hoofd omvat en bewogen, waardoor de voorste schouder onder de symfyse geboren wordt. Eventueel wordt een navelstrengomstrengeling om de hals van het kind opgeheven. Vervolgens wordt de schedel voorzichtig – de aanstaande moeder perst niet meer mee – symfysewaarts bewogen, waardoor de achterste schouder geboren wordt. Door onvoorzichtig te manipuleren kan de achterste schouder een perineumruptuur veroorzaken (of verergeren). Als de achterste schouder geboren is, worden de schouders met de vingers ingehaakt en wordt het kind uit de moeder getild. Hierna worden de neus en keelholte van het kind uitgezogen en wordt gevoeld naar de fundushoogte (normaal even boven de navel). Eventueel wordt oxytocine (5 E intramusculair) toegediend. Na enige tijd wordt de navelstreng afgeklemd en doorgeknipt.

Uitwendige spildraai

Als de schedel in Aav geboren wordt, is meestal enige torsie in de nek opgetreden. Na de geboorte draait de schedel terug, zodat het achterhoofd zich weer aan de kant van de rug van het kind bevindt. Dit wordt uitwendige spildraai genoemd (afb. 2.17). Als de rug van het kind zich linksvoor in de uterus bevindt, is de uitwendige spildraai dus naar linksvoor. Ligt de rug rechtsachter dan is de spildraai naar rechtsachter.

Controles tijdens het uitdrijvingtijdperk:
- foetale hartactie na elke wee;
- letten op perstechniek;
- letten op progressie.

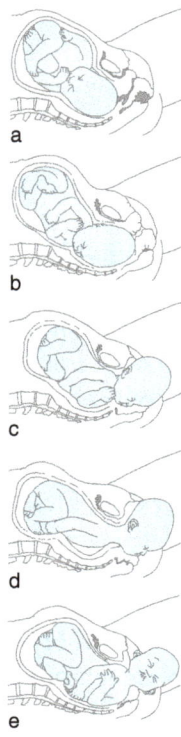

Afbeelding 2.17 *De inwendige en uitwendige spildraai.*
a achterhoofd linksdwars
b en c achterhoofd linksvoor
d achterhoofd voor
e correctiedraai naar achterhoofd linksdwars

De baring in verticale positie

Het geboorteproces zoals hiervoor beschreven verloopt bij een barende in rug- of halfzittende ligging op bed (afb. 2.18). Bij vrouwen die gehurkt baren, of met behulp van een baarkrukje (afb. 2.19) of -stoel in verticale positie baren, gebeurt dit op vrijwel dezelfde wijze. De zichtbare schedel heeft echter minder de neiging om tijdens de weeënpauze terug te veren en bij staande schedel kan de progressie te snel gaan, zodat meestal geadviseerd wordt tijdens de laatste persweeën niet of nauwelijks mee te persen. Een ander verschil is dat de placenta los ligt op het moment dat de navelstreng iets naar buiten komt. De vrouw hoeft dan meestal niet te persen, omdat de placenta onder invloed van de zwaartekracht vanzelf geboren wordt. Het is

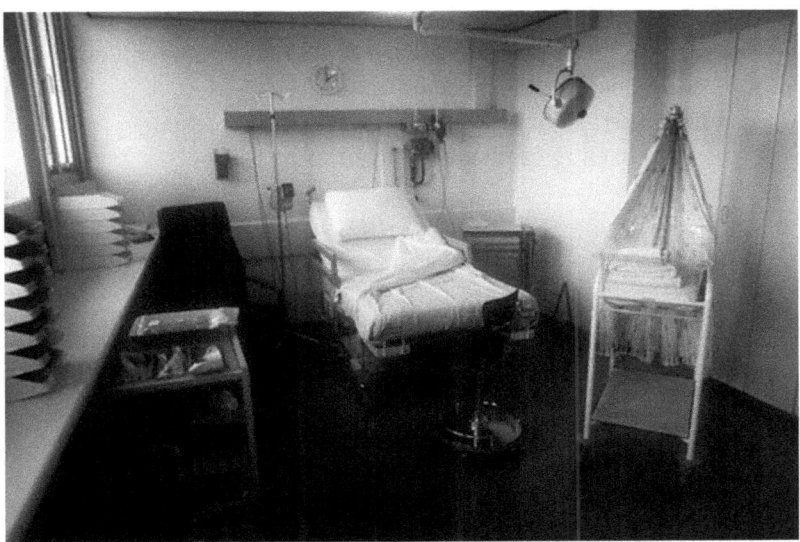

Afbeelding 2.18 *Verlosbed dat gemakkelijk in een dwarsbed kan worden veranderd en ook geschikt is voor verticaal bevallen.*

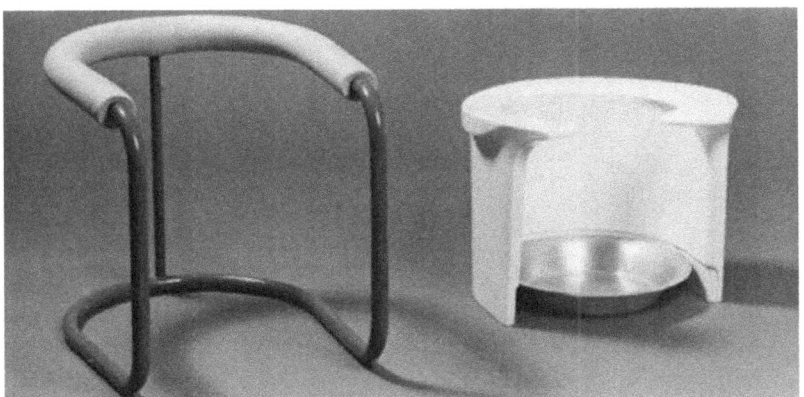

Afbeelding 2.19 *Baarkrukken.*

gebruikelijk dat met de placenta dan tevens een flinke golf bloed meekomt.

2.3.3 PLACENTAIR TIJDPERK

Het placentaire, nageboorte- of derde tijdperk is de periode tussen de geboorte van het kind en de geboorte van de placenta; dit duurt gemiddeld ongeveer twintig minuten. Direct na de geboorte van het kind trekt de uterus samen en kan de fundus even boven de navel worden

gevoeld. Enige tijd daarna treden nageboorteweeën op. Op een gegeven moment ligt de placenta los van de uteruswand. Symptomen die wijzen op een losliggende placenta zijn:
- de fundus uteri stijgt en wijkt af (meestal naar rechts);
- er treedt plotseling vaginaal bloedverlies op.

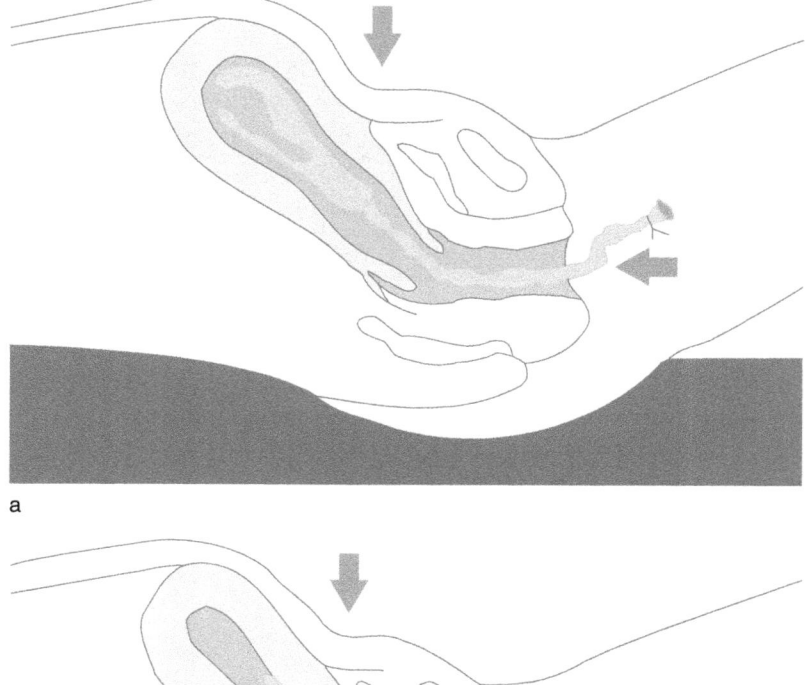

a

b

Afbeelding 2.20 *De handgreep van Küstner.*
a navelstreng naar binnen: placenta nog vast
b navelsteng naar buiten: placenta los

Vervolgens wordt de handgreep van Küstner uitgevoerd: met de rechterhand wordt de navelstreng aangespannen en met de linkerhand wordt boven de symfyse geduwd, ter plaatse van de contractiering (afb. 2.20). De uterus moet gecontraheerd zijn en de blaas min of meer leeg. Gaat de navelstreng naar binnen, dan bevindt de placenta zich nog boven de contractiering en zit dus waarschijnlijk nog vast. Als de navelstreng naar buiten komt, bevindt de placenta zich onder de contractiering en ligt dus los. Bij een loszittende placenta kan de vrouw persen en wordt de slappe buikwand gesteund door tegendruk te geven. Op deze wijze wordt de placenta geboren.

De placenta moet nu onmiddellijk op compleetheid worden gecontroleerd. Bij twijfel over de compleetheid van de placenta moet geen oxytocine worden gegeven, maar moet onder narcose worden nagetast om na te gaan of er placentaresten in de uterus zijn achtergebleven.

Het actief leiden van het nageboortetijdperk
Tijdens de zwangerschap neemt het aantal erytrocyten en het circulerende bloedvolume in sterke mate toe, zodat pas bij een bloedverlies van meer dan 500 ml een Hb-daling optreedt. Bij een bloedverlies van meer dan 1000 ml is sprake van een *fluxus post partum*. Dit is een pathologisch bloedverlies dat bij een volgende zwangerschap vermeden moet worden. Daartoe kan het nageboortetijdperk actief geleid worden door binnen drie minuten na de geboorte van het kind de moeder een intramusculaire injectie met 5 E oxytocine te geven. Tevoren moet de fundus uteri worden gevoeld om een niet-verwachte tweeling uit te sluiten. Hierna wordt de placenta in het algemeen sneller geboren en treedt minder bloedverlies op.

Indicaties voor het actief leiden van het nageboortetijdperk:
– fluxus post partum in de anamnese;
– manuele placentaverwijdering in de anamnese;
– langdurige baring (zowel wat betreft ontsluiting als uitdrijving);
– sterk uitgerekte uterus (meerlingen, polyhydramnion, zeer groot kind);
– tekenen van weeënzwakte;
– laag Hb-gehalte tijdens de baring (< 6,0 mmol/l).

Manuele placentaverwijdering
Indien na de geboorte van het kind veel bloedverlies optreedt terwijl de placenta nog niet los ligt, en ook indien een uur na de geboorte van het kind de placenta nog niet los ligt, moet de placenta met de hand (manueel) worden verwijderd. Dit gebeurt onder narcose.

2.3.4 POSTPLACENTAIR TIJDPERK

Na de geboorte van de complete placenta (het postplacentaire of vierde tijdperk) moet de vrouw nog gedurende ten minste een uur zorgvuldig worden geobserveerd. Door atonie van de uterus kan nog aanzienlijk bloedverlies optreden. Controle van pols, tensie, fundushoogte en hoeveelheid bloedverlies is van belang.

Er moet goed gelet worden op de blaasvulling en of de vrouw spontaan plast. Dit is in het bijzonder van belang na epidurale of spinale pijnbestrijding, omdat dan het gevoel van een volle blaas en dus de mictiedrang bij de vrouw verminderd of nog afwezig is. Een overrekte blaas kan later complicaties met urineretentie veroorzaken en mogelijk heeft een volle blaas een ongunstig effect op het bloedverlies postpartum.

2.3.5 HET KIND TIJDENS EN NA DE BARING

Tijdens de baring vertoont het kind hetzelfde gedragspatroon als ervoor: het maakt bewegingen en heeft rustige perioden. Bij staande vliezen hoort de foetale hartactie niet te reageren op de contracties. Indien een kind opvallend stil is, of de hartfrequentie niet volgens de norm is (120-160 per min), of de foetale hartactie reageert op weeën, is dat reden voor nader onderzoek (CTG). Bij gebroken vliezen kan de hartactie tijdens een wee reageren zonder dat er foetale nood hoeft te zijn.

Na de geboorte wordt direct gelet op de volgende punten: kleur en tonus van het kind, het vrij zijn van de luchtweg (neus en keelholte eventueel uitzuigen), de hartactie (voelbaar via de navelstrengpulsaties) en de ademhaling. Een kind met een goede kleur, tonus en ademhaling hoeft niet zodanig geprikkeld te worden dat het luid begint te schreeuwen.

Indien het kind niet direct in goede conditie is moet het afgenaveld worden en moet eventueel na uitzuigen op de resuscitatietafel zuurstof worden toegediend. Na 1 en na 5 min wordt de Apgar-score opgemaakt (genoemd naar de Amerikaanse anesthesiste Virginia Apgar). Een kind in perfecte conditie heeft een Apgar-score van 10. Een kind dat bleekgrauw van kleur is, geen tonus en geen hartactie heeft, niet ademt en niet reageert op prikkels heeft een Apgar-score van 0 (tabel 2.2).

Een voldragen kind kan daarna, mits onder droge warme doeken, bij de moeder worden gelegd. Het kan aan de borst worden gelegd om via de tepelprikkeling uteruscontracties te bevorderen, maar niet alle kinderen hebben vlak na de geboorte zin om op een tepel te zuigen.

Tabel 2.2 Telling Apgar-score.

	0	1	2
hartactie	afwezig	< 100/min	> 100/min
ademhaling	afwezig, intrekkingen	onregelmatig	regelmatig
spiertonus	geheel slap	matig	normaal
reactie op prikkels (voetzool of neus/keel)	geen	enige beweging	normaal
kleur	blauw of witgrauw	blauwe extremiteiten	roze

Alvorens het kind aan te kleden moeten de volgende handelingen worden verricht:
– wegen;
– temperaturen;
– algemeen lichamelijk onderzoek;
– verzorgen van de navelstrengstomp.

2.4 Begeleiding van de baring

2.4.1 BARINGSHOUDINGEN
Ontsluiting
Tenzij er medische contra-indicaties zijn, is het gewenst de barende niet aan bed te kluisteren. Actieve vrouwen die liever op een stoel zitten of rondlopen, moeten daartoe de gelegenheid krijgen. Er wordt wel gesteld dat de ontsluitingsfase sneller zou verlopen bij vrouwen die actief blijven. Dit is echter discutabel, omdat vrouwen bij wie de baring langer duurt door vermoeidheid de neiging hebben naar bed te gaan. Elke vrouw zal voor zichzelf moeten uitmaken welke houding zij tijdens de baring het prettigst vindt. Ook moeten de begeleiders zich zo mogelijk niet bemoeien met de ademtechnieken als de vrouw daar, via een zwangerschapscursus, een eigen idee over heeft. Alleen als de aanstaande moeder daarbij hulp nodig blijkt te hebben, zijn tactvolle adviezen nuttig.

Uitdrijving
Dat de uitdrijving is begonnen kan afgeleid worden uit de volgende symptomen:
– persdrang;
– gedragsveranderingen (onrustig, angstig);
– vroege deceleraties op het CTG;
– dieper komen van het voorliggende deel.

De uitdrijving kan in principe in vele houdingen plaatsvinden.

Plat op de rug met opgetrokken benen

Nadeel: de zwangere uterus kan op de vena cava drukken, waardoor de circulatie wordt belemmerd en soms de foetale hartactie wordt beïnvloed.
Voordeel: de hulpverleners hebben een goed overzicht over vulva en perineum. Vooral vermoeide en passieve vrouwen geven dikwijls de voorkeur aan deze baringshouding.

Zijligging

In zijligging wordt druk op de vena cava vermeden. Bij reagerende foetale hartactie geeft zijligging soms verbetering. Slechts weinig vrouwen geven de voorkeur aan deze houding, die overigens uitstekend is. Wellicht wordt de uitgang van het baringskanaal iets minder optimaal gebruikt, omdat slechts één been goed gespreid kan worden.

Half zittend

Vooral in ziekenhuizen wordt het meest in half zittende houding geperst.
Voordeel: de vena cava wordt ontlast. Voorts is er goed overzicht over vulva en perineum. De vrouw kan met behulp van een spiegel goed meekijken.
Nadeel: er bestaat nogal eens de neiging passief in de kussens te hangen.
Het is van belang dat tijdens het persen het bekken naar voren wordt gekanteld om de richting van de bekkeningang gunstig te beïnvloeden. Bij half zittende houding bestaat niet zelden de neiging de rug hol te trekken en het bekken naar achteren te kantelen. Het is dan niet de bedoeling dat de benen geforceerd gespreid worden.

Verticaal

Verticaal baren wil zeggen op een baarstoel, baarkruk of gehurkt.
Voordeel: de vena cava wordt ontlast.
De verticale houding lijkt de natuurlijkste houding om te persen en is vooral geschikt voor actieve vrouwen die zich tevoren op deze houding hebben ingesteld en hebben geoefend. Wellicht wordt tijdens hurkzit het baringskanaal iets wijder, doordat het als het ware enigszins wordt opengetrokken.
Nadeel: sommige vrouwen hebben de neiging de beenspieren aan te spannen, waardoor het baringskanaal wordt vernauwd. Bij de meeste typen baarstoelen en -krukken ontstaat stuwing, waardoor vulva en

perineum oedemateus worden. Dit kan ernstige vormen aannemen. Bovendien hebben de hulpverleners een slechter zicht op het perineum. De partner heeft echter wel veel beter de mogelijkheid om te ondersteunen.

Ook tijdens de uitdrijving is het belangrijk te zoeken naar de houding die de vrouw en haar partner samen het prettigst vinden. Er is op medische gronden geen voorkeur. Het gebeurt even vaak dat vrouwen die in verticale positie begonnen veel beter blijken te persen als zij gaan liggen, als andersom.

Partuspakje
Het partuspakje bevat:
– twee Kochers en navelstrengklem (voor afnavelen);
– navelstrengschaar;
– eventueel episiotomieschaar (kan apart verpakt zijn);
– steriele gaasjes om het mondje schoon te maken;
– steriele doek om het perineum te steunen;
– eventueel slijmzuiger (kan apart verpakt zijn).

Geef de vrouw na de geboorte van het kind niets te eten of te drinken. Pas als de placenta geboren is en op compleetheid gecontroleerd, het bloedverlies beoordeeld en het perineum geïnspecteerd is, is de kans dat narcose nodig is voorbij.

2.4.2 PIJNBESTRIJDING

Pijn tijdens de baring is normaal. Dat is niet leuk, maar op zich is dat niet het grootste probleem. Pijn is niet onoverkomelijk als je weet waar je aan toe bent en als het eindig is. Zeker als er aan het eind een beloning is, de geboorte van een kind, is pijn vaak snel weer vergeten. Angst kan het beleven van pijn zeer ongunstig beïnvloeden. Als er een langdurige baring is, waardoor er onzekerheid ontstaat wanneer ooit het eind zal komen en de vermoeidheid toeslaat, kan pijn ondragelijk worden. Pijn kan ook een alarmsymptoom zijn. Daarom moet altijd eerst als controle de fundus gevoeld worden, de rusttonus beoordeeld (solutio, dreigende uterusruptuur) en de conditie van het kind beoordeeld. Vervolgens wordt via begeleiding, aandacht, geruststelling en aanmoediging getracht de pijn draaglijk te maken.
Indien dat onvoldoende succes heeft, zijn er de volgende mogelijkheden.

Sedativa

Deze worden gegeven als angst op de voorgrond staat en de vrouw nog niet volledig in partu is. Dit is echter geen pijnstiller en zal ook niet pijnstillend werken.
Nadelen: wazige toestand van de barende, soms slap en sloom kind, invloed op CTG (strakker).

Opiaten

Deze worden gegeven als pijn op de voorgrond staat.
Nadelen: de vrouw kan er wazig van worden en grote gedeelten van de baring nauwelijks bewust meemaken. Een andere bijwerking is misselijkheid. Voorts hebben deze middelen invloed op het kind, vooral de ademhaling wordt geremd. Daarom moet altijd een tegengif (antidotum), zoals Naloxon, bij de hand gehouden worden. Dikwijls wordt het antidotum kort voor de geboorte aan de moeder toegediend. Verder werken opiaten meestal kort en is, als vrouwen hevig in partu zijn, het effect na twee à drie uur weer uitgewerkt. Vanwege de bijwerkingen is het dan niet veilig om opnieuw een dosis te geven.

Epidurale anesthesie

Via een prik in de rug wordt een analgeticum in de epidurale holte gebracht met behulp van een katheter die tijdelijk blijft zitten.
Voordeel: mits de katheter op de goede plek zit is het goede pijnstilling en heeft het geen invloed op het bewustzijn. Bij een eventuele sectio caesarea zonder spoedindicatie, kan via de epiduraalkatheter de pijnstilling geregeld worden en is geen extra ruggeprik of algemene narcose nodig.
Nadelen: hypotensie, met reactie op de foetale hartactie; de vrouw moet daarom altijd een infuus hebben. Soms is er een ongewenste invloed op ademhalings- en hartfunctie. Het plaatsen van de katheter vraagt enige tijd en is daarom alleen tijdens het eerste deel van de ontsluiting goed mogelijk. De vrouw kan niet rondlopen. Dikwijls zijn de benen enigszins paretisch. Er zijn vaker dan normaal spildraaistoornissen en er is meer kans op een kunstverlossing. Soms komt bij het inbrengen van de katheter onbedoeld een lekkage van spinaal vocht. Dat kan daarna complicaties veroorzaken met vooral hoofdpijn als klacht. Verder: lang niet altijd komt de katheter op de juiste plek terecht. Er is dan onvoldoende pijstilling of de verdovende vloeistof wordt onvoldoende goed verdeeld in de epiduraalholte, waardoor bijvoorbeeld de linkerhelft wel pijnloos wordt maar de rechterhelft niet. Ten slotte is er een verhoogd risico voor urineretentie met een overvulde blaas, omdat de moeder de mictieprikkel onvoldoende voelt. Er

moet na de bevalling dus extra gelet worden op de mictie en of er een volle blaas is. Eventueel moet een verblijfskatheter gegeven worden die pas verwijderd wordt als het effect van de epiduraal anethesie is uitgewerkt.

Spinale anesthesie
Via een prik in de rug wordt een hoeveelheid analgeticum in de spinale ruimte gebracht. Deze narcose wordt alleen toegepast bij sectio caesarea.
Voordeel: werkt snel en is ook bij spoedsectio's bruikbaar.
Nadelen: het kan een flinke bloeddrukdaling veroorzaken. Dit kan bestreden worden met voldoende intraveneuze vochttoediening. Soms ontstaat lekkage van liquor cerebrospinalis, waardoor de vrouw volkomen plat moet liggen en hoofdpijn heeft. Een enkele maal is er ongewenste invloed op ademhalings- en hartfunctie en infectiegevaar. Bovendien komt verslapping van de benen voor. Ook hier is er het risico van urineretentie. Ten slotte: het is een eenmalige dosis die wordt toegediend en het effect is na een paar uur uitgewerkt.

Paracervicale analgesie
In de zijgewelven wordt lidocaïne ingespoten.
Nadelen: lidocaïne komt soms direct in de bloedbaan van de moeder (ritmestoornissen). Er kunnen hematomen ontstaan. Lidocaïne gaat ook naar het kind. Soms is er weeënzwakte. Deze methode wordt sterk afgeraden.

Pudendusanalgesie
Met een lange naald wordt even achter de spinae een depot prilocaïne of lidocaïne 1% gelegd. Deze anesthesie is zeer moeilijk op de juiste plaats te brengen en daardoor vaak weinig succesvol. Deze methode heeft alleen een effect op het perineum.

Infiltratie van het perineum
Het perineum wordt met prilocaïne of lidocaïne 1% geïnfiltreerd. Deze methode wordt vooral toegepast als verdoving bij een episiotomie, maar heeft slechts effect op het perineum.

Narcose
Indicaties:
– keizersnede (sectio caesarea);
– manuele placentaverwijdering of natasten;
– gecompliceerde perineum- of cervixruptuur.

Voorbereiding:
- zuurbindend middel (antacidum) laten slikken (volgens lokaal protocol);
- premedicatie (volgens lokaal protocol of op aanwijzing van de anesthesioloog);
- infuus (volgens lokaal protocol);
- katheteriseren;
- zo nodig knippen van schaamhaar (niet scheren);
- eventueel antibiotica;
- heparine subcutaan.

2.4.3 PARTUSVERSLAG

In het partusverslag moeten de volgende gegevens worden vastgelegd:
- tijdens de ontsluiting (afb. 2.21):
  - tijdstip vaginaal toucher;
  - beoordeling foetale hartactie;
  - pols, tensie;
  - tijdstip van het breken van de vliezen;
  - aspect vruchtwater;

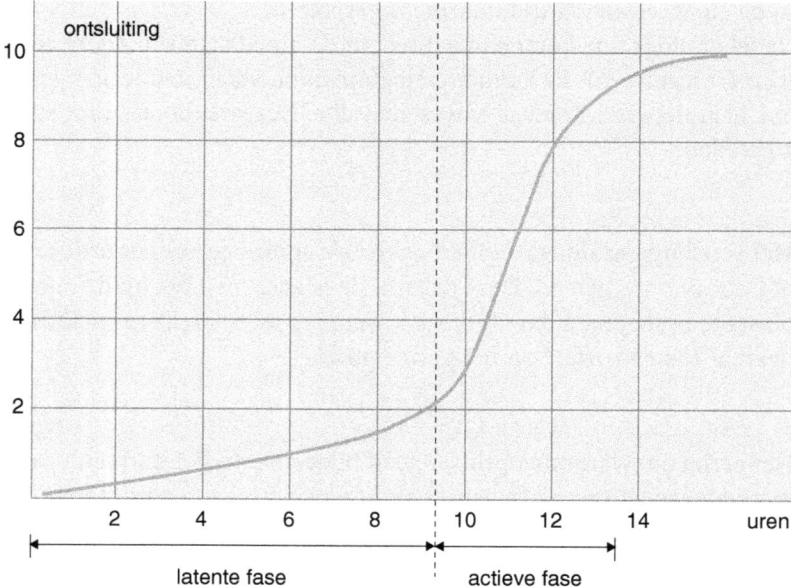

Afbeelding 2.21 Partogram: de ontsluiting van de cervix uteri in de tijd. Na een langzaam (latent) gedeelte volgt een versnelling (actieve fase).

- tijdens de uitdrijving:
  - tijdstip meepersen;
  - tijdstip geboorte van het kind;
  - geslacht;
  - medicatie en tijdstip toediening;
  - wijze van geboorte van het kind;
  - Apgar-scores (één minuut en vijf minuten na de geboorte);
  - ruptuur/episiotomie en aantal te verwijderen hechtingen;
  - totaal bloedverlies;
  - fundushoogte na geboorte van het kind, pols, tensie, temperatuur;
  - inspectie placenta en vliezen, placentagewicht;
- aanwezigen bij de bevalling;
- voor- en achternaam van het kind.

Verpleegkundige taken direct post partum
Het kind

De arts of verloskundige assisteren bij de eerste opvang van de pasgeborene, bijvoorbeeld het aangeven van de slijmzuiger, het afdrogen en het warm toedekken van de pasgeborene.

Observeren en signaleren van, en adequaat reageren op verschijnselen die kunnen wijzen op mogelijke gezondheidsproblemen bij de pasgeborene:
- ademhaling (regelmatig, niet kreunend);
- hartactie (> 100 sl. per minuut);
- kleur (roze, handen en voeten kunnen de eerste tijd iets blauw zijn);
- spiertonus (moet aanwezig zijn);
- eventueel zichtbare aangeboren afwijkingen, bijvoorbeeld: open ruggetje (spina bifida);
- temperatuur;
- navelstompje (mag niet nabloeden).

De arts of verloskundige assisteren bij:
- de afname van navelstrengbloed: bijvoorbeeld bloedgroep en resusfactor of zuurgraad en bloedgassen;
- het afnemen van kweekmateriaal bij de pasgeborene bij verhoogde infectiekans;
- het eerste lichamelijk onderzoek van de pasgeborene, hierbij is het belangrijk dat de pasgeborene zo weinig mogelijk afkoelt.

Uitvoeren, interpreteren en registreren van de eerste controles bij de pasgeborene:
- gewicht;
- eventueel lengte en schedelomtrek;
- temperatuur;
- algehele conditie.

De pasgeborene identificeren.

In opdracht van de arts of verloskundige per os of intramusculair toedienen van vitamine K volgens lokaal protocol.

De eerste lichamelijke verzorging geven:
- het baden: gebruik hierbij geen zeep om de huidsmeer (vernix) zoveel mogelijk intact te laten;
- navelstompje verzorgen door het te deppen met alcohol; vouw daarna een steriel gaasje 5 × 5 om het navelstompje en de navelklem;
- billetjes insmeren met een vette crème om het verwijderen van de meconium later makkelijk te maken;
- de pasgeborene aankleden, gebruik verwarmde, niet knellende kleding. Een mutsje of omslagdoek met capuchon voorkomt onderkoeling; via een onbedekt hoofdje gaat veel warmte verloren. Het hoofd vormt immers een relatief groot deel van het lichaamsoppervlak.

Observaties, controles, bevindingen en afspraken vastleggen in het partusverslag en/of verpleegkundig dossier. Dit is belangrijk om de gezondheidstoestand van de pasgeborene inzichtelijk te maken, continuïteit van zorg te bewerkstelligen en evaluatie mogelijk te maken.

De barende

Vlak na de geboorte van het kind hebben de ouders over het algemeen de behoefte om op een rustige manier 'kennis te maken' met het kind en even bij te komen van deze ingrijpende gebeurtenis. Het is daarom belangrijk dat de arts, verloskundige, verpleegkundige en eventuele andere aanwezigen daar zoveel mogelijk rekening mee houden door zich enigszins terughoudend op te stellen.

Eventueel in opdracht van de arts of verloskundige een intramusculaire oxytocine-injectie toedienen voor een actief te leiden nageboortetijdperk.

Zorg ervoor dat de barende het niet koud heeft en zo comfortabel mogelijk ligt.

De arts of verloskundige assisteren bij:
- de geboorte van de placenta: bijvoorbeeld het plaatsen van de placenta-opvangpo in bed;
- de inspectie van de placenta en het aan de ouders laten zien van de placenta;
- de inspectie van de vulva en het perineum op eventuele rupturen: bijvoorbeeld de zorg voor goede verlichting van het te inspecteren gebied, een goede houding van de vrouw en het klaarzetten en aangeven van het benodigde materiaal, zoals handschoenen, gazen en deppers;
- de lokale verdoving en het hechten van rupturen of episiotomie:
  - goede houding van de vrouw in het verlosbed, eventueel met gebruik van beensteunen en een dwarsbed;
  - de aanwezigheid van een in hoogte verstelbare kruk;
  - goede verlichting van het wondgebied;
  - klaarzetten en aangeven van de benodigde materialen en instrumenten;
  - lokaal analgeticum in spray of injectie;
  - hechtset, waarin pincetten, naaldvoerder, hechtschaar en hechtnaalden;
  - hechtgaren van juiste soort en dikte;
  - steriele handschoenen en een steriele doek voor een steriel werkveld;
  - gazen en deppers.

Informatie geven over:
- de verpleegkundige en medische handelingen die worden uitgevoerd; geef informatie over de reden, het doel en de procedure, afhankelijk van de behoefte van de vrouw en haar partner;
- de gezondheidstoestand van het kind; betrek de vrouw en haar relaties zoveel mogelijk bij de zorg voor het kind.

Ondersteuning en advies geven ten aanzien van de eerste voeding. Bij borstvoeding is het belangrijk dat zo snel mogelijk wordt begonnen met het aanleggen. De zuigbehoefte van de pasgeborene is meestal een halfuur na de geboorte goed aanwezig. Dit is van belang, omdat het zogen de contractie van de uterus bevordert en goed is voor de moeder-kindbinding.

Observeren en signaleren van, en adequaat reageren op verschijnselen die kunnen wijzen op mogelijke gezondheidsproblemen bij de vrouw:
- algehele toestand;
- stand van de uterus en de mate van contractie;
- vaginaal bloedverlies;
- pols en tensie.

Observaties, controles, bevindingen en afspraken vastleggen in het partusverslag en/of verpleegkundig dossier. Dit is belangrijk om het verloop van de baring inzichtelijk te maken, continuïteit van zorg te bewerkstelligen en evaluatie mogelijk te maken.

De ouders feliciteren. Over het algemeen gebeurt dit pas als de gehele partus achter de rug is en het kind lichamelijk onderzocht is door de verloskundige of de arts.

Als de partus achter de rug is krijgen de ouders rustig de tijd om samen te zijn en enigszins uit te rusten. Zij hebben dan ook de gelegenheid om te telefoneren en eventueel bezoek te ontvangen. De verpleegkundige biedt de ouders iets te drinken en eventueel te eten aan (beschuit met muisjes!).

Ondersteuning en advies geven ten aanzien van de lichaamshygiëne:
- afhankelijk van de conditie van de vrouw kan zij enige tijd na de partus onder begeleiding gaan douchen of met hulp zichzelf op bed wassen en verzorgen;
- omdat het vaginale bloedverlies de eerste uren na de partus nog aanzienlijk kan zijn, worden grote kraamverbanden en celstof onderleggers gebruikt.

Het is belangrijk dat de vrouw binnen een bepaalde tijd na de partus spontaan geürineerd heeft. Een volle blaas weerhoudt de uterus samen te trekken, zodat het bloedverlies heviger kan zijn.

2.5 Kraamperiode

Onder kraamperiode of puerperium wordt verstaan de periode van zes weken waarin de ontzwangering plaatsvindt. De veranderingen van het lichaam tijdens de ontzwangering voltrekken zich na de geboorte van de placenta; ze zijn de eerste zes weken duidelijk. De terugkeer naar de toestand van vóór de zwangerschap kan echter tot zes maanden of zelfs nog langer duren. Deze veranderingen zijn onder andere:

- de versterkte doorbloeding, die tijdens de zwangerschap aanwezig was verdwijnt;
- de uterus gaat terug (involueert);
- het endometrium groeit weer aan;
- het hypothalame (hypofysaire) ovariële systeem komt weer op gang;
- psychische labiliteit en concentratievermogen keren terug.

2.5.1 ONTZWANGERING
Veranderingen in de circulatie
Het extracellulaire vocht keert binnen 24 uur na de geboorte van de placenta terug naar intravasaal. Daardoor neemt de diurese toe en wordt het tijdens de zwangerschap vastgehouden vocht afgevoerd. Dit proces wordt redistributie genoemd. De circulatie naar de uterus neemt af, evenals het circulerende volume, en het bloed krijgt weer de normale samenstelling. De tonus van de vaatwanden neemt toe, de venetekening verdwijnt en de varices worden minder.

Veranderingen van de geslachtsorganen
Involutie van de uterus
Na de geboorte kan de uterus tot ongeveer halverwege de navel en de symfyse worden gevoeld. Onder invloed van contracties treedt teruggang (involutie) op, zodat na verloop van tien dagen de uterus nog juist boven de symfyse te voelen is. Na zes weken is de grootte van de uterus weer normaal. Subinvolutie (verminderde involutie) komt voor bij infecties, placentaresten en vliesresten, en gaat dikwijls gepaard met abnormaal bloedverlies.

Veranderingen van de uterusholte (cavum uteri)
Na de geboorte bevindt zich op de uteruswand op de plaats waar de placenta zich bevond een wondvlak. In de loop van zeven à acht dagen vindt reëpithelisatie plaats en na circa zes weken is het endometrium weer normaal.
Vanuit het wondvlak blijft de kraamvrouw aanvankelijk bloed verliezen. De bloeding uit het placentabed wordt gestopt door terug- en samentrekking (retractie en contractie) van de uterus en door lokale stolling. Aan het begin van het genezingsproces komt er afscheiding uit de uterus, hetgeen *lochia* of *kraamzuivering* wordt genoemd. Aanvankelijk bestaan de lochia uit bloed en vocht en zijn ze rood van kleur. Naarmate het wondvlak geneest worden ze minder bloederig en meer geel van kleur. De geur is zoetig. De bloedbijmenging kan drie tot zes weken duren. Na zes weken moet de herbedekking met epi-

theel (reëpitalisatie) voltooid zijn. Continu bloedverlies is een reden voor nader onderzoek.

Veranderingen in de cervix uteri

De verstreken en ontsloten cervix is reeds de dag na de bevalling weer als cervix herkenbaar. Cervixrupturen, ontstaan tijdens de baring, zijn later als littekens te herkennen (multipare portio).

Veranderingen in de vagina

De vagina blijft gedurende vier tot zes weken wat atrofisch. De oorspronkelijke vorm komt meestal niet meer terug, zodat de vagina voortaan wat wijder is en de ingang van de vagina (introitus) dikwijls wat open blijft. Rupturen genezen snel en meestal zonder littekens.

Veranderingen aan de spieren

Buikwand

De spieren van de buikwand herstellen zich na enkele maanden. Deskundige oefeningen zijn nuttig. De bekkenbodemspieren, ligamenten en bindweefselstructuren herstellen zich langzaam in de loop van vijf tot acht weken, zij het meestal niet volledig. Mogelijk hebben bekkenbodemoefeningen een gunstige invloed op het herstel en verminderen ze de kans op verzakkingen en stressincontinentie.

Diverse veranderingen

Striae, pigmentatie

De striae worden bleek en de pigmentatie neemt af. Een zwangerschapsmasker verdwijnt niet altijd volledig.

Haaruitval

Haaruitval komt soms voor tijdens de zwangerschap, maar veel vaker enige weken na de bevalling. Vrijwel altijd is er na enige weken volledig herstel.

Bindweefsel

De bindweefselstructuren die tijdens de zwangerschap soepeler en weker worden, krijgen in een periode van zes tot twaalf weken weer hun oorspronkelijke stevigheid.

2.5.2 HORMONALE VERANDERINGEN

Borstvoeding (lactatie)

Het functionele gedeelte van de borsten (afb. 2.22) bestaat uit klieren (alveoli)) en afvoergangen (ductus). De ductus lopen vanuit de alveoli

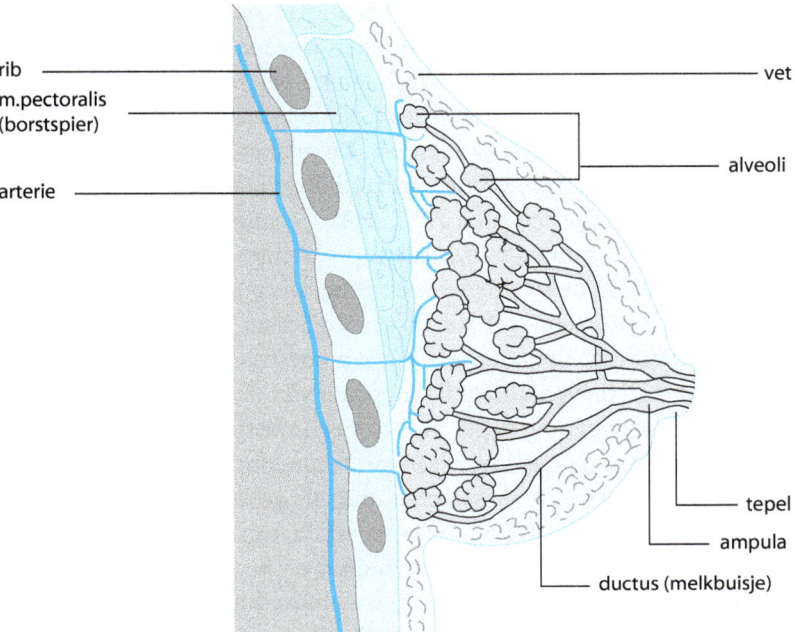

Afbeelding 2.22a *De borst, doorsnede.*

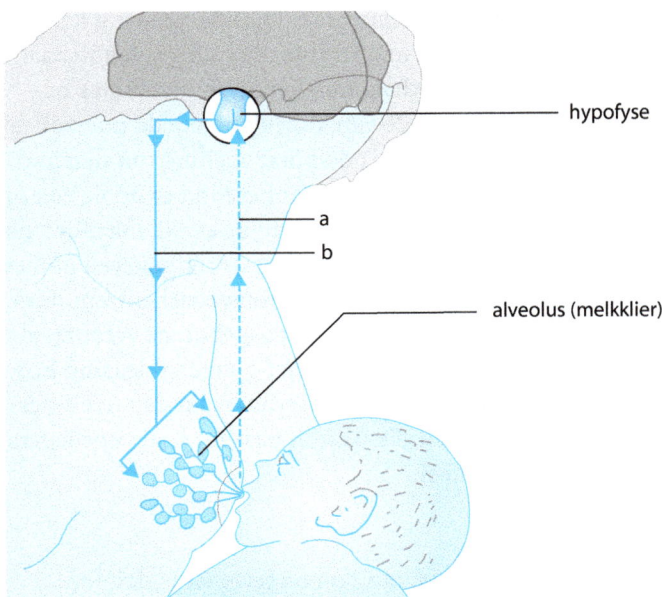

Afbeelding 2.22b *De borst, vooraanzicht.*

naar de tepel. De tepel is opgebouwd uit glad spierweefsel dat als sfincter werkt en de tepel hard kan laten worden en zwellen. Progesteron bevordert de groei van alveoli, terwijl oestrogenen de groei van de ductus stimuleren. Daardoor groeien de borsten tijdens de zwangerschap. Tevens ontstaat er *colostrum*. De melkproductie wordt tijdens de zwangerschap waarschijnlijk geremd door placentaire steroïden (oestrogenen, progesteron en HPL). Het op gang komen van de lactatie berust op hormonale invloeden (prolactine). Na de geboorte van de placenta dalen de oestrogeen- en progesteron- en HPL-spiegels, waardoor het prolactinegehalte stijgt. Prolactine brengt de activiteit van de melkklieren op gang. Als er geen borstvoeding wordt gegeven, daalt het prolactinegehalte in de loop van vier dagen tot normaal. Wordt wel borstvoeding gegeven, dan treedt de tepelreflex in werking. Door zuigen aan de tepel wordt de prolactineproductie bevorderd. Tevens wordt oxytocine uitgestoten, met als gevolg tepelerectie en toeschieten van melk. De uterus reageert daarop met contracties.
De lactatie wordt op gang gehouden door de herhaalde tepelreflex. Het ledigen van de alveoli heeft weer melkproductie tot gevolg. De melkproductie wordt dan ook geremd door een volle borst.
De borsten zijn gespannen, aanvankelijk door bloedstuwing, later door zogstuwing. De stuwing treedt vooral op de derde à vierde dag op en is het meest uitgesproken bij primiparae. Pijnlijke stuwing kan gepaard gaan met een subfebriele temperatuur (tot 38 graden rectaal). Tijdens de lactatie wordt de hypothalamus-hypofyse-ovariumas onderdrukt. Hierdoor is er een periode van anovulatie die de oorzaak is van de amenorroe na de bevalling. Als de borst voeding 'on demand' wordt gegeven, dat wil zeggen iedere keer dat het kind er op de een of andere wijze om vraagt, dan werkt borstvoeding de eerste maanden na de bevalling als anticonceptie. Als er bijvoeding wordt gegeven en het zogen minder frequent gebeurt, neemt de betrouwbaarheid van deze vorm van anticonceptie af. Het zuigen van de pasgeborene veroorzaakt bij de moeder voor een onderdrukking van het gonade releasing hormone (GNRH) door de hypothalamus. Dit veroorzaakt een hypo-oestrogene status met verschijnselen die daarbij passen, zoals opvliegers en atrofie van het vagina-epitheel.

Lactatieremming
Als borstvoeding om welke reden dan ook ongewenst is, kan de lactatie worden geremd door het opbinden van de borsten. Als er geen borstvoeding wordt gegeven en er geen tepelstimulatie meer is, daalt het prolactine snel en is het remmende effect op de hypothalamus snel voorbij. Bij het opbinden ontstaat bij de helft van de vrouwen een

pijnlijke stuwing op de derde en vierde dag na de bevalling. Bij medicamenteuze behandeling met dopamineagonisten ontstaat – mits de medicijnen binnen 24 uur na de bevalling worden toegediend – geen stuwing. Mogelijke bijwerkingen zijn hypotensie met collapsneiging, spierzwakte en moeheid. Bovendien kan in sommige gevallen na een aantal weken alsnog stuwing en zogproductie optreden.

2.5.3 BEGELEIDING TIJDENS DE KRAAMPERIODE

Tijdens de kraamperiode moet gelet worden op temperatuur en polsfrequentie van de moeder, en op bloedverlies, lochia en involutie van de uterus. Inspecteer regelmatig ruptuur, episiotomie en sectiowond, en let op diurese en defecatie.

De vrouw moet worden aangemoedigd tot mobiliseren, maar de eerste dagen is zij vaak duizelig en kan plotseling vallen. Mobilisatie moet dan zeker niet geforceerd worden. Begeleiding is noodzakelijk bij naar het toilet gaan en het douchen.

Borstvoeding is een kwetsbaar en belangrijk probleem. Adequate hulp en aanmoediging zijn van belang. Als het voeden niet goed gaat is er meer kans op het ontstaan van tepelkloven. Bij een ongeruste moeder komt de voeding vaak slechter op gang. Voldoende rust is essentieel. Het niet scheiden van moeder en kind bevordert de kans dat borstvoeding lukt.

Een kraamvrouw heeft heel wat vragen. Zij heeft veel aandacht nodig en uitvoerige voorlichting over de verzorging van haar baby en zichzelf is belangrijk. Een gehaaste arts en/of verpleegkundige kunnen de kraamvrouw geheel van streek maken.

In het ziekenhuis zijn goede hygiënische maatregelen van belang. De verpleegkundigen moeten frequent hun handen wassen, want infecties kunnen gemakkelijk van moeder op moeder en vooral van kind op kind worden overgebracht.

Aandachtspunten tijdens de kraamperiode
De kraamperiode in engere zin, dit zijn de eerste dagen na de bevalling, wordt thuis, in de kraamkliniek of in het ziekenhuis doorgebracht. Dit is afhankelijk van de medische indicatie, de financiële situatie en de voorkeur van de vrouw en haar partner.

Tijdens de kraamperiode is een aantal punten belangrijk.

Informatie, advies en bijstand geven ten aanzien van:
– *lichaamshygiëne*, bijvoorbeeld dagelijks douchen, vulva na toiletgang spoelen, handen wassen na het toiletbezoek en voor het verzorgen

van de baby, kraamverband en ondergoed regelmatig verschonen en goede borstverzorging;
- *lichaamshouding en -beweging*, bijvoorbeeld een goede houding aannemen bij het voeden en bij het mobiliseren de eerste dagen na de partus;
- *voedsel- en vochtopname*: over het algemeen wordt een licht laxerende voeding aangeraden. Het is belangrijk voldoende te drinken om de stoelgang te bevorderen en het op gang komen van de borstvoeding te stimuleren;
- *uitscheiding*: adviseer de kraamvrouw regelmatig te urineren. Een volle blaas belemmert het contraheren van de uterus, zodat de vrouw meer bloed kan verliezen dan nodig is. Naweeën zijn soms ook het gevolg van een volle blaas. De eerste dagen kan de kraamvrouw een branderig gevoel hebben bij het urineren, doordat tijdens de baring wondjes zijn ontstaan. De klachten kunnen verminderen door tijdens het urineren te spoelen met behulp van douchekop of spoelbeker;
- *pijnbeleving*: mogelijke pijnklachten in het kraambed kunnen ontstaan door bijvoorbeeld spierpijn, naweeën, wondpijn, hemorroïden, hematomen, pijnlijke tepels, stuwing van de borsten en darmkrampen bij obstipatie;
- *voeding en verzorging van de baby*: hierbij is het belangrijk dat de ouders zo snel mogelijk zelfstandig voor hun kindje zorgen en weten waarop zij moeten letten. Hierbij komen het baden, verschonen, de navelverzorging en de borstvoeding aan de orde;
- *assistentie bij borstvoeding*. Borstvoeding is in principe de meest logische voeding voor de pasgeborene en heeft gunstige effecten. Soms is borstvoeding niet veilig voor de pasgeborene (bijvoorbeeld bij hiv-positieve moeders en bij gebruik van diverse medicijnen), soms is het niet mogelijk, bijvoorbeeld na een mammareductie-operatie waarbij de tepel is verplaatst. Dan is flesvoeding een goed alternatief. De kans dat borstvoeding slaagt is mede afhankelijk van de kwaliteit van de begeleiding. Voldoende rust voor de moeder en deskundige hulp zijn belangrijk.

Begeleiden en ondersteunen van de kraamvrouw en haar relaties:
- begeleiden bij opname;
- openstaan voor vragen;
- actief luisteren, vaak heeft de vrouw een sterke behoefte de gang van zaken rond de baring te bespreken;
- eventuele problemen of onzekerheden herkennen en bespreekbaar maken;

- de kraamvrouw en haar partner helpen zelf tot inzicht in en met oplossingen voor mogelijke problemen te komen;
- adviezen geven;
- eventueel doorverwijzen naar arts, verloskundige, maatschappelijk werkende of andere hulpverleners (bijv. patiëntenorganisaties voor specifieke gezondheidsproblemen);
- belangen van de kraamvrouw behartigen bij arts en andere disciplines;
- rekening houden met de levenshouding en cultuur van de kraamvrouw en haar relaties;
- begeleiden bij het geven van borstvoeding of flesvoeding;
- begeleiden bij het vinden van een dagritme rondom de voedingstijd;
- begeleiden bij ontslag.

Zorgen voor een veilige en hygiënische omgeving voor moeder en kind; de zorg voor de kamer, het bed en het nachtkastje, het toezicht op de schoonmaak en het onderhoud van de afdeling, het op de hoogte zijn en naleven van veiligheidsregels.

Observeren en signaleren van en adequaat reageren op mogelijke gezondheidsproblemen bij de kraamvrouw en haar baby op lichamelijk, geestelijk en sociaal gebied als gevolg van de baring en het kraambed.

Routinecontroles uitvoeren, interpreteren en registreren bij de kraamvrouw:
- pols en temperatuur (NB. Bij stuwing kan er een subfebriele temperatuur zijn; een temperatuur boven 38 graden moet altijd serieus genomen worden, er moet dan naar een infectiebron worden gezocht);
- tensie op indicatie;
- stand van de fundus uteri en de mate van contractie van de uterus;
- lochia op hoeveelheid, samenstelling, kleur en geur;
- perineumwond op mogelijke infectie;
- borsten en tepels op stuwing, tepelkloven en tekenen van een dreigende mastitis;
- defeceren en urineren.

De afdelingsgebonden voorraad beheren van medische, verzorgings- en verpleegartikelen.

Wondverzorging en hechtingen verwijderen.

Voorbereiding, uitvoering en nazorg bij medicijngebruik:
- per os;
- per injectie;
- intraveneus, eventueel met perfusor;
- rectaal.

Zitbadjes toepassen.

IJskompressen toepassen.

Observaties, controles, bevindingen en afspraken vastleggen in het verpleegkundig dossier. Dit is belangrijk om de zorg inzichtelijk te maken, continuïteit van zorg te bewerkstelligen en evaluatie en kwaliteitstoetsing mogelijk te maken. Een goede verpleegkundige verslaglegging is onmisbaar bij het opstellen en uitvoeren van een individueel verpleegplan.

2.6 Psychologische aspecten van bevalling en kraamperiode

Wanneer de baring begonnen is, is dat aanleiding voor gemengde gevoelens. Vrijwel alle vrouwen zijn min of meer gespannen en bang voor de pijn en gebeurtenissen die hen te wachten staan. Daarnaast zijn zij opgelucht dat de baring begonnen is en trots op het eigen lichaam dat kennelijk normaal functioneert.
De ontsluitingsperiode wordt door die gemengde gevoelens verschillend beleefd. Sommige vrouwen zijn zeer open en zoeken hulp bij hun partner en de hulpverleners, andere zijn stil en moeilijk toegankelijk. Pogingen tot hulp van de kant van vooral de partner, maar ook wel van die van de hulpverleners, kunnen korzelig worden afgedaan. De duur van de ontsluitingsperiode heeft invloed op een positieve of negatieve beleving van deze fase. Wanneer de ontsluiting vlot verloopt neemt het enthousiasme toe, terwijl de wanhoop groot wordt bij geringe vorderingen. Wanneer de ontsluiting tot 7-8 cm gevorderd is zeggen vrouwen vaak: 'dit houd ik niet langer vol', of: 'ik kan niet meer'. De vrouw is de wanhoop nabij. Goede begeleiding kan dan helpen.
De uitdrijvingsperiode betekent dikwijls een opluchting. Vooral vrouwen met een actief karakter zijn opgelucht dat zij wat kunnen doen. Tijdens het persen worden de weeën meestal als minder pijnlijk ervaren. Aanmoedigende en prijzende woorden worden doorgaans zeer op prijs gesteld.
Na de geboorte van het kind overheersen gevoelens van opluchting en trots. Dikwijls is er een toenemende blijdschap, die tot 24 uur na de

bevalling culmineert in een opgetogen stemming. Er zijn maar weinig vrouwen die in deze periode kunnen slapen, zelfs niet na een vermoeiende bevalling.

2.6.1 LABILITEIT IN DE KRAAMPERIODE

Op de derde tot vijfde dag na de bevalling zijn veel moeders labiel, huilerig, of zelfs depressief. Ten dele zijn deze gemoedstoestanden het gevolg van de plotselinge hormonale veranderingen. Daarnaast zijn de roes van de bevalling en de vreugde ervan voorbij en slaat de vermoeidheid toe. Bovendien is dit de periode dat de borsten gestuwd en soms pijnlijk zijn; eventuele hechtingen zijn pijnlijk en dikwijls is er spierpijn door de inspanningen van het persen.

Wellicht het belangrijkste echter zijn de ambivalente gevoelens ten opzichte van het kind. Het plotseling ervaren van de verantwoordelijkheid en vooral de onduidelijkheid van de eigen gevoelens voor het kind zijn verwarrend. Veel vrouwen schamen zich, omdat hun gevoelens voor het kind niet overeenkomen met de hoge verwachtingen die zij daarvan hadden.

Na de vijfde dag herstelt deze labiliteit zich meestal enigszins, maar toch blijft de kraamvrouw voor de omgeving vaak moeilijk te benaderen of te volgen. Normaliter keert de stabiliteit in de loop van zes weken terug. Veel rust speelt daarbij een belangrijke rol.

Labiliteit en depressieve stemmingen na de bevalling zijn een volstrekt normaal fenomeen. Sommige vrouwen belanden echter in een uitgesproken postpartumdepressie. Zij voelen zich uitgeput en somber, zij achten zich niet in staat hun kind te verzorgen en krijgen daarover ernstige schuldgevoelens. Daadwerkelijke hulp bij het verzorgen van het kind en bij de huishouding, bescherming en vooral gesprekken over zwangerschap, bevalling en de actuele situatie blijken manieren om een postpartumdepressie door te komen. Vroeg of laat gaat het over.

2.6.2 SEKSUALITEIT TIJDENS ZWANGERSCHAP EN KRAAMPERIODE

Tijdens het eerste trimester van de zwangerschap is bij de vrouw de behoefte tot vrijen vaak verminderd. Veranderingen in de hormoonspiegels en angst de zwangerschap te verstoren spelen daarbij een rol. Tijdens het tweede trimester is er doorgaans een grote behoefte tot vrijen. Vaak is vooral de behoefte om vastgehouden te worden groot. De behoefte tot coïtus kan, maar hoeft niet verminderd te zijn. Tijdens het laatste trimester neemt de behoefte tot coïtus duidelijk af en dit verminderde libido zet zich meestal voort tot minstens twee à drie maanden na de bevalling.

Tijdens de laatste weken van de zwangerschap is er medisch gezien geen bezwaar tegen vaginale coïtus. Dikwijls zijn alternatieve houdingen aangewezen, omdat de buik in de weg zit.

Na de bevalling is de vagina nog tamelijk lang gevoelig, mede door de hypo-oestrogene toestand van het vaginaepitheel, en kan een ruptuur of episiotomie vrij lang pijnlijk blijven. Meestal bestaat er daardoor angst voor de coïtus. Overigens is er geen medische reden een coïtus binnen zes weken na de bevalling te ontraden: wanneer het bloedverlies is gestopt, is er geen bezwaar. Niettemin is de vrouw de eerste maanden moe en ligt haar prioriteit meer bij haar kind dan bij haar partner. De man maakt tijdens zwangerschap en na de baring niet zelden een moeilijke tijd door: aan zijn behoefte tot vrijen wordt dikwijls onvoldoende tegemoetgekomen. Hij is bang de zwangerschap te verstoren of zijn vrouw pijn te doen en hij heeft ten dele afstand moeten doen van de intieme plek van zijn partner, die nu als baringskanaal heeft gefungeerd. Daarnaast spelen vaak gevoelens van jaloezie ten opzichte van het kind dat zoveel aandacht en emotie opeist, borstvoeding krijgt en zijn partner zo uitput, en soms ten opzichte van de arts die de zwangerschap en baring heeft begeleid. Dit zijn normaal voorkomende fenomenen, die bespreekbaar gemaakt moeten worden. Zwangerschap en kraamperiode zijn dan kritieke perioden in de relatie, waarvan de partners zich dikwijls onvoldoende bewust zijn. Het is van belang dat zowel de man als de vrouw zich op deze periode voorbereidt. De verpleegkundige/kraamverzorgster/arts moet hierop letten, het zo nodig bespreekbaar maken en erop wijzen dat dit normaal optredende reacties zijn.

Anticonceptie in het kraambed
Uiteraard moet rekening gehouden worden met individuele factoren. Als er niet meer volledig borstvoeding wordt gegeven, is er kans op zwangerschap. Bij volledig borstvoeding is de kans op zwangerschap tijdens de eerste zes maanden kleiner dan 2%.

Hormonale anticonceptie dat zowel oestrogeen als progestageen bevat is betrouwbaar, maar heeft een remmend effect op de borstvoeding en er komen kleine hoeveelheden van in de borstvoeding. Een nadelig effect daarvan is overigens niet bewezen. Een IUD is een goed alternatief, maar plaatsing kort na de bevalling veroorzaakt een grotere kans op infectie en expulsie. Sterilisatie in het kraambed wordt afgeraden, omdat de situatie kort na de bevalling een slechte periode is om een dergelijke definitieve beslissing te nemen en omdat de ingreep meer complicaties heeft zo kort na de bevalling bij een nog niet ontzwangerde uterus. Het pessarium kan de eerste maand niet worden toegepast en moet daarna opnieuw worden aangemeten, omdat immers de vagina ruimer is geworden.

2.7 Medische indicatie voor specialistische behandeling

De organisatie van de Nederlandse verloskunde is zo geregeld dat gezonde zwangeren met een normale zwangerschap in principe bevallen onder leiding van een verloskundige (vroedvrouw), of van de huisarts. De bevalling kan thuis plaatsvinden, of desgewenst in een ziekenhuis of speciaal voor bevallingen ingericht centrum. De zwangere kan dat zelf bepalen. Indien zij vrijwillig in het ziekenhuis bevalt, gebeurt dat poliklinisch en maakt zij het kraambed thuis door. Zij kan ook het kraambed vrijwillig in het ziekenhuis doormaken. Hieraan zijn echter extra kosten verbonden.

Indien er omstandigheden zijn waardoor specialistische behandeling is aangewezen, krijgt de vrouw een medische indicatie, maar maakt het kraambed thuis door. Voor het kraambed kan een aparte medische indicatie van kracht zijn: de kraamvrouw blijft in dat geval in het ziekenhuis op grond van een medische indicatie. Zij betaalt dan een eigen risico en de rest wordt door de zorgverzekeraar betaald. Een en ander hangt af van het pakket dat bij de verzekeraar is afgesloten. Het is van belang de voorwaarden van de polis goed te bestuderen. Bij een vrijwillig klinisch kraambed zijn de kosten meestal hoger.

Indien de kraamperiode thuis wordt doorgemaakt, moet via een kraamcentrum bevoegde kraamhulp worden aangevraagd.

Voor specialistische behandeling en een medische reden om klinisch te bevallen moet een zogenaamde medische indicatie bestaan. Dergelijke indicaties zijn:
1 Indicaties die uit de voorgeschiedenis voortvloeien en dus bij de eerste anamnese al naar voren komen:
   – ziekten die invloed kunnen hebben op zwangerschap, baring, kraambed of kind, of ziekten die beïnvloed kunnen worden door zwangerschap, baring en kraambed;
   – gestoorde obstetrische voorgeschiedenis.
2 Indicaties die voortvloeien uit het eerste onderzoek, bijvoorbeeld hypertensie, nierafwijkingen, bekkentumoren, ernstige anemie.
3 Indicaties die zich tijdens de prenatale zorg openbaren, bijvoorbeeld bloedverlies, hypertensie, groeivertraging, polyhydramnion, pyelitis, zwangerschapsdiabetes, liggingsafwijkingen, serotiniteit.

4 Medische indicaties durante partu en direct post partum, bijvoorbeeld niet op gang komen van de baring na 24 uur gebroken vliezen, vroeggeboorte, liggingsafwijkingen, slecht vorderende baring, foetale nood, bloedverlies, vastzittende placenta, fluxus post partum, totaalruptuur.
5 Medische indicaties voor een klinisch 'kraambed' (een betere naam is kraamperiode).

1 en 2 zijn de zogenoemde *primaire medische indicaties*, 3 en 4 zijn de zogenoemde *secundaire medische indicaties*.

Indicaties na een thuisbevalling:
- Voor de moeder: vulvahematoom, koorts, incomplete placenta, abnormaal bloedverlies, totaalruptuur enzovoort.
- Voor het kind: vroeggeboorte, te laag geboortegewicht (< 37 weken, < 2500 g), geboortegewicht boven 4500 g, serotiniteit, cyanose, asfyxie, congenitale afwijkingen, icterus, voedingsproblemen enzovoort.

Indicaties na ziekenhuisbevalling:
- Voor de moeder: reeds voor de zwangerschap bestaande aandoeningen die specialistische begeleiding vragen. Aandoeningen in relatie tot de zwangerschap, zoals diabetes, meerlingen, hypertensie, infectie enzovoort. Aandoeningen in relatie tot de baring, zoals kunstverlossingen (behalve uitgangstang of vacuüm), langer dan 24 uur gebroken vliezen.
- Voor het kind: dezelfde redenen als na thuisbevalling.

Omdat moeder en kind de eerste dagen na de bevalling niet onnodig gescheiden mogen worden, zal iedere indicatie voor het kind tevens een indicatie voor een klinisch kraambed voor de moeder zijn, en andersom.
NB. Vrouwen die in de lactatieperiode opgenomen moeten worden, kunnen – mits zij borstvoeding geven – meestal hun kind eveneens in het ziekenhuis laten opnemen.

2.8 Statistische gegevens over verloskunde

2.8.1 MATERNALE STERFTE
Onder maternale sterfte (of moedersterfte) wordt volgens de definitie van de Wereldgezondheidsorganisatie (WHO) verstaan: het aantal overleden vrouwen per 100.000 zwangerschappen tot 42 dagen na het

einde van de zwangerschap, ongeacht de duur en de plaats van de
zwangerschap door elke oorzaak die gerelateerd is aan of versterkt
wordt door de zwangerschap of de behandeling van de zwangerschap.
Verder wordt onderscheid gemaakt in:
- *directe moedersterfte*: sterfte als gevolg van verloskundige complicaties tijdens zwangerschap, bevalling en kraamperiode;
- *indirecte moedersterfte*: sterfte als gevolg van ziekte die geen verband houdt met zwangerschap, maar die wel tijdens de zwangerschap of kraamperiode is verergerd en tot overlijden heeft geleid.

Toevallige of niet-obstetrische sterfte valt buiten de definitie van moedersterfte, maar is wel onderdeel van de zwangerschapsgerelateerde sterfte. Vervolgens is er nog een indeling in:
- *vroege maternale sterfte* (binnen 42 dagen postpartum);
- *late maternale sterfte* die gaat tot een jaar na de bevalling.

Zwangerschapsgerelateerde sterfte is de sterfte tijdens de zwangerschap, de bevalling of de eerste 42 dagen erna onafhankelijk van de doodsoorzaak. Meestal wordt de sterfte van moeders per 100.000 levend geboren kinderen genomen. Zo was in Nederland in 2003 de moedersterfte per 100.000 levend geboren kinderen 9,5. De voornaamste oorzaken van moedersterfte zijn in de eerste plaats (pre)eclampsie en verder in volgorde trombo-embolie, obstetrische bloedingen en sepsis. Opvallend is dat in een groot deel een keizersnede oorzaak of complicerende factor was bij het optreden van moedersterfte.

2.8.2 PERINATALE STERFTE
Onder perinatale sterfte wordt verstaan de sterfte van foetus of pasgeborene. Daarin worden de volgende onderverdelingen gemaakt:
- foetale sterfte = intra-uteriene sterfte = doodgeboorte:
  - voor de baring;
  - tijdens de baring;
- neonatale sterfte = sterfte na de geboorte;
  - vroegneonatale sterfte = sterfte binnen 7 × 24 uur na de geboorte;
  - uitgebreide neonatale sterfte = sterfte binnen vier weken na de geboorte.

Met standaard perinatale sterfte wordt bedoeld: het aantal doodgeboren en binnen 7 × 24 uur na de geboorte overleden kinderen met een geboortegewicht van ten minste 1000 g, berekend op het totale aantal levend- en doodgeborenen van ten minste 1000 g. Tegenwoordig wordt meestal de perinatale sterfte berekend vanaf 500 g of als het geboortegewicht onbekend is wordt dit gewicht gelijkgesteld met een zwangerschapsduur van 22 weken. Over de definities is nog internationale discussie gaande.

De stichting perinatale registratie Nederland (PRN) publiceert de gegevens over de gemeenschappelijke landelijke perinatale registraties (dus zowel van de eerste als de tweede lijn verloskunde, als van de neonatale registraties). In 2003 was de perinatale sterfte tot zeven dagen na geboorte tussen 22 en 32 weken 381,53 per duizend (levend en dood) geboren kinderen. Tussen 32 en 37 weken was dit 30,62 promille en bij een zwangerschapsduur van 37 weken of langer 3,52 promille.

2.9 Wettelijke regelingen in Nederland

Aangeven van de pasgeborene

De vader van het kind (degene die het kind erkent) is verplicht aangifte van de geboorte te doen bij de Burgerlijke Stand in de gemeente waar het kind ter wereld kwam, en wel binnen drie dagen na de bevalling. Bij ontstentenis van de vader is degene in wiens woning de bevalling plaatsvindt, of in een ziekenhuis of inrichting het hoofd hiervan, tot aangifte verplicht, of een door hem/haar aangewezen gedelegeerde. In sommige gevallen is het niet mogelijk het geslacht van het kind op te geven voordat chromosomenonderzoek is verricht. In zo'n geval moet uitstel van de geboorteaangifte worden gevraagd bij de Officier van Justitie.

Begraven

Ook kinderen die zijn overleden en begraven, moeten worden aangegeven bij de Burgerlijke Stand. Volgens de Nederlandse wet moeten alle vruchten (dood of levend geboren) met een zwangerschapsduur van ten minste vierentwintig weken, of als dit volstrekt onbekend is, met een geboortegewicht van minimaal 500 g begraven worden.

Zwangerschaps- en bevallingsverlof

Werkende vrouwen, of zij hun baan nu wel of niet aanhouden, hebben (in Nederland) recht op zestien weken zwangerschaps- en bevallingsverlof; vier tot zes weken daarvan worden opgenomen vóór de bevalling. In de laatste vier weken kan men zich niet ziek melden.

Borstvoeding

De werkgever is binnen redelijke grenzen verplicht de werkneemster de gelegenheid te bieden haar kind borstvoeding te geven.

2.10 Wettelijke regelingen in België

Bescherming tegen ontslag
De wet beschermt de zwangere werkneemster tegen ontslag vanaf het moment dat de werkgever op de hoogte is van de zwangerschap (medisch attest) tot één maand na het postpartumverlof. Gedurende deze periode kan alleen een einde worden gemaakt aan de arbeidsovereenkomst op basis van redenen die niets te maken hebben met de lichamelijke toestand als gevolg van zwangerschap of bevalling.

Zwangerschapsverlof
Het zwangerschapsverlof bedraagt vijftien weken, waarvan acht weken verplicht post partum. De zeven weken ante partum mogen worden toegevoegd aan de acht weken post partum (niet aan te raden). Het zwangerschapsverlof is een bezoldigd verlof.
Wanneer zeven weken ante partum worden genomen en de werkelijke datum van de bevalling later valt, wordt dit verlof automatisch verlengd, met dien verstande dat de verzekering maximaal één week van deze verlenging vergoedt tegen 60%. Het recht op acht weken postpartumverlof blijft in dat geval behouden.
Evenals in Nederland moet de werkgever een zwangerschapsverklaring krijgen waarop de vermoedelijke datum van bevalling is vermeld. Bij een vervroegde bevalling wordt het zwangerschapsverlof toegekend vanaf 180 dagen zwangerschap, mits een officiële geboorteaangifte wordt overlegd.
Het is mogelijk het postpartumverlof te verlengen om borstvoeding te geven; hiertoe wordt een medisch attest ingediend waaruit blijkt dat daadwerkelijk borstvoeding wordt gegeven. Ook de toestemming van de werkgever is vereist. Dit borstvoedingsverlof is een onbezoldigd verlof en loopt maximaal tot het einde van de vijfde maand na de geboorte.

Financiële tegemoetkomingen
Vanaf de zesde maand mag een zwangere met een tweedeklas kaartje in een eersteklas treincoupé reizen, zonder bijkomende kosten, mits zij in het bezit is van een medisch attest waarop de vermoedelijke bevallingsdatum is vermeld en er geen plaats vrij is in een tweedeklas coupé.

Geboortepremie
Vanaf zes maanden zwangerschap kan een geboortepremie worden aangevraagd door middel van een speciaal attest dat aan het Kinder-

bijslagfonds toegestuurd moet worden. Het bedrag van deze geboortepremie is het grootst voor een eerste kind en daalt trapsgewijs bij de volgende kinderen.

Kinderbijslag

Een uittreksel van de geboorteakte wordt naar het Kinderbijslagfonds gezonden om maandelijks kinderbijslag te krijgen. Het bedrag loopt trapsgewijs op van het eerste tot het vijfde kind, dit in tegenstelling tot de geboortepremie.

Kennisgeving van de geboorte

Van elke geboorte moet kennis worden gegeven aan de ambtenaar van de Burgerlijke Stand, uiterlijk op de eerste werkdag volgend op de bevalling. Deze kennisgeving kan mondeling of schriftelijk gebeuren:
– in geval van bevalling in een kraaminrichting door degene die de leiding over de inrichting heeft of door zijn/haar afgevaardigde;
– in andere gevallen door de arts of de vroedvrouw of andere personen die bij de bevalling aanwezig waren, of in wiens huis de bevalling plaatshad.

De ouders zelf zijn niet onderworpen aan de verplichting van kennisgeving.

Aangifte van de geboorte

De geboorte moet binnen vijftien dagen na de bevalling worden aangegeven door de vader, de moeder, of door beiden, bij de ambtenaar van de Burgerlijke Stand, die de geboorteakte opstelt. Wanneer geen van beide ouders de aangifte verricht, moet dat worden gedaan door de personen zoals vermeld onder 'Kennisgeving van de geboorte'. Wanneer er binnen vijftien dagen geen aangifte is gedaan, verwittigt de ambtenaar van de Burgerlijke Stand binnen drie werkdagen na het verstrijken van de vijftien dagen de persoon die hem kennis heeft gegeven van de geboorte. Deze persoon kan dan alsnog aangifte doen binnen drie werkdagen na ontvangst van de verwittiging. Gebeurt dat niet, dan kan de geboorteakte alleen nog worden opgesteld op basis van een vonnis van de rechtbank van eerste aanleg.

Begraven

Vanaf 180 dagen zwangerschap moet elk overleden kind (doodgeboren of enkele minuten of dagen na de geboorte gestorven) worden aangegeven bij de ambtenaar van de Burgerlijke Stand, die dan het benodigde attest aflevert tot begraven.

3 Afwijkende verloskunde

3.1	**Afwijkende zwangerschap**	168
3.1.1	Afwijkende lokalisatie van de zwangerschap	168
3.1.2	Afwijkende ontwikkeling	171
3.1.3	Milieufactoren en infecties	177
3.1.4	Duur van de zwangerschap	187
3.1.5	Foetale groei	192
3.1.6	Moederlijke factoren	194
3.1.7	Placenta	210
3.1.8	Vruchtwater	215
3.1.9	Meerlingzwangerschap	217
3.2	**Afwijkende baring**	219
3.2.1	Benig baringskanaal	219
3.2.2	Afwijkingen van de weke delen van het baringskanaal	221
3.2.3	Afwijkende liggingen van de vrucht	222
3.2.4	Afwijkende stand van de schedel	228
3.2.5	De baring bij tweelingen	230
3.2.6	Navelstreng	231
3.2.7	Vruchtwater	233
3.2.8	Beloop van baringen	234
3.2.9	Inleiden (inductie) van de baring	244
3.3	**Stoornissen tijdens het kraambed**	252
3.3.1	Abnormaal bloedverlies	252
3.3.2	Stoornissen van de lactatie	254
3.3.3	Overige infecties	257
3.3.4	Stoornissen van het bloedvatenstelsel	259
3.3.5	Stoornissen van de blaas	262
3.3.6	Stoornissen in het motorische stelsel	263
3.3.7	Psychische stoornissen	264

3.1 Afwijkende zwangerschap

In principe kan tijdens de zwangerschap elke ziekte optreden, met meestal dezelfde verschijnselen als daarbuiten. Sommige ziekten kunnen evenwel een ongunstige invloed op de zwangerschap hebben, en een zwangerschap kan het beloop van een aandoening nadelig beïnvloeden. Bepaalde ziektebeelden vinden hun oorzaak in de zwangerschap zelf, bijvoorbeeld pre-eclampsie.

Het verplegen van een zieke zwangere is technisch doorgaans niet moeilijk. Vaak wordt bedrust voorgeschreven. Voor de aanstaande moeder is dat echter moeilijk. Meestal voelt ze zich niet ziek, maar maakt zij zich ernstig zorgen over het kind dat op de een of andere manier in gevaar is. Voor de hulpverlener betekent dit een veelomvattende begeleidende taak. Enerzijds moet deze zich flexibel opstellen in verband met onder meer bezoek- en verlofregeling om de zwangere zich enigszins 'thuis' te laten voelen, anderzijds moet deze de vrouw ondersteunen bij de soms langdurige behandeling. Door een goede observatie en adequaat handelen bij complicaties, kan de verpleging ertoe bijdragen risicozwangerschappen tot een goed einde te brengen.

3.1.1 AFWIJKENDE LOKALISATIE VAN DE ZWANGERSCHAP

Buitenbaarmoederlijke zwangerschap

Elke bevruchte eicel die zich buiten het baarmoederslijmvlies inplant leidt tot een buitenbaarmoederlijke zwangerschap. Meestal wordt dit extra-uteriene graviditeit of EUG genoemd. Meestal is de zwangerschap in de eileider (tubaire graviditeit) gelegen, een enkele maal in de buikholte (abdominale graviditeit) of in de eierstok (ovariële graviditeit). Zelden in de baarmoederhals (cervicale graviditeit). Ook kan de zwangerschap voorkomen in de wand van de eileider (tuba), waar deze de uteruswand passeert (interstitiële graviditeit) (afb. 3.1).

Oorzaken

Elke verstoring van het normale transport van de bevruchte eicel kan reden zijn voor een extra-uteriene zwangerschap. Hoofdzakelijk betreft het resttoestanden van een vroeger doorgemaakte infectie, zoals een ontsteking van de eileider en eierstok (adnexitis) en buikvliesontsteking (peritonitis), zoals die voorkomen bij een doorgemaakte infectie met gonokokken of chlamydia trachomatis. Een dergelijke infectie veroorzaakt beschadiging of verlies van het trilhaarepitheel van de eileider, vernauwingen of vergroeiingen van de eileiders. Andere

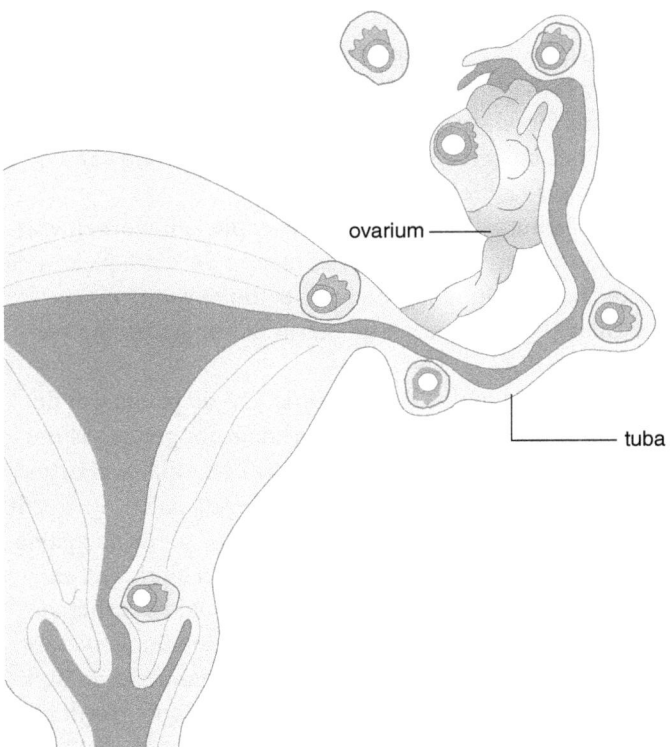

Afbeelding 3.1 Extra-uteriene zwangerschap. Mogelijke lokalisatie: abdominaal, tubair (meestal), interstitieel (intramuraal) en cervicaal.

mogelijke oorzaken zijn afwijkingen van de vrucht. De vrucht is dan kennelijk niet goed door de eileider te transporteren.

Symptomen
- Amenorroe: de duur van de amenorroe kan zeer wisselend zijn, van enkele dagen tot verscheidene weken. Een amenorroe kan zelfs geheel ontbreken.
- Andere zwangerschapstekenen: subjectieve zwangerschapsverschijnselen, positieve zwangerschapsreactie (urine), verhoogde HCG-waarden in het bloed.
- Bloedverlies: dit treedt op als gevolg van het afstoten van gedeelten van de decidua uit de uterus.
- Buikpijn: de lokalisatie van de zwangerschap in de tuba veroorzaakt pijn. Bovendien is er dikwijls wat bloedverlies naar de buikholte, wat pijn en peritoneale prikkeling veroorzaakt.

Diagnostiek

- HCG. De diagnose zwangerschap wordt gesteld met behulp van een positieve zwangerschapsreactie. Door het herhaald bepalen van HCG-waarden uit bloed wordt duidelijk of de zwangerschap vitaal is of niet, en of het mogelijk is de lokalisatie met behulp van vaginale echoscopie vast te stellen.
- Echoscopie. Met behulp van vaginale echoscopie kan worden vastgesteld of een zwangerschap zich wel of niet op de juiste plek in de uterus bevindt. Bovendien is vrij vocht in de holte van Douglas herkenbaar. Dikwijls zijn er naast de uterus echobeelden die verdacht zijn voor een EUG.
- Laparoscopie. Met behulp van laparoscopie kan de plaats van de zwangerschap worden vastgesteld, mits deze groot genoeg is om herkend te worden. Meestal treedt in de tuba een tubaire abortus op. De vrucht is niet vitaal en de hormoonspiegels dalen. Er treedt bloeding op door afstoting van de decidua. Soms wordt de gehele decidua afgestoten als een 'decidual cast'. Dit lijkt sterk op een spontane abortus, maar er bevinden zich geen vlokken in het afgestoten endometrium. De vrucht zelf kan ook bloedingen veroorzaken door de tubaire abortus. Het bloed sijpelt dan naar de buikholte en veroorzaakt geleidelijk toenemende pijn. Soms treedt een tubaruptuur op. Dit gebeurt vooral als de zwangerschap nog vitaal is en gelokaliseerd is in het nauwe deel van de tuba. Bij een tubaruptuur treedt zeer snel ruim bloedverlies naar de buikholte op met symptomen van shock en een acute buik.

Beloop

Het beloop van een extra-uteriene zwangerschap is verschillend. Bij een tubaire graviditeit ontwikkelt de bevruchte eicel zich in de eileider of sterft af zonder deze te beschadigen. Hoogst zelden duurt de ontwikkeling langer dan drie maanden. Bij gering inwendig bloedverlies treden er, behalve buikpijn, nauwelijks typische verschijnselen op. Bij vaginaal onderzoek kan soms een adnextumor worden gevoeld, die veelal pijnlijk is.

Symptomen van 'acute buik', veroorzaakt door peritoneumprikkeling ten gevolge van een sterke bloeding in de buikholte, zijn:
- spontane buikpijn;
- sterke drukpijn;
- schouderpijn, door prikkeling van het diafragma;
- braken;
- loze drang tot defecatie;
- zeer pijnlijk vaginaal onderzoek;

- bewegen van de cervix (slingerpijn) en drukken op de Douglasholte (cri du Douglas) zijn uitermate pijnlijk.

Symptomen van acuut inwendig bloedverlies zijn:
- bleekheid;
- snelle pols;
- bloeddrukdaling;
- neiging tot collaps en verschijnselen van shock door bloedverlies en peritoneumprikkeling.

Behandeling

Vóór operatieve diagnostiek en behandeling wordt een redelijk stabiele circulatie nagestreefd, met behulp van een infuus.
Al naar gelang de bevindingen bij laparoscopie zal veelal operatief worden ingegrepen: in principe wordt getracht het zwangerschapsproduct, bijvoorbeeld na incisie van de tuba, uit de tubawand te verwijderen. In de meeste gevallen kan deze ingreep laparoscopisch worden verricht, soms is een laparotomie noodzakelijk. Het komt ook voor dat de gehele tuba moet worden verwijderd.
Bij de uiterst zeldzame ovariële zwangerschap kan een wigexcisie uit het ovarium nodig zijn.
Een alternatief is de behandeling met methotrexaat, een licht cytostaticum. Dit is alleen mogelijk als de zwangerschap zich nog niet ver heeft ontwikkeld. Als maat hiervoor wordt het serum HCG-gehalte genomen; dit moet lager zijn dan 3000 IU/L. Methotrexaat wordt intramusculair gedurende een week om de dag gegeven, en wordt afgewisseld met foliumzuur om de bijwerkingen tegen te gaan.
Bij een waarschijnlijk kleine tubaire abortus met weinig klachten wordt wel eens een spontane genezing afgewacht. Bij resusnegatieve vrouwen wordt een intramusculaire injectie anti-D toegediend ter preventie van de ontwikkeling van rhesusantistoffen bij de moeder.

Prognose

Na een eenmaal doorgemaakte extra-uteriene zwangerschap is er verhoogde kans op herhaling.

3.1.2 AFWIJKENDE ONTWIKKELING

Abortus

Onder abortus of miskraam wordt verstaan het spontaan eindigen van de zwangerschap vóór zestien weken amenorroe. Een abortus komt het frequentst voor bij minder dan twaalf weken amenorroe. Van de klinisch herkenbare intra-uteriene zwangerschappen eindigt 10-15%

in een spontane abortus. Van het totale aantal concepties gaat meer dan de helft mis.

De oorzaken van een spontane abortus zijn dikwijls onbekend. Bekende oorzaken zijn:
- *afwijkingen aan de vrucht*. Dit is de meest frequente oorzaak. In een hoog percentage komen chromosomale afwijkingen voor. Vaak sterft het embryonale deel van het zwangerschapsproduct vroeg af (primaire vruchtdood) en gaat de ontwikkeling van placenta en vruchtzak nog wekenlang door ('missed abortion'). Het zwangerschapshormoon blijft dan positief;
- *hormonale stoornissen*, bijvoorbeeld insufficiëntie van het corpus luteum door te weinig progesteronvorming (deze oorzaak is zeldzaam);
- *afwijkingen aan de uterus*;
- *ziekten*, onder andere infectieziekten (rubella, toxoplasmose, cytomegalie) en systemische lupus erythematodes;
- *trauma* (zeer zeldzaam).

Onderscheiden worden:
- dreigende abortus (abortus imminens);
- abortus in gang;
- volledige abortus (abortus completus);
- onvolledige abortus (abortus incompletus);
- missed abortion;
- telkens terugkerende (habituele) abortus.

Abortus imminens

Bloedverlies uit de gesloten cervix uteri in de eerste helft van de zwangerschap. Bij de helft van de zwangerschappen zal een abortus volgen.

Indien bij echografie foetale hartactiviteit kan worden aangetoond (dit is mogelijk vanaf zes weken amenorroe), is de prognose relatief gunstig.

Meestal zijn de symptomen van een dreigende abortus een gevolg van het feit dat de zwangerschap zich niet goed heeft ontwikkeld. Behandeling is dan ook niet zinvol. In die gevallen waarbij bloedverlies optreedt en de zwangerschap zich verder ontwikkelt, is de oorzaak van het bloedverlies niet met zekerheid bekend. Soms zijn er gynaecologische oorzaken (cervixpoliep, cervixcarcinoom, coïtusverwondingen, contactbloedingen), meestal is de oorzaak onbekend en wordt verondersteld dat hormoonschommelingen deciduabloedingen kunnen veroorzaken. Als de zwangerschap behouden blijft is de prognose meestal goed.

Abortus in gang

De cervix uteri staat open en is verkort. Er zijn pijnlijke uteruscontracties en een toename van bloedverlies met stolsels.
Behandeling: in principe het spontane beloop afwachten. Bij veel bloedverlies: vacuümcurettage.

Abortus completus

Na toename van bloedverlies en pijn wordt de vruchtzak volledig uitgestoten. Bloedverlies en pijn verminderen direct en de cervix sluit zich weer. Behandeling is niet nodig.

Abortus incompletus

Een deel van de vruchtzak of van de placenta is in de uterus achtergebleven. De bloeding blijft aanhouden. De uteruskrampen gaan niet geheel over. De cervix blijft geopend en laat een vinger toe. Een (zuig-)curettage is aangewezen. Een abortus incompletus kan gepaard gaan met chronisch bloedverlies en veroorzaakt een verhoogd infectierisico.
Het is belangrijk dat vóór iedere curettage bij abortus (incompletus) de temperatuur wordt gemeten. Abortus incompletus met koorts kan een geïnfecteerde uterusinhoud betekenen (abortus febrilis) en curettage mag dan – om sepsis te voorkomen – pas na toediening van antibiotica worden uitgevoerd.

Missed abortion

De afgestorven vrucht wordt niet uit de uterus gedreven; er treedt weinig of geen bloedverlies op. De cervix blijft gesloten. De uterus neemt niet meer toe in volume, maar wordt iets kleiner. Echografisch kan de diagnose worden bevestigd. Dan is er geen foetale hartactie (meer) aanwezig. De zwangerschapstest blijft meestal positief. Het spontane beloop kan enige tijd afgewacht worden, in overleg met de vrouw kan een moment bepaald worden om over te gaan op curettage of prostaglandine-inleiding.

Habituele abortus

Wanneer drie of meer zwangerschappen eindigen in een spontane abortus, is sprake van habituele abortus. Nader onderzoek (o.a. chromosomen, hysterosalpingografie en/of hysteroscopie) en bloedonderzoek is dan geïndiceerd. (Een hysterosalpingografie is een röntgenfoto waarmee de eileider (salpingo-) en de baarmoeder (hystero-) zichtbaar worden gemaakt.) Er worden echter zelden aanwijsbare en behandelbare oorzaken gevonden. De kans op een normale zwangerschap blijft dan aanwezig.

NB. Na twee spontane abortussen is er al een indicatie voor chromosomaal onderzoek bij vrouw en de man.

NB. Na abortus, al dan niet gevolgd door curettage, is bij resusnegatieve vrouwen het toedienen van anti-D geïndiceerd ter preventie van de vorming van rhesusantistoffen bij de moeder. Dit is mede afhankelijk van de ontwikkelingsfase van de vrucht. In het lokale protocol moet vastgelegd zijn onder welke omstandigheden anti-D wel of niet toegediend hoeft te worden en in welke dosering.

Hulpverlening bij spontane abortus

Hoewel spontane abortus een veelvoorkomend fenomeen is, moet de hulpverlener zich realiseren dat het voor de vrouw een grote schrik betekent om plotseling bloedverlies te hebben. Vaak zijn er ook gevoelens van verdriet, angst, onzekerheid, insufficiëntie en schuld. Geruststelling over de zwangerschap is pas mogelijk nadat met behulp van echoscopie een normale zwangerschap met positieve hartslag is vastgesteld. Speciale maatregelen, zoals bedrust, medicamenteuze behandeling of een bandje om de baarmoederhals (cerclage), zijn zelden nuttig. Goede uitleg daarover is uiteraard belangrijk. Wanneer een vrouw zich meldt met hevig bloedverlies en pijnlijke krampen, is het verstandig de vrouw nuchter te houden en haar vooralsnog niet te laten plassen totdat is vastgesteld of zij wel of niet in narcose behandeld gaat worden.

Ziekenhuisopname is meestal niet noodzakelijk bij een dreigende abortus, tenzij is vastgesteld dat het een niet-vitale zwangerschap is en in overleg met de patiënte besloten wordt deze te beëindigen met behulp van een zuigcurettage.

Een abortus in gang wordt gekenmerkt door pijnlijke krampen en vaak overvloedig bloedverlies. Dit bloedverlies lijkt echter meestal meer dan het is en is zelden gevaarlijk voor de vrouw.

Als vervolgens de spontane abortus plaatsvindt en de vrouw dus een 'stukje weefsel' verliest, dienen zowel de krampen als het bloedverlies direct vrijwel geheel verdwenen te zijn. Het weefselstuk moet bewaard worden opdat het nagekeken kan worden (pathologisch-anatomisch onderzoek als bewijs dat het inderdaad de vrucht was en niet decidua of een stolsel).

Wanneer de krampen en het bloedverlies niet meteen duidelijk verminderd zijn, is er waarschijnlijk sprake van een abortus incompletus.

Hierbij kan wel een grote hoeveelheid bloedverlies optreden en is behandeling geïndiceerd.

Beleid
Observeren en signaleren van en adequaat reageren op mogelijke gezondheidsproblemen bij de vrouw en haar partner op lichamelijk, geestelijk en sociaal terrein ten gevolge van de spontane abortus. Voorbeelden hiervan zijn angst, onzekerheid, verdriet, pijn, hevig bloedverlies, tensiedaling en shock.

Begeleiding en ondersteuning van de vrouw en haar relaties:
- het tonen van respect, begrip, empathie, meeleven, troost en het geven van emotionele ondersteuning.

Routinecontroles uitvoeren, interpreteren en registreren:
- pols en tensie;
- temperatuur;
- bloed- en mogelijk weefselverlies (bij ruim bloedverlies de hoeveelheid bijhouden door meten of het wegen van de verbanden en de onderleggers).

De vrouw en haar partner voorbereiden op mogelijke curettage of digitaal uitruimen van de uterus op de operatiekamer:
- indicatie stellen tot conservatief of operatief beleid;
- informatie geven over de gang van zaken op de operatiekamer, de anesthesie, het verloop van de eerste uren na de ingreep, de eventuele opnameduur en de afdeling waar de vrouw opgenomen wordt (bij voorkeur niet op de kraamafdeling);
- uitleggen dat de patiënt nuchter moet blijven;
- infuus klaarzetten en eventueel inbrengen;
- preoperatief bloedonderzoek (Hb, Ht, eventueel bloedgroep en resusfactor als dit nog niet bekend is en kruisbloed voor eventuele bloedtransfusie) en nagaan of anti-D geïndiceerd is;
- make-up, sieraden en contactlenzen laten verwijderen;
- operatiekleding aangeven.

Trofoblast tumoren
Onderscheiden worden:
- complete mola;
- partiële mola;
- mola destruens;
- persisterende trofobast;

- placental site trofoblast tumor PSTT, (zeer zeldzaam, kenmerk: laag HCG);
- choriocarcinoom.

Complete mola (hydatidosa)
Onder mola hydatidosa (afb. 3.2) wordt verstaan de ontaarding van de chorionvlokken, die door oedeemvorming vervormd worden tot vele blaasjes (druifmola, vanwege de gelijkenis met kleine druiven).
Frequentie van voorkomen in Nederland is 1 : 2000 zwangerschappen. In andere werelddelen komt een mola veer vaker voor, vooral in Japan (2 : 1000). De kans op een molazwangerschap neemt toe met de maternale leeftijd. Als een vrouw eenmaal een mola heeft gehad, heeft zij daarna een tien keer hogere kans op opnieuw een mola zwangerschap.

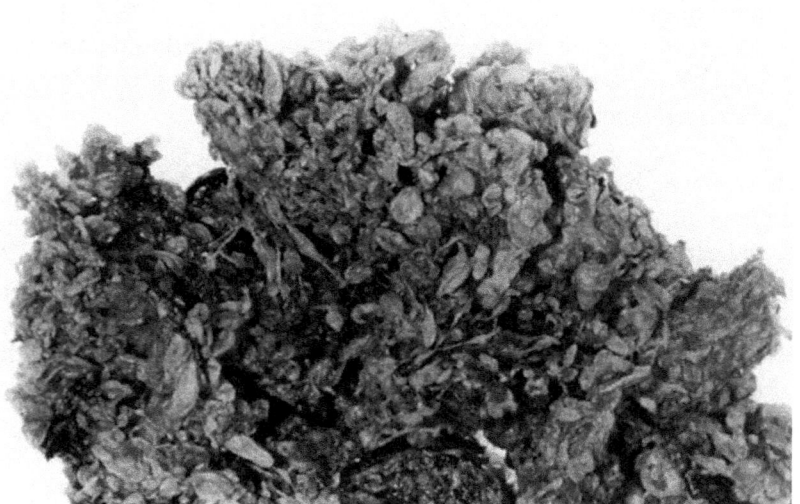

Afbeelding 3.2 Mola hydatidosa: vele blaasjes.

Symptomen en diagnostiek
De eerste verschijnselen zijn die van een normale zwangerschap. Daarna zijn er afwijkingen van normaal onder andere door de hoge HCG-spiegels die door de overvloedige trofoblast worden veroorzaakt:
- de uterus is groter dan past bij de duur van de amenorroe (positieve discongruentie);
- de uterus voelt zeer week aan;
- frequent treedt hyperemesis gravidarum op;

- soms vroege pre-eclampsie;
- bloedverlies;
- ontbreken van foetale hartactie;
- bij echografie is een typisch beeld zichtbaar;
- hoge titer van HCG in plasma en urine.

Door de sterke HCG-stimulatie kunnen grote corpusluteumcysten in de ovaria voorkomen, die na behandeling van de mola spontaan verdwijnen. Bovendien kan de hoge HCG-spiegel gepaard gaan met een passagère hyperthyreoïdie.

Behandeling
Zo spoedig mogelijk evacuatie van de mola door zuigcurettage onder echoscopische controle. Nacontrole is noodzakelijk en bestaat uit het volgen van de HCG-titer in het plasma, die snel moet dalen als al het molaweefsel verwijderd is. Veilige anticonceptie gedurende tot minimaal zes maanden nadat de HCG onmeetbaar laag is geworden is gewenst, omdat een HCG-stijging binnen die periode kan wijzen op een recidief of op een nieuwe zwangerschap.
Bij een persisterende trofoblast daalt de titer van HCG onvoldoende of begint opnieuw te stijgen. Behandeling met cytostatica kan noodzakelijk zijn en is zeer effectief.

3.1.3 MILIEUFACTOREN EN INFECTIES
Er zijn diverse milieufactoren en infecties die een schadelijke invloed kunnen hebben op de vrucht.
Milieufactoren:
- roken;
- alcohol;
- drugs;
- medicijnen;
- voeding;
- vaccinaties.

Virale infecties:
- rubella;
- hepatitis;
- cytomegalie;
- herpes simplex;
- aids.

Bacteriële infecties:
- gonorroe;
- Chlamydia;
- streptokokken;
- ziekte van dieren overgebracht op mensen: listeriosis;
- lues;
- toxoplasmose;
- overige infecties;
- urineweginfecties.

Milieufactoren (zie ook par. 2.1.8)

Roken

Sigaretten roken is schadelijk en moet worden ontraden. Roken heeft beschadiging van de placenta met intra-uteriene groeivertraging tot gevolg.

Alcohol

Bij alcoholisme kan het zogenoemde foetale alcoholsyndroom ontstaan met als symptomen: groeiachterstand, mentale retardatie, hypotonie of hyperkinesie, onvoldoende ontwikkeling (hypoplasie) van de onderkaak en kleine ogen. Bovendien kunnen na de geboorte voedingsproblemen optreden.

Drugs

Softdrugs: een beschadigend effect is niet bewezen.
Heroïne, methadon, cocaïne: verslaafden hebben een verminderde weerstand tegen infecties (verhoogde kans op geïnfecteerde baring). Druggebruik gaat meestal gepaard met veel roken en slechte voeding; beide gewoonten hebben een ongunstige invloed op de foetale groei. Soms gebruiken verslaafden onduidelijke mengsels met daarin wellicht stoffen met een beschadigend effect. Na de geboorte ontwikkelt de pasgeborene abstinentieverschijnselen die klinische zorg behoeven.

Medicijnen

De meeste medicijnen veroorzaken geen foetale misvormingen of ziekten. Van enkele is daarentegen met zekerheid bekend dat ze misvormingen veroorzaken of een toxische invloed op de foetus hebben, bijvoorbeeld tetracyclinen (tandverkleuring), sulfonamiden (icterus), orale anticoagulantia (warfarinesyndroom en bloedingen tijdens de baring), anti-epileptica (congenitale afwijkingen zoals spina bifida, stollingsproblemen), cytostatica (misvormingen, intra-uteriene vruchtdood), medicijnen voor behandeling van hyperthyreoïdie (hypothyreoïdie van het kind). Het drama met Softenon in de jaren zestig van de vorige eeuw heeft nog eens duidelijk gemaakt hoe schadelijk farmaca kunnen zijn.

Di-ethylstilbestrol (des), vroeger gegeven bij dreigende abortus en aan zwangere diabetespatiënten, kan bij het kind oorzaak zijn van genitale carcinomen en gestoorde fertiliteit.

Het is duidelijk dat medicijngebruik tijdens zwangerschap tot het allernoodzakelijkste moet worden beperkt.

Voeding

Ondervoeding van de zwangere heeft een negatieve invloed op het geboortegewicht van het kind. Zie ook paragraaf 2.1.7.

Vaccinatie

Vaccinaties met dood of sterk verzwakte vaccins kunnen – indien noodzakelijk – aan zwangeren worden toegediend.

Virale infecties

Rubella

Rubella (of rodehond) is een onschuldige virusziekte voor kinderen en volwassenen. Bij primaire infectie van de zwangere kan het embryo of de foetus via de placenta worden besmet en aangetast. De gevolgen van besmetting zijn afhankelijk van de virulentie (aanvalskracht) van het virus en de duur van de zwangerschap. Bij een infectie in de eerste maand is er 40-60% kans op misvormingen, 30% in de tweede maand en 10% in de derde en vierde maand.

Misvormingen die voorkomen zijn:
- oogafwijkingen, onder andere cataract (veelal bilateraal) en glaucoom;
- hartgebreken;
- doofheid;
- mentale retardatie;
- spasticiteit;
- trombocytopenische purpura. Dit is een zeldzame aandoening waarbij er een tekort aan bloedplaatjes is ontstaan.

Bij eventueel contact met iemand die is geïnfecteerd met het rubellavirus is het van praktisch belang te weten dat de incubatietijd veertien tot eenentwintig dagen bedraagt.

Bij een mogelijk rubellacontact van een zwangere moet onmiddellijk (binnen tien dagen) bloedonderzoek naar rubella-antilichamen worden verricht.

Zijn antilichamen aanwezig, dan maakte de vrouw eerder een infectie door en bestaat er geen gevaar. Zijn er geen antilichamen aanwezig, dan moet het onderzoek na drie weken worden herhaald. Zijn de antilichamen dan nog steeds niet aanwezig, dan is geen infectie opgetreden. Zijn er nu wel antilichamen (IgM) aanwezig (seroconversie), dan is een primo-infectie bewezen en bestaat er kans op misvormingen.

Een bewezen primaire rubella-infectie kan aanleiding zijn voor het afbreken van de zwangerschap.

Preventie wordt verkregen door rubellavaccinatie. Deze vaccinatie werd in Nederland vanaf 1987 systematisch uitgevoerd bij kinderen op de leeftijd van veertien maanden en negen jaar.

Hepatitis A, B en C

Hepatitis A, hepatitis B en hepatitis C geven nagenoeg dezelfde ziektesymptomen met een ziekteperiode van één tot twee maanden. Er is zeer zelden besmetting van de foetus in utero en er is geen vruchtbeschadiging beschreven. De zwangerschap beïnvloedt het verloop van het ziektebeeld weinig of niet.

De verschijnselen zijn:
- in het begin vermoeidheid die gepaard gaat met gastro-intestinale klachten (griepbeeld);
- hoge koorts (tot 40°C);
- pijnlijke leverstreek;
- optreden van geelzucht (icterus) met donker gekleurde urine en ontkleurde ontlasting;
- sterk gestoorde leverfuncties.

De algemene behandeling is voor deze aandoeningen nagenoeg dezelfde: volledige bedrust in de acute fase met een calorierijk en vetarm dieet.

Hepatitis A

De besmetting met hepatitis-A-virus (of epidemische hepatitis) vindt plaats via de genitaliën, bloed, maar vooral via de maag-darmtractus. Het virus heeft de karakteristieken van een enterovirus en verdwijnt na de infectie uit het lichaam.

Circa 85% van de bevolking heeft een immuniteit voor hepatitis A verkregen.

Hepatitis B

In 1965 werd in Australië een nieuw antigeen ontdekt dat de naam 'Australian antigen' kreeg. Later bleek dit antigeen deel uit te maken van het virus dat hepatitis B of serumhepatitis verwekt. De besmetting vindt plaats via bloedcontact, maar het virus is ook door seksueel contact via de slijmvliezen overdraagbaar.

Het betreft een complex DNA-virus. Na het herstel van de infectie kan de ziekte chronisch worden, het virus kan in het bloed blijven en de persoon blijft drager (carrier). Iemand kan chronisch drager zijn van het surface-antigeen (HBsAg) en bovendien van het HBe-antigeen. (HbeAg). In het laatste geval is de besmettelijkheid groter. Chronisch dragerschap gaat gepaard met een verhoogde kans op levercarcinoom en levercirrose.

De kansen op peri- of postnatale besmetting van de pasgeborene zijn (mede) afhankelijk van het type hepatitis-B-antigeen (s en/of e) en van antilichaamvorming. Indien er antilichamen zijn (anti-HBs en anti-HBe) is de kans op perinatale besmetting nihil. Er bestaat een preventieve vaccinatie, die echter bij voorkeur niet tijdens de zwangerschap wordt toegepast. Een pasgeborene met een verhoogd postnataal besmettingsrisico krijgt binnen 24 uur na de geboorte een injectie met antilichamen. Vanaf de zevende dag wordt dan met de vaccinatie begonnen ter preventie van infectie en chronisch dragerschap.

NB. Bij antigeendraagsters worden tijdens de bevalling maatregelen getroffen om de kans op besmetting van het kind en de hulpverleners door contact met moederlijk bloed zo klein mogelijk te maken. Zo wordt inwendige foetale registratie en MBO ontraden (hoewel niet bekend is of dat met de huidige postnatale vaccinatieschema's noodzakelijk is). De hulpverleners wordt geadviseerd een spatbril en handschoenen te dragen (ondanks het feit dat men zelf gevaccineerd dient te zijn).

Screening op hepatitis-B-dragerschap zit in het standaardpakket van de prenatale controles.

Hepatitis C

Hoewel het hepatitis-C-virus met bloedtransfusies overdraagbaar is, komt verticale transmissie van de moeder naar het kind weinig voor. De kans wordt groter bij vrouwen die hiv-positief zijn. Een adequate behandeling is er nauwelijks.

Cytomegalie

Het cytomegalievirus behoort tot de herpesvirusgroep. De infectie is intracellulair, het virus blijft in de lichaamscellen aanwezig, zodat

deze latent blijvende infectie na jaren een reactivatie kan opwekken, zij het dan veelal in lichte vorm.
Bij enkele kinderen leidt dit tot ernstige complicaties, zoals:
- groeiachterstand;
- oogletsels, onder andere een ontsteking van het vaat- en netvlies van het oog (chorioretinitis);
- gehoorstoornissen;
- te kleine schedelomvang (microcefalie) en verkalkingen in de hersenen;
- vergrote lever/milt;
- soms fatale neonatale pneumonie;
- soms intra-uteriene vruchtdood.

De prognose is bij een manifeste infectie van het kind slecht; 20% overlijdt en bij de overigen zijn er restverschijnselen (psychomotore retardatie, doofheid, visusstoornissen).

Herpes simplex

Het herpessimplexvirus (HSV) is een specifiek virus waarvan verschillende typen bestaan (type 1 en type 2) en dat via speeksel, maar vooral genitaal overdraagbaar is. Type 1 veroorzaakt de zogenaamde 'koortslip'.
Typische intra-uteriene besmetting treedt zelden op. Bij besmetting van het kind tijdens de baring kan twee tot tien dagen later onder andere encefalitis ontstaan. Een gegeneraliseerde infectie van de pasgeborene is veelal dodelijk. Waarschijnlijk is vooral de primaire genitale herpesinfectie, die tijdens de baring manifest aanwezig is, gevaarlijk voor het kind. In dat geval wordt een primaire sectio caesarea geadviseerd en medicamenteuze behandeling van de pasgeborene met aciclovir. Bij recidieven tijdens de à terme baring is een vaginale baring verantwoord, omdat aangenomen mag worden dat het kind dan profijt heeft van de antilichamen die het via de moeder heeft gekregen, met extra controles van het kind. Indien geen herpesblaasjes aanwezig zijn, kan een normale vaginale baring plaatsvinden.

Hiv/aids

De ziekte aids wordt veroorzaakt door het humaan immunodeficiëntie virus (hiv). Dit is een retrovirus dat ontdekt werd in 1981. Het virus veroorzaakt een stoornis van de afweer tegen infecties. Met behulp van bloedonderzoek is vast te stellen of mensen contact hadden met het hiv; indien dat zo is worden zij hiv-positief genoemd. Er zijn dan ook hiv-antilichamen. Hiv-positieve mensen hoeven niet ziek te zijn. Pas

als de hiv-drager ziek wordt is sprake van aids. Hiv-positieve zwangeren kunnen de hiv-infectie overdragen op hun kind. De kans dat dit gebeurt is ongeveer 15%. Overdracht treedt voornamelijk op via de placenta (verticale transmissie). Behandeling van de zwangere met antivirale middelen vermindert de transmissiekans aanzienlijk. Bij het kind zijn na geboorte meestal hiv-antistoffen aantoonbaar die van de moeder afkomstig zijn. Tot achttien maanden na de geboorte kunnen nog hiv-antistoffen van de moeder komen. Het beleid is afhankelijk van de situatie van de moeder. Bij een lage 'viral load' kan zij gewoon vaginaal bevallen.
Momenteel worden alle zwangeren gescreend op hiv.
Borstvoeding wordt sterk ontraden.

Infecties door bacteriën
Gonorroe

Gonorroe wordt veroorzaakt door de bacterie *Neisseria gonorrhoeae*. Het is een klassieke, seksueel overdraagbare aandoening. Onderzoek en behandeling van de partner(s) zijn dus noodzakelijk. Bacteriologisch onderzoek bevestigt de diagnose.
Gonorroe heeft meestal geen invloed op de zwangerschap en veroorzaakt geen misvormingen. Wel kan een gestoord kraambed optreden: met adnexitis en ontsteking van het in het bekken gelegen deel van het buikvlies (pelveoperitonitis).
Tijdens de bevalling kunnen de ogen van het kind besmet worden. Enkele dagen na de geboorte ontstaat dan een etterige ontsteking van het bindvlies van het oog (conjunctivitis) die snel behandeld moet worden. Profylactisch oogdruppelen met een zilvernitraatoplossing wordt niet meer toegepast, omdat het meer schade doet dan goed.
De behandeling van de zwangere bestaat uit het toedienen van antibiotica, de besmette pasgeborene wordt behandeld met antibiotica-oogdruppels of -oogzalf.

Chlamydia-infectie

Chlamydia trachomatis is een bacterie die zich intracellulair in het slijmvlies van urethra en cervix bevindt. De bacterie wordt gezien als de veroorzaker van onder andere urethritis en cervicitis. De diagnose wordt gesteld door een celkweek of via immunologische technieken. Waarschijnlijk kunnen de chlamydiabacteriën stoornissen veroorzaken tijdens zwangerschap (bloedverlies), baring (infectie) en kraambed (endometritis en adnexitis). Tijdens de baring kan het kind besmet raken, met als mogelijke gevolgen:

– conjunctivitis: optredend vanaf de vijfde tot tiende dag na de geboorte;
– pneumonie: optredend vanaf de vierde tot elfde week na de geboorte.

Behandeling van zwangeren en pasgeborenen vindt plaats met azitromycine.

Groep-B-streptokokken (GBS)

Bètahemolytische streptokokken groep B (Streptococcus agalactiae) zijn frequent (bij 20%) aanwezig in schede, en/of rectum en/of vulva van gezonde zwangeren, zonder enig specifiek verschijnsel. De diagnose kan alleen worden gesteld met een kweek.

Tijdens de baring kan besmetting van de pasgeborene optreden, die soms leidt tot ernstige en zeer snel verlopende pneumonie, sepsis of meningitis. In Nederland is er geen programma ter opsporing van GBS in de zwangerschap. De consequentie daarvan is dat bij ongestoorde zwangerschappen en bevallingen geen bijzondere maatregelen tegen het risico van een infectie bij het kind worden genomen. Ook niet als bekend is dat een vrouw draagster is. Indien er extra risicofactoren zijn voor een infectie bij het kind, wordt wel een behandeling met penicilline aanbevolen tijdens de bevalling. De risicofactoren zijn hoge kolonisatie van de moeder met GBS, wat zich kan uiten in een positieve urinekweek, langdurig gebroken vliezen, een infectie met GBS van een kind in een vorige zwangerschap en vroeggeboorte. De reden daarvoor bij vroeggeboorte is dat beschermende antistoffen tegen GBS-infecties pas na 34 weken de placenta passeren en het kind dan dus pas beschermen. Dit beleid staat ter discussie. Er is een opvatting die propageert om bij alle zwangeren à terme een kweek af te nemen van de vagina-achterwand en indien die positief is altijd profylactisch te behandelen met penicilline. Er wordt nog onderzoek naar gedaan welk beleid het beste is.

Van belang is wel dat de kraamverzorgsters, verloskundigen en hulpverleners in de ziekenhuizen bij symptomen van infectie bij het kind deze altijd serieus nemen en zorgen dat daar actie op wordt ondernomen.

Listeriosis

Listeriosis wordt veroorzaakt door een Gram-positieve bacil: Listeria monocytogenes, die bij runderen voorkomt en op de mens kan overgaan. (Het komt voor in ongepasteuriseerde rauwe melk en kaas.)

Een infectie kan abortus respectievelijk vroeggeboorte teweegbrengen. De foetus wordt meestal transplacentair besmet. Opstijgende infecties

via de cervix zijn eveneens mogelijk. Kenmerkend zou zijn dat het vruchtwater een groene kleur krijgt.
Bij volwassenen zijn de ziekteverschijnselen weinig typisch: een griepbeeld met soms een ontsteking van nierbekken en blaas (pyelocystitis).
De diagnose wordt gesteld met specifieke agglutinatiereacties, of een specifieke kweek op Listeria. De placenta kan bezaaid zijn met microabcesjes, waaruit dan eveneens een kweek kan worden ingezet.
– Invloed op de foetus: vaak intra-uteriene vruchtdood.
– Invloed na de geboorte: ademhalingsstoornissen (met cyanose) en meningitis.

De behandeling bestaat uit het toedienen van hoge doses antibiotica. De infectie is overigens zeer zeldzaam.

Overige infecties
Lues

Lues of syfilis wordt veroorzaakt door een spirocheet (spiraalvormige bacterie), namelijk *Treponema pallidum*. Bij primaire infectie (na drie tot vier weken) wordt de aandoening gekenmerkt door een pijnloos ulcus. Lues is voornamelijk seksueel overdraagbaar.
Vóór de twintigste week wordt het kind niet aangetast; behandeling van de moeder is beschermend voor het kind. Na de twintigste week wordt het kind wel aangetast.
Bij een verse lues treedt vaak een vroege intra-uteriene vruchtdood op. Bij een niet-behandelde late lues treedt op een later tijdstip intra-uteriene vruchtdood op, of wordt het kind geboren met lues congenita.
Symptomen van aangeboren lues bij het kind (lues congenita) zijn:
– vergrote lever en milt (hepatosplenomegalie);
– snuffelrhinitis;
– huiduitslag met rode vlekken (macula) en butjes (papels) (maculopapuleus exanteem (dat besmettelijk is));
– grote bulleuze 'pemphigus', met nadien vervellen in grote lappen van de huid van handpalmen en voetzolen;
– aantasting van lange beenderen, zichtbaar op röntgenopname;
– afwijkingen van neuskraakbeen.

Als regel wordt bij het eerste zwangerschapsonderzoek serologisch onderzoek naar lues verricht.

Toxoplasmose

Toxoplasmose wordt veroorzaakt door een protozoön, *Toxoplasma gondii*, dat in de cellen dringt. De aandoening komt vooral voor bij jonge katten. Via de kattenfeces zijn toxoplasmaprotozoa besmettelijk voor mens en dier. Na een infectie blijft immuniteit bestaan. Een toxoplasmose-infectie tijdens de zwangerschap hoeft niet per se op de foetus over te gaan (20% in het eerste trimester en 60% in het laatste trimester).

Bij besmetting van de foetus nestelen de toxoplasmaprotozoa zich bij voorkeur in hersenen, ogen en spieren. Een infectie manifesteert zich vaak als een griepbeeld, doorgaans met klierzwelling.

Via serologische bepalingen kan een infectie of een verworven immuniteit worden opgespoord.

Afwijkingen die bij de besmette foetus kunnen voorkomen, zijn:
- hydrocefalie, soms microcefalie;
- oogletsels: kleine oogspleet met kleine oogbol en/of chorioretinitis. De oogafwijkingen kunnen pas op latere leeftijd manifest worden en blindheid veroorzaken;
- hepatosplenomegalie;
- necrose en kalkafzetting in de aangetaste delen van de hersenen (typisch röntgenbeeld) met later cerebrale stoornissen (epilepsie, psychomotorische afwijkingen);
- intra-uteriene vruchtdood.

Preventie:
- contact met jonge katten vermijden; kattenbakken niet, (of met handschoenen aan) verschonen;
- verse groenten en fruit extra goed wassen;
- geen rauw of half gekookt vlees eten;
- handschoenen dragen bij werken in de tuin.

Er wordt wel aanbevolen tijdens de zwangerschap het bloed op toxoplasmose te onderzoeken (50% van de vrouwen heeft antistoffen). Tijdige en specifieke behandeling kan een infectie in utero voorkomen of beperken. Indien iemand toxoplasmose heeft gehad (en dus een positieve antistoftiter heeft), dan is die persoon beschermd tegen een nieuwe infectie en zijn bovengenoemde maatregelen niet aan de orde.

Urineweginfecties

Cystitis

Door hormonale invloeden, mechanische factoren en verplaatsing van de blaas, nemen respectievelijk de motiliteit van de blaas en de capaciteit af, treedt vaker retentie op en reflux van de blaas naar de ureters. Daarbij is er een veranderde samenstelling van de urine. Door dit alles kan bij de zwangere sneller een blaasontsteking en van daaruit een pyelitis ontstaan.

Pyelitis

De zwangerschap is een factor die het ontstaan van pyelitis (nefritis) vergemakkelijkt door:
- druk op de ureters. Urinestase in het nierbekken ontstaat door het uitzetten en minder goede contracties van de ureters onder invloed van progesteron, met minder goede afvloed. De lokalisatie is rechts meer uitgesproken, omdat de rechter ureter meestal meer verwijd is dan de linker, waarschijnlijk omdat de zwangere uterus veelal naar rechts ligt.
- gemakkelijker opstijgende infectie vanuit een cystitis. Allerlei infectiekiemen kunnen een cystitis of pyelitis veroorzaken, en wel zeer frequent de colibacillen.

Symptomen en diagnostiek:
- hoge koorts met koude rillingen;
- frequente, pijnlijke mictie;
- pijn in de lendenstreek en bij onderzoek drukpijn in de nierloge;
- urineonderzoek: veel leukocyten, aanwezigheid van nitriet;
- urinekweek: positief.

Behandeling: klinische bedrust en specifieke (urinaire) antibiotica, later aangepast aan het gevoeligheidsonderzoek van de urinekweek. Een pyelitis gravidarum kan aanleiding geven tot weeënactiviteit. Bovendien kan urosepsis optreden.

Asymptomatische bacteriurie

Bij systematische urinekweek wordt vaak bacteriurie geconstateerd (meer dan 100.000 kiemen per ml, zonder enige klacht). Een behandeling kan nuttig zijn, omdat bij zwangeren gemakkelijk cystitis en pyelitis ontstaan.
Urineweginfecties kunnen een rol spelen bij dreigende vroeggeboorte.

3.1.4 DUUR VAN DE ZWANGERSCHAP

De normale duur van de zwangerschap bedraagt 37 tot 42 weken (amenorroe). Bij een kortere periode wordt gesproken van *vroeggeboorte*.

Vroeggeboorte wordt onderscheiden in:
- *partus immaturus*: van 16 tot 28 weken amenorroe;
- *partus prematurus* (of liever partus preterm): van 28 tot 37 weken amenorroe;
- vanaf 42 weken is er sprake van een overdragen zwangerschap: *partus serotinus*.

Dreigende vroeggeboorte

Vroeggeboorte is een verzamelnaam. Indeling volgens Nederlandse traditie:
- partus immaturus: van 16 tot 28 weken amenorroe;
- partus preterm: van 28 tot 37 weken.

In het buitenland wordt over het algemeen tot twintig weken over abortus gesproken en daarna over vroeggeboorte (preterm labour). Voor de aangifteplicht van geboren kinderen wordt 24 weken als ondergrens genomen, omdat het de grens van levensvatbaarheid zou zijn.
Dikwijl wordt de term partus prematurus gebruikt. Dit is onzuiver taalgebruik, omdat prematuur zou aangeven dat het kind vroeg rijp zou zijn.

Symptomen

Weeën, veranderingen van de cervix uteri (verkorten en/of ontsluiten), vaginaal bloedverlies of aflopen van vruchtwater.

Oorzaken

- Ziekten met hoge koorts, bijvoorbeeld pyelitis.
- Cervixafwijkingen: onder andere status na portioamputatie, conisatie (waarbij een stukje weefsel uit de baarmoedermond verwijderd is), cervixscheuren, cervix insufficiëntie.
- Uterusmisvormingen (congenitaal, uterus bicornis enz.), snelle rekking van de uterus, zoals bij polyhydramnion, diabetes mellitus en meerlingen.
- Zwangerschapscomplicaties, zoals voorliggende placenta (placenta praevia), loslating van de placenta (solutio placentae) en uteroplacentaire insufficiëntie.
- Onbekende oorzaken en diverse belastende factoren, zoals zware lichamelijke arbeid, stress en slechte lichamelijke conditie.

De diagnose 'dreigende vroeggeboorte' berust op bovenstaande symptomen. Onderzoek naar de onderliggende oorzaak is van belang.

Behandeling

De behandeling is afhankelijk van:
- zwangerschapsduur;
- conditie van het kind;
- conditie van de moeder;
- oorzaak van de dreigende vroeggeboorte;
- verloskundige voorgeschiedenis.

Er moet worden gekozen tussen accepteren van een eventuele baring, of trachten deze uit te stellen. De behandeling kan bestaan uit:
- bedrust;
- weeënremming (tocolyse);
- eventueel cervixcerclage;
- eventueel antibiotica.

Indien de baring lijkt plaats te vinden vóór 33 weken, is het nuttig de moeder bepaalde corticosteroïden toe te dienen. Dit stresshormoon passeert de placenta en veroorzaakt een toename van de rijping van het kind.

Bij dreigende vroeggeboorte moet een kweek afgenomen worden van de vagina-achterwand (en het rectum) op groep-B-streptokokken. Als deze positief is moet tijdens de baring met penicilline behandeld worden ter bescherming tegen een infectie van het te vroeg geboren kind.

Cervixinsuffiëntie

Bij een kenmerkend verlopende cervixinsufficiëntie verstrijkt de cervix en treedt ontsluiting op zonder waarneembare weeën: de zwangere voelt niets abnormaals en plotseling breken de vliezen, gevolgd door de partus, waarbij in het algemeen een goed ontwikkeld levend kind wordt geboren.

Oorzaken

- Te sterke of brute oprekking van de baarmoedermond (het ostium internum) bij een curettage.
- Diepe cervixscheuren.
- Operatie aan de cervix, bijvoorbeeld conisatie.
- Mogelijk congenitaal.
- Meestal wordt er geen aanwijsbare oorzaak gevonden.

Diagnose
- Buiten de zwangerschap: in de verloskundige anamnese: een of twee voortijdige geboorten met bovenstaand typisch verhaal. Namelijk: de plotselinge geboorte van een levend kind (dit in tegenstelling tot de vroeggeboorte waarbij de geboorte het gevolg is van een intra-uteriene vruchtdood).
- Tijdens de graviditeit: bij niet vooraf bekende diagnose is moeilijk zekerheid te verkrijgen.
- Bij vaginaal onderzoek vaststellen van verstrijken en beginnende ontsluiting van het ostium internum van de cervix of met transvaginale echoscopie de cervixlengte beoordelen en erop letten of het ostium internum verwijd is, waardoor de vliezen in de cervix uitpuilen. Dit fenomeen heet 'funneling'.

Behandeling (afb. 3.3)
Liefst vóór zestien weken zwangerschap onder algemene narcose hoog om de cervix een lis van kunststof leggen (techniek volgens Shirodkar), of van dikke niet-resorbeerbare draad (techniek volgens MacDonald). Rond 37 weken wordt de lis verwijderd. Indien er een ernstige vorm van cervixinsufficiëntie is, bijvoorbeeld na portioamputatie, dan wordt een hoge cerclage langs abdominale weg geadviseerd. De cerclage kan laparoscopisch of per laparotomie worden aangebracht. De bevalling moet dan per primaire sectio.

Tocolyse (weeënremming)
Indien er voortijdig uteruscontracties zijn die cervixveranderingen veroorzaken en er geen andere bedreigende factoren zijn (zoals groeivertraging, infectie, ernstige ziekte van de moeder), kan getracht worden de baring enige tijd uit te stellen met weeënremmende middelen. Deze worden in de eerste plaats toegepast om voldoende tijdwinst te halen, zodat de behandeling met corticosteroïden voldoende tijd krijgt om de longrijping van het kind te bevorderen.
Weeënremmende middelen zijn: tractocil (een oxytocine-antagonist, moet intraveneus worden toegediend), fenoterol (een bètamimeticum, moet intraveneus worden toegediend en heeft veel bijwerkingen waaronder tachycardie van moeder en kind), nifedipine (een calciumantagonist, in principe een antihypertensie middel en niet als weeënremmer geregistreerd) en indomethacine (een prostaglandineremmer met bijwerkingen voor de moeder en vooral op de nierfunctie van het kind).

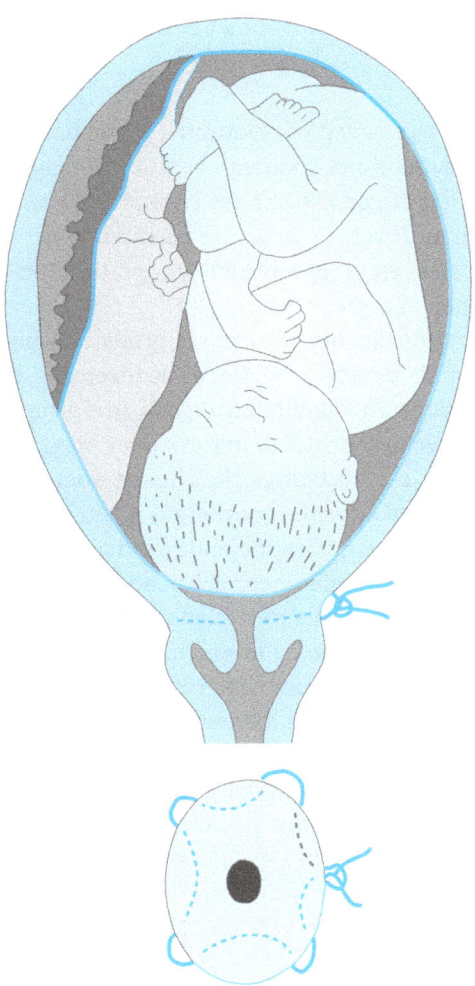

Afbeelding 3.3 Cervixinsufficiëntie: plastiek volgens Shirodkar-MacDonald: een lis wordt rondom/door de cervix uteri gelegd.

Voortijdig gebroken vliezen

Vóór de 24e week zijn pogingen om de baring uit te stellen waarschijnlijk zinloos. Na de 24e week kan geprobeerd worden met volledige bedrust en uterustocolytica (eventueel onder bescherming van antibiotica) de baring uit te stellen met kans op intra-uteriene infectie. Bij koorts moet de baring zo spoedig mogelijk voortgang vinden en is chemische inleiding geïndiceerd op vooral moederlijke indicatie. Bovendien moeten dan antibiotica gegeven worden ter bescherming van zowel moeder als kind.

De oorzaken van het breken van de vliezen zijn niet bekend.

Overdragen zwangerschap
Er is sprake van overdragen zwangerschap of serotiniteit als de baring na 42 weken amenorroe (294 dagen) niet spontaan begint. De diagnose is moeilijk te stellen, omdat er geen specifieke criteria bestaan om met absolute zekerheid de duur van 42 weken te bepalen. Een vroeg verrichte zwangerschapstest en vroeg verricht echografisch onderzoek (vóór 16 weken) kunnen van groot belang zijn.
Het risico van foetale nood voor of tijdens de baring is groter dan bij een partus à terme. Het is moeilijk te onderscheiden of het overdragen zijn past bij gunstige intra-uteriene omstandigheden (bijv. een grote goed functionerende placenta), waardoor de baring pas later op gang komt, of dat het een uiting is van een pathologische situatie doordat het myometrium en/of de cervix onvoldoende voorbereid raken op de baring. In dat geval zou de behoefte van het groeiende kind aan voedingsstoffen groter kunnen zijn dan de niet meer groeiende placenta kan bieden, in een situatie waarbij de uterus niet goed reageert op de prikkels die de baring opgang zouden moeten brengen. Symptomen daarvan zijn een afnemende hoeveelheid vruchtwater en wat gespannen aanvoelende uterus. Daarnaast neemt bij toenemende rijping van het kind de kans op spontane meconiumlozing toe en is er dus vaker meconiumhoudend vruchtwater. Kortom omstandigheden waardoor een goed begeleide bevalling in het ziekenhuis geïndiceerd is.

Behandeling
- Poliklinische observatie.
- Foetale bewaking (CTG).
- Eventueel opname en chemische inleiding van de baring.
- Zo nodig sectio caesarea.

3.1.5 FOETALE GROEI
De foetale groei wordt bepaald door de foetale neiging tot groei en de mogelijkheden tot groei zoals die worden geboden door de omgeving van de foetus.
Verminderde foetale groei wordt *groeiachterstand* genoemd, toegenomen foetale groei leidt tot *reuzengroei (macrosomie)*.

Groeiachterstand
De groeiachterstand kan berusten op fysiologie (biologische spreiding), verkeerd berekende zwangerschapsduur of pathologie van de

zwangerschap. Indien dit laatste het geval is kan dat leiden tot perinatale morbiditeit en mortaliteit.

Oorzaken

- Placentaire factoren, zoals slechte placentatie (onvoldoende ontwikkeling van de placenta) en infarcten van de placenta. Komen voor bij hypertensie, vaat-nierlijden, uterus met myomen (vleesbomen) (uterus myomatosus) en uterusmisvormingen.
- Omgevingsfactoren van de moeder, zoals extreme ondervoeding.
- Moederlijke factoren, zoals roken en alcoholmisbruik.
- Foetale factoren, zoals aangeboren afwijkingen en intra-uteriene infecties.

De gestoorde foetale groei is meestal het gevolg van uteroplacentaire insufficiëntie.

Roken leidt tot placentatiestoornis en daardoor tot een fors verhoogde kans op groeivertraging en perinatale sterfte. Alcohol, drugs en medicijnen kunnen naast een gestoorde groei ook leiden tot structurele afwijkingen.

Afwijkingen in chromosomen zijn eveneens gerelateerd aan groeivertraging, voorbeelden hiervan zijn Downsyndroom, trisomie 13 en 18, maar ook bijvoorbeeld translocaties. De groeivertraging treedt ook op bij congenitale infecties, zoals toxoplasmose (5% groeivertraging) en cytomegalie (40% groeivertraging).

Uteroplacentaire groeivertraging gaat vaak samen met zwangerschapshypertensie en pre-eclampsie. Een aantal factoren hebben een onderlinge samenhang, denk hierbij aan een rokende moeder met diabetes mellitus.

Symptomen en diagnostiek

Het schatten van het foetale gewicht met behulp van uitwendig onderzoek is niet erg betrouwbaar, wel geeft het een indruk. Echoscopisch onderzoek doet het ietsje beter, maar heeft zeker ook zijn beperkingen door meetfouten. Bij meerdere echoscopische metingen kan beter rekening worden gehouden met het dynamische karakter van de groei. Vaak is er sprake van een afname van de hoeveelheid vruchtwater. Bij het vaststellen van een groeiachterstand dient de ernst van het perinatale risico ingeschat te worden. Doppleronderzoek kan hierbij van nut zijn. Tevens dient zorgvuldig echoscopisch beoordeeld te worden of er structurele afwijkingen zijn. Afhankelijk van de situatie kan aanvullend onderzoek naar congenitale infecties en chromosoomafwijkingen worden overwogen.

Behandeling

De essentie van het beleid bij foetale groeivertraging is bewaking en het tijdig geboren laten worden van het kind. Foetale groeiachterstand wordt behandeld met klinische bedrust en intensieve bewaking van het kind, waaronder echografie en cardiotocografie. Inleiding van de baring of het verrichten van een sectio caesarea kan worden overwogen, hierbij speelt vanzelfsprekend de zwangerschapsduur een belangrijke rol.

Macrosomie

Overmatige groei van de foetus leidt tot macrosomie.

Oorzaken

- Constitutionele erfelijkheid.
- Prediabetes, diabetes.
- Foetus met algehele vochtophoping (hydrops fetalis, bijv. door resusimmunisatie).

Symptomen en diagnostiek

- De uterus is te groot voor de duur van de zwangerschap (positieve discongruentie).
- Bij uitwendig onderzoek: vaststellen van groot kind.
- De echografische parameters overschrijden de normale waarden.
- Bij de baring: moeilijk indalen van het voorliggende deel, moeilijk geboren worden van de schouder (schouderdystocie).

Bij positieve discongruentie zal tevens gedacht worden aan: macrosomie, polyhydramnion, uterus myomatosis, meerlingen.

Bij iedere discongruentie moet worden gedacht aan mogelijke vergissingen ten aanzien van de zwangerschapsduur.

Behandeling

De behandeling hangt af van de oorzaak van de macrosomie. De baring van een uitzonderlijk groot kind wordt als proefbaring beschouwd. Bij afwijkende liggingen wordt vaak een sectio caesarea uitgevoerd.

3.1.6 MOEDERLIJKE FACTOREN

Bij een afwijkende zwangerschap kunnen de volgende moederlijke factoren een rol spelen:
- hypertensie;
- endocriene afwijkingen:
  - diabetes mellitus;

- hypothyreoïdie;
- hyperthyreoïdie;
- immunologische aspecten:
  - resusantagonisme;
  - hydrops fetalis;
  - overige antagonismen;
- diverse ziektebeelden:
  - hyperemesis gravidarum;
  - epilepsie;
- hartziekten;
- nierziekten;
- ziekten van de ademhalingswegen;
- bloedziekten:
  - anemie.

Hypertensie

Classificatie van hypertensie

Zwangerschapshypertensie: systolische bloeddruk ≥ 140 mmHg en/of diastolische bloeddruk ≥ 90 mmHg na 20 weken zwangerschapsduur, tweemaal gemeten bij een vrouw die voordien een normale bloeddruk had.

Pre-eclampsie: combinatie van zwangerschapshypertensie met proteïnurie, ≥ 300 mg/24 uur. Tevens treden de volgende klinische verschijnselen op: nierfunctiestoornis, leverfunctiestoornis, neurologische afwijkingen (ernstige hoofdpijn, convulsie), hematologische afwijkingen (trombocytopenie, hemolyse). Combinatie van hemolyse, verhoogde leverenzymen en verlaagde trombocyten wordt HELLP-syndroom genoemd.

Chronische hypertensie: hypertensie vastgesteld voor of in de eerste twintig weken van de zwangerschap.

Gesuperponeerde pre-eclampsie: pre-eclampsie, die ontstaat bij zwangeren met een chronische hypertensie.

Voorkomen

Zwangerschapshypertensie en pre-eclampsie ontstaan respectievelijk bij 5-18% en 1-7% van de nullipare. Dit is drie keer vaker dan bij multipare. Eclampsie treedt op bij 1 op de 2000 zwangerschappen, waarvan bijna de helft na de geboorte.

Oorzaak

Zwangerschapshypertensie en pre-eclampsie komen uitsluitend voor in de zwangerschap en herstellen na de zwangerschap weer. Het is een multifactorieel ziektebeeld, waarbij immunologische, genetische en omgevingsfactoren een rol spelen. De basis van het probleem ligt bij een gestoorde trofoblastontwikkeling en een gestoorde aanpassing (adaptatie) van de moederlijke bloedsomloop aan de zwangerschap, zoals ook bij groeivertraging. Door nog onbekende factoren worden trombocyten geactiveerd en treedt disfunctie van het endotheel van de maternale bloedvaten op. Dit leidt tot vasoconstrictie, hypertensie, verhoogde permeabiliteit van de vaten. Hierdoor ontstaat oedeem en proteïnurie.

Predisponerende factoren

Bij een extra grote trofoblastmassa treedt het probleem vaker op. Hierbij moet gedacht worden aan meerlingen, molazwangerschappen en chromosomale afwijkingen van de foetus.

Heeft de moeder afwijkingen op cardiovasculair gebied, dan leidt dat vaker tot maladaptatie. Voorbeelden hiervan zijn chronische hypertensie, chronische vaat- en nieraandoeningen, SLE, diabetes, adipositas en leeftijd > 40 jaar.

Er zijn geen preventieve maatregelen die een duidelijke verbetering van de perinatale uitkomst laten zien (bijv. acetylsalicylzuur, calciumsuppletie, antihypertensiva, zoutbeperking).

Risico

De kans van de aandoening op perinatale sterfte en morbiditeit wordt vooral bepaald door de zwangerschapsduur, bijkomende foetale groeivertraging en de ernst van de hypertensie. In Nederland is hypertensie de meest voorkomende reden voor maternale sterfte (ongeveer 4 per 100.000, 40% van de totale sterfte). In deze groep is vaak sprake van substandard care, vooral onvoldoende behandeling van de hypertensie en eclampsie.

Symptomen en diagnostiek

Oedeem: dikke voeten (knellende schoenen), dikke vingers (knellende ringen), dik gezicht. Deze klachten zijn van belang als ze in combinatie met de volgende verschijnselen voorkomen:
- hoofdpijn;
- visusstoornissen (door vaatspasmen), bijvoorbeeld flikkeringen, zwarte vlekken, gestoord gezichtsveld;

- tintelende vingers;
- pijn in de bovenbuik, maagpijn, bandgevoel.

Deze klachten worden ook wel pre-eclamptische klachten genoemd.

Meten van de bloeddruk is een vast onderdeel. Belangrijk is te realiseren dat automatische bloeddrukmeters niet gevalideerd zijn voor het stellen van de diagnose zwangerschapshypertensie. Verschillen van 10-30 mmHg tussen automatische bloeddrukmeters en auscultatoire meting zijn vastgesteld bij zwangerschapshypertensie en pre-eclampsie.

Bij vaststellen van zwangerschapshypertensie dient de urine op eiwit onderzocht te worden. Teststroken geven niet meer dan een indicatie. Dit heeft vooral te maken met de variabele eiwituitscheiding. Het bepalen van de eiwit/creatinine ratio in een portie urine ondervangt dit probleem. De gouden standaard blijft vooralsnog eiwitbepaling in gedurende 24 uur verzamelde urine. Aanvullend laboratoriumonderzoek gaat op zoek naar aanwezigheid van nier- en leverfunctiestoornissen, intravasale stolling (trombocyten) en hemolyse (Hb, LDH).

Behandeling

De enige echte behandeling is termineren van de zwangerschap, maar als gezegd in de eerste dagen na de bevalling kan nog steeds eclampsie optreden.
Bij de behandeling kan onderscheid worden gemaakt tussen matig ernstige zwangerschapshypertensie, matig ernstige pre-eclampsie en ernstige pre-eclampsie/HELLP.

Matig ernstige zwangerschapshypertensie

Bloeddruk systolisch $\geq$ 140 en < 170 mmHg of diastolisch $\geq$ 90 en < 110 mmHg. De zwangere dient nadrukkelijk geïnformeerd te worden over verergering van het ziektebeeld en zich dan ook te melden. Er kan gekozen worden voor klinische of frequent poliklinische controles. Meestal wordt rust geadviseerd, hoewel niet bewezen effectief. Over het algemeen wordt nog niet gestart met antihypertensiva.

Matig ernstige pre-eclampsie

Bloeddruk zoals boven beschreven, zonder klinische verschijnselen (nier- leverfunctiestoornis, neurologisch en hematologisch).
Meestal zal de behandeling klinisch plaatsvinden, vaak op dezelfde

wijze als de eerdere groep. Soms zal toch besloten worden tot antihypertensieve behandeling.

Ernstige pre-eclampsie/HELLP
De behandeling van pre-eclampsie en HELLP is identiek en afhankelijk van de zwangerschapsduur.
Ter preventie van eclampsie dient magnesiumsulfaat toegediend te worden en/of antihypertensieve medicatie ter preventie van een hersenbloeding. De bloeddrukwaarden die nagestreefd worden zijn systolisch 140-160 en diastolisch 90-105 mmHg. Directe interventie door een sectio zonder voorafgaande stabilisatie heeft een verhoogde kans op maternale morbiditeit en mortaliteit. Bloedingen ten gevolge van stollingsafwijkingen kunnen een complicerende factor zijn.
Indien gekozen wordt voor een afwachtend beleid wordt vaak na enige dagen enige verbetering gezien.
Onder de 34 weken moeten corticosteroïden toegediend worden, indien op korte termijn de geboorte wordt verwacht. Dit heeft een zeer gunstig effect op de uitkomst van het kind en leidt niet tot verslechtering van de moederlijke conditie.
Vaak wordt bij ernstige problematiek de baring bij 34-35 weken nagestreefd.
Na de geboorte kan een verslechtering van de pre-eclampsie optreden. Het is dan ook raadzaam lagere bloeddrukwaarden na te streven dan voor de bevalling, het kind is immers al geboren en zal geen last meer hebben van relatief lagere bloeddrukken.

Prognose bij pre-eclampsie
De gevaren voor de moeder bestaan vooral uit bloedingen in hersenen en lever, die dikwijls een fataal beloop hebben.
De orgaanfunctie- en stollingsstoornissen herstellen meestal in de loop van enkele dagen tot weken. De kans op herhaling is bij een volgende zwangerschap verhoogd.
De prognose voor het kind hangt af van zwangerschapsduur, mate van groeivertraging en ernst van het ziektebeeld.

HELLP syndroom
HELLP is een combinatie van Hemolyse, verhoogde (Elevated) Leverenzymen en trombopenie (Low Platelet count). De oorzaak is onbekend. Het wordt op dezelfde wijze behandeld als ernstige pre-eclampsie, met dien verstande dat er een normale tensie kan zijn, dan zijn antihypertensiva niet geïndiceerd. De prognose is evenals bij pre-eclampsie afhankelijk van de zwangerschapsduur en de ernst van de

stollingsproblematiek. Het is soms moeilijk te onderscheiden van een acute leverinsufficiëntie. Bij deze laatste diagnose is een opname op de IC geïndiceerd voor verdere diagnostiek, bewaking en behandeling.

Eclampsie

Eclampsie is een toestand die wordt gekenmerkt door zwangerschapshypertensie en een of meerdere insulten. Een insult is niet te onderscheiden van een epileptisch insult met:
- *tonische stuipen*, die enkele seconden tot een halve minuut kunnen duren. De vrouw drukt het hoofd in het kussen, er is een tonische strekkingskramp van alle spieren. Hierbij treedt ademstilstand met cyanose op.
- *clonische stuipen*, die een halve tot anderhalve minuut duren. Ze kenmerken zich door ritmisch op elkaar volgende spiercontracties en -relaxaties, waardoor schokkende bewegingen ontstaan. De vrouw is incontinent voor urine en feces. Soms treedt tongbeet op.

Na de stuipen treedt een coma op, dat soms van korte duur is, maar ook enkele dagen kan duren. Tijdens het coma is er geen hoest- en slikreflex, zodat het gevaar van aspiratie van bloed (bij tongbeet) en slijm bestaat. Er is een snelle, onregelmatige pols.

Beloop
Het coma wordt geleidelijk minder diep. Bij het tot bewustzijn komen is er lichamelijke onrust, met gevaar voor een nieuw insult. Voorts is er een retrograde amnesie (de vrouw herinnert zich niet wat er gebeurd is). Soms wordt het coma na een aanval steeds dieper. Meestal is dat het gevolg van een hersenbloeding die tot de dood kan leiden.

Complicaties
Voor de moeder:
- hersenbloeding;
- aspiratie met verstikking of pneumonie;
- decompensatio cordis en acuut longoedeem;
- diffuse intravasale stolling;
- functiestoornis van nieren, lever en longen;
- gezichtsstoornissen door netvliesloslating (ablatio retinae);
- bloedingen;
- abruptio placentae.

Voor het kind:
- hypoxie door verminderde circulatie van de moeder, of abruptio placentae;
- vaak treedt intra-uteriene vruchtdood op.

Behandeling
De behandeling van eclampsie bestaat uit het toedienen van magnesiumsulfaat. Meestal wordt een oplaaddosis van 4 gram en een onderhoudsdosis van 1 gram/uur intraveneus toegepast. Overdosering is een belangrijk risico, aanvankelijk verdwijnen de reflexen, uiteindelijk kan een adem- en hartstilstand optreden. De zwangere dient gereanimeerd te worden en calciumgluconaat dient direct gegeven te worden (moet dus al klaar liggen). De kniepeesreflex wordt meestal als belangrijk gegeven gehanteerd tijdens behandeling met magnesiumsulfaat. Het nut van de bepaling van bloedspiegels op magnesium is discutabel, omdat je daarmee achter de feiten aanloopt.
Bij blijvende insulten kan opnieuw magnesiumsulfaat worden gegeven. Als dat niet effectief zou zijn kan de zwangere onder narcose worden gebracht.

De behandeling is dus in eerste instantie gericht op de toestand van de moeder. De insulten moeten bestreden en liefst voorkomen worden en de zwangerschap moet zo snel als dat voor zowel moeder als kind veilig is beëindigd worden. Een acute sectio caesarea is levensbedreigend voor de moeder vanwege de stollingsproblematiek, de orgaanfunctiestoornissen en de labiele circulatie. Bloedingen, decompensatio cordis met longoedeem en herhaalde insulten tijdens de eerste 48 uur na de sectio kunnen het leven van de moeder ernstig bedreigen. Met een chemische inleiding zijn deze risico's, zij het in mindere mate, eveneens aanwezig.

Medische behandeling:
- zo snel mogelijk trachten het insult te stoppen (magnesiumsulfaat of anticonvulsivum, zoals diazepam rectaal);
- luchtweg vrijhouden;
- een rubber wig of mayocanule tussen de kaken plaatsen om tongbeet te voorkomen;
- keelholte leegzuigen;
- zodra de krampen over zijn: in stabiele zijligging leggen;
- zuurstof toedienen;
- onderhoudsdosering magnesiumsulfaat intraveneus;

- reflexen controleren;
- vochtbalans controleren.

Verder beleid:
- prikkels vermijden (geïsoleerd in donkere kamer verplegen, geen bezoek), continue bewaking;
- losse gebitselementen verwijderen;
- continue controle;
- frequente tensie-polscontrole;
- frequente controle kniepeesreflex;
- zorgen dat materiaal voor medische behandeling op de kamer aanwezig is;
- partner informeren.

Een eclamptisch insult wordt vrijwel altijd voorafgegaan door pre-eclamptische klachten, zoals hoofdpijn, bovenbuikpijn, visusklachten, onrust en verwardheid. De hoogte van de bloeddruk en hyperreflexie zijn onbetrouwbaar om de kans op een insult in te schatten. De helft van de insulten ontstaan postpartum, meestal binnen 48 uur, maar soms ook later.

Hypertensie vóór de zwangerschap

De invloed van een chronische hypertensie op de zwangerschap is, bij vergelijkbare hoogte van de bloeddruk, in het algemeen minder ernstig dan die van de ten gevolge van de zwangerschap ontstane hypertensie. Dikwijls blijkt de tensie, mits deze tijdens de zwangerschap niet stijgt, van weinig invloed op placenta en kindsgewicht. Bij ruim 25% van de vrouwen met een hypertensie ontstaat tijdens de zwangerschap een gesuperponeerde hypertensie. De symptomen en risico's kunnen volledig overeenkomen met die bij vrouwen met een door de zwangerschap ontstane hypertensie. Als echter de hypertensie gepaard gaat met een slecht vaatstelsel, komen slechte placentatie en daardoor foetale groeivertraging vaker voor. Bij opeenvolgende zwangerschappen is meestal eenzelfde patroon te herkennen, zodat de voorgeschiedenis een aanwijzing geeft over de prognose.

Endocriene afwijkingen
Diabetes mellitus

Indien een zwangere lijdt aan diabetes, bestaat er een verhoogde kans op:
- hypoglykemie;
- ketoacidose bij de moeder;

- abortus;
- pre eclampsie;
- macrosomie;
- polyhydramnion;
- vroeggeboorte;
- intra-uteriene vruchtdood;
- foetale misvormingen, vooral skeletafwijkingen, hartafwijkingen en afwijkingen van het zenuwstelsel zoals neurale buis defecten.

Invloed van de zwangerschap op diabetes

Een zwangerschap bij een diabetica kan een aantal moeilijkheden oproepen, zoals voedingsproblemen, gewichtstoename, grotere labiliteit van de glucosetolerantie met kans op hypo- en hyperglykemisch coma. De insulinebehoefte neemt toe en de insulinetoediening zal frequent aangepast moeten worden, omdat het voor een goed verloop van de zwangerschap belangrijk is dat de diabetes goed is ingesteld. Soms is continue subcutane toediening geïndiceerd. Een dergelijke graviditeit is dermate een risicozwangerschap, dat behandeling door een team met ervaring in de combinatie diabetes/zwangerschap een vereiste is.

Orale antidiabetische behandeling is niet toegestaan wegens het potentiële risico van foetale misvormingen. Al wordt daar momenteel verder onderzoek naar gedaan, omdat het teratogene effect niet vast staat.

Moeilijke perioden in de behandeling zijn:
- de eerste drie maanden: braken, veranderde eetlust enzovoort;
- de laatste twee maanden: gewichtstoename, groei van de foetus, placentacirculatie, contractiele uterus.

De risico's van diabetes tijdens de zwangerschap zijn:
- ontregeling van de diabetes met ketoacidose of hypoglykemische coma's;
- foetale macrosomie.

Te hoge bloedsuikers veroorzaken macrosomie van het kind en soms een hydramnion. Daardoor kan vroeggeboorte optreden. Vaker ontstaan baringsproblemen, bijvoorbeeld niet vorderen van de baring of schouderdystocie. Te vroeg geboren kinderen zijn dikwijls onrijper dan verwacht. Indien de moeder met een type-I-diabetes een aangetast vaatstelsel heeft, kan foetale groeivertraging optreden; de kinderen zijn dan wel vroeger rijp.

Wegens het risico van zowel intra-uteriene vruchtdood als hypoglykemieën bij het in partu komen, worden diabetische zwangeren meestal voor het à terme zijn frequenter gecontroleerd. Inductie van de baring of een sectio caesarea kan worden overwogen. De pasgeborene zal in verband met een verhoogde kans op hypoglykemieën door foetaal hyperinsulinisme (overmatige insulineproductie) gedurende de eerste twee à drie dagen op een neonatologische afdeling worden verpleegd.

Naast de reeds vóór de zwangerschap bekende type-I- of type-II-diabetes komt ook zwangerschapsdiabetes voor. Deze vorm wordt gekenmerkt door abnormale glucose-intolerantie, met als gevolg een zwaar kind (> 4000 g). Na de bevalling worden de bloedsuikers weer normaal.

Een verscherpte controle met bepalingen van bloedsuikergehalte wordt uitgevoerd bij zwangeren met:
- suiker in de urine;
- positieve discongruentie;
- polyhydramnion;
- diabetes in de familie;
- uitgesproken obesitas;
- herhaalde miskramen;
- vorig(e) kind(eren) met een gewicht van meer dan 4000 g;
- eerdere vroeggeboorte;
- onverklaarbare vruchtdood;
- leeftijd boven 35 jaar.

De betekenis van de behandeling van de typische zwangerschapsdiabetes voor de prognose van de zwangerschap lijkt gering.
De betekenis van scherp instellen van een vóór de zwangerschap bestaande type-I- of type-II-diabetes is groot, omdat daardoor de kans op aangeboren afwijkingen van het kind afneemt.

Schildklierziekten

Hypothyreoïdie

Een zwangerschap is zeldzaam bij vrouwen die lijden aan manifeste hypothyreoïdie (ze zijn dikwijls anovulatoir). Als ze toch zwanger raken is er verhoogde kans op abortus en intra-uteriene vruchtdood bij geen of onvoldoende behandeling.

Hyperthyreoïdie

De zwangerschap kan een lichte schildklierzwelling veroorzaken met verhoging van de totale schildklierhormonen; deze lichte verhoging van de schildklierfunctie is fysiologisch en zonder gevolgen. De schildklierfuncties zijn tijdens de zwangerschap wat verhoogd, maar het meeste thyroxine is eiwitgebonden.

Immunologische aspecten
Zwangerschap kan immunologische sensibilisatie bij de moeder opwekken voor bloed of weefsel van de foetus. Hét voorbeeld van iso-immunisatie is de *resusfactor*.

Resusantagonisme
Een resusnegatieve zwangere wordt gesensibiliseerd door overgang van foetale resuspositieve erytrocyten naar haar circulatie. Dit is een foetomaternale microbloedtransfusie. De overgang vindt plaats via 'lekken' vanuit scheurtjes in de placenta, veelal tijdens de bevalling en bij uitzondering gedurende de zwangerschap. Dit verklaart dat resusimmunisatie bijna nooit voorkomt in een eerste zwangerschap.
De moeder vormt als reactie op de resuspositieve bloedcellen resusantistoffen die via de placenta de foetus bereiken en het foetale bloed afbreken (hemolyse), waardoor de foetus anemisch wordt.

Symptomen
De duur van de zwangerschap, de hoeveelheid resusantistoffen en de reactie hierop van het foetale bloed, bepalen de ernst van het ziektebeeld. Na de geboorte van het kind kunnen drie stadia worden onderscheiden:
– *congenitale anemie*: de minst erge vorm. Het kind wordt geboren met een anemie door intra-uteriene bloedafbraak; bloedtransfusie is veelal noodzakelijk;
– *icterus gravis*: de bloedafbraak in utero is groot geweest en enkele uren na de geboorte wordt het kind sterk icterisch (afb. 3.4). Milt en lever zijn vergroot, onder andere door de grote bloedaanmaak. In het bloed worden veranderingen vastgesteld ten gevolge van versnelde bloedaanmaak, onder andere veel erytroblasten (jonge vormen van rode bloedcellen), zodat de ziekte ook erytroblastose wordt genoemd. De hoeveelheid bilirubine in het bloed is zeer hoog en kan zich vastzetten in bepaalde zenuwkernen van de hersenen, wat leidt tot bilirubine-encefalopathie, ook kernicterus genoemd;
– *kernicterus*: een zeer ernstig ziektebeeld dat aanleiding kan geven tot stuipen en later tot ernstige neurologische stoornissen (doofheid, spasticiteit, mentale retardatie), als het kind de kernicterus overleeft. Een tijdige wisseltransfusie, waarmee bilirubine en antilichamen uit de circulatie van het kind worden gewassen, kan kernicterus voorkomen.

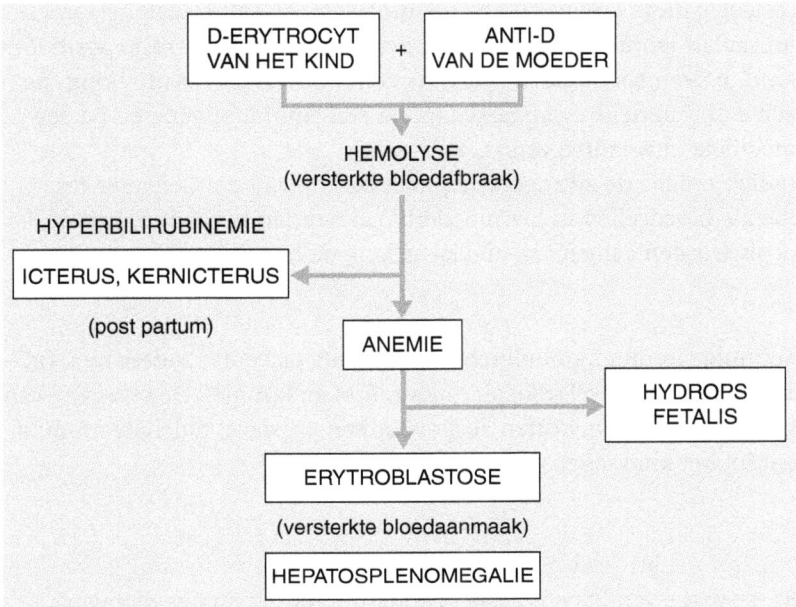

Afbeelding 3.4 Schema van de gevolgen van hemolyse door resusantagonisme bij de foetus.

Hydrops fetalis

Zeer ernstige aantasting vroeg in de zwangerschap veroorzaakt een zodanige bloedafbraak en ernstige anemie, dat er algemeen oedeem (hydrops) en hartdecompensatie optreden. Op den duur is er afsterven in utero of kort na de geboorte.

Diagnostiek

Bij resusnegatieve zwangeren met een resuspositieve partner kan het kind resuspositief zijn. Ter opsporing van een mogelijke sensibiliteit wordt bij alle resusnegatieve zwangeren bloedonderzoek op resusantistoffen verricht bij het eerste onderzoek, en bij negatief resultaat een controleonderzoek bij 32 weken. Deze bloedbepaling wordt *indirecte coombstest* genoemd.
Onmiddellijk na de geboorte wordt in het bloed van het kind (meestal navelstrengbloed), naast bepaling van bloedgroep en resusfactor, de *directe coombstest* uitgevoerd.

Preventie

Door het inspuiten van anti-D bij elk geval waarbij resusimmunisatie kan optreden, is dit ziektebeeld uiterst zeldzaam geworden. Bij elke resusnegatieve vrouw zal zo snel mogelijk een standaarddosis intramusculair worden toegediend na de geboorte van een resuspositief kind, na een spontane abortus, na een zwangerschapsafbreking, na een extra-uteriene zwangerschap, na een amnionpunctie en na een moeilijke uitwendige versie.

Indien tijdens de zwangerschap met behulp van de Kleihauer-test foetale bloedcellen in het moederbloed worden gevonden, kan de dosis worden aangepast, al naar gelang de hoeveelheid.

Auto-immuunprocessen

Sommige immuunglobulinen gaan door de placenta, andere niet. IgG-antistoffen gaan wel transplacentair, IgM en IgA niet. De overgang van specifieke immuunstoffen zorgt voor een passieve, tijdelijke immuniteit bij het kind tegen deze specifieke ziekten.

Diverse ziektebeelden

Hyperemesis gravidarum

Er is sprake van hyperemesis gravidarum, of overmatig zwangerschapsbraken wanneer geen enkele spijs of drank binnengehouden wordt en het braken de hele dag en ook 's nachts aanhoudt, zodanig dat er afbraak is van de reserve-energievoorraden. Het gewone zwangerschapsbraken beperkt zich tot de ochtenduren en houdt op na de tiende à twaalfde week.

Veranderingen in de maagsecretie, in de hormonale balans (HCG, oestrogenen, thyroïdhormoon) en in de stofwisselingsprocessen, zijn factoren die een hyperemesis gravidarum beïnvloeden. Ook psychische factoren kunnen een rol spelen. Hyperemesis gravidarum komt frequent voor bij mola, meerlingen en nulliparae.

Symptomen en diagnostiek

Indien het braken lange tijd aanhoudt, zal de algemene toestand achteruitgaan. Gelet moet worden op:
- acetonurie (dit symptoom bepaalt de diagnose en geldt als hét bewijs dat er een negatieve voedselbalans is en dus weefsel wordt afgebroken);
- uitgesproken vochtdeficiëntie met dehydratie;
- verminderde urineproductie;
- snelle pols;
- stoornissen in de bloedchemie met afwijkingen van elektrolyten (hypokaliëmie), nier- en leverfunctiestoornissen.

De situatie van een negatieve voedselbalans leidt tot vet- en eiwitafbraak waardoor ketonurie (acetonurie) optreedt. Het verlies van HCl door het braken veroorzaakt aanvankelijk een metabole alkalose (immers verlies van zuur). Hierdoor gaan H^+-ionen de cel uit naar de circulatie en K^+-ionen de cel in, waardoor het serumkalium daalt. Bovendien is er door de hypovolemie een versterkt kaliumuitscheiding via de nier. Hypokaliëmie is bedreigend voor de elektrische geleiding van de hartspier. Verder kan leverbeschadiging optreden door de verminderde circulatie in de lever. Door het vochtverlies is het Hb-gehalte hoog.

Behandeling
Bij minder ernstige gevallen (de algemeen toestand is nog goed) bestaat de behandeling uit:
– relatieve rust;
– frequente, licht verteerbare, kleine maaltijden;
– eventueel medicijnen tegen het braken (anti-emetica).

In het algemeen hebben anti-emetica weinig effect.

Bij het voortduren van de ziektetoestand:
– opname in ziekenhuis;
– volledige bedrust;
– zo nodig vocht intraveneus en op peil brengen van bloedchemie (natrium, kalium, eiwitten enz.) en op den duur toedienen van calorieën, aminozuren en vitaminen;
– eventueel begeleidende psychotherapie;
– progressief licht verteerbaar voedsel.

Hyperemesis veroorzaakt geen misvormingen en geen groeiachterstand. Chronische hyperemesis kan tot vitaminedeficiënties leiden, in het bijzonder tot een vitamine-B-deficiëntie, waardoor de ziekte van Wernicke kan ontstaan. Dit is een ernstig neurologisch ziektebeeld. Behandeling met vitamine B_1 en foliumzuur is dus op den duur van belang.

Epilepsie
Wat betreft epilepsie en zwangerschap zijn twee regels van belang:
– *epilepsie heeft invloed op de zwangerschap*: de toegediende medicijnen kunnen in het eerste trimester voor de foetus schadelijk zijn (mogelijk misvormingen).

– *zwangerschap heeft invloed op epilepsie*: in de zwangerschapsperiode kan er een toename van frequentie en ernst van aanvallen zijn. Een zwangerschap kan een eerste epilepsieaanval uitlokken bij een latente, onvermoede epilepsie.

Anti-epileptica kunnen een vruchtbeschadigend effect hebben, vooral neuralebuisafwijkingen. Soms kan foliumzuur een beschermend effect hebben. Anti-epileptica kunnen ook de foetale stolling beïnvloeden. Behandeling met vitamine K vanaf een bepaalde periode voor de bevalling wordt aangeraden. Borstvoeding is mogelijk als de maternale dosis niet te hoog is. Vrouwen die medicamenteuze behandeling nodig hebben, moeten al voor de conceptie contact opnemen met hun neuroloog om de medicatie zo verstandig mogelijk te kiezen en de spiegels te laten bepalen.

Hartziekten
Dankzij een aangepaste behandeling hebben hartziekten in het algemeen weinig directe invloed op de zwangerschap, tenzij het een zeer ernstige aandoening met chronisch zuurstoftekort betreft. Daarentegen kan de zwangerschap wel een nadelige invloed hebben op hartziekten; verergeren van de verschijnselen, hartdecompensatie, ritmestoornissen met soms fatale afloop. De toename van het bloedvolume veroorzaakt een extra belasting voor het hart. Dit manifesteert zich vaak aan het begin van de zwangerschap, rond de baring en kort na de bevalling als er weer een herverdeling (redistributie) optreedt van vocht uit de weefsels naar de circulatie. Bij sommige afwijkingen, vooral pulmonale hypertensie en ernstige aorta stenose, moet zwangerschap zelfs ontraden worden wegens het grote overlijdensrisico van de moeder.
Moeheid, oedeem, kortademigheid, hartkloppingen en pijn in de borststreek tijdens de zwangerschap, kunnen aanwijzingen zijn voor een lichte vorm van hartziekte. De diagnose ervan kan bemoeilijkt worden door veelvuldige cardiovasculaire fysiologische veranderingen, eigen aan een normale zwangerschap. De graviditeit kan een latente hartziekte manifest maken.
In samenwerking met de cardioloog worden alle voorzorgen genomen om verwikkelingen te voorkomen. Daarbij wordt bijzondere aandacht besteed aan maternale gewichtscurve, bloeddrukstijging en een mogelijke anemie. De uitdrijvingsfase wordt zo nodig bekort. Een keizersnede wordt in principe alleen uitgevoerd vanwege zuiver verloskundige redenen, omdat een sectio op zich niet veiliger is dan een vaginale baring. In een aantal gevallen kan endocarditisprofylaxe met

antibiotica noodzakelijk zijn. Bij sommige hartafwijkingen, bijvoorbeeld bij kunstkleppen, moet tijdens de zwangerschap en in de kraamperiode antistollingsmedicaties worden gegeven. In de vorm van cumarine derivaten. Er is discussie over de mate waarin deze medicijnen congenitale afwijkingen kunnen veroorzaken. In het algemeen word geadviseerd om in het eerste trimester en rond de bevalling een therapeutische dosis laagmoleculaire heparine voor te schrijven.

Nierziekten

De zwangerschap heeft veelal een ongunstige invloed op chronische nierziekten. Veelvoorkomende klachten in die periode zijn het optreden of verergeren van eiwit in de urine (albuminurie), het stijgen van de bloeddruk en optreden van oedemen. Meestal verbetert de nierfunctie na de zwangerschap.
Nierziekten hebben een ongunstige invloed op de zwangerschap: placenta-insufficiëntie, foetale groeiachterstand enzovoort.
Er bestaan verscheidene vormen van nierziekten:
– chronische pyelonefritis;
– chronische glomerulonefritis;
– nefrotisch syndroom.

Bloedziekten

Anemie

Rekening houdend met de veranderde hemodynamische toestand (o.a. stijging van plasmavolume) door de zwangerschap, wordt een Hb lager dan 7 mmol/l (10,5 g per 100 ml) als een anemie beschouwd.

Anemie door ijzertekort
Door de opbouw van de foetale weefsels wordt veel ijzer aan het bloed van de moeder onttrokken, vooral bij een voeding die weinig ijzer bevat of bij onvoldoende resorptie in het maag-darmstelsel.
Symptomen:
– moeheid;
– slapte;
– duizeligheid;
– hartkloppingen.

De behandeling bestaat doorgaans uit het toedienen van ferropreparaten, soms parenteraal. Deze preparaten veroorzaken gastro-intestinale klachten (last van de maag, obstipatie, zwart gekleurde feces). Pas na vijf à zes weken behandeling stijgt het Hb-gehalte.

Anemie niet door ijzergebrek
- Gebrek aan foliumzuur, vaak gepaard gaand met ijzertekort. Komt bijvoorbeeld voor bij meerlingzwangerschappen en insufficiënt dieet.
- Pernicieuze anemie (niet frequent). Ontstaat door gebrek aan of slechte resorptie van vitamine B_{12}.

Hemoglobinopathieën

Dit is de benaming voor een groep meestal erfelijke bloedziekten die berusten op stoornissen in de synthese van het globulinedeel van het hemoglobine.
Enkele vormen zijn:
- *sikkelcelanemie*, waarbij er een structurele hemoglobineafwijking is en die vooral voorkomt bij negroïden;
- *thalassemie*, waar er een stoornis is in de synthesesnelheid van het hemoglobine en die vooral voorkomt bij mensen afkomstig uit het gebied rond de Middellandse Zee.

Zwangeren met homozygote sikkelcelziekte of thalassemie hebben bijzondere zorg nodig. Reden waarom tijdige opsporing noodzakelijk is, onder andere door het verrichten van de sikkelceltest bij negroïde zwangeren. Deze vrouwen zijn vaak anemisch zonder dat er ijzergebrek is. Behandeling met ijzermedicatie is dan fout en kan orgaanschade veroorzaken. Alleen bij een bewezen ijzergebrek mag ijzermedicatie worden toegediend.

3.1.7 PLACENTA

Afwijkingen van de placenta zijn:
- placenta circumvallata;
- placenta praevia;
- solutio (of abruptio) placentae.

Afwijkingen van de placenta hebben als belangrijkste symptoom vaginaal bloedverlies, maar de oorzaken zijn verschillend. In de tweede helft van de zwangerschap treden bij 3-4% van de zwangeren bloedingen op, hoofdzakelijk door placenta praevia. Andere oorzaken zijn placenta circumvallata en solutio placentae.
Gynaecologische oorzaken, zoals cervixerosie en cervixpoliep, kunnen zowel in de eerste als in de tweede helft van de zwangerschap lichte bloedingen veroorzaken. Deze worden met een speculumonderzoek bevestigd.
Bloedingen in de eerste helft van de zwangerschap komen voor bij een

dreigende of beginnende miskraam, bij een extra-uteriene zwangerschap en bij een molazwangerschap.

Placenta circumvallata

Bij een placenta circumvallata (afb. 3.5) treedt, waarschijnlijk in het eerste trimester, een bloeding op ter hoogte van de inplanting van de vliezen op de placentaranden. Het gaat soms gepaard met gering uitwendig bloedverlies. De inplantingsranden van de vliezen worden daardoor aan de foetale kant 1-2 cm verschoven in de richting van het midden van de placenta, zodat later bij inspectie van de placenta rondom een 'witte' fibreuze rand te zien is.

Bij een placenta circumvallata komt behalve bloedverlies in de tweede helft van de zwangerschap, soms het zeer vroegtijdig breken van de vliezen voor. Het risico hiervan is een vroegtijdige bevalling.

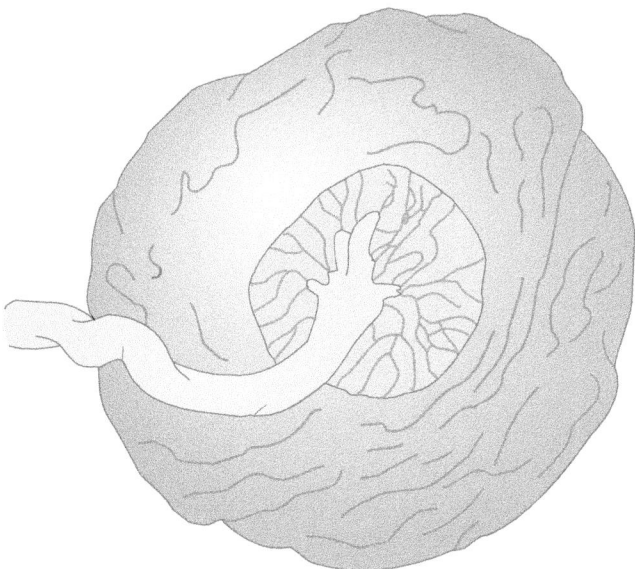

Afbeelding 3.5 Placenta circumvallata.

Placenta praevia

Bij een placenta praevia (afb. 3.6) is de inplanting van de placenta zo laag, dat bij de verdere groei en ontwikkeling de placenta ten dele of geheel over het ostium internum komt te liggen.

De frequentie van placenta praevia neemt toe met pariteit en leeftijd van de zwangere. Het percentage van voorkomen is echter laag.

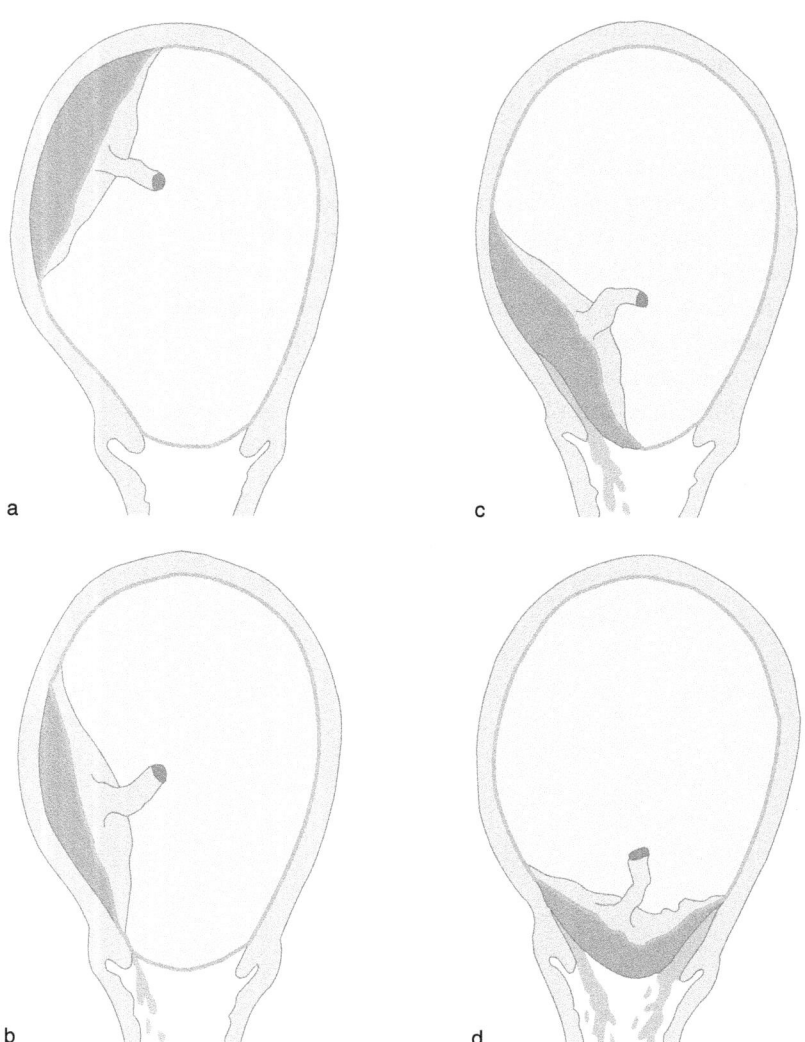

Afbeelding 3.6 Placenta praevia.
a normale lokalisatie van de placenta

Vormen:
- placenta praevia marginalis: de enigszins ontsloten baarmoederhals wordt ten dele bedekt door de placenta;
- placenta praevia centralis: de placenta bedekt de baarmoederuitgang volledig, ook als deze begint te ontsluiten.

Symptomen en diagnostiek

De uterus is dikwijls contractiel, maar niet hypertoon. Bij uitwendig onderzoek is er een niet-ingedaald, vaak afgeweken of prominerend voorliggend deel. Door echografisch onderzoek kan tijdens de zwangerschap de juiste ligging van de placenta worden bepaald en de evolutie in de loop van de zwangerschap worden vervolgd.
Bij een placenta praevia zal de bevalling met behulp van een sectio plaatsvinden.

Abruptio placentae

Onder abruptio placentae of solutio placentae (afb. 3.7) wordt verstaan het geheel of gedeeltelijk loslaten van een normaal ingeplante placenta voor de geboorte van het kind, al of niet gepaard gaand met vaginaal bloedverlies. Bij afwezigheid van, of gering bloedverlies en tekenen van stollingsproblemen is sprake van een *typische* solutio, bij bloedverlies zonder stollingsafwijkingen is sprake van een *atypische*

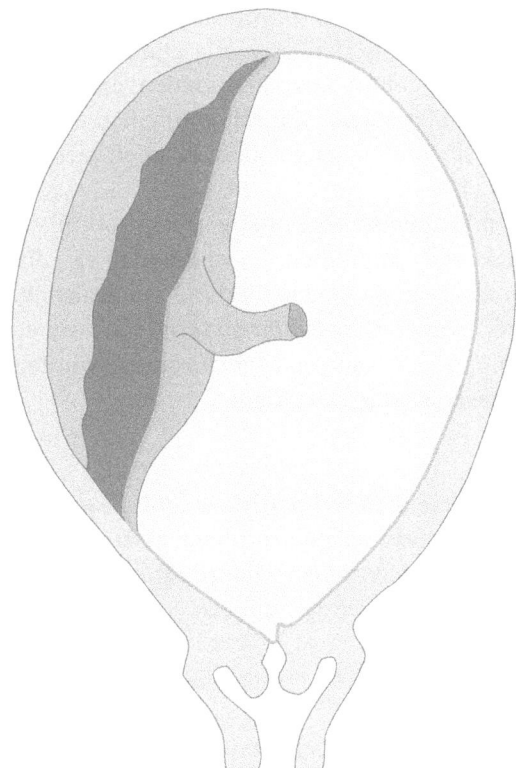

Afbeelding 3.7 Solutio placentae.

solutio. Sommigen spreken van een partiële solutio als het kind nog leeft en van een totale solutio als het kind dood is.
Een voortijdige loslating van de placenta kan zowel tijdens de zwangerschap als gedurende de baring ontstaan.

Oorzaken
De oorzaken zijn niet exact bekend, maar solutio placentae komt vaker voor bij:
- hypertensieve ziektebeelden;
- pre-eclampsie en eclampsie;
- ernstig trauma, val of zware stoot tegen de buik (zelden);
- vrouwen die reeds een solutio doormaakten.

Symptomen en diagnostiek
De symptomen zijn afhankelijk van de omvang van de loslating van de placenta en van het bloedverlies.

Retroplacentair hematoom
Bij een klein hematoom achter de placenta (retroplacentair) is de diagnose zeer moeilijk te stellen, aangezien er weinig klinische verschijnselen zijn. Wel kan vage rug- en/of buikpijn optreden, die ook in de weeënpauzes blijft bestaan. Met behulp van echografie kan een retroplacentair hematoom vaak worden aangetoond. Er hoeft niet per se uitwendig bloedverlies te zijn.
Behandeling: veelal gaat een kleine loslating onopgemerkt voorbij, een grote solutio veroorzaakt wel symptomen. Bij verdenking van dit ziektebeeld is continue controle van de foetale toestand noodzakelijk. Afhankelijk van de toestand, zwangerschapsduur en progressie van de baring (die veelal spontaan optreedt) kan een vaginale baring worden nagestreefd of een sectio caesarea worden verricht.

Atypische solutio placentae
Bij een atypische solutio placentae (ook wel partiële solutio genoemd) treedt na een periode van pijn een vaginale bloeding op, al dan niet na enige hypertonie. Afhankelijk van de zwangerschapsduur en toestand van het kind wordt een sectio caesarea verricht of een conservatieve behandeling ingesteld.

Typische solutio placentae
Bij een typische solutio placentae (ten onrechte ook wel totale solutio genoemd) worden de volgende verschijnselen aangetroffen:
- acute, hevige pijn in de buik;

- het aanraken van de buik is uitermate pijnlijk;
- harde uterus in hypertonie ('uterus en bois');
- shockverschijnselen;
- stollingsafwijkingen (daling Hb, trombocyten, fibrinogeen, door verbruik van stollingsfactoren).

Het acute bloedverlies tussen placenta en baarmoederwand kan groot zijn, zodat het uitwendige bloedverlies niet in verhouding staat tot de shockverschijnselen. De ontstane pijn beïnvloedt eveneens de shockverschijnselen. Foetale hartactiviteit is bij een grote typische solutio met stollingsafwijkingen meestal negatief.

Behandeling: bij een kleine typische solutio, waarbij wel hypertonie optreedt maar het kind nog in leven is en er geen ernstige stollingsafwijkingen zijn, kan bij levensvatbaarheid van het kind tot een sectio worden besloten. Bij een ernstige solutio is de behandeling vooral conservatief:
- shock en bloedverlies bestrijden;
- vochtbalans;
- pijnstilling;
- vliezen breken en spontane baring van het overleden kind afwachten, hetgeen als regel binnen 24 uur gebeurt.

De placenta wordt direct na het kind geboren.

3.1.8 VRUCHTWATER

Polyhydramnion

Wanneer er meer dan 2 l vruchtwater is, is sprake van (poly)hydramnion. Dit komt bij 1% van de zwangerschappen voor.

Oorzaken

Het ontstaansmechanisme is niet exact bekend, maar houdt verband met diverse afwijkingen, zoals:
- het niet slikken van vruchtwater, zoals bij het ontbreken van een deel van de slokdarm of duodenum (slokdarm-, duodenumatresie), wellicht het ontbreken van grote hersenen en schedeldak (anencefalie);
- diverse andere foetale misvormingen (hydrocefalie, spina bifida, hartafwijkingen enz.);
- diabetes (met ernstige hyperglykemie), resusimmunisatie met dreigende decompensatio cordis, hydrops;
- placenta-afwijkingen (placentatumoren);
- onbekende oorzaak (in ruim de helft van de gevallen).

In alle gevallen is kennelijk de productie van vruchtwater groter dan de afvoer. Een deel van de productie geschiedt door foetale diurese, een deel van de afvoer door het foetale drinken. Verder is er nog vochttransport via de vliezen en de choreaalplaat. Als het evenwicht tussen drinken en diurese is verstoord veroorzaakt dit afwijkingen in de hoeveelheid vruchtwater.

Symptomen en diagnostiek
- Het volume van de uterus is veel groter dan bij de verwachte duur van de zwangerschap past (positieve discongruentie).
- De vrucht is in het geheel niet, of niet goed te voelen.
- Foetale hartactiviteit is met de stethoscoop niet te horen.
- Uitgesproken polyhydramnion geeft verdringingsverschijnselen bij de zwangere (o.a. dyspneu, uremie).
- Buikpijn, slapeloosheid.
- Uteruscontracties.
- Met echografie kunnen diverse foetale misvormingen worden opgespoord.

Behandeling
Vruchtwaterpunctie met traag afvloeien is aangewezen bij iedere zwangerschap met sterke verdringingsverschijnselen (gevaar voor placentaloslating). Na de punctie begint vaak de baring.

Oligohydramnion
Wanneer er zeer weinig of vrijwel geen vruchtwater aanwezig is, is sprake van oligohydramnion.

Oorzaken
- Ernstige foetale groeiachterstand.
- Afwezigheid of misvormingen van de foetale nieren (bijv. syndroom van Potter).
- Gebroken vliezen.
- Soms is er geen etiologie bekend.

Symptomen en diagnostiek
- Klein uterusvolume (negatieve discongruentie).
- Vaak pijnlijke kindsbewegingen.
- Echografie kan de diagnose bevestigen (weinig vruchtwater) en foetale niermisvormingen aan het licht brengen en/of de foetale groeiachterstand objectiveren.

3.1.9 MEERLINGZWANGERSCHAP

Er is sprake van meerlingzwangerschap wanneer zich meer dan één foetus in de uterus bevindt.

Op tachtig bevallingen is er één tweeling (gemelli), op 6400 bevallingen is er één drieling, en er wordt eenmaal op 50.000 bevallingen een vierling geboren. Deze frequentie van voorkomen ligt hoger bij hogere leeftijd van de moeder, kunstmatige ovulatie-inductie en bij in-vitrofertilisatie.

Bij een gemellizwangerschap kan een vrucht vroeg afsterven, zelfs uitgestoten worden, terwijl de andere vrucht normaal ontwikkelt. Bij echografisch onderzoek vroeg in de zwangerschap worden dan ook meer kinderen vastgesteld dan later worden geboren.

Tweelingen

Wat tweelingen betreft is er de volgende onderverdeling:
- *eeneiig of monozygoot*. Een eeneiige tweeling ontstaat door splitsing van materiaal afkomstig uit één bevruchte eicel; ze zijn genetisch gelijk en dus ook van hetzelfde geslacht. Al naar gelang het ogenblik van splitsing zullen de foetussen door meer of minder vliezen van elkaar gescheiden zijn. Het monozygoot-zijn is niet gebonden aan leeftijd en pariteit van de moeder en wordt niet familiair gedetermineerd. Eén op de drie tweelingen is monozygoot.
- *twee-eiig of dizygoot*. Een twee-eiige tweeling ontstaat door de bevruchting van twee afzonderlijke eicellen; ze kunnen hetzelfde, maar ook een verschillend geslacht hebben (de zgn. paartjes). De placenta's kunnen afzonderlijk blijven, of aaneengegroeid zijn.

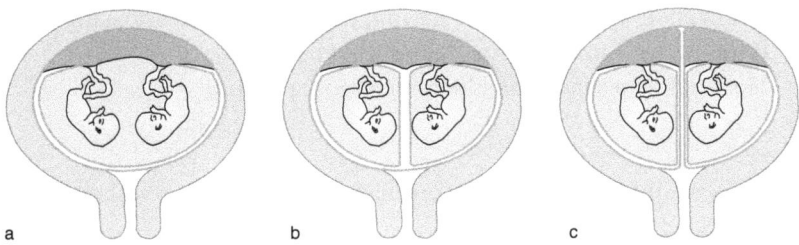

Afbeelding 3.8 *Vruchtzakken bij tweelingen.*
a monoamnotisch, monochoriaal: geen tussenschot
b diamnotisch, monochoriaal: tussenschot van twee amnions
c diamnotisch, di-choriaal: tussenschot van twee amnions en twee chorions

Een tweeling met verschillend geslacht is altijd twee-eiig; een tweeling met hetzelfde geslacht kan eeneiig of twee-eiig zijn. Bij dichoriale tweelingen van gelijk geslacht kan alleen verder onderzoek de soort vaststellen (o.a. subtypering van bloedgroepen, vingerafdrukken). Onderzoek van de vliezen is zeer belangrijk, omdat dit de chorialiteit duidelijk kan maken: een monochoriale placenta is monozygoot.

Diagnose

De grootte van de uterus stemt niet overeen met de duur van de zwangerschap (positieve discongruentie). Dit kan reeds in de eerste drie maanden van de zwangerschap bij vaginaal onderzoek worden vastgesteld. Echografisch kunnen al bij vijf à zes weken amenorroe verscheidene zwangerschapsringen worden onderscheiden. Dan kan ook de chorialiteit worden vastgesteld.

Vanaf twintig weken zwangerschap zijn:
- ten minste drie grote kindsdelen (schedel, stuit) te voelen;
- twee zones van foetale harttonen te horen op zeer verschillende plaatsen, veelal ver van elkaar verwijderd.

Complicaties

- Hyperemesis gravidarum.
- Anemie van de zwangere.
- Hypertensie door de zwangerschap.
- Polyhydramnion.
- Voortijdige bevalling (gemiddelde zwangerschapsduur 37 weken).
- Foetale groeiachterstand, met mogelijk groeiverschil tussen beide foetussen.
- Afwijkende liggingen bij de baring, dus meer kunstverlossingen.
- Primaire weeënzwakte met langdurige baring.
- Meer kans op atonische bloedingen post partum.

Behandeling

- Bij gemelli betekenen zwangerschap en bevalling een verhoogd risico.
- Vroegtijdige diagnose vóór de twintigste week is zowel medisch als psychosociaal belangrijk.
- Meer rust nemen dan tijdens een eenlingzwangerschap.
- Eventueel: geregeld vaginaal toucher of vaginale echoscopie ter beoordeling van de cervix (in verband met de kans op vroeggeboorte).
- Frequent echografisch onderzoek om groei en evolutie van beide foetussen te volgen, vooral na de 28e week.

– Klinische observatie vanaf 38-39 weken amenorroe (voor sommigen vanaf 32-33 weken) en op indicatie eerder; cardiotocografie van beide foetussen voor het bewaken van de actuele foetale toestand.

Meerlingen (meer dan twee)
Bij deze meerlingzwangerschappen komen meer en frequenter complicaties voor, onder andere nog meer preterm bevallen. Zo is de gemiddelde zwangerschapsduur van drielingen 34 weken, met een nog grotere foetale groeiachterstand.

3.2 Afwijkende baring

3.2.1 BENIG BARINGSKANAAL
Bekkenvormen
Niet elk bekken heeft dezelfde vorm (afb. 3.9). Caldwell en Moloy maakten een onderscheid in vier bekkenvormen: het *antropoïde, gynaecoïde, platypelloïde* en *androïde* bekken. Het antropoïde bekken heeft een dwarse vorm en is, indien vernauwd, een dwarsvernauwd bekken. Het gynaecoïde bekken of normale vrouwelijke bekken is, indien vernauwd, een algemeen gelijkmatig vernauwd bekken. Het platypelloïde bekken is, indien vernauwd, platvernauwd. Het androïde bekken, de manlijke bekkenvorm, wordt ook wel trechterbekken genoemd.

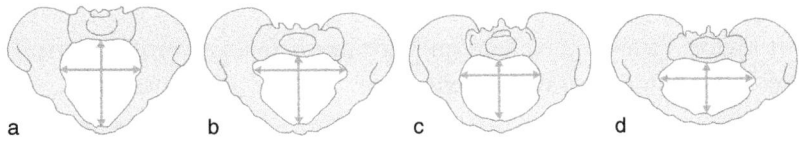

Afbeelding 3.9 Bekkenvormen naar Caldwell en Moloy.
a antropoïd bekken
b androïd bekken
c gynaecoïd bekken
d platypelloïd bekken

Bekkenvernauwingen
Dwarsvernauwd bekken
De geboorte van een hoofd in Aaa in combinatie met een steile schaamboog, is een ernstige bedreiging voor de bekkenbodem. Bij Aaa moet namelijk de externe opening van de uitgang van het baringskanaal opgezocht worden door flexie van de schedel. Deze is bij

een achterhoofdligging maar gering mogelijk, waardoor de schedel de neiging heeft om niet door de vulva maar door het perineum geboren te worden.

Platvernauwd bekken

Extreme vormen van een platvernauwd bekken worden meestal veroorzaakt door rachitis en komen zelden nog voor.

Algemeen gelijkmatig vernauwd bekken

Alle bekkenmaten zijn in dit geval te klein.

Trechterbekken

Bij een trechterbekken is sprake van de vernauwde vorm van het mannelijke bekken. De schedel zal zich met het achterhoofd aan de kant van de rug presenteren. De bekkeningang is niet vernauwd, dus de grootste schedelomvang passeert de bekkeningang, maar loopt dan vast in de bekkenholte op het gestrekte sacrum.

Bekkenmisvormingen

Soms komen aangeboren scheef-vernauwde bekkens voor. De meest voorkomende oorzaak van bekkenmisvormingen is een bekkenfractuur.

Proefbaring

Als tijdens de zwangerschap een bekkenvernauwing wordt geconstateerd of vermoed, zal een zogenoemde proefbaring plaatsvinden.

Symptomen voor de indicatie proefbaring:
- niet ingedaalde en/of prominerende schedel à terme;
- bevindingen bij IBO.

Voorwaarden voor een proefbaring:
- hoofdligging (dus niet bij stuitligging);
- geen sectiolitteken of moeizame kunstverlossing in de voorgeschiedenis.

Een röntgen- of echo-onderzoek van schedel en bekken is meestal zinloos, omdat daarbij geen rekening wordt gehouden met variabelen als:
- gunstige stand van de schedel;
- mate van moulage;
- souplesse van het bekken.

Doel van een proefbaring

Gezien de vele variabelen is het van tevoren niet met voldoende zekerheid te voorspellen of een baring langs vaginale weg mogelijk is. Aan de ene kant heeft een vaginale geboorte de voorkeur boven een keizersnede, aan de andere kant is het niet de bedoeling een te groot kind met geweld door een te krap bekken geboren te laten worden of om na een langdurige moeizame baring te besluiten dat het toch niet lukt en dan pas ten einde raad een keizersnee te doen. Kortom bij een proefbaring wordt de proef op de som genomen en wordt er slagvaardig opgetreden als de baring moeizaam blijkt te verlopen.

Beleid bij een proefbaring

Bij in partu komen, worden álle voorbereidingen voor een keizersnee getroffen. Indien de uitdrijving is begonnen wordt gedurende een halfuur geperst. Als binnen die tijd het diepste benige deel van de schedel zodanig is ingedaald dat de interspinaallijn is gepasseerd en daarmee de grootste schedelomtrek de bekkeningang, is de proefbaring vervallen en kan worden doorgegaan met de vaginale baring. Indien de schedel nog niet meer dan voor de helft (H_3) is ingedaald, wordt veelal een sectio caesarea uitgevoerd.

Indien de uitdrijving is mislukt en een sectio is verricht, zal bij een volgende zwangerschap een geplande primaire sectio overwogen worden.

3.2.2 AFWIJKINGEN VAN DE WEKE DELEN VAN HET BARINGSKANAAL

Bij een cervixdystocie is de structuur van de cervix afwijkend. Het bindweefsel is stug en wil niet verweken. Dit kan onder andere het geval zijn na een operatie aan de cervix, zoals conisatie of cryochirurgie. In zeldzame gevallen betreft het een aangeboren afwijking.

De zeldzaam voorkomende cysten in de vagina bieden meestal geen belemmering voor de baring. Soms kan een vaginaseptum een baringsbelemmering vormen.

Bij eerstbarenden kunnen de bekkenbodemspieren veel weerstand bieden tijdens de uitdrijving.

Soms bevinden zich belemmeringen in het baringskanaal, zoals:
– ovariumcyste;
– cervixmyoom;
– extreme obstipatie (vol rectum);
– volle blaas.

3.2.3 AFWIJKENDE LIGGINGEN VAN DE VRUCHT

Onder ligging (afb. 3.10) wordt verstaan de verhouding tussen de lengteas van de moeder en die van het kind. Onderscheiden worden:
- *lengteligging*: de lengteas van het kind loopt parallel met die van de moeder:
  - hoofdligging (schedelligging): het foetale hoofd bevindt zich in of recht boven de bekkeningang en is dus het voorliggende deel;
  - stuitligging: de foetale stuit is het voorliggende deel;
- *dwarsligging*: de lengteas van het kind staat loodrecht op die van de moeder. De foetus ligt dwars in de uterus;
- *afgeweken liggingen*: de lengteas van het kind bevindt zich tussen de positie van lengte- en dwarsligging in:
  - afgeweken hoofdligging: het voorliggende deel is het hoofd, dat zich naast de bekkeningang bevindt;

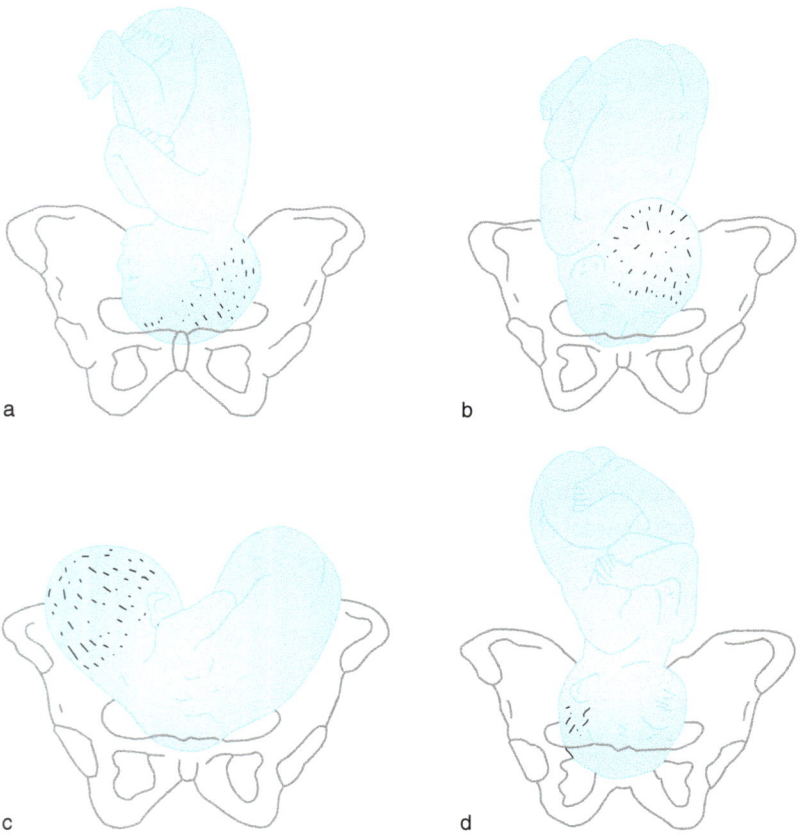

Afbeelding 3.10 *Afwijkende houding en ligging.*
a kruinligging

- afgeweken stuitligging: het voorliggende deel is de stuit, die zich naast de bekkeningang bevindt.

Het is belangrijk liggingsafwijkingen tijdens de zwangerschap op te sporen en eventueel te corrigeren.
Correctie kan plaatsvinden door uitwendige manipulaties (uitwendige versie). Dit wordt alleen gedaan als het zinvol is, dus niet bij jonge zwangerschappen (minder dan 34 weken), meerlingen, polyhydramnion, placenta praevia of als vaststaat dat een primaire sectio zal worden verricht.

Contra-indicaties tegen uitwendige versie
- Zinloos als sprake is van een van bovengenoemde afwijkingen.
- Uterusafwijkingen (bicornis, duplex).
- Oligohydramnion (lukt toch niet).
- Ernstige hypertensie (stress voor het kind).
- Gebroken vliezen.
- Bloedverlies (mogelijk solutio of placenta praevia).
- Resusnegatieve vrouwen met een placenta op de voorwand van de uterus (risico: foetomaternale transfusie), tenzij anti-D wordt gegeven.

NB. Een aantal van deze contra-indicaties is relatief (een voorzichtige poging kan, als de voordelen van de versie opwegen tegen de risico's). Als er reeds aanzienlijke ontsluiting is, kunnen tijdens de procedure de vliezen breken en moet soms een spoed sectio worden verricht. Dit is dus een relatieve contra-indicatie voor versie, zeker bij nog niet à terme zwangerschap.

Techniek van de versie
- Rustige omgeving, ontspannen vrouw.
- De buik glad maken met talkpoeder, massageolie of ultrasonorpasta indien versie onder echo.
- Eventueel tocolytica.
- Advies: vooraf een CTG-registratie.

De vrouw ligt op de rug. De behandelaar gaat staan aan de kant van de rug van het kind (bij stuitligging) en luxeert de stuit met beide handen uit het bekken. Lukt dit niet, dan is de versie mislukt. Lukt dit wel, dan wordt met de ene hand de schedel naar het bekken bewogen en met de andere hand de stuit naar de fundus uteri, totdat het hoofd boven de bekkeningang staat.
Indien aan het einde van de zwangerschap sprake is van een verminderde stabiliteit van de ligging, kan geprobeerd worden het hoofd in

het bekken te fixeren met behulp van een sluitlaken. Daartoe wordt de buik met talkpoeder ingewreven en links en rechts wordt een opgerolde handdoek geplaatst, waaromheen een sluitlaken stevig wordt bevestigd. Hiermee wordt getracht te voorkomen dat de vliezen breken bij een kind in dwarsligging, waardoor de navelstreng kan uitzakken of een persisterende dwarsligging ontstaat, zodat een sectio caesarea nodig is.

Na de versie procedure wordt wederom een CTG-registratie aanbevolen.

Stuitligging
In het begin van de zwangerschap komt een stuitligging frequent voor; bij het vorderen van de zwangerschap neemt de frequentie af tot 3-4% van alle liggingen à terme.
Stuitligging komt vaker voor bij pathologie, zoals polyhydramnion, oligohydramnion, anencefalie en spina bifida, uterus bicornis en diverse andere afwijkingen.
Stuitligging (afb. 3.11) wordt onderverdeeld in:
- *onvolkomen stuitligging*: waarbij uitsluitend de stuit het voorliggende deel is en beide beentjes omhoog langs de romp zijn opgeslagen;
- *half onvolkomen stuitligging*: waarbij een beentje is opgeslagen en het voorliggende deel wordt gevormd door de stuit plus een beentje of voetje;
- *volkomen stuitligging*: waarbij het voorliggende deel wordt gevormd door de stuit met beide voetjes. Een variant is de voetligging, waarbij de voetjes dieper liggen dan de stuit.

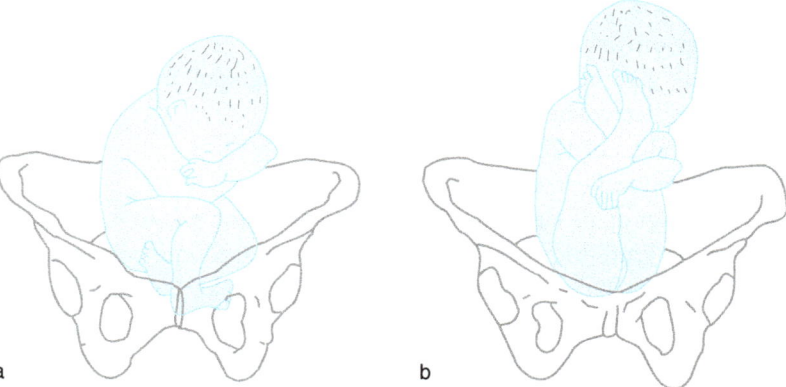

Afbeelding 3.11 Stuitligging.
a volkomen stuitligging
b onvolkomen stuitligging

De hoofdligging is de stabielste ligging, omdat van alle lichaamsdelen de schedel het beste in de bekkeningang past.
Wanneer het groeiende kind in utero minder ruimte krijgt, wordt het met het voorliggende deel in de bekkeningang gedwongen. Wanneer dit voorliggende deel de schedel is, zal deze ligging door de stabiele situatie worden gehandhaafd.

Oorzaken voor stuitligging

Veel ruimte in utero:
- de vroege zwangerschap (minder dan 32-34 weken: er is dan relatief veel vruchtwater en weinig kind);
- veel vruchtwater, polyhydramnion;
- grande multipariteit (slappe buikwand).

De schedel past niet goed in de bekkeningang:
- anencefalie;
- hydrocefalie;
- bekkenvernauwing.

Afwijkingen van het kind, dat zich daardoor niet omtrapt tot hoofdligging:
- spina bifida;
- diverse spierziekten.

Afwijkingen waardoor het kind te weinig ruimte heeft om zich om te trappen:
- uterusafwijkingen: uterus bicornis, uterus duplex en uterus myomatosus;
- oligohydramnion: foetale groeivertraging, syndroom van Potter (het kind heeft geen nieren), voortijdig gebroken vliezen.

Van de stuitliggingen is de onvolkomen stuitligging de meest stabiele en daardoor de minst pathologische.

De baring bij stuitligging

De ontsluitingsfase verloopt in principe normaal. Er is alleen een grotere kans op het voortijdig breken van de vliezen en uitzakken van de navelstreng in geval van een voetligging. Overigens is er bij een voetligging minder acuut gevaar als de navelstreng uitzakt dan bij een hoofdligging, omdat de navelstreng dan minder wordt afgeklemd. Bij gebroken vliezen is de bevalling in stuitligging riskanter dan in hoofdligging, omdat vooral bij voetligging het voorliggende deel kleiner is dan het nakomende hoofd. Het baringskanaal wordt minder mooi opgerekt en de stuit kan dan bij onvolkomen ontsluiting worden uitgedreven, waardoor het hoofd stokt achter de contractiering. De omvang van de onvolkomen stuit is bij normaal ontwikkelde kinderen niet veel kleiner dan die van het hoofd, dus bij een onvolkomen stuit wordt het baringskanaal wel goed opgerekt en is het risico veel kleiner dat er problemen optreden met het nakomende hoofd.

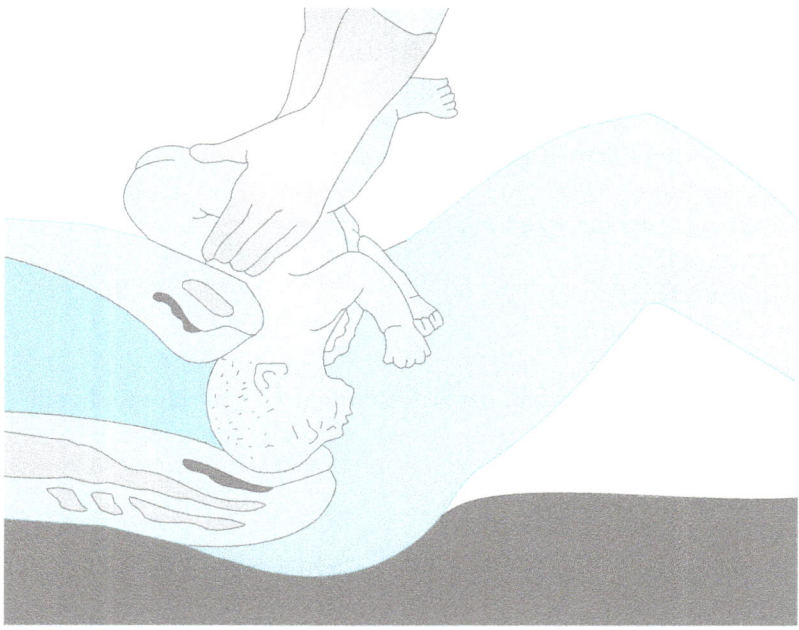

Afbeelding 3.12 *Ontwikkeling van het kind in stuitligging met behulp van de handgreep van Bracht.*

Het is belangrijk dat de vrouw en haar partner goed voorbereid zijn op de bevalling en op de hoogte zijn van wat te verwachten is bij een stuitbevalling.

De frequentie van sectio caesarea is bij stuitligging veel hoger dan bij hoofdligging.

Voorbereidingen bij stuitligging
– Twee deskundigen om het laatste deel van de baring te begeleiden.
– Dwarsbed, beensteunen.

- Stuitendoekje (de stuit is dikwijls zeer glad, zodat een steriele doek of een steriel gaas over de stuit wordt gelegd alvorens de handgreep van Bracht of Lövset uit te voeren).
- Rekening houden met een verhoogde kans op sectio caesarea (geen maaltijd of veel vocht durante partu).
- Kinderarts op de hoogte stellen.

Primaire stuitextractie

In de hedendaagse verloskunde is de primaire stuitextractie een verouderde ingreep. Deze ingreep wordt uitsluitend uitgevoerd als hij de enige mogelijkheid lijkt te bieden een kind levend geboren te laten worden, of bij het tweede kind van een tweeling.
De primaire stuitextractie gaat gepaard met een hoge kinderlijke morbiditeit en mortaliteit, vooral omdat de passage door het baringskanaal dikwijls zeer moeizaam verloopt.

Dwarsligging

Oorzaken

Veel ruimte in utero, waardoor geen neiging tot stabiele ligging:
- praematuritas;
- polyhydramnion;
- slappe buikwand.

Bekkenvernauwing of te groot hoofd (hydrocephalus).

Ruimte-innemend proces in kleine bekken:
- placenta praevia;
- ovariumtumor;
- myoom;
- volle blaas, vol rectum.

Risico's

- Uitzakken van de navelstreng.
- Geboorte onmogelijk.
- Overrekt onderste uterussegment.

Een kind kan niet in dwarsligging worden geboren. Als de baring op gang komt en het kind ligt dwars, dan kan geprobeerd worden, na toediening van tocolytica, uitwendige versie te verrichten (bij staande vliezen).
Als de vliezen gebroken zijn kan het kind niet meer gedraaid worden, er zal een schouderligging (eventueel met uitgezakte arm) of een heupligging optreden. Volkomen ontsluiting zal niet ontstaan, wel

maximale ontsluiting. De contractiering zal zich terugtrekken over het kind, waardoor een overrekt OUS ontstaat dat asymmetrisch is. De kans op een uterusruptuur is dan groot. Dit wordt een verzuimde dwarsligging genoemd.
Teneinde deze complicaties te vermijden wordt een sectio caesarea verricht.

Tijdens de baring kunnen afgeweken liggingen veranderen in lengteliggingen. Wanneer dat niet gebeurt, zal de baring alleen met behulp van een sectio caesarea kunnen plaatsvinden. De oorzaken zijn dezelfde als van een dwarsligging.

3.2.4 AFWIJKENDE STAND VAN DE SCHEDEL

De normale stand of presentatie van de schedel is de achterhoofdsligging. De normale spildraai vindt plaats met het achterhoofd naar voren (Aav).

Uitblijvende spildraai
Soms staat het achterhoofd achter (meestal rechts achter) en blijft de spildraai uit. De baring vordert dan niet voldoende.
Oorzaken:
- gebrek aan uitdrijvende kracht, waardoor het hoofd niet dieper komt en er dus geen spildraai optreedt. In dat geval wordt vacuümextractie toegepast;
- bekkenuitgangsvernauwing of trechterbekken, waardoor het hoofd niet dieper kan komen door te grote weerstand. Sectio caesarea is de aangewezen behandeling.

Verkeerde spildraai
Als het achterhoofd naar achter (Aaa) draait, is er sprake van een verkeerde spildraai.
Oorzaken:
- dwars vernauwd bekken, waardoor een vaginale baring dikwijls niet mogelijk is. In dat geval wordt een sectio caesarea verricht. Soms lukt de baring wel in Aaa, maar er is dan een grote episiotomie nodig;
- verminderde flexie bij een ruim bekken. Bij deze ligging kan de schedel in Aaa worden geboren.

Aangezichtsligging
Bij maximale deflexie (aangezichtsligging) kan de schedel worden geboren, mits de kin naar voren draait.

Voorhoofdsligging

Wanneer tijdens de uitdrijving geen maximale deflexie optreedt, ontstaat een voorhoofdsligging. Meestal is de schedelomvang dan te groot om de bekkeningang te passeren en is sectio caesarea geïndiceerd.

Kruinligging

Bij kruinligging neemt de schedel een tussenstand in tussen flexie en deflexie. Wanneer de rug van het kind naar voren ligt, zal het achterhoofd tijdens de spildraai naar voren draaien en in Aav geboren worden. Wanneer de rug achterligt, zal het achterhoofd naar achter draaien en als kruin met het achterhoofd achter geboren worden.
Na de bevalling is aan de vervorming van de schedel te zien hoe de presentatie was (afb. 3.13).

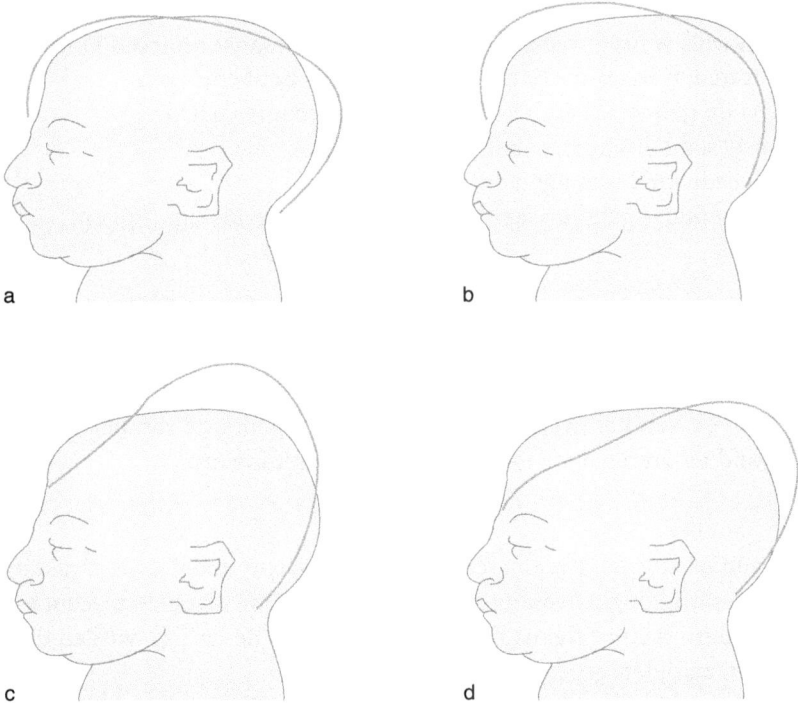

Afbeelding 3.13 Vervorming van de kinderschedel bij verscheidene presentaties.
a kruinligging
b voorhoofdsligging
c achterhoofdsligging
d achterhoofdsligging met verscherpt mechanisme

3.2.5 DE BARING BIJ TWEELINGEN

De baring van het eerste kind is in principe gelijk aan die van een eenling. Nadat het eerste kind geboren is moet als volgt worden gehandeld:
- direct afnavelen (tenzij het met zekerheid een twee-eiige tweeling betreft). Eeneiige tweelingen kunnen in de placenta vaatverbindingen hebben, waardoor na de geboorte van het eerste kind bloed van het tweede kind naar het eerste kan stromen;
- navelstreng herkenbaar maken met bandje of dubbele klem, zodat men later weet welke navelstreng bij welk kind hoort;
- uitwendig onderzoek en zo nodig het kind in lengteligging brengen;
- vaginaal toucher om te voelen of het voorliggende deel in de bekkeningang staat;
- vliezen breken en de barende laten persen bij de eerste de beste wee. Het tweede kind heeft door het net opgerekte baringskanaal dikwijls weinig weerstand, waardoor spildraaistoornissen kunnen optreden (Aaa) die dan weinig betekenis hebben;
- na de geboorte van het kind de fundushoogte voelen;
- oxytocine intramusculair geven;
- tweede kind uitzuigen en afnavelen;
- placenta(s) geboren laten worden zodra deze los ligt (liggen).

Risico's
- Primaire weeënzwakte door overrekte uterus. Gevolgen: langdurige baring, fluxus post partum.
- Liggingsafwijkingen.
- Asfyxie van het tweede kind, omdat na de geboorte van het eerste kind de uterus door inhoudsverkleining retraheert.

Complicaties
Bij een baring van tweelingen is soms een sectio nodig door zwakke weeën of liggingsafwijkingen. Dit geldt ook voor manuele placentaverwijdering en/of fluxus post partum. Tijdens de baring worden dus geen maaltijden gegeven.
Tweelingkinderen zijn meestal kleiner dan eenlingen en hebben dus minder energiereserves. Daarom moeten beide kinderen tijdens de baring goed worden bewaakt (CTG).
Indien het eerste kind zich in stuitligging bevindt en het tweede in hoofdligging, bestaat het risico dat als de stuit van het eerste kind is ingedaald, het hoofd van het tweede al indaalt, voordat het hoofd van het eerste kind de bekkeningang is gepasseerd. De twee hoofden

raken dan in het bekken bekneld. Dit wordt een *verhaking* genoemd. Deze situatie moet vermeden worden door bij een dreigende verhaking alsnog een sectio te doen. Het komt uiterst zelden voor.

Als de periode tussen de geboorte van het eerste kind en die van het tweede te lang wordt, blijkt het tweede kind in een slechtere conditie te raken doordat de uterus retraheert, waardoor de placentacirculatie verslechtert. In het algemeen wordt geprobeerd het tweede kind niet lang na het eerste geboren te laten worden. Na de geboorte van het eerste kind is het soms moeilijk het tweede op de juiste wijze in de bekkeningang te brengen.
Echo-onderzoek kan dan helpen bij het bepalen van de ligging, waarna het kind goed kan worden gedraaid. Een uitgezakte navelstreng, uitgezakte arm of dwarsligging komt vrij vaak voor. Een stuitligging levert meestal geen problemen op.

3.2.6 NAVELSTRENG
Navelstrenginsertie
De plaats van de navelstrenginplanting in de placenta kan zijn:
– centraal of paracentraal: in of naast het midden;
– lateraal of marginaal: min of meer naar de rand;
– velamenteus: op de vliezen.

Velamenteuze insertie
Bij een velamenteuze insertie lopen de navelstrengvaten, ten dele niet meer beschermd door de *gelei van Wharton*, door de vliezen alvorens de placenta te bereiken.

Risico
Wanneer de vliezen breken kunnen de navelstrengvaten scheuren, waardoor de foetus verbloedt. Er loopt dan langs vaginale weg kinderlijk bloed af.

Omstrengeling
Het komt dikwijls voor (20% van de zwangerschappen) dat de navelstreng om de hals van het kind gewikkeld is. Bij lange navelstrengen komen dubbele of zelfs driedubbele omstrengelingen voor.

Risico
Door dit soort omstrengelingen wordt de navelstreng soms dichtgesnoerd tijdens de indaling of bij de uitdrijving. Het gevolg kan zijn dat

er circulatiebelemmering optreedt in de hals van het kind of in de navelstrengomstrengeling zelf.
Soms kan een navelstrengomstrengeling om de schouder of om de romp bestaan.

Knopen
- Ware knoop (afb. 3.14a): komt voor bij één op de driehonderd bevallingen. Wanneer de navelstreng lang is kan het kind in utero door een lus van de navelstreng glijden, zodat een echte knoop ontstaat. Soms wordt deze tijdens de zwangerschap of de baring zo strak aangetrokken dat de foetus overlijdt.
- Valse knoop (afb. 3.14b): een kluwen van navelstrengvaten die geen praktische betekenis heeft.
- Torsie: door herhaaldelijk in utero rond te draaien kan de navelstreng meermalen getordeerd worden. Dit kan vooral ter plaatse van de insertie de circulatie belemmeren, waardoor intra-uteriene vruchtdood kan optreden.

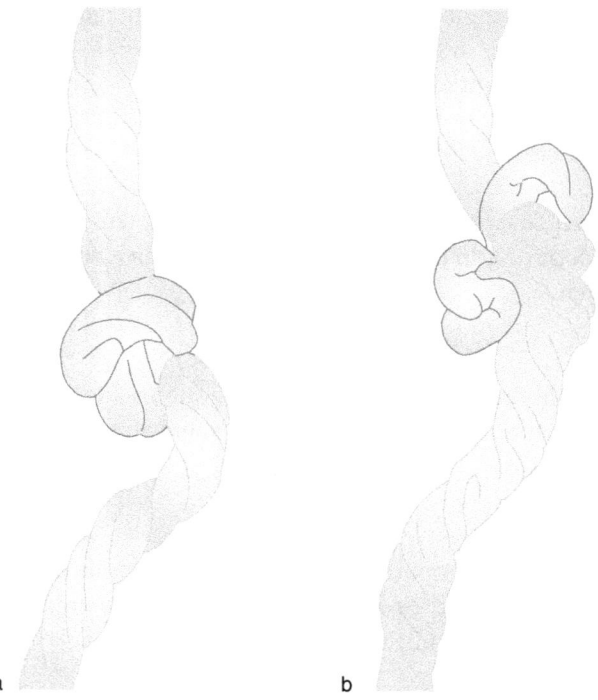

a
b

Afbeelding 3.14 *Knopen in de navelstreng.*
a ware knoop
b valse knoop

Afwezigheid van een navelstrengarterie

De navelstreng bevat soms slechts twee vaten (één vene en één arterie). Deze afwijking hoeft geen betekenis te hebben, maar komt in verhoogde frequentie voor bij kinderen met congenitale afwijkingen.

Uitgezakte navelstreng

Indien de vliezen intact zijn en de navelstreng bevindt zich in de vochtblaas, dan is sprake van voorliggende navelstreng. Pas bij gebroken vliezen is sprake van een uitgezakte navelstreng. De diagnose wordt gesteld als bij vaginaal toucher een pulserende streng wordt gevoeld.

Factoren die het uitzakken van de navelstreng bevorderen:
- vliezen breken terwijl het voorliggende deel niet is ingedaald;
- stuitligging, in het bijzonder voetligging.

Risico's

Tijdens de contracties raakt de navelstreng bekneld tussen het voorliggende deel en de contractiering. Dit verstoort de circulatie. Als de contractiering nog niet geheel openstaat, zal het voorliggende deel na de wee terugveren en kan de navelstrengcirculatie zich herstellen. Op het CTG is het typische beeld van 'mixed cord compression' te zien: een acceleratie, gevolgd door een diepe deceleratie tijdens de wee en daarna een compensatoire acceleratie. Als de uitdrijving begint, passeert het voorliggende deel de contractiering en veert niet terug. Daardoor wordt de navelstreng continu afgekneld waardoor het kind overlijdt.

Soms sterft het kind tijdens de ontsluitingsfase door spasme van de navelstrengvaten met verstoring van de circulatie.

Advies: sectio caesarea.

3.2.7 VRUCHTWATER

Afwijkingen van het vruchtwater zijn:
- wankleurig vruchtwater;
- geel vruchtwater;
- vruchtwaterembolie.

Wankleurig vruchtwater

De afwijking 'wankleuring vruchtwater' wordt onderscheiden in:
- bloederig vruchtwater: komt voor bij abruptio placentae en bij scheuren van vasa praevia;
- groen vruchtwater: meconiumhoudend vruchtwater;

- bruin vruchtwater bij intra-uteriene vruchtdood en als er oud bloed in het vruchtwater is.

Meconiumhoudend vruchtwater ontstaat doordat de foetus meconium heeft uitgestoten. Dit kán wijzen op foetale hypoxie. Daarom moet de foetale conditie scherp worden gevolgd met behulp van cardiotocografie (CTG) en eventueel microbloedonderzoek (MBO). Na de geboorte van het hoofd moeten neus-, mond- en keelholte goed worden schoongemaakt. Door aspiratie van meconium kan het kind ernstige ademhalingsproblemen krijgen. Meestal treedt de aspiratie op voordat het hoofd geboren is en dus niet bij de eerste ademteug als het kind geboren is. Uitzuigen als het hoofd wel, maar de rest van het kind nog niet geboren is, blijkt zinloos.

Geel vruchtwater
Het vruchtwater is geel bij preterme zwangerschappen en bij ernstige hemolyse van het kind (resusantagonisme). De gele kleur wordt veroorzaakt door bilirubine. Soms wordt gele verkleuring veroorzaakt door oud bloed.

Vruchtwaterembolie
Wanneer het vruchtwater samen met tromboplastisch materiaal van de decidua in de maternale circulatie komt, treden verschijnselen op van longembolie, shock en stollingsactivatie.

3.2.8 BELOOP VAN BARINGEN
Het beloop kan worden verstoord door:
- niet vorderende ontsluiting;
- niet vorderende uitdrijving;
- overrekking van het onderste uterussegment (OUS);
- rupturen, episiotomie;
- gestoord derde en vierde tijdperk.

Niet vorderende ontsluiting
Tijdens een niet vorderende baring kunnen de volgende fasen worden onderscheiden.
Vroege start: enige tijd voordat de werkelijke baring begint nemen de Braxton-Hicks-contracties in frequentie en kracht toe, de zogenoemde voorspellende weeën.
Deze voorspellende weeën hebben weinig invloed op de cervix, aangezien de baring nog niet echt gaande is. Als de aanstaande moeder die voorspellende weeën voelt en denkt dat de baring begonnen is en

als het zou worden bevestigd door vroedvrouw of arts, kan zij dagen 'in partu' lijken zonder dat er werkelijk iets gebeurt. Nauwkeurige observatie moet zo'n vroege start voorkomen; de vrouw moet ervan worden overtuigd dat de baring nog niet werkelijk begonnen is.

Primaire weeënzwakte: bij primaire weeënzwakte kan de progressie van de baring zeer traag zijn. Meestal betreft het echter een vroege start en geen weeënzwakte.
Primaire weeënzwakte kan voorkomen bij een overrekte uterus (meerlingen, polyhydramnion, macrosomie) en bij uterusafwijkingen.

Psychische factoren: door angst en spanningen kan de ontsluiting niet vorderen, ondanks ogenschijnlijk goede of althans pijnlijke weeën. De uterus contraheert dikwijls niet doelmatig, dat wil zeggen ten dele. Als intensieve begeleiding niet helpt, kan door toediening van sedativa of analgetica soms een beter gecoördineerde uterusactiviteit optreden, met plotseling een snelle progressie van de baring.

Niet vorderende ontsluiting door onvoldoende mechanische druk op de cervix: dit komt voor bij een niet ingedaald voorliggend deel en gebroken vliezen, of bij een niet functionerende vochtblaas zodat tijdens de contractie geen druk op de cervix wordt uitgeoefend.

Er is een aantal opvattingen: stress zou een stijging van adrenaline veroorzaken met als gevolg een remmende werking op de weeën. Verder zou een volle blaas weeënzwakte kunnen veroorzaken. Een vol rectum is zelden een belemmering, maar wel onaangenaam. Om die reden is laxatie aan te bevelen bij niet vorderen.

Risico's
– Intra-uteriene infecties, vooral bij langdurig gebroken vliezen.
– Uitputting van de moeder, waardoor zij de baring niet meer kan verdragen en later niet goed kan persen.
– Foetale acidose door de langdurige baring.

Behandeling
Het positief beleven van de bevalling als blijde gebeurtenis is bij de barende en haar partner veelal verstoord na zo'n tien uur reële arbeid. De vraag naar beëindiging van de baring of naar pijnstilling komt naar voren. Een goed beleid vereist een zorgzame begeleiding, scherpe registratie van het weeënpatroon, foetale monitoring en het nauwkeurige volgen van het vorderen van ontsluiting en indaling. Het is

verstandig om bij alle barenden een partogram bij te houden. Daarin staat eerst de latente fase aangegeven, de fase waarin het verwekingsproces van de cervix leidt tot verweking, verkorting (verstrijken) en centrering. Vanaf 3 à 4 cm ontsluiting is een snellere progressie gebruikelijk en wordt meestal een progressie in de ontsluiting geëist van ongeveer 1 cm per uur. Als er een trager beloop is, moet beoordeeld worden wat de meest waarschijnlijke oorzaak is en kan afhankelijk daarvan ingegrepen worden.

Niet vorderende uitdrijving

De kenmerken van de uitdrijving zijn:
- de grootste omvang van het voorliggende deel wordt verplaatst van uterus naar onderste uterussegment (OUS), waarbij de contractiering wordt gepasseerd;
- persdrang. Dit symptoom is atypisch. Het kan, dikwijls vaag, optreden als het voorliggende deel zich in het OUS bevindt, maar wordt pas uitgesproken duidelijk als de uitdrijving al enige tijd bezig is en het voorliggende deel zich bij bekkenbodem en rectum bevindt;
- volkomen ontsluiting. Om volkomen ontsluiting te bereiken is een 'normale' cervix nodig, die geheel kan verslappen, en mechanische druk op de cervixopening om de verslapte randen weg te drukken. Als dit niet gebeurt, kan de uitdrijving begonnen zijn bij onvolkomen ontsluiting. Het voorliggende deel is dan wel naar het OUS verplaatst, maar er is geen of nog geen volkomen ontsluiting. Soms is het dan moeilijk vast te stellen of de uitdrijving wel of niet begonnen is.

De oorzaken van een niet vorderende uitdrijving zijn:
- gebrek aan uitdrijvende kracht;
- te veel weerstand van het baringskanaal.

Door inwendig onderzoek kan onderscheid worden gemaakt: bij veel weerstand zal er veel moulage van de foetale schedel zijn en een flink caput succedaneum.
Als de oorzaak gebrek aan uitdrijvende kracht lijkt te zijn, kan de behandeling bestaan uit weeënstimulatie of een kunstverlossing. Bij te veel weerstand wordt de keuze tussen sectio caesarea of vaginale kunstverlossing vooral bepaald door de indaling van het hoofd: bij een indaling meer dan een half (door H_3) is, in principe, een vaginale kunstverlossing mogelijk.

Bij het niet vorderen van de uitdrijving en geringe indaling kan maximale ontsluiting optreden.

Maximale ontsluiting, volkomen verslapping

Als er bij gebroken vliezen een discrepantie bestaat tussen het voorliggende deel en het benige bekken, kan het voorliggende deel onvoldoende indalen in het baringskanaal om mechanische druk op de cervix uit te oefenen. (Bij staande vliezen drukt de vochtblaas op de cervix, waardoor deze situatie in principe niet voorkomt.)
Op een gegeven ogenblik passeert het voorliggende deel de contractiering (de uitdrijving is begonnen). De cervix is volkomen verslapt en maximaal ontsloten. Als de grootste omvang van het voorliggende deel de bekkeningang niet kan passeren, komt het niet dieper, drukt niet op de cervix en de ontsluiting neemt niet toe. Op den duur ontstaat een overrekt OUS. Bij eerstbarenden kan al bij een opening van 4-5 cm 'maximale ontsluiting' bestaan, bij multiparae is dit bij 7-8 cm het geval. Indien bij een hoofdligging de diagnose 'maximale ontsluiting' is gesteld, kan besloten worden tot een proefbaring (ondanks de onvolkomen ontsluiting). Als na een half uur persen de schedel niet met de grootste omtrek de bekkeningang is gepasseerd, is er kennelijk sprake van een te grote schedel of een te krappe bekkeningang en wordt overgegaan tot sectio.

Cervixdystocie

De cervix is abnormaal waardoor geen volledige ontsluiting optreedt. Ondanks mechanische druk door de vochtblaas of het voorliggende deel, vordert de ontsluiting niet als gevolg van stugge bindweefselstructuren in de cervix. Cervixdystocie kan soms optreden door littekenvorming in de cervix na een conisatie.
Op den duur is de contractiering geheel opengetrokken en bevindt het voorliggende deel zich in het OUS, al dan niet met persdrang (de uitdrijving is begonnen). Als het niet lukt de stugge structuren in de cervix te doorbreken, zal een overrekt OUS ontstaan. Als het wel lukt deze structuren te doorbreken, zal het voorliggende deel de cervix openduwen en zal vrijwel direct volkomen ontsluiting ontstaan.

Overrekking van het onderste uterussegment (OUS)

Wanneer de uitdrijving begonnen is, is het voorliggende deel de contractiering gepasseerd. Als de foetus niet verder wordt uitgedreven zal de contractiering op den duur zich over het kind terugtrekken. Er ontstaat dan een overrekt OUS, dat zeer dun kan worden.

Risico's
- Retractie van het corpus uteri.
- Dreigende uterusruptuur.
- Secundaire weeënzwakte.

Retractie van het corpus uteri
Bij retractie van het corpus uteri verkleint de uterus zich en voelt vaak hypertoon aan. De contractiering is tussen navel en symfyse te voelen. Door de retractie van het corpus uteri verslechtert de circulatie naar de placenta en raakt het kind in slechte conditie.

Dreigende uterusruptuur
Een dreigende uterusruptuur doet zich vrijwel uitsluitend voor bij wanverhoudingen (hydrocephalus, wandbeenligging, schouderligging).
Symptomen:
- pijn en onrust tijdens de weeënpauze;
- drukpijnlijk OUS;
- hematurie.

Behandeling: sectio caesarea.

Uterusruptuur
Een uterusruptuur ontstaat meestal in het OUS en kan dan ongemerkt verlopen. Wanneer het corpus uteri bij de ruptuur betrokken is, treedt een acute weeënstop op en raakt de moeder in shock. De foetale hartactie wordt snel negatief.
Predisponerende factoren:
- overrekt OUS, bij dwarsligging of wandbeenligging;
- hypertonie (vooral overdosis prostaglandinen);
- vroegere littekens (sectio, verwijdering van een myoom).

Behandeling:
- shock bestrijden;
- laparotomie;
- afhankelijk van de omstandigheden kan de ruptuur gehecht worden, of moet de uterus worden verwijderd.

Secundaire weeënzwakte
Secundaire weeënzwakte komt voor bij uitputting. Stimuleren van de baring kan gevaarlijk zijn, wegens kans op een uterusruptuur of een slechte toestand van het kind.

Hypertonie
Bij hypertonie blijft de uterus in voortdurende contractietoestand.
Oorzaken:
- abruptio placentae;
- overdosering weeënbevorderende middelen.

Risico's:
- intra-uteriene foetale asfyxie en intra-uteriene vruchtdood;
- uterusruptuur.

Rupturen
Behalve de al eerder besproken uterusrupturen kunnen nog worden onderscheiden:
- labiumrupturen;
- perineumrupturen;
- diepe-vaginawandrupturen;
- cervixrupturen.

Labiumrupturen
Labiumrupturen komen bij veel vaginale baringen voor. Ze worden niet gehecht, tenzij er een bloeding optreedt, of tenzij het grote rupturen zijn die invloed hebben op de latere vorm van de binnenste schaamlippen.

Perineumrupturen
- Eerstegraads ruptuur: oppervlakkige laesie van huid en subcutis van de commissura posterior. Hoeft meest niet gehecht te worden.
- Tweedegraads ruptuur: deze verloopt vanuit de commissura posterior in de mediaanlijn. Behalve de huid zijn ook de dieper gelegen lagen ingescheurd. Een kleine tweedegraads ruptuur kan gehecht worden met één of twee hechtingen, al dan niet na infiltratie-anesthesie (1% lidocaïne of prilocaïne, maximaal 20 ml). Een grote tweedegraads ruptuur moet na infiltratieanesthesie in lagen gehecht worden.
- Derdegraads ruptuur (totale ruptuur): verloopt vanuit de commissura posterior tot en met de musculus sphincter ani externus. Soms is ook het rectumslijmvlies ingescheurd. Derdegraads rupturen moeten deskundig gehecht worden; dit gebeurt onder narcose of onder geleidingsanesthesie (pudendusblock of spinale/epidurale anesthesie).

Complicaties:
- infectie, waardoor slechte genezing;
- rectovaginale fistel;

- niet functioneren van de m. sphincter ani, waardoor verminderde continentie voor flatus en feces.

Mits deskundig gehecht is de prognose van een totale ruptuur tamelijk goed.
Het beleid na een totaalruptuur is afhankelijk van de opvatting van de arts. Men neigt ertoe geen speciale maatregelen te nemen en normaal te mobiliseren. Eventueel wordt antibioticaprofylaxe gegeven en eventueel middelen om de ontlasting soepel te houden (lactulose); geen suppositoria en klysma's en niet rectaal temperaturen.

Diepe-vaginawandrupturen
Als tijdens een spontane baring een vaginawandruptuur ontstaat, veroorzaakt deze zelden bloedverlies.
Diepe rupturen, zoals na kunstverlossingen (vooral forcipale extractie) kunnen wel bloedverlies veroorzaken. Alleen bij bloedverlies is hechten noodzakelijk.

Cervixrupturen
Bij cervixrupturen bevinden de laceraties zich meestal lateraal in de cervix. Ze kunnen het gevolg zijn van een kunstverlossing bij onvolkomen ontsluiting, maar ook van een normale, spontane bevalling. Cervixrupturen komen zelfs dikwijls voor, maar veroorzaken zelden een bloeding. (Bij multiparae is aan de cervix wel een litteken van een cervixruptuur zichtbaar; er is dan sprake van multipara-portio.) Bloedende cervixrupturen moeten gehecht worden. Daarvoor zijn speciale grote losbladige specula, lange klemmen, pincetten en naaldvoerder nodig.

Episiotomie
Onder episiotomie (afb. 3.15) wordt verstaan de ingreep waarbij vagina en perineum worden ingeknipt. Onderscheiden worden:
- *mediane episiotomie*: in de mediaanlijn, geneest fraai. Er is kans op beschadiging van de m. sphincter ani door te ver inknippen of -scheuren;
- *mediolaterale of laterale episiotomie*: incisie vanuit de commissura of iets daarboven naar mediolateraal of lateraal.

Indicaties bij de moeder
- Totale ruptuur in anamnese.
- Dreigende totale ruptuur.
- Operatie aan introïtus of bekkenbodem in anamnese.

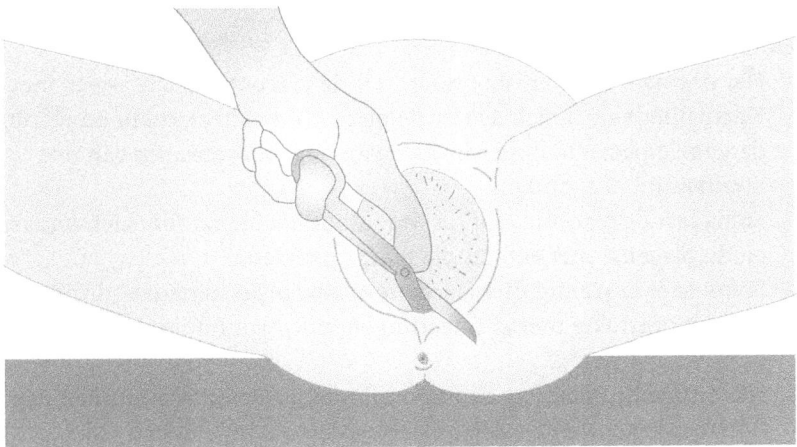

Afbeelding 3.15 Mediolaterale episiotomie.

Indicaties in verband met het kind
- Foetale nood en schedel op de bekkenbodem.
- Soms: geboorte van een zeer klein kind (sterk preterm) en een stug perineum dat soepele passage belemmert.

Gemengde indicatie (moederlijk – kinderlijk)
- Niet vorderende uitdrijving, waarbij het perineum een belemmering vormt.

Werkwijze
- Joderen en scheren zijn niet nuttig.
- Zo mogelijk wordt het perineum tevoren verdoofd (lidocaïne of prilocaïne 1%, maximaal 20 ml), als er een epiduraal anesthesie is toegepast is dat niet altijd nodig.
- De episiotomie moet tijdig worden gemaakt, dus vóór het doorglijden van het hoofd.

Hechten
De episiotomie wordt in lagen gehecht, waarbij eerst de top van de wond in de vagina wordt gehecht. Hier bevindt zich dikwijls een bloedend vat. Dek de wond af met schoon maandverband.

Gestoord derde en vierde tijdperk
Tijdens het zogenoemde derde en vierde tijdperk kan zowel een vastzittende als een incomplete placenta voorkomen.

Vastzittende placenta

Oorzaken
- Het normale mechanisme waardoor de placenta loslaat werkt niet. Normaliter vormt zich achter de placenta een hematoom en wordt de gehele placenta onder invloed van nageboorteweeën van de uteruswand afgestoten.
- Soms laat de placenta half los, waardoor het hematoom zich ontlast en de placenta met een randje blijft vastzitten.
- Soms is er te weinig uterusactiviteit, bijvoorbeeld na langdurige baring, overrekte uterus (meerlingen, polyhydramnion) en bij grande multiparae.
  NB. Een volle blaas zou een oorzaak van weeënzwakte kunnen zijn.
- Bij vroeggeboorte en vooral bij een jonge zwangerschap (16-23 weken) laat de placenta dikwijls niet spontaan los.

Beleid
Als een vrouw veel bloed heeft verloren (600 ml of meer) is dat een reden de placenta zo snel mogelijk manueel te verwijderen. Indien de vrouw niet veel bloed verliest kan circa één uur worden afgewacht. Bij een vastzittende placenta geen oxytocine of ergometrine geven, omdat daardoor de contractiering verkrampt en de placenta niet geboren kan worden.
Trekken aan de navelstreng is bij een vastzittende placenta zinloos en niet zelden gevaarlijk (navelstreng scheurt af, placenta wordt incompleet losgetrokken, inversio uteri).
Bij een echt vastzittende placenta helpt expressie evenmin, zodat manuele placentaverwijdering noodzakelijk is, bij voorkeur onder narcose om de contractiering goed te verslappen.

Incomplete placenta

Na de geboorte van de placenta wordt deze geïnspecteerd op volledigheid. Bij incompleetheid en zelfs bij twijfel over de compleetheid moet nagetast worden om een eventuele placentarest te verwijderen.

Risico's van een placentarest
- Overmatig bloedverlies, direct na de baring of enige dagen erna.
- Infectie van de placentarest. Door reactie vormt zich een steeds groter stolsel om de placentarest, met als gevolg subinvolutie van de uterus en het niet sluiten van het ostiuminternum. Dit wordt placentapoliep genoemd. Deze poliep veroorzaakt weeën en kan na de zevende tot tiende dag aanleiding zijn tot hevig bloedverlies.

De behandeling bestaat uit curettage. Dit is echter een riskante ingreep, omdat de uterus zeer groot en week is en de inhoud geïnfecteerd, waardoor veel bloedverlies optreedt en gemakkelijk een perforatie kan ontstaan. Tevens kunnen opstijgende infecties ontstaan. Het is daarom beter bij twijfel direct na te tasten.

Een bevallen vrouw mag derhalve pas eten en drinken nadat de placenta geboren, gecontroleerd en compleet bevonden is, het perineum gecontroleerd is en als bovendien blijkt dat zij niet te veel bloed verliest.

Fluxus post partum

Er is sprake van een fluxus post partum als het bloedverlies 1000 ml of meer bedraagt.

Oorzaken
- Complicaties met de placenta (vastzittende placenta, incomplete placenta).
- Mogelijk een volle blaas.
- Onvoldoende gevoel dat de blaas vol is met verminderde mictiereflex (bijv. bij epidurale of spinale anesthesie).
- Uterusatonie.
- Bloedende scheurtjes (laceraties) van perineum, clitoris, labium of cervix, of bloedende episiotomie.
- Stollingsstoornissen.

Uterusatonie

Na de geboorte van de placenta stijgt de fundus uteri en voelt slap aan. Na druk op de uterus komt er een grote golf bloed en is de uterus klein en gecontraheerd, maar even later is de fundus weer gestegen.

Oorzaken
- Langdurige baring.
- Weeënzwakte.
- Grande multipariteit.
- Myomen.
- Overrekte uterus (meerlingen, hydramnion, diabetes met macrosomie).

Behandeling
- Infuus met 5 of 10 E oxytocine of met prostaglandinen.
- Ergotamine intramusculair of intraveneus.

Ergotamine is enigszins riskant omdat het vasoconstrictie veroorzaakt. Bovendien zijn bepaalde vrouwen overgevoelig voor dit middel.

Bloedende laceraties

Bij bloedingen uit cervix- of vaginarupturen en bij bloedingen uit de top van een episiotomie, verzamelt het bloed zich eerst in de vagina en kan dan ten dele de uterus inlopen. Hierdoor ontstaat het klinische beeld van uterusatonie.

Bij atonie, ondanks toediening van oxytocine of ergometrine, moet via speculumonderzoek worden vastgesteld waar het bloed vandaan komt. Bloedende rupturen moeten worden gehecht.

Stollingsstoornissen

Meestal hebben stollingsstoornissen geen overmatig bloedverlies uit het placentabed tot gevolg, mits de uterus goed contraheert. Wel kunnen zij hevige bloedingen en grote hematomen in rupturen veroorzaken. Als er hevige bloedingen optreden, dan kunnen die op den duur stollingsstoornissen veroorzaken. Alert ingrijpen bij overmatig bloedverlies is dus belangrijk.

3.2.9 INLEIDEN (INDUCTIE) VAN DE BARING

Indicaties

Er kunnen diverse indicaties zijn om bij een zwangere die niet in partu is de baring op te wekken.

Medische indicaties:
– serotiniteit;
– gebroken vliezen;
– foetale groeivertraging;
– ernstige pre-eclampsie à terme;
– diabetes mellitus;
– resusantagonisme;
– al die omstandigheden waarin het risico van het voortbestaan van de zwangerschap groter wordt geacht dan het op gang brengen van de baring.

Electieve redenen:
– soms wordt als reden opgegeven dat de zwangere het graag wil;
– in sommige klinieken streeft men ernaar de baring gepland en overdag te laten plaatsvinden, vooral als het zwangerschappen betreft met een verhoogd risico, mede vanwege de betere beschikbaarheid van het medische team en het laboratoriumpersoneel.

Mogelijkheden

Met behulp van een vaginaal toucher is te voorspellen of een inleiding vlot zal lukken. De beoordeling van de cervixkwaliteiten en de mate van indaling geven een indruk over de inleidbaarheid. Bij een zeer onrijpe cervix moet eerst de indicatie nog eens herbeoordeeld worden. Eventueel kan worden afgewacht of begonnen kan worden met 'primen'. Echter bij een onrijpe situatie van corpus en cervix is de kans aanzienlijk dat het primen geen effect heeft.

Manieren van inleiden

- Mechanisch, amniotomie: men breekt de vliezen. Bij een zeer rijpe portio kan dit dé prikkel zijn om de baring op gang te brengen.
- Chemisch met oxytocine intraveneus of prostaglandinen (oraal of vaginaal).
- Mechanisch door het inbrengen van een ballonkatheter voorbij het ostium internum en dan de ballon opblazen en enige tractie aan de katheter uitoefenen. Risico's: hyperstimulatie, waardoor de uterus tussen de weeën onvoldoende ontspant (hypertonie). Daardoor krijgt het kind te weinig zuurstof en de hartactie zal reageren met een bradycardie. In dat geval het middel onmiddellijk stoppen of zo mogelijk verwijderen. Een bolus met een betamimeticum i.v. wordt afgeraden wegens het risico voor de moeder.
- Zowel mechanisch als chemisch: deze combinatie is zeer effectief. Risico: opstijgende infecties, waardoor moeder en kind geïnfecteerd raken. Om deze reden moet de baring binnen 24 uur na het breken van de vliezen voltooid zijn. De kans op een sectio caesarea neemt dus toe. Voordeel: inwendige registratie (schedelelektroden, intra-uteriene drukkatheter) kan worden aangebracht, waardoor betere bewaking mogelijk is en de barende minder hinder ondervindt.

Voorbereidingen

- Het is raadzaam een chemische inleiding 's morgens vroeg te beginnen, zodat de bevalling niet te laat op de dag klaar is.
- De ochtend of de middag vóór de inleiding eventueel een klysma geven. (Niet 's avonds, omdat de vrouw dan vaak door het klysma weeën krijgt en slecht slaapt.)
- Eventueel een slaapmiddel geven: een goede nachtrust is nuttig.
- Tijdens de inleiding geen eten geven. Als het kind in dubieuze conditie is kan het slecht reageren op het breken van de vliezen en/ of op de weeën, zodat een sectio caesarea nodig kan zijn. Pas als

blijkt dat dit niet het geval is mag een lichte maaltijd worden genuttigd.
- Continue bewaking van het kind en continue weeënregistratie (CTG).
- Nageboortetijdperk actief leiden.

Stimulatie durante partu
Indien de zwangere wel in partu is, maar de progressie als gevolg van zwakke weeën erg traag is, kan de baring gestimuleerd worden door het breken van de vliezen en/of een oxytocine-infuus c.q. prostaglandinen te geven.

Indicaties voor kunstverlossingen
Foetale indicaties:
- tekenen van foetale nood (afwijkend CTG, bradycardie, lage of snel dalende pH);
- extreme groeivertraging;
- resusantagonisme.

Moederlijke en foetale indicaties:
- niet voldoende vorderende uitdrijving;
- diabetes mellitus;
- hypertensie/pre-eclampsie;
- placenta praevia.

Moederlijke indicaties:
- persverbod bij hartafwijking;
- epileptisch insult;
- diverse situaties waarbij persen niet mogelijk is.

Keuze van de kunstverlossing
- Als de indaling onvoldoende is, dus als de grootste schedelomtrek nog niet de bekkeningang heeft gepasseerd, is een sectio caesarea aangewezen. Een vaginale kunstverlossing zou een hoge tang of hoge vacuümextractie betekenen. De resultaten daarvan zijn slecht voor het kind en dikwijls ook voor de moeder.
- Als tijdens de uitdrijving de schedel tot H_3 is gekomen, is bij gebrek aan uitdrijvende kracht vacuümextractie of eventueel forcipale extractie geïndiceerd (diagnose: geen goede uitdrijvende kracht: geen moulage, geen caput succedaneum). Bij goede uitdrijvende kracht (wel moulage en caput succedaneum): sectio caesarea of vacuümextractie met de operatiekamer in gereedheid, zodat bij onvol-

doende progressie of afschuiven van de vacuümcup direct tot sectio kan worden overgegaan.
- Indaling dieper dan H_3: vacuüm- of forcipale extractie, afhankelijk van de stand van de schedel van het kind en van de voorkeur van de gynaecoloog.
NB. De forcipale extractie is momenteel in diskrediet, omdat daarmee meer schade aan bekkenbodem en perineum toegebracht wordt dan met een vacuümextractie. Dit heeft consequenties direct post partum (rupturen) of op latere leeftijd (insufficiënte bekkenbodem met ongewenst urineverlies of een slechte functie van de sfincter ani). Een ander risico van de forceps is dat daarmee onbeperkt hard getrokken kan worden, terwijl een vacuümcup bij te grote trekkracht afschiet. De kracht waarmee bij een vacuümextractie getrokken kan worden hangt af van de mate van vacuüm dat wordt toegepast, de diameter van de cup en of de cup goed zit op het voorliggende deel.

Sectio caesarea
- Primaire sectio: tot de sectio is besloten voordat de vrouw 'in partu' was.
- Secundaire sectio: tot de sectio wordt besloten tijdens de bevalling. Er is discussie over de terminologie wanneer een vrouw bij wie een sectio gepland was spontaan in partu komt. Dan wordt er dus een primaire sectio durante partu verricht, het is gebruikelijk (hoewel onlogisch) om die onder de secundaire sectio's te rekenen.

Voorbereidingen
- Een slok antacidum geven ter preventie van het syndroom van Mendelson. Een zwangere is nooit geheel nuchter en heeft vaak een hyperaciditeit van het maagzuur. Als deze zeer zure substantie wordt geaspireerd door een patiënt in narcose, ontstaat een levensgevaarlijke situatie door spasme en disjuncte van de longen van de moeder. Bij patiënten die spinaal (of epiduraal) anesthesie krijgen is dit gevaar er niet. Er moet echter op geanticipeerd worden dat in sommige gevallen de epiduraal of de spinaal niet of onvoldoende lukt, waardoor er toch op algehele narcose met intubatie overgegaan moet worden.
- Eventueel overvloedig schaamhaar bijknippen.
- Katheteriseren.
- Afhankelijk van de afspraak met de anesthesist: premedicatie.
- Kinderarts informeren.

– Nagaan wat mee moet naar de operatiekamer, bijvoorbeeld: isolette, doptone, partuspakje, forceps, placentabekken, reanimatietafel (indien niet aanwezig).

Anesthesie

Meestal spinaal, goede pijnstilling, werkt snel. Beperkte werkingsduur, maar ruim lang genoeg voor een sectio. Soms epiduraal, duurt langer voordat het werkt, meer risico voor onvoldoende pijnstilling, maar het voordeel is dat de epiduraalkatheter na de procedure kan blijven zitten en dat zo de postoperatieve pijnstilling geregeld kan worden.

Ingreep (afb. 3.16)

– Huidincisie (meestal dwars iets boven de schaambeharing (Pfannenstiel)).
– Openen van de buik in lagen.
– Openen blaasperitoneum.
– Blaas afschuiven van de cervix.
– Dwarse incisie in het onderste uterussegment (OUS).
– Kind eruit trekken (extraheren).
– Oxytocine geven (intraveneus).
– Placenta spontaan via de uteruswond geboren laten worden met lichte tractie aan de navelstreng of manueel verwijderen.

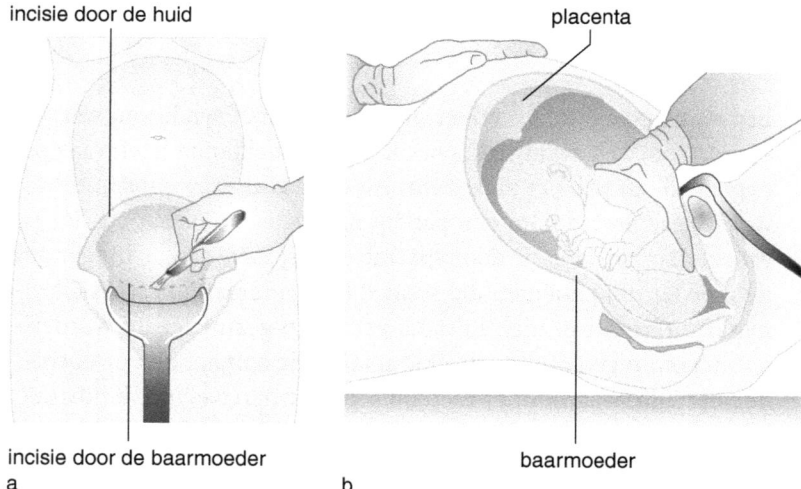

Afbeelding 3.16 *Sectio caesarea (keizersnede).*
a het blaasperitoneum wordt geopend
b de blaas wordt (van het onderste uterussegment) afgeschoven

- Natasten van het cavum uteri (om te voelen of het leeg is en of de vorm normaal is).
- Uteruswond sluiten (in één of twee lagen).
- Inspectie adnexa, buiktoilet.
- Buikwand sluiten.

NB. Het openen van de buik en het onderste uterussegment wordt vaak stomp gedaan (dus met de vingers i.p.v. het mes). Het voordeel daarvan is dat het snel gaat en er aanzienlijk minder bloedverlies optreedt. Een nadeel is dat de operatie er ruw en lomp uit ziet.

Bij sectio's (en zeker bij secundaire sectio's) is antibioticaprofylaxe gangbaar.

Vacuümextractie
Materiaal (afb. 3.17 a, b en c):
- vacuümpomp;
- vacuümslang;
- steriel aanzetstuk;
- vacuümcup (steriel metaal) met verschillende maten; het gangbaarst is cup 5 of silastic (floppy cup) of met een disposable handpompje (kiwi);
- aanbevolen: glijmiddel (steriele olie).

Werkwijze:
- de barende in rugligging met de benen of voeten in steunen;
- verdoving (pudendusanesthesie en/of perineuminfiltratie 1% lidocaïne, of prilocaïne maximaal 20 ml);
- vulvatoilet, zo nodig blaas katheteriseren;
- aansluiten van de vacuümpomp;
- inbrengen van de cup, die op de schedel van het kind wordt geplaatst;
- vacuüm zuigen tot 0,8 atm (kan ineens, of in drie stappen van 2-3 minuten);
- dan tractie in de richting van de bekkenas, alleen tijdens de weeën. Na de geboorte van de schedel moet het vacuüm worden opgeheven en kan de cup worden verwijderd.

NB. Resuscitatieruimte voorverwarmen. Nageboortetijdperk actief leiden.
Indien vacuüm op operatiekamer: een antacidum laten drinken.

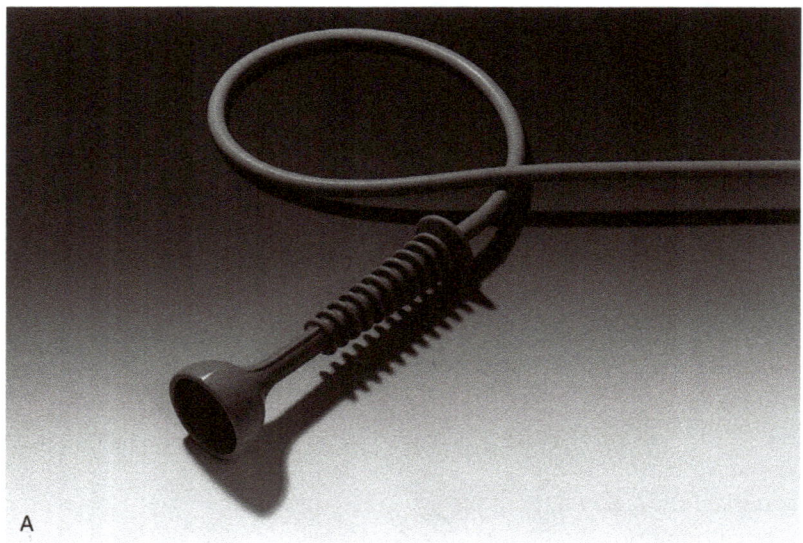
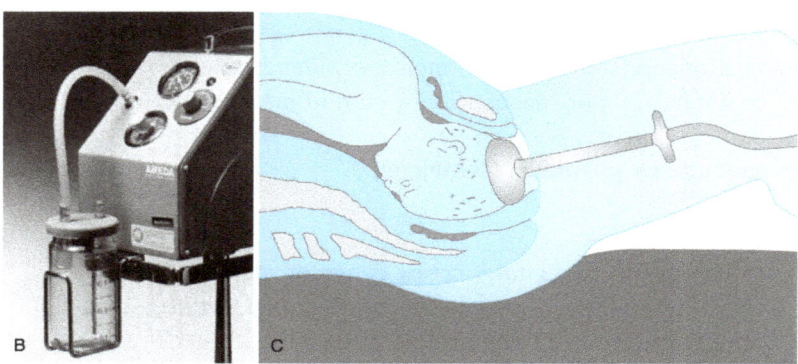

Afbeelding 3.17 Vacuümextractie.
a vacuümcup
b vacuümpomp
c vacuümextractie

Forcipale extractie
Materiaal:
- tang (forceps) (afb. 3.18);
- glijmiddel (steriele olie).

Werkwijze:
- barende in rugligging met de benen of voeten in steunen;
- pudendusanesthesie en/of perineuminfiltratie;

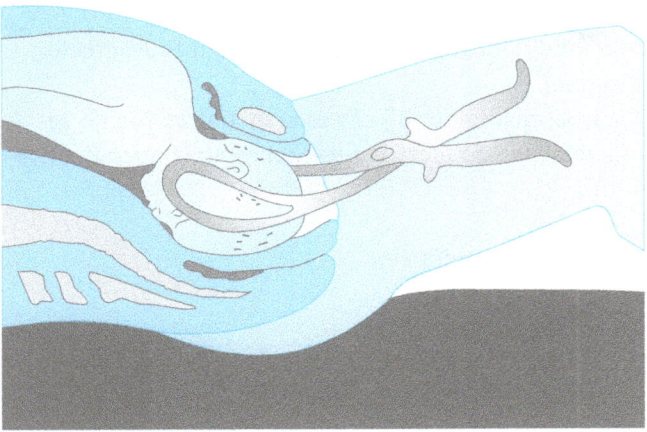

Afbeelding 3.18 Forcipale extractie.

- de lepels van de forceps met olie glad maken;
- buiten een wee worden de lepels een voor een geplaatst. De stand van de schedel moet bekend zijn. Op een achterhoofd dwars kan geen forceps geplaatst worden. Tijdens de eerstvolgende wee volgt proeftractie, waarbij beoordeeld wordt of de schedel volgt, en daarna de extractie;
- bij spoed kan ook buiten een wee getrokken worden;
- er wordt getrokken tot de grootste omvang van de schedel in de vulvairopening staat, dan worden de lepels een voor een afgenomen. Vrijwel altijd wordt voordien een episiotomie gemaakt.

Schouderdystocie
Schouderdystocie is een indrukwekkende complicatie waarbij het hoofd geboren is, doch het niet lukt om de voorste schouder te ontwikkelen. De belangrijkste oorzaak van schouderdystocie is macrosomie: het kind is abnormaal groot ten opzichte van het bekken van de moeder (bijv. bij diabetes mellitus).
Aanwijzingen dat een schouderdystocie te vrezen is kunnen zijn:
- een zeer grote uitzetting;
- diabetes mellitus;
- de moeizame geboorte van het hoofd (vooral bij multiparae een veeg teken);
- het uitblijven van, of een moeizame uitwendige spildraai.

Na de geboorte van het hoofd blijft de voorste schouder boven de bekkeningang (de symfyse) steken.

Risico's:
- asfyxie van het kind door retractie van de uterus met eventuele cerebrale gevolgen;
- plexusbrachialisbeschadiging. Bij een totale paralyse zijn de zenuweinden meestal van de plexus afgescheurd en is operatief herstel geïndiceerd;
- neklaesies;
- fracturen van clavicula en humerus.

3.3 Stoornissen tijdens het kraambed

3.3.1 ABNORMAAL BLOEDVERLIES

Langdurig bloedverlies

De lochia blijven langer dan acht dagen overvloedig.

Oorzaken

Endometritis als gevolg van vliesresten of van infecties ontstaan tijdens de baring.

Symptomen

- Overvloedige lochia, roodbruin gekleurd met onaangename geur.
- Subinvolutie van de uterus: het volume ervan blijft groter dan normaal.
- Ostium internum van de uterus blijft openstaan.
- Koorts.

Behandeling

Moederkoornextracten (secale cornutum) of ermetrinetabletten kunnen van nut zijn, doordat de uterus goed contraheert en het ontstoken endometrium wordt uitgedreven. Ze hebben ook nadelen wegens de ernstige vasoconstrictie en worden om die reden niet meer voorgeschreven.

Te veel bloedverlies

Bij te veel bloedverlies (of fluxus in het kraambed) blijven de lochia erg bloederig, zelfs met stolsels.

Oorzaken

- Achtergebleven gedeelte van de placenta met soms vorming van een placentapoliep (fibrinestolselvorming rondom placentarest).
- Myomen.

Symptomen
- Bloederige lochia, vaak met stolsels.
- Subinvolutie van de uterus.
- Ostium internum van de uterus blijft openstaan.
- Vaak koorts.

Behandeling
Curettage onder bescherming van antibiotica.
NB. Na dergelijke curettages komt de complicatie syndroom van Asherman (verklevingen in de baarmoederholte met als gevolg infertiliteit, menstruatiestoornis en pijn) veelvuldig voor en moet daar in het beleid en de informatie aan de patiënt op geanticipeerd worden.

Vulvahematoom
Tijdens de baring is een bloedvat gebarsten, hetgeen een hematoom onder de huid en in de dieper gelegen weefsels veroorzaakt. Een vulvahematoom kan optreden na een spontane baring, maar vooral na een kunstverlossing.
Hetzelfde kan zich voordoen na hechten van een episiotomie of perineumscheur.
Een vulvahematoom kan ook buiten de zwangerschap en baring voorkomen als gevolg van een stomp trauma van het perineum. Het hematoom kan zich uitbreiden tot aan het paracolpium (het losmazige weefsel lateraal vagina), zodat het inwendige bloedverlies zeer aanzienlijk kan zijn.

Symptomen en diagnostiek
- Zeer pijnlijk, roodblauw gekleurde zwelling, week en soms fluctuerend.
- Anemie.
- Circulaire collaps door bloedverlies en pijn.
- Urineretentie door obstructie van de urethra en door pijn.

Behandeling
- Goed drukkend uitwendig verband of ijszak.
- Pijnstilling; soms zelfs opiaten.
- Verblijfskatheter (omdat de urethra dichtgedrukt kan worden en ter controle van de circulatie).
- Bij een groot hematoom en veel pijn is chirurgische interventie (openen hematoom en toilet van wondholte) meestal de beste oplossing. Daarbij kan veel bloedverlies optreden.

Anemie

Anemie ontstaat door overvloedig bloedverlies bij de partus of in het kraambed, ofwel door normaal bloedverlies bij een reeds anemische vrouw.

Symptomen
- Snelle polsfrequentie.
- Bleke slijmvliezen.
- Moe gevoel.
- Duizeligheid, hoofdpijn.
- Laag Hb- en Ht-gehalte.

Behandeling
- Bij ernstige anemie met circulatoire problemen: bloedtransfusie.
- Bij matige of geringe anemie: ferropreparaten.

3.3.2 STOORNISSEN VAN DE LACTATIE

Borststuwing

Onder borststuwing wordt verstaan het pijnlijke opzwellen van de borsten, de eerste twee tot vier dagen na de bevalling.

Symptomen
- Hard aanvoelende, gezwollen en gespannen borsten.
- Vaak uitgesproken gestuwde bloedvaten onder de huid (bloedstuwing) zichtbaar.
- Lichte temperatuurstijging.
- Vanaf de derde dag kan melkstuwing optreden.

Behandeling bij borstvoeding
- De zuigeling wat vaker en dan korter aanleggen; desnoods afkolven, zodat de baby beter vat kan krijgen op de tepel.
- Bij ingetrokken tepels kan een tepelhoedje worden gebruikt.
- Goed steunende beha.
- Goede tepelhygiëne.
- Eventueel ijsblazen.
- Warme douchestraal op de borsten.
- Tijdens het voeden de borsten masseren.

Behandeling indien geen borstvoeding wordt gegeven
- Stevig borstverband of goede beha.
- Pijnstilling.
- Eventueel ijsblazen.

- Eventueel inhibitoren van melksecretie door remming van de prolactineproductie, met dopamine agonisten (bijv. Dostinex®).

Toedienen van hormonen wordt niet meer toegepast.

Preventieve maatregelen

Borststuwing kan een beetje ondervangen worden door in de laatste weken van de zwangerschap de borsten in de richting van de tepel te masseren om enige druppels melk meer naar buiten te laten druppelen. Hierdoor wordende melkkanaaltjes soepeler en komt de secretie sneller op gang na de bevalling. Ook moet de baby snel na de bevalling worden aangelegd.

Tepelkloven

Tepelkloven zijn kloofjes of scheurtjes in de tepel. In uitgesproken gevallen betreft het echte weefseldefecten (bloederige wond).

Symptomen

- De tepel vertoont kleine of grotere kloven.
- Zeer pijnlijk, vooral bij aanleggen van de zuigeling.
- Bij het zogen kan er bloed uit de tepel komen. De zuigeling braakt soms na de voeding wat bloed.
- De zuigeling blijft vaak niet goed aanliggen, met als gevolg dat de borst niet leeggezogen wordt.

Behandeling

- Advies vragen aan lactatiekundige. Goed aanleggen, goede tepelverzorging. Eventueel gezuiverde lanoline of hydrogelverbanden.
- Bij ernstige kloven is het vaak beter de zuigeling via een tepelhoedje of zuigspeen te laten drinken.
- Eventueel de borsten leegkolven.
- Het laten dichtgranuleren van de kloven is moeilijk te realiseren, omdat bij niet ontlediging van de borsten stuwing zal optreden met mogelijk infiltraatvorming.

Preventieve maatregelen

- Goede hygiëne van de borsten tijdens de zwangerschap zal tepelkloven tot een minimum beperken.
- Het juist aanleggen van de zuigeling in het kraambed zal er veel toe bijdragen om de tepels gaaf te houden: de tepel mag niet tussen de kaakranden van de zuigeling liggen, maar moet goed gevat worden tussen tong en verhemelte.

- Uitgesproken tepelhygiëne in het kraambed: droog houden, steriel afdekken, ontsmetten na elke voeding, niet aanraken met de vingers.
- Bij gebruik van zalf: vóór elke voeding de tepel zorgvuldig reinigen.
- Het is bijzonder belangrijk om bij de geringste kloof onmiddellijk de vroedvrouw of arts hiervan in kennis te stellen. Bedenk dat tepelkloven mastitis kunnen veroorzaken!

Mastitis

Mastitis is een borstontsteking die meestal optreedt tussen de achtste en de twaalfde dag. Ze kan ook na enkele maanden optreden.

Oorzaken

- Onvoldoende of foutieve tepelhygiëne.
- Tepelkloven.
- Meestal zijn stafylokokken de verwekkers van mastitis; ze zijn afkomstig uit de neus en de keelholte van de zuigeling, die ze van zijn omgeving ontving.

Vormen van mastitis

- Dreigende mastitis: er ontstaat een harde plek in de borst, vooral op de plaats waar het klierweefsel niet goed ontledigd wordt. Deze harde plek kan groter worden en een infiltraat vormen.
- Mastitis: het infiltraat krijgt alle tekenen van een ontsteking: het kan resorberen of overgaan tot verweking met pusvorming (borstklierabces).

Symptomen van dreigende mastitis

Uitgesproken tekenen van infectie:
- roodheid, zwelling, warm aanvoelend, pijnlijk;
- hoge koorts, tot 40°C;
- versnelde pols;
- vaak verweking met pusvorming. De pus kan zich ontlasten door perforatie langs de huid bij een oppervlakkig abces, of langs de tepel bij perforatie in de melkgangen.

Behandeling van dreigende mastitis

Beginnen met bedrust en het kind de borst goed laten leegdrinken. Indien dit geen succes heeft:
- ijsblazen;
- pijnstilling;
- zo mogelijk verder gaan met voeden.

Behandeling van manifeste mastitis

Alleen indien nog geen pusvorming is ontstaan eventueel antibiotica geven, anders laten rijpen (warmte) en incideren van de pushaard.

Preventieve maatregelen

- Handen wassen met ontsmettende zeep.
- Zogstuwing vermijden, niet te lang voeden, eventueel wat vaker en korter.
- Goede algemene hygiëne en vooral tepelhygiëne kunnen vele gevallen van mastitis voorkomen.
- Van groot belang is waarschijnlijk het veelvuldige contact tussen moeder en kind: de pasgeborene raakt dan gekoloniseerd door de bacteriën van de moeder en kan haar zodoende niet infecteren.

3.3.3 OVERIGE INFECTIES

Infectie van de perineumwond

Bij infectie van het perineum kan de ruptuur- of episiotomiewond geïnfecteerd zijn geraakt met zeer vaak loslaten van de gehechte wonddelen, hetzij alleen de huid, hetzij tevens de daaronder gelegen weefsels. Een infectie van het perineum komt niet zo frequent voor, daar het weefsel lokaal immuun is tegen vele bacteriestammen.

Symptomen

- Roodheid en pijn.
- Openvallen van de wond.

Behandeling van de huid die ten dele is opengevallen

- Hechtingen verwijderen.
- Wond schoonhouden door zitbaden.

Behandeling van de diep openliggende wond

- Wanneer de wond niet meer geïnfecteerd is kan secundaire hechting worden overwogen.

Endometritis

Endometritis is een ontsteking van de binnenkant van de baarmoederholte.
Deze wordt meestal drie à vier dagen post partum manifest.

Oorzaken

- Cervicitis tijdens de baring.
- Opstijgen van infectiekiemen afkomstig van vulva en/of vagina.

- Incomplete vliezen.
- Infectie op achtergebleven placentaresten.

Er is een verhoogd risico bij langdurige baringen met herhaald inwendig onderzoek, langdurig gebroken vliezen en secundaire sectio's.

Symptomen

Bij lichte vorm:
- overvloedige, weinig, purulente, slechtriekende lochia.

Bij ernstige vorm:
- overvloedige, purulente, slecht riekende lochia;
- pijn in de onderbuik bij druk op de uterus;
- subinvolutie van de uterus;
- versnelde pols en koorts.

Een lochiakweek is nuttig om een (gevaarlijke) infectie met groep-A-streptokokken (Streptococcus pyogenes) uit te sluiten of aan te tonen. Dit is de verwekker van de beruchte kraamvrouwenkoorts en moet drastisch bestreden worden (met antibiotica intraveneus).

Predisponerende factoren

- Langdurige baring.
- Langdurige gebroken vliezen.

Behandeling

De infectie is vaak polymicrobieel (anaërobe, aërobe grampositieve en/of gramnegatieve). De behandeling omvat:
- prostaglandine om de geïnfecteerde laag van de uteruswand uit te stoten, indien er te weinig lochia-afvloed is; dit blijkt bij subinvolutie;
- curettage bij achtergebleven placentaresten;
- antibiotica.

Endometritis kan zich uitbreiden naar de parametria en de adnexa.

Wondinfectie na sectio caesarea

Symptomen

- Roodheid van de huid met infiltraatvorming.
- Pijn.
- Koorts.
- Na enkele dagen ontstaat ofwel resorptie van het infiltraat ofwel pusuitvloed uit de wond.

Behandeling

Lokale verzorging en eventueel drainage. Er volgt een wondgenezing per secundam.

3.3.4 STOORNISSEN VAN HET BLOEDVATENSTELSEL

Hemorroïden

Behalve tijdens zwangerschap en baring kunnen aambeien (hemorroïden) ook in het kraambed veel pijn en moeilijkheden veroorzaken, vooral bij liggen en zitten. De defecatie wordt vaak door de kraamvrouw tegengehouden uit vrees voor pijn.
Hemorroïden nemen in het kraambed meestal spontaan in volume af.

Behandeling

- Regeling voor dagelijkse defecatie.
- Zalven, suppositoria (bijv. lidocaïnegel).
- Zitbaden.

Ontsteking van weefsel rondom de ader (periflebitis)

Periflebitis is een ontsteking van de buitenste vaatwand en het omgevende weefsel. Het treedt gemakkelijk op bij varices.

Symptomen

- Het verloop van het bloedvat is zeer pijnlijk, gezwollen en rood.
- Het ontstoken bloedvat voelt warm en hard aan.
- Het been kan oedemateus zijn.
- Vaak is er een geringe temperatuurverhoging.

Behandeling

- Rust.
- Elastieke steunkous.
- Zalven met heparine of soortgelijke stoffen.
- Eventueel heparine subcutaan.

Trombose

Trombose is een trombus (propvorming) in een vene, die zich op de binnenkant van de vaatwand vastzet en geleidelijk groeit, zodat de normale bloedafvoer geheel of gedeeltelijk belemmerd wordt.
De binnenste laag van de vaatwand is meestal beschadigd of ontstoken voordat de trombus zich erop vastzet.
De in het kraambed voorkomende trombose is meestal een trombose van de grote venen van het been of van de diepe bekkenvenen.

Oorzaken

- Verlangzaming van de bloedstroom. In rugligging is de circulatie in de kuitvenen verminderd.
- Toegenomen stolbaarheid van het bloed.
- Veranderingen in de vaatwand.

Symptomen

Trombose van de diepe bekkenvenen:
- soms geen duidelijke uitwendige tekenen van de oorsprong van een plotselinge embolie;
- meestal gezwollen, pijnlijk been, toegenomen venentekening op de onderbuik, snelle pols.

Trombose van het been:
- pijn in de kuit, soms ook in de lies;
- het been zwelt (oedeem) en verkleurt eerst bleek, daarna blauwachtig (veneuze stuwing);
- bij onderzoek voelt het been warm aan, is pijnlijk met uitgesproken drukpijn in de kuit en langs de grote venen;
- het symptoom van Homan is positief: namelijk pijn bij buigen van de voet bij gestrekt houden van het been (aanspannen van de venen);
- het oedeem zal verminderen wanneer de collaterale venen de bloedafvoer volledig kunnen overnemen;
- lichte stijging van de temperatuur;
- polsversnelling.

Diagnostiek

- Flebografie of liever Doppler-onderzoek.
- Laboratorium onderzoek (D-dimeer).

Behandeling

- Het been hoog leggen, waardoor betere bloedafvoer en vermindering van oedeemvorming wordt bevorderd.
- Door anticoagulantia (heparine) ervoor zorgen dat de trombus niet groeit en de kans op embolie vermindert.
- Bij restverschijnselen speciale, elastische kousen dragen, die 's morgens voor het opstaan worden aangetrokken.

Gevolgen

- Zelden een ernstige, soms een dodelijke longembolie.
- Restverschijnselen, onder andere oedeem en blauwe verkleuring (kraambeen).

Predisponerende factoren
- Shock.
- Fluxus post partum.
- Sectio.
- Varices.
- Symphysiolysis met bedrust.
- Ouder dan 35 jaar.
- Aangeboren stollingsafwijkingen.

Preventieve maatregelen
- De kraamvrouw vroeg mobiliseren.

Embolie
Onder embolie wordt verstaan het in de bloedbaan komen van een trombus, of een deel ervan. De trombus komt in het hart en vandaar in de longcirculatie (longembolie).

Vormen
- Ruiterembolie: een massale, in de regel dodelijke embolie door het verstopt raken van de arteria pulmonalis op de plaats waar deze zich in tweeën splitst, namelijk een tak voor elke long. Geeft acute, hevige ademnood met binnen enkele ogenblikken cyanose en overlijden (succumberen).
- Minder massale embolieën: dat wil zeggen het loskomen van kleine thrombi of stukjes van een thrombus.

Symptomen
- Acute ademnood, cyanose, benauwdheid.
- Pijn op de borst, pijn bij ademen.
- Snelle pols.
- Hoesten soms hemoptoë.

Diagnostiek
- Bloedgaswaarden.
- ECG.
- X thorax en zo nodig een spiraal CT-scan of ventilatie-perfusiescan.

Behandeling
- De kraamvrouw rechtop zetten.
- Zuurstof toedienen.
- Anticoagulantia, sedativa.
- Bij grote trombus eventueel trombolyse en/of embolectomie.

Predisponerende factoren
- Anemie.
- Trauma of infectie.
- Chirurgische ingrepen (o.a. sectio caesarea).
- Hart- en vaataandoeningen.
- Aangeboren stollingsafwijkingen.

3.3.5 STOORNISSEN VAN DE BLAAS

Cystitis

Cystitis is zeer vaak het gevolg van katheteriseren tijdens de baring of in het kraambed.

Symptomen
- Frequente, branderige, pijnlijke mictie.
- Vaak pijn in onderbuik en lendenen.
- Soms temperatuurverhoging.

Behandeling

Aan de hand van een urinekweek wordt gerichte medicatie toegediend. Bij ernstige klachten wordt direct met de behandeling begonnen (bij blanco voorgeschiedenis meestal met amoxicilline, bij recidiverende cystitiden of penicillineallergie een ander middel dat in combinatie met borstvoeding gegeven kan worden en waarvoor de te verwachten bacterie niet resistent is).

Urineretentie

Onder urineretentie wordt verstaan het niet kunnen of het druppelsgewijs urineren bij een overvolle blaas, die niet tot ontlediging komt (overloopblaas). De oorzaak is veelal oedeem van het weefsel rondom de urethra, ontstaan bij de baring. Vooral opletten na: moeizame vaginale kunstverlossing en epidurale anesthesie. Een andere oorzaak is narcose en de verstoorde sensibiliteit bij epidurale of spinale anesthesie.

Symptomen
- Buikpijn.
- Pijnlijke, weke massa in de onderbuik.
- Niet kunnen urineren, druppelsgewijze overloop (lijkt op frequent urineren).

Diagnostiek
- Bij percussie demping in onderbuik, bij palpatie een pijnlijke weerstand.

- Fundus uteri niet goed of te hoog in de buik te voelen (verwarring met de volle blaas mogelijk).
- Eventueel onderbuiksecho.
- Katheterisatie.

Behandeling
- Katheteriseren en urinekweek instellen.
- Als een eenmalige katheterisatie niet volstaat of bij een urineretentie van meer dan 800 ml, verblijfskatheter gedurende enkele dagen.
- Als daarna nog steeds te veel retentie aanwezig blijft: zelfkatheterisatie.

Urine-incontinentie
De zogenoemde urine-incontinentie is veelal een stress- of sfincterincontinentie: dat is het onwillekeurige verlies van urine bij het verhogen van druk in de buikholte (door hoesten, niezen, persen enz.). Deze afwijking is meestal tijdelijk (enkele weken tot maanden).

Oorzaken
- Verminderde functie van de bekkenbodem.
- Langdurige druk van de schedel op de sfincter van de blaas.
- Cystitis.

3.3.6 STOORNISSEN IN HET MOTORISCHE STELSEL
Moeilijkheden bij zitten en lopen
Deze zijn veelal een gevolg van:
- perineumhechting;
- uitwendige hemorroïden;
- sectiolitteken;
- pijn in de streek van het staartbeen (coccygodynie);
- te grote beweeglijkheid van de bekkenbeenderen ten opzichte van elkaar.

Genoemde moeilijkheden zijn tijdelijk.

Pijn in de streek van het staartbeen (coccygodynie)
Bij een geringe bekkenuitgangsvernauwing met vooruitstekend staartbeentje kan bij een vaginale bevalling (spontaan, doch vaker bij instrumentele bevalling) de sacrococcygeale verbinding scheuren, waardoor een verplaatsing en een grotere beweeglijkheid van het staartbeentje optreden. In die omstandigheden zullen lopen en bepaalde bewegingen pijnlijk zijn.

Deze pijnklachten zijn tijdelijk, maar kunnen maanden duren. Een specifieke behandeling is er niet.

Symfysiolyse

Symfysiolyse is een bekkeninstabiliteit met aanzienlijke verweking van de bindweefselachtige verbinding tussen de schaambeenderen en van het verdere bekken.

De aandoening begint veelal tijdens het laatste trimester van de zwangerschap. Soms ontstaat het tijdens de baring, waarbij de symfyse echt scheurt. Er treedt dan een retropubisch hematoom op.

Symptomen

- Pijn in de symfysestreek bij elke beweging, met vaak pijn in de lage lumbaalstreek (sacro-iliacaal gewricht).
- Zeer moeilijke gang, typische 'eendengang'. Bij ernstige gevallen is bewegen zo pijnlijk dat na traumatische symfysiolyse volledige bedrust noodzakelijk is (meestal lukt achteruitlopen wel).
- Verbinding tussen de beide schaambeenvlakken wijkt uiteen en is erg drukpijnlijk bij aanraken.

Indien een retropubisch hematoom: soms urineretentie.

Behandeling

Fysiotherapie.

3.3.7 PSYCHISCHE STOORNISSEN

Postpartum labiliteit

De postpartum labiliteit wordt ook wel huildagen of 'blue days' genoemd. Treedt veelal op tussen de derde en vijfde dag van het kraambed. Gaat snel voorbij.

Symptomen

- Gevoel van spanning, soms angstgevoel.
- Oververmoeidheid.
- Onweerstaanbare, ongewone huilbuien.

Behandeling

- Geruststellend gesprek.
- Kleine, lieve attenties van partner, omgeving en verpleging.
- Niet peilen naar mogelijke abnormale situaties.
- Begrijpende houding met aandachtig luisteren naar de uitleg over het 'zo zijn'.

Depressie

Deze vorm van depressiviteit kenmerkt zich door onvoldoende draagkracht om alles aan te kunnen nu de baby er is. Depressie komt zelden voor tijdens de zwangerschap zelf, maar treedt meestal op vanaf de derde week post partum, of veel later. Een gestoorde wisselwerking tussen fysieke, psychische en hormonale factoren wordt beschreven als mogelijke oorzaak van een postpartumdepressie. Als mogelijke voorbeschikkende factoren worden vermeld:
- erfelijke aanleg;
- angst, soms al aanwezig tijdens de graviditeit;
- primipariteit;
- fysiek, psychisch overspannen zijn.

Klachten en symptomen

Lichte vorm:
- onduidelijk begin;
- emotionele onevenwichtigheid;
- angst voor de gezondheid van de baby, voor het niet blijvend aankunnen van de opvoeding;
- lichte vermoeidheid met slapeloosheid;
- concentratiestoornissen.

Ernstige vorm:
- lichte vorm met geleidelijke, vaak onopgemerkte verergering;
- sterke en blijvende vermoeidheid, besluiteloosheid en gebrek aan energie;
- verstoorde verstandhouding met de omgeving, zich uitend in apathie of in opwinding met emotionele 'ontploffingen';
- gebrekkige eetlust;
- onvoldoende slaap met slaapneiging overdag;
- soms lichte verwarring;
- angst om de verantwoordelijkheid op zich te nemen voor de verzorging en de voeding van het kind en voor het beleid van het gezin;
- vaak neerslachtig of somber en onzeker.

Behandeling

Lichte vorm:
- angst over de bevalling proberen weg te nemen;
- tijdig laten rusten overdag, met voldoende nachtrust. Eventueel licht sedativum of licht slaapmiddel toedienen;
- bij 'lastig' en huilerig kind de opvang hiervan niet uitsluitend aan de moeder overlaten;

- zorgen voor relaxatie en aangepaste ontspanning, zonder overdrijvingen;
- de partner en de familieleden uit de omgeving goed voorlichten over het ziektebeeld. Hun begrip, steun en hulp zijn erg belangrijk;
- zorgen voor hulp bij de huishoudelijke taken, maar zeker niet al het werk ontnemen.

Ernstige vorm: aan de behandeling die is toegepast bij de lichte vorm wordt nu toegevoegd:
- medische begeleiding en psychotherapie;
- antidepressiva overdag;
- sederende antidepressiva 's avonds.

De waarde van het toedienen van hormoon- en vitaminepreparaten wordt sterk in twijfel getrokken.
Bij een volgende bevalling is een recidief mogelijk.
Het is belangrijk de volgende punten in acht te nemen:
- depressie niet beschouwen als een ingebeelde ziekte;
- veel tact en geduld beoefenen;
- het ziektebeeld kan maanden aanslepen met ups en downs.

Soms is er sprake van een postpartumhypothyreoïdie die meestal vanzelf weer voorbijgaat.

Psychose
De eerste symptomen treden veelal in de eerste 48 uren post partum op. Frequentie van voorkomen is één tot twee per duizend. Psychose is veelal een uiting van vooraf bestaande psychotische aanleg, doch zou als geïsoleerd psychiatrisch beeld kunnen voorkomen.

Voornaamste symptomen
- Aanvankelijk onrust, slapeloosheid, ontremd gedrag.
- Veelvuldige hallucinaties.
- Delirium en verwarring.
- Soms totale apathie (amentia).

Behandeling
Psychiatrische begeleiding. De psychotische moeder kan gevaarlijk zijn voor haar kind, zodat zeer goed moet worden opgelet door verpleging en omgeving.

4 De pasgeborene

4.1	De gezonde pasgeborene	267
4.1.1	Bij geboorte	267
4.1.2	Eerste levensweek	270
4.1.3	Verzorging	271
4.1.4	Voeding	273
4.1.5	Screening (hielprik)	277
4.2	**De zieke pasgeborene**	**277**
4.2.1	Algemene begrippen en alarmsymptomen	277
4.2.2	Complicaties	279
4.2.3	Infecties	285
4.2.4	Aangeboren afwijkingen	288
4.2.5	Intoxicaties	291
4.2.6	Begeleiding van ouders met couveusekinderen	291

4.1 De gezonde pasgeborene

4.1.1 BIJ GEBOORTE

Direct na de geboorte kan een kind dat in goede conditie is bij de moeder worden gelegd.
Meteen na de geboorte worden de volgende handelingen verricht:
– *uitzuigen*: voordat het kind gaat ademen moeten neus en keelholte worden vrijgemaakt. Dit is vooral van belang als er meconiumhoudend vruchtwater was, of als er bloedverlies tijdens de baring is opgetreden. Indien het kind meconium of bloed inademt (aspireert) kan dit ernstige ademhalingsproblemen en een pneumonie met zich meebrengen. Overigens is er wel discussie over het nut van uitzuigen, omdat blijkt dat meconiumaspiratie meestal optreedt voordat het hoofd geboren is. Verder wordt aanbevolen om bij vrouwen met positieve of onbekende hiv-status mechanisch uit te zuigen en niet met de mond via een slijmzuiger, wegens het risico van contact met besmet bloed of slijm;

- *apgarscore*: deze geeft informatie over de conditie van het kind en wordt na één en vijf minuten afgenomen;
- *afnavelen*: aanvankelijk pulseert de navelstreng nog en gaat er bloed van de placenta naar de pasgeborene (neonaat). Als het kind goed heeft doorgeademd mag aangenomen worden dat de longen ontplooid zijn en dat voldoende bloed aan de placenta onttrokken is. Afnavelen kan dan, maar het is niet noodzakelijk. Na circa vijf minuten houden de navelstrengpulsaties op en heeft de navelstreng geen functie meer. Kinderen die laat worden afgenaveld hebben minder kans op een ijzergebrek in de eerste levensweken dan kinderen die vroeg worden afgenaveld;
- *warm afdekken*: het kind is nat geboren en afkoeling treedt daardoor snel op, wat slecht is voor zijn/haar zuur-base-evenwicht. Het moet daarom afgedekt worden met warme doeken.

Algemeen lichamelijk onderzoek
Bij inspectie van het kind is het volgende van belang:
- ziet het kind eruit als te vroeg geboren (preterm aspect: veel vernix, lanugobeharing enz.);
- à terme aspect;
- ziet het kind eruit als te laat geboren, overdragen (serotien aspect: lang, mager kind met losse, droge huid, vaak rimpelige handen (wasvrouwenhandjes) en voeten);
- ziet het kind eruit als te klein voor de duur van de zwangerschap (dysmatuur aspect: mager, relatief groot hoofd, droge, losse huid, klein);
- kleur en ademhaling (intrekkingen). Ademhaling: deze varieert van 35-40 keer per minuut en kan soms erg onregelmatig zijn. Een pasgeborene heeft buikademhaling met nauwelijks zichtbare thoraxbewegingen. Obstructie van de luchtwegen wordt gekenmerkt door neusvleugelen en intrekkingen tussen de ribben;
- circulatie: na de geboorte ontplooien de longen zich, waardoor de longcirculatie plotseling in werking treedt. In de loop van enkele dagen verandert de foetale circulatie, daardoor is de definitieve circulatie ingetreden. Daartoe sluiten het foramen ovale en de ductus arteriosus Botalli zich. Het circulerende volume is 300-400 ml. Aanvankelijk is de circulatie door de extremiteiten nog zeer kwetsbaar, waardoor de kinderen snel blauwe handjes en voetjes hebben. Overigens is dit een normaal verschijnsel. Een blauwe verkleuring rondom mond en neus of van de romp, vooral bij inspanning, is abnormaal. Hartafwijkingen zijn meestal niet direct na de geboorte duidelijk, maar worden pas manifest als de ductus Botalli zich sluit.

Meestal krijgen de kinderen dan op de derde tot de achtste dag problemen met de circulatie;
- onderzoek hoofd (afb. 4.1) (ogen, fontanellen, baringsgezwel, moulage, mondholte, gehemelte), hals, thorax (hart en longen beluisteren);
- onderzoek van:
  - buik (lever en milt palperen);
  - extremiteiten (handplooien, tonus, heupen, bilplooien);
  - genitalia (bij jongetjes: zijn testikels ingedaald?);
  - rug, anus, vochtophoping in de balzak bij jongetje (hydrokèle);
  - huid (mongolenvlek, milia = uitgezette talgkliertjes);
- Reflexen:
  - moro- of schrikreflex (Umklammerungsreflex): bij een plotselinge prikkel spreidt het kind de armpjes;
  - grijpreflex: zowel bij de handjes als de voetjes aanwezig;
  - zoekreflex: bij beroering van de wang van de pasgeborene maakt het kind een zoekende beweging met de mond naar die kant;
  - zuigreflex;
  - knipperreflex;
  - slikreflex.

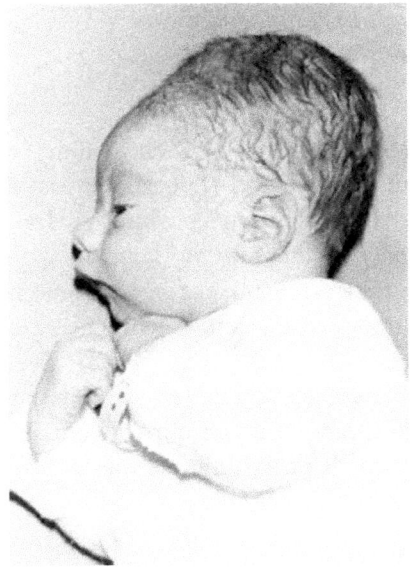

Afbeelding 4.1 Baringsgezwel (caput succedaneum) na normale geboorte in achterhoofdsligging.

4.1.2 EERSTE LEVENSWEEK

Tijdens de eerste levensweek kunnen bij de pasgeborene de volgende aandoeningen of problemen optreden.

Fysiologische icterus

Bijna alle kinderen krijgen na de geboorte een geringe mate van geelzucht (icterus). Deze icterus begint doorgaans na 48 uren en verdwijnt doorgaans na zeven tot tien dagen.

De icterus is zowel het gevolg van onrijpheid van de lever als van bloedafbraak, waarbij bilirubine vrijkomt. Vooral bij preterme kinderen behoeft deze icterus aandacht, omdat bij te hoge bilirubinespiegels bilirubine-encefalopathie (kernicterus) kan optreden. De kinderen worden dan suf, drinken slecht en vertonen neurologische afwijkingen. Zij kunnen hieraan overlijden, of zullen restverschijnselen vertonen (spastisch, mentale retardatie, doofheid).

Indien een kind binnen 24 uur na de geboorte icterisch wordt, behoeft dit altijd aandacht, ook bij à terme kinderen, omdat er dan kennelijk sprake is van pathologische bloedafbraak (bloedgroep- of resusantagonisme, infectie, enzymstoornissen, obstructie van de galwegen, hypothyreoïdie enz.). Hyperbilirubinemie kan behandeld worden met fototherapie (het kind gaat dan onder een lamp, waardoor het bilirubine in de huid wordt afgebroken), of in ernstige gevallen met wisseltransfusies.

Maag-darmkanaal

De maag kan de eerste dagen slechts kleine hoeveelheden voeding verdragen, maar de capaciteit neemt dagelijks toe. De gezonde pasgeborene kan desnoods een uitstel van voeden van 24-36 uur verdragen, maar eerder beginnen met voeden verdient de voorkeur.

De eerste ontlasting is donkergroen tot zwart van kleur en geurloos en behoort binnen 24 uur na de geboorte geproduceerd te worden. Deze ontlasting wordt *meconium* genoemd.

Zodra de pasgeborene melk gaat drinken, worden de eerste 24-36 uur 'overgangsfeces' geproduceerd (half meconium, half normale ontlasting), na vier dagen gevolgd door normale ontlasting, die wat samenstelling en geur betreft afhankelijk is van de voeding.

Nieren

De nierfunctie is kort na de geboorte nog niet volledig ontwikkeld: de urine is weinig geconcentreerd. De rijping treedt geleidelijk op in de loop van enkele weken. De diurese moet binnen 24 uur goed op gang zijn. Indien een kind niet plast kan dit wijzen op een afwijking van de nier(en) of van de afvoerwegen, of op te weinig lichaamsvocht.

Temperatuurregeling
De pasgeborene kan nog moeilijk zijn lichaamstemperatuur op peil houden.
Oorzaken:
- het kind heeft een relatief groot lichaamsoppervlak ten opzichte van de lichaamsmassa;
- huid en onderhuidse vetlaag zijn dun en isoleren nog niet volledig.

Wanneer een kind te veel afkoelt zal het zelf meer warmte gaan produceren, waardoor het meer energie en zuurstof moet gebruiken. Een warme omgeving is om die reden voor pasgeborenen zeer belangrijk.

Rijping van enzymsystemen
Vele enzymsystemen zijn na de geboorte nog niet rijp, waardoor toxische stoffen onvoldoende afgebroken kunnen worden. Dit is vooral belangrijk in verband met medicijngebruik.

Hormonale reacties
Het kind heeft in utero blootgestaan aan de hoge oestrogeen- en progesteronspiegels van de moeder. Na de geboorte kunnen onttrekkingsverschijnselen voorkomen, zoals zwelling van de borstklieren met vochtproductie (heksenmelk) en vaginale bloeding of afscheiding. Deze verschijnselen verdwijnen vanzelf.

4.1.3 VERZORGING
Direct na de geboorte dienen de volgende handelingen te worden verricht:
- luchtweg vrijmaken;
- apgarscore;
- afnavelen;
- wegen en meten;
- aankleden;
- identificeren.

Enkele van bovenstaande punten worden hierna besproken.

Baden

Na de geboorte kan het kind afgespoeld of gebaad worden, strikt noodzakelijk is het niet. Vaak is schoonvegen met een zachte doek voldoende. Wordt het kind wel afgespoeld of gebaad, dan is het van belang erop te letten dat het kind hierbij niet te veel afkoelt. Het is niet de bedoeling dat de vernix van de huid gewassen wordt. De vernixlaag beschermt enigszins tegen afkoeling en zou beschermen tegen infectie. De vernix wordt in 24 uur in de huid geresorbeerd.

Wegen en meten

Nauwkeurig wegen direct na de geboorte is belangrijk, omdat het kind de eerste dagen na de geboorte meestal afvalt. De snelheid waarmee de pasgeborene afvalt en weer aankomt geeft informatie over de lichamelijke toestand en of er voldoende voeding door het kind wordt opgenomen.

Het na de geboorte 'meten' van de lengte van het kind is meestal weinig exact, maar wordt door de ouders op prijs gesteld.

Afnavelen

De navelstrengstomp wordt meestal met een navelklem, soms ook met een navelvetertje, afgebonden. De stomp moet na ontsmetting met een droog steriel gaasje worden afgedekt. De navelstomp kan ontstoken raken; in dat geval moet gekweekt worden en eventueel lokaal of met antibiotica worden behandeld. Soms bloedt de navelstomp door. Dan dient een tweede navelklem of een nieuw navelvetertje te worden aangebracht; bedenk wel dat zelfs een kleine bloeding grote gevolgen kan hebben.

Aankleden

Zorg voor de volgende (voorverwarmde) artikelen:
- kleding;
- voorverwarmde wieg;
- een extra kruik bij een temperatuur beneden 36 °C.

Het is belangrijk de ouders bij de verzorging te betrekken: het is de eerste kennismaking met hun kind. Het zou wenselijk zijn baden, nakijken, aankleden enz. op de verloskamer bij de moeder te laten plaatsvinden.

Identificeren

Voordat het kind de verloskamer verlaat moet er een identificatie worden aangebracht (pleister of armbandje, afb. 4.2). Zorg ervoor dat de moeder dit ziet.

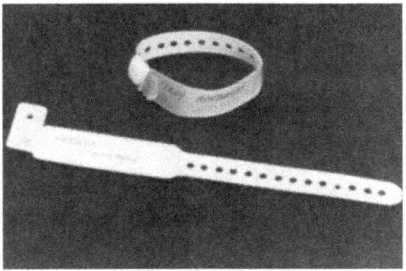

Afbeelding 4.2 *Identificatiebandje zoals na de geboorte om de pols van de pasgeborene kan worden aangebracht.*

Verdere observatie en verzorging

Rooming in – rooming out

Wellicht is het voor de emotionele ontwikkeling van het kind het beste wanneer het gedurende 24 uur per dag bij de moeder is en zoveel mogelijk door haar verzorgd wordt. Het krijgt dan de kans snel aan de moeder te wennen. Zo ook de moeder aan het kind. Net zo belangrijk is het dat de moeder dan borstvoeding kan geven op elk moment dat het kind daarom vraagt.

Artsen, verpleegkundigen en laboranten moeten voor en na aanraking van de pasgeborene zorgvuldig hun handen wassen.

Baden

Ook het baden (eenmaal daags, in een warme ruimte en in water van 37 °C) moet met alle hygiënische voorzorgen worden omringd.
Voor het baden wegen en (rectaal) temperaturen. Bij het wassen geen of weinig zeep gebruiken.
Niet: de gehoorgang schoonmaken en nagels knippen.

4.1.4 VOEDING

Borstvoeding is de beste voeding voor het pasgeboren kind. De keuze voor borst- of flesvoeding ligt bij de moeder. De hulpverlener dient zich niet met die keuze te bemoeien, tenzij dit door de vrouw gevraagd wordt. Goede voorlichting is daarentegen wel gerechtvaardigd.

Voor- en nadelen van borst- en flesvoeding

Borstvoeding:
- goedkoop;
- 'altijd' beschikbaar;
- bederft niet;
- altijd op de juiste temperatuur;
- heeft variabele samenstelling;
- bevat antistoffen;
- kan alleen door de moeder gegeven worden;
- mede afhankelijk van conditie en emoties;
- goed voor moeder-kindrelatie.

Flesvoeding
- duur;
- moet worden klaargemaakt;
- is aan bederf onderhevig;
- moet gekoeld bewaard en tot de juiste temperatuur verwarmd worden;
- bekende samenstelling;
- bevat geen antistoffen;
- kan door alle gezinsleden gegeven worden;
- kwalitatief niet afhankelijk van de moeder;
- hoeft niet nadelig te zijn voor de moeder-kindrelatie.

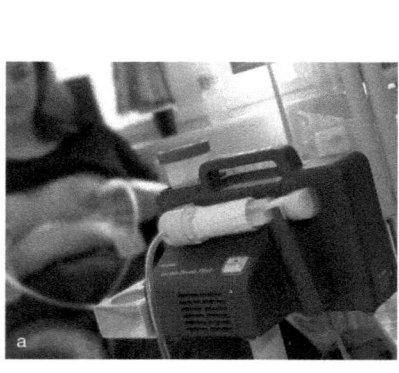
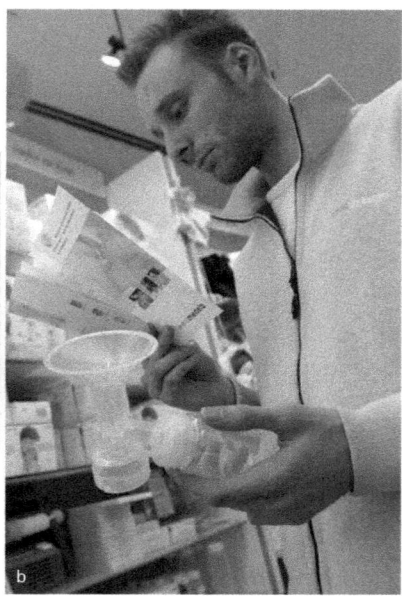

Afbeelding 4.3 Borstpomp (links) en borstkolf (rechts).

Borstvoeding

Bij het geven van borstvoeding dienen de volgende handelingen te worden verricht: handen wassen, tepels schoonmaken en aanleggen. De moeder kan liggend op de zij, of zittend in een stoel voeden. De eerste tien dagen moeten de tepels wennen aan het zuigen. De duur van de voeding wordt per dag uitgebreid: de eerste dag vijf minuten per keer aanleggen, de tweede dag tien minuten per keer enzovoort, tot twintig minuten per keer. Het duurt in het algemeen twee tot drie dagen (soms langer) voordat de voeding goed op gang is gekomen. Het zuigen van het kind – en dus de tepelreflex – bevordert de melkproductie. Het is belangrijk dat de borst goed leeg wordt gedronken en dat het kind op de juiste manier aan de tepel wordt gelegd, omdat anders tepelkloven en mastitis kunnen optreden.

Bij borstvoeding is het niet gewenst vaste tijden aan te houden: een slaperig, niet-hongerig kind zuigt slecht. Op deze leeftijd kan een kind nog niet worden verwend en het mag dus altijd aangelegd worden als het huilt.

Wegen

Het voor en na de voeding wegen van kinderen blijkt geen goede informatie te geven over de hoeveelheid die het kind heeft gedronken. Dit is dan ook niet zinvol. Het is beter eenmaal daags op een vast tijdstip te wegen. Alleen indien er twijfel bestaat of het kind genoeg voeding krijgt en er dus bijvoeding nodig is, kan vaker gewogen worden.

Bijvoeden is in principe niet gewenst, omdat dit het hongergevoel en dus de zuigreflex van het kind kan verminderen, waardoor de borstvoeding afneemt. Op verstandige wijze bijvoeden met water kan soms nuttig zijn.

Flesvoeding

Bij flesvoeding is het uit oogpunt van allergiepreventie het beste om met een hypoallergene voeding te starten.

De hoeveelheid voeding wordt dagelijks met 10 ml per keer opgevoerd, van zesmaal 10 ml daags tot zesmaal 90-110 ml daags op de tiende dag.

Meestal worden de kinderen om de vier uur gevoed. Het is echter mogelijk om analoog aan de borstvoeding alleen te voeden als het kind erom vraagt. De hoeveelheid per voeding moet worden aangepast aan de reacties van het kind.

Voorts is het belangrijk dat ook flesvoeding in alle rust gegeven wordt met een zo optimaal mogelijk moeder-kindcontact.

Het is normaal dat kinderen de eerste drie dagen in gewicht afnemen. Dit gewichtsverlies mag echter niet meer zijn dan 10% van het geboortegewicht.

Emotionele aspecten van de voeding
De eerste voeding van de pasgeborene is behalve een biologisch gebeuren ook een van de eerste sociale contacten tussen moeder en kind. Gedurende negen maanden bevond de pasgeborene zich binnen de (baar)moeder en was het eigenlijk een gedeelte van de moeder. Nu echter is het kind een nieuw persoon, eigenlijk een onbekende die een speciale behandeling vraagt. Het voeden is niet alleen een bevrediging van de honger van de pasgeborene die gestild wordt wanneer hij daarom vraagt (huilt). Het voeden dient ook als middel om te communiceren met de moeder, om met haar een relatie op te bouwen. In het begin is dat het lichamelijk contact, de stem en waarschijnlijk de hartslag van de moeder, later is ook het oogcontact onder het voeden een belangrijk communicatiemiddel tussen de moeder en het kind. Bovendien betast en aait de moeder de pasgeborene, ze maakt geluidjes en glimlacht. Ze moeten aan elkaar wennen. De bevrediging die beiden hierdoor krijgen wordt door middel van het voeden bereikt. De communicatie tussen moeder en kind duurt vanaf het moment dat de baby huilt, tot het moment dat het kind vredig in haar armen ligt en in slaap valt na het voeden. De rol van de verpleegkundige hierbij is: de mogelijkheid bieden dit samenspel zo vredig mogelijk te laten verlopen.
Of de moeder gekozen heeft voor kunstvoeding of borstvoeding of misschien helemaal nog geen keuze gemaakt heeft op het tijdstip van de geboorte, hangt van een aantal factoren af. Hierbij valt te denken aan sociale achtergrond, rolverwachting van de partner en/of familie, kennis die een vrouw heeft omtrent de mogelijkheden van voeden. Voorlichting tijdens de zwangerschap staat hiermee in direct verband, evenals de ervaring met het voeden van een vorig kind of de ervaring van vrienden of familie.

Hoe vaak voeden?
Bij borstvoeding is een algemene regel dat de moeder in principe zo vaak mag voeden als er behoefte is. Probeer zoveel mogelijk overdag te voeden (dit mag de eerste weken wel om de twee à drie uur) en zo weinig mogelijk 's nachts. De pasgeborene zal vrij snel leren, zeker binnen een tot twee maanden, dat 's nachts de tijd voor slapen is. Houd de baby vooral 's avonds wat langer bezig, bijvoorbeeld door een warm badje te geven.

Veel huilende pasgeborene
Pasgeborenen huilen niet altijd alleen van de honger, sommige huilen de eerste weken tot maanden ontzettend veel. De meeste kinderen die in de eerste maanden veel huilen mankeren meestal helemaal niets. Vaak hebben dergelijke kinderen last van darmkrampen. Wanneer de pasgeborene elke dag in gewicht aankomt en per dag voldoende natte luiers en regelmatig ontlasting heeft, dan krijgt hij genoeg voeding. Het is belangrijk kalm te blijven en uit te zoeken op welke manier de pasgeborene rustig wordt. Dit kan bijvoorbeeld door wat heen en weer te lopen met de baby, of op de buik van moeder te leggen. Bij flesvoeding gelden in principe dezelfde regels als voor borstvoeding. Bij de keuze van flesvoeding is het nodig om de oplossing en verdunning zorgvuldig na te komen. Verkeerde samenstelling kan gemakkelijk leiden tot overvoeding of darmstoornissen.

4.1.5 SCREENING (HIELPRIK)
Elke pasgeborene dient na de geboorte tussen de derde en de achtste levensdag te worden onderzocht op bepaalde afwijkingen.
Door middel van de hielprik wordt er op zeventien verschillende ziektebeelden gescreend. De belangrijkste hiervan zijn:
– *fenylketonurie* (PKU = phenylketonurie): wordt veroorzaakt door een enzymstoornis, waardoor fenylalalinestapeling in de hersenen optreedt. Dit leidt tot gedragsstoornissen en zwakzinnigheid. Met het PKU-onderzoek is dit te herkennen en met een eenvoudig dieet te behandelen;
– *congenitale hypothyreoïdie* (CH): aangeboren schildklierafwijking. Het te traag functioneren van de schildklier kan leiden tot rijpings- en ontwikkelingsstoornissen en zwakzinnigheid. De aandoening is te behandelen met schildklierhormoon.

4.2 De zieke pasgeborene

4.2.1 ALGEMENE BEGRIPPEN EN ALARMSYMPTOMEN
Bij de zieke pasgeborene kunnen de volgende begrippen respectievelijk alarmsymptomen voorkomen:
– *hypoxie*: zuurstoftekort. Ernstige of langdurige hypoxie leidt tot zuurstofgebrek in de weefsels (asfyxie);
– *asfyxie*: betekent eigenlijk 'polsloos'. Bedoeld wordt de slechte klinische toestand van een kind ten gevolge van hypoxie. Symptomen: slechte kleur (bleek, grauw), slechte tonus, verminderde beweeglijkheid, dikwijls gestoorde ademhaling;

- *cyanose*: blauwe verkleuring van huid en slijmvliezen door zuurstofgebrek. Altijd een alarmsymptoom. Cave: afwijking van ademhaling, circulatie of zenuwstelsel;
- *apnoe*: ademstilstand;
- *dyspnoe*: bemoeilijkte ademhaling. Kan wijzen op obstructie van de luchtwegen, of een afwijking van longen of circulatie;
- *tachypnoe*: te snelle ademhaling. Treedt op bij koorts, ademhalingsproblemen, acidose;
- *convulsies*: spiertrekkingen door abnormale prikkeling van het centrale zenuwstelsel (hersenoedeem, bloeding, ontsteking, kernicterus, hypoglykemie). Ernstig symptoom, met een slechte prognose wegens grote kans op latere handicaps;
- *hypertonie*: te hoge spierspanning. Neurologisch symptoom, dat wijst op overprikkelbaarheid van het centrale zenuwstelsel;
- *hypotonie*: te lage spierspanning. Komt voor bij kinderen met zuurstofnood;
- *somnolentie*: slaperigheid, sufheid. Kan wijzen op metabole stoornissen van het centrale zenuwstelsel;
- *oligurie/anurie*: te weinig respectievelijk geen urineproductie. Kan wijzen op afwijkingen aan het urogenitale stelsel of op vochttekort van het kind (shock, diarree, voedingstekort, te warme omgeving).

Kinderen geboren na afwijkende zwangerschapsduur

In de eerdere hoofdstukken is al een aantal zaken besproken, daarom hier kort een aantal belangrijke punten.

De terminologie die bij een afwijkende zwangerschapsduur wordt gehanteerd, is verwarrend. In het algemeen geldt:
- abortus: < 16 weken;
- immatuur: 16 t/m 27 weken;
- prematuur: 28 t/m 36 weken;
- terme: 37 t/m 41 weken;
- serotien: > 42 weken.

Voor bevallingen vóór de 37e week wordt ook wel het begrip 'vroeggeboorte' gebruikt. Immatuur en prematuur suggereren iets over de rijpheid van het kind. Dit is maar ten dele juist, omdat kinderen jonger dan 28 weken soms best rijp genoeg zijn om in leven te blijven en kinderen van 28 weken of ouder soms nog niet. Het is beter het begrip preterm te gebruiken voor alle kinderen beneden 37 weken en dan steeds de zwangerschapsduur te noemen. Serotiene kinderen zouden dan met postterm aangeduid kunnen worden.

Bovengenoemde begrippen moeten uitsluitend in verband worden gebracht met de zwangerschapsduur en niet met het geboortegewicht.

De levensvatbaarheid begint tussen de 24-26 weken, doch het is een grote uitzondering als kinderen van die leeftijd in leven blijven. Bij een geboorte bij een zwangerschapsduur korter dan 24 weken zal de kinderarts afzien van behandeling. Voor kinderen geboren na 24 tot 26 weken zal nauwkeurig worden bekeken hoe levensvatbaar het kindje lijkt te zijn. Boven de 26 weken zal de kinderarts zonder uitzondering overgaan tot volledige behandeling. De prognose wordt beter naarmate de zwangerschapsduur langer wordt: bij 28 weken overlijdt al minder dan de helft van de levendgeborenen, bij 33 weken sterft het kind vrijwel niet meer aan de gevolgen van onrijpheid.

4.2.2 COMPLICATIES

Na de geboorte van het kind kunnen de volgende complicaties optreden.

Onvoldoende rijpheid

RDS of HMZ

Het kind heeft ademhalingsproblemen die veroorzaakt worden door onvoldoende rijpe longen. Een belangrijke rol bij deze longrijping speelt het surfactans, een oppervlaktespanning verlagende stof die zich langs de wand van de longblaasjes bevindt. Door de werking van dit surfactans blijft de long ontplooid. Bij te vroeg geboren kinderen is dit surfactans dikwijls nog niet voldoende ontwikkeld, waardoor het kind kort na de geboorte ademhalingsproblemen kan krijgen. Deze worden samengevat onder de naam *respiratory distress syndrome* (RDS) dat ook wel *hyaliene membranen ziekte* (HMZ) wordt genoemd.

Hersenbloeding

Een belangrijke oorzaak voor sterfte of latere handicaps is het optreden van hersenbloedingen. Vooral bij onrijpe kinderen, die tijdelijk een slechte conditie hadden, komen veel hersenbloedingen voor.

Apnoe

Zeer onrijpe kinderen hebben frequent een ademstilstand. Een dergelijke apnoe kan soms zo langdurig zijn, dat het kind door zuurstofnood schade ondervindt of zelfs overlijdt. Meestal komt de ademhaling spontaan op gang door de pasgeborene aan te tikken. Als het kind in slechte conditie is door bijvoorbeeld sepsis, meningitis of hersenbeschadiging, komen meer apnoe-aanvallen voor.

Voedingsproblemen

Te vroeg geboren kinderen hebben dikwijls voedingsproblemen. Problemen als gevolg van onrijpheid zijn:
- geringe maagcapaciteit;
- verminderde darmperistaltiek;
- gebrekkige vertering.

Wanneer de kinderen aan intra-uteriene stress blootstonden, bijvoorbeeld bij chronische groeivertraging, dan kan een complicatie hiervan zijn:
- atrofie van de slijmvliezen;
- beschadigingen van de darmwand door onvoldoende bloedtoevoer;
- leverbeschadiging.

De meeste kinderen krijgen een infuus. Het duurt vaak zeer lang voordat de voeding per os – eerst via sondevoeding, later via normaal voeden – op gang komt.

Onvoldoende voeding
Dysmaturitas

Kinderen die lichter zijn dan op grond van de zwangerschapsduur verwacht mag worden, worden met dysmatuur aangeduid.

Oorzaken van dysmaturiteit:
- genetisch;
- infecties (cytomegalie, rubella);
- onvoldoende werking van de placenta. Deze kinderen hebben een chronisch voedingstekort.

Risico's na de geboorte:
- hypoglykemie: dit kan hersenbeschadiging veroorzaken en moet dus voorkomen worden;
- ondervoeding: resulteert vaak in verminderde weerstand tegen infecties. In ernstige gevallen kan ondervoeding invloed hebben op de hersenontwikkeling;
- voedingsproblemen (braken, meconium-ileus, NEC): treden dikwijls op.

Onvoldoende zuurstof
Asfyxie

Zelfs tijdens de normale baring maakt het kind perioden door dat het minder zuurstof krijgt (hypoxie). Als een langer durende hypoxie

optreedt, kunnen er blijvende beschadigingen (vooral van hersencellen) bij de neonaat ontstaan.
Ernstig asfyctische kinderen zijn bleek, slap en reageren niet op prikkels. De ademhaling is afwezig of komt met horten en stoten ('gasps').

Oorzaken:
- chronische stoornissen in de zuurstoftoevoer, bijvoorbeeld door placenta-insufficiëntie;
- acute onderbreking van de zuurstoftoevoer door afknellen van de navelstreng of shock van de moeder (solutio en placenta praevia);
- meconiumaspiratie;
- ademhalingsproblemen;
- congenitale afwijkingen (onderontwikkelde longen, middenrifbreuk (hernia diaphragmatica));
- sepsis/pneumonie.

Resuscitatie bij asfyxie (afb. 4.4)
Bij een asfyctisch kind is er veelal sprake van een reanimatietoestand. Dit is een acute, ernstige noodtoestand waarbij aanwezigheid van een kinderarts dringend gewenst is.

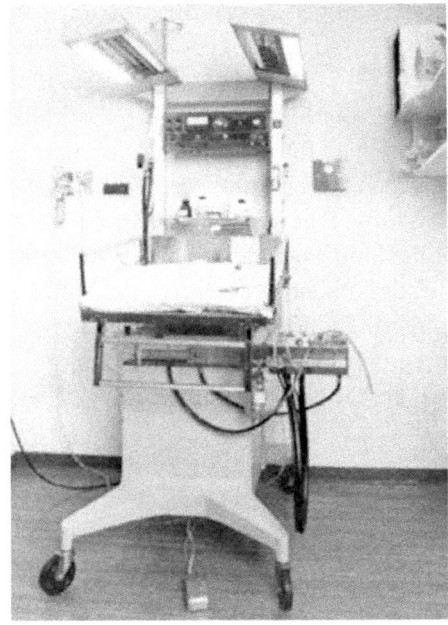

Afbeelding 4.4 *Resuscitatietafel voor pasgeborenen.*

Na een dergelijke reanimatie zijn de mogelijke langetermijngevolgen van de asfyxie: overprikkelbaarheid van de hersenen (tremor, convulsies, hypertonie en apnoeperioden).

Wanneer een kind door zuurstofnood schade ondervindt van de baring, is sprake van chemisch (of hypoxisch) geboortetrauma. Wanneer het kind door mechanische krachten beschadigd wordt, is sprake van mechanisch geboortetrauma.

Asfyctische bloedingen

Ten gevolge van hypoxie kunnen er hersenbloedingen optreden. De prognose hangt af van de grootte van de bloeding, maar spasticiteit en hydrocefalus kunnen het gevolg zijn.

Dergelijke bloedingen kunnen tijdens de bevalling optreden, maar dat is relatief zeldzaam. Veel vaker ontstaan zij reeds tijdens de zwangerschap, of in de periode na de geboorte.

Behalve in de hersenen komen ook bloedingen in de longen voor. Andere asfyctische complicaties zijn:
- myocardinsufficiëntie met decompensatio cordis, leverfunctie-, nierfunctie-, en algehele stollingstoornissen;
- beschadiging van hersenweefsel. Dit kan op den duur leiden tot spastische verlammingen van beide armen en benen (quadriparese) en spraak-, schrijf-, visus-, gehoor- en gedragstoornissen.

Meconiumaspiratie

Meconiumhoudend vruchtwater komt voor bij 10% van alle geboorten, vooral bij overdragen zwangerschappen en foetale groeivertraging. Als het meconium in de lagere luchtwegen terechtkomt, geeft dit aanleiding tot ernstige complicaties. Daarom moet de mond-keelholte goed schoongemaakt worden voor dat het kind gaat ademen. Dit beschermt niet afdoende tegen deze complicatie, omdat in de ernstige gevallen het kind al voor de geboorte aspireert. Er moet dan direct laryngoscopische inspectie plaatsvinden en er moet vanuit de trachea uitgezogen worden voordat met de kap en ballon beademd wordt.

Symptomen:
- RDS;
- cyanose;
- kreunen;
- neusvleugelen;
- tachypnoe.

Diagnose:
- X-thorax.

Behandeling:
- beademen en in ernstige gevallen extracorporele membraanoxygenatie (ECMO; in Nijmegen of Rotterdam. Dit is een speciale vorm van beademing, waarbij gaswisseling plaatsvindt buiten het lichaam van de pasgeborene).

Complicaties:
- aangeboren emfyseem;
- pneumothorax;
- blijvende foetale circulatie;
- pneumonie.

Soms is het zo ernstig dat kinderen eraan overlijden.

Mechanisch geboortetrauma
Tijdens de geboorte kunnen de volgende traumata ontstaan.

Cefaalhematoom
Een cefaalhematoom (afb. 4.5) is een meestal onschuldige bloeduitstorting tussen bot en beenvlies (periost) van een van de wandbeen-

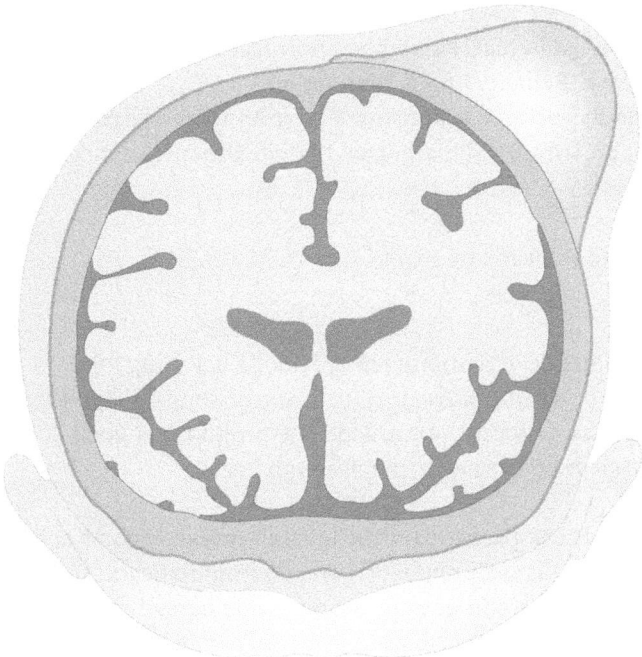

Afbeelding 4.5 *Cefaalhematoom: onder het periost en beperkt tot één schedelbot.*

deren. Op een van de wandbeenderen ontstaat in dat geval een fluctuerende (golvende, met vocht gevulde) zwelling, die dus niet tot over de helft van de schedel komt. (Dit in tegenstelling tot het caput succedaneum.) Behandeling is niet nodig, tenzij de bloeding zeer groot is.

Subdurale bloedingen

Bij een subdurale bloeding is het kind meestal asfyctisch. Soms is er een gespannen fontanel. De bloeding bevindt zich tussen het harde hersenvlies en het hersenweefsel.
Behandeling: operatief ontlasten van het hematoom. De prognose is goed.

Andere bloedingen

Er kunnen diverse andere bloedingen voorkomen, hetzij door hypoxie, trauma of een combinatie van beide. Bijvoorbeeld:
- subcutane hematomen;
- subcapsulaire leverbloedingen;
- bijnierbloedingen.

Fracturen

De meest voorkomende fracturen tijdens de bevalling zijn:
- *sleutelbeen (clavicula)fractuur*: kan bij een normaal verlopende bevalling voorkomen. Behandeling is niet nodig;
- *bovenarm (humerus)fractuur*: komt vooral voor bij moeilijke bevallingen, waarbij de armpjes zijn afgehaald (stuitextractie, schouderdystocie).

Behandeling: immobilisatie of spalk.

Verlammingen

De meest voorkomende verlammingen tijdens de bevalling zijn:
- *verlamming van de aangezichtszenuw (facialisparese)*: soms bij spontane gevallen, meestal na forcipale extractie. De prognose is goed.
- *beschadiging van de armzenuw, de paralyse van Erb*.

Behandeling: een Erbse parese/paralyse herstelt meestal (90%) spontaan. De behandeling is gedurende drie weken immobilisatie en daarna fysiotherapie. Als dan geen of onvoldoende herstel optreedt, is operatief herstel in een gespecialiseerd centrum aangewezen.

Pathologische icterus

Elke icterus bij de pasgeborene die binnen 24 uur na de geboorte optreedt, is pathologisch. Vaak is er dan sprake van een versnelde bloedafbraak (hemolyse).

Oorzaken

– *bloedgroepantagonisme* (ABO-antagonisme): de moeder heeft bloedgroep O, het kind A of B. Incomplete immuno-antistoffen van de moeder tegen de bloedgroepen A of B passeren de placenta en komen in het lichaam van het kind, reden waarom het kinderlijke bloed versneld wordt afgebroken. Dit hoeft zich in de volgende zwangerschappen niet per se te herhalen;
– *resusantagonisme*: de moeder heeft resusnegatief bloed en maakt antilichamen tegen resuspositief bloed, die de placenta passeren. Dit kan (in tegenstelling tot het ABO-antagonisme) reeds tijdens de zwangerschap hemolyse bij het kind veroorzaken. Het kind kan overlijden, of zeer anemisch en soms hydropisch geboren worden door decompensatio cordis ten gevolge van de extreme anemie.

4.2.3 INFECTIES

Congenitale infecties

Deze infecties zijn tijdens de zwangerschap vanuit de moeder via de placenta op het kind overgegaan. Zij kunnen aangeboren afwijkingen veroorzaken. De meest bekende zijn: rubella, cytomegalie, toxoplasmose, herpes simplex, en lues (syfilis). Deze infecties werden al behandeld in hoofdstuk 3.

Verworven infecties

Verworven tijdens de bevalling

Infecties die rondom de geboorte ontstaan, zijn het gevolg van besmet vruchtwater (chorioamnionitis), langdurig gebroken vliezen of besmetting tijdens de passage door het baringskanaal. Infectie kan de oorzaak zijn van vroeggeboorte. Bij een onverklaarde preterme partus en bij onverklaarde asfyxie moet daarom steeds aan infectie worden gedacht.

Indien een bacteriële infectie rond de bevalling optreedt, blijkt dat een groot deel van de kinderen (60%) reeds ziek is bij de geboorte. Ongeveer 95% van de kinderen heeft ziektesymptomen binnen 24 uur (early onset). De infectie bestaat dan uit een pneumonie, meningitis en/of sepsis. Het is meestal niet uit te maken of er alleen een pneumonie of alleen een sepsis of een combinatie van beide is. De infectie kan stormachtig verlopen. Als de symptomen na de eerste levensweek optreden, zijn zij meestal veroorzaakt door besmetting na de geboorte (late onset).

Bij een maternale gonorroe- of chlamydia-infectie krijgt het kind een conjunctivitis, die snelle en specifieke behandeling behoeft. Specifieke kweken (of ander microbiologisch onderzoek) zijn van groot belang. Soms treedt tijdens de geboorte kolonisatie op met *Candida albicans*. Dit is een gist (schimmel) die spruw veroorzaakt.

Kolonisatie met virussen, zoals het herpes- of hepatitis-B-virus of hiv, veroorzaakt later symptomen.

Infecties na de geboorte
Infecties kunnen optreden via ouders, verzorgers, familie, via besmet voedsel en door kruisbesmetting via andere kinderen. De pasgeborene heeft een verminderde weerstand tegen diverse infecties, omdat het eigen afweermechanisme nog onrijp is. Daar staat tegenover dat er nog wel afweerstoffen zijn die het kind via de placenta van de moeder heeft gekregen. Om die reden is bijvoorbeeld waterpokken niet gevaarlijk als de moeder het al gehad heeft, maar zeer gevaarlijk voor de pasgeborene als de moeder geen antistoffen had. Ook hier geldt dat preterme neonaten veel minder bescherming hebben tegen infecties dan gezonde à terme kinderen.

Bekende verwekkers zijn: groep-B-streptokokken (de late onset), die zich dan dikwijls manifesteert als een meningitis en soms als sepsis, *Haemophilus influenzae*, *E. coli*, *Klebsiella*, stafylokokken en diverse virussen: herpessimplexvirus, vooral type I veroorzaakt door herpes labialis (de koortslip), coxsackie-B- en echovirus.

Totaal komt sepsis neonatorum voor bij drie op duizend neonaten en relatief vaak bij te vroeg geboren kinderen. De 'late onset' verloopt meestal wat minder fataal en heeft een betere prognose dan de vroege sepsis.

Navelstrengstompinfectie
Symptomen:
- de navelstrengstomp wordt vochtig;
- vieze geur;
- soms pus;
- hierna wordt het gebied rondom de navel rood-gezwollen, neemt de pus toe en krijgt de pasgeborene koorts.

Behandeling:
- Antibiotica na het afnemen van kweken, wegens kans op sepsis.

Impetigo

Dit is een infectie van de huid met Staphylococcus aureus.

Symptomen:
- blaasjes met troebel vocht. Indien er blaren optreden heet het pemphigus.

Behandeling:
- deze infectie is zeer besmettelijk en moet zeer omzichtig behandeld worden. Eventueel isolatie, antibiotica nadat een kweek is gemaakt voor het resistentiepatroon.

Diarree

Meestal wijst diarree niet op infectie, maar op een voedingsstoornis.
Oorzaak:
- voedingsstoornis, soms infectie bacterieel of viraal. Diarree kan zeer ernstig verlopen en ook besmettelijk zijn.

Symptomen:
- waterdunne ontlasting;
- soms braken;
- het kind is ziek en zal snel tekenen van uitdroging vertonen: sufheid, sloomheid, verminderde diurese, ingezonken voorste fontanel, droge slijmvliezen, diepliggende ogen, dorstkoorts.

Diagnostiek:
- feceskweek en dat wat nodig is om het infuusbeleid te sturen.

Behandeling:
- isoleren.

Dorstkoorts

Dit is een niet goed gedefinieerde toestand, waarbij enkele dagen na de geboorte koorts optreedt bij de pasgeborene. Er zijn dan verder geen verschijnselen van infectie, maar wel symptomen van uitdroging (gewichtsverlies, verminderde urineproductie en sloomheid). Soms wordt dorstkoorts veroorzaakt doordat de borstvoeding onvoldoende op gang gekomen is, waardoor de vochtopname onvoldoende was. Bij toedienen van voldoende vocht herstelt het kind binnen 24 uur.

Kinderen van diabetesmoeders
Dikwijls zijn kinderen van moeders met diabetes zeer zwaar. Na de geboorte treden snel hypoglykemieën op, doordat de pancreas al gewend was aan de hoge bloedsuikers die het kind via de moeder kreeg. Bloedsuikercontrole is daarom van belang bij alle kinderen die zeer groot zijn (meer dan 4300 g). Tevens is er bij kinderen van diabetesmoeders meer kans op congenitale afwijkingen. Indien de moeder vaatafwijkingen had, kunnen diabeteskinderen dysmatuur (klein en mager) zijn in plaats van macrosoom (dik en groot).

4.2.4 AANGEBOREN AFWIJKINGEN

Anencefalie
Bij anencefalie ontbreken het schedeldak en het grootste deel van de hersenen. Een dergelijke afwijking is niet verenigbaar met het leven. De kinderen overlijden meestal binnen enkele uren. Tijdens de zwangerschap was er vaak een polyhydramnion. Vroeggeboorte en extreme serotiniteit komen frequent voor.
De afwijking is met behulp van echografie reeds vroeg (vóór de 14e week) te ontdekken.

Microcefalie
Bij microcefalie is de schedel te klein en zijn de hersenen onvoldoende ontwikkeld. De kinderen blijven in ontwikkeling achter.

Meningomyelokèle
Door stoornis in sluiting van de neurale buis blijft een wervelboog open, waar dan de hersenvliezen met soms hersenweefsel erin uitpuilen. Deze afwijking wordt aangeduid met spina bifida ofwel open rug. Bij niet-ernstige vormen is er geen verlamming van de onder de afwijking gelegen organen en is zo snel mogelijke operatieve behandeling nuttig. Bij verlammingen is er discussie of al dan niet geopereerd moet worden. Bij niet-opereren ontstaan meningitis en hydrocefalus. Meestal overlijden de kinderen hieraan. Bij wel opereren wordt het een kind met een dwarslaesie.

Hazenlip en gespleten gehemelte
De afwijking hazenlip/gespleten gehemelte komt geregeld voor. De prognose is, dank zij de huidige mogelijkheden van de plastische chirurgie, zeer goed. Door het gespleten gehemelte verloopt het voeden vaak moeilijk. Een lange speen en een houding rechtop bij het voeden kunnen uitkomst bieden. Soms is voeding per sonde nodig. Het kind verslikt zich snel en er is meer kans op luchtweginfecties

door aspiratie. De ouders moeten zoveel mogelijk bij de verzorging van het kind betrokken worden. Meestal is na de eerste schok de relatie tussen moeder en kind goed.

Oesofagusatresie

Een oesofagusatresie of afgesloten slokdarm gaat meestal gepaard met een polyhydramnion tijdens de zwangerschap. Snelle herkenning en operatieve behandeling zijn van belang.

Symptomen

Als een kind met een oesofagusatresie voeding krijgt, loopt dit over in de trachea, waardoor het zich verslikt en blauw wordt. Elk kind dat zich bij de eerste voeding duidelijk verslikt moet geen melkvoeding krijgen zonder eerst door de kinderarts te zijn nagekeken.

Anusatresie

Met anusatresie wordt de afwezigheid van de anale opening aangeduid. Dit hoort bij het eerste onderzoek al op te vallen. De aandoening moet zo snel mogelijk operatief behandeld worden.

Hernia diaphragmatica

Hernia diaphragmatica wil zeggen een te grote opening in het diafragma, waardoor de maag, soms de darm en soms zelfs de lever, zich in de borstholte bevindt. De buik is opvallend plat, er is peristaltiek in de thorax te horen en meestal zijn er ademhalingsproblemen door longhypoplasie.
Operatieve behandeling is noodzakelijk en mogelijk wanneer voldoende diafragma is aangelegd en de longhypoplasie niet te ernstig is.

Omfalokèle

Bij een omfalokèle of grote navelbreuk is de darm slechts door een dun vliesje bedekt. Na de geboorte moet dit dunne vlies vochtig worden afgedekt. Als er voldoende huid is kan het defect operatief gesloten worden. Als er onvoldoende huid is en zeker als de omfalokèle gebarsten is, kan een buikwandprothese worden ingebracht totdat de huid zich spontaan sluit.

Retentio testis

Met retentio testis wordt het niet ingedaald zijn van de testikels aangeduid. Bij onderzoek zijn de testikels meestal in het lieskanaal te voelen en kunnen in het scrotum worden gebracht. Het is belangrijk dit gegeven goed vast te leggen en ook (schriftelijk) aan de ouders mee te geven. Zo kan later onderscheid worden gemaakt tussen een retractiele testis (tijdelijk; geen behandeling) en echte retentio testis (zeldzaam). Een testikel die zich permanent in de buikholte of in het lieskanaal bevindt, verliest zijn functie en geeft een vergrote kans maligne te ontaarden. Chirurgische behandeling vóór de puberteit is aangewezen.

Hypospadie
Bij hypospadie bevindt de uitgang van de urethra zich onder op de penis. Kan in ernstige gevallen operatief gecorrigeerd worden.

Epispadie
Bij epispadie bevindt de uitgang van de urethra zich boven op de penis. Kan in ernstige gevallen operatief gecorrigeerd worden.

Agenesie van de nieren: syndroom van Potter
Bij het syndroom van Potter zijn de nieren afwezig, of zo afwijkend aangelegd dat ze niet functioneren. Deze aandoening is niet verenigbaar met het leven. Kinderen met deze afwijking overlijden aan de gevolgen van longhypoplasie, die mogelijk ten gevolge van het oligohydramnion altijd aanwezig is.

Hartafwijkingen
Hartafwijkingen manifesteren zich in het algemeen pas na de vierde dag, als de ductus Botalli zich sluit.
Symptomen:
– dyspnoe en blauw om de mond;
– later cyanotisch;
– een souffle is meestal pas de vierde dag te horen.

Afwijkingen aan de extremiteiten
Klompvoet
De klompvoet of horrelvoet is een misvorming waarbij de buitenrand van de voet de grond raakt en de binnenrand is opgelicht.
Behandeling:
– 'zetten' (redresseren) en ingipsen;
– soms is later operatieve behandeling nodig.

Snelle herkenning is van belang.

Heupluxatie

Bij heupluxatie (of heupdysplasie) is de heupkom niet goed ontwikkeld. Een eenzijdige heupluxatie is te herkennen aan asymmetrische bil- en dijplooien. Een dubbelzijdige heupluxatie blijkt bij de handgreep van Ortolani, waarbij men (voorzichtig!) na flexie en abductie de femurkop in de heupkom brengt en een klikje voelt. Bij dit onderzoek kan de heupkom beschadigd worden. Snelle herkenning is belangrijk, omdat met een spalk de femurkoppen in de kom gefixeerd kunnen worden, waardoor het optreden van een blijvende heupluxatie wordt voorkomen. Om die reden wordt bij risicokinderen (positieve familie-anamnese, stuitligging) als routine enige weken na de geboorte een echo of ander radiologisch onderzoek aanbevolen.

4.2.5 INTOXICATIES

Kinderen van moeders die geneesmiddelen gebruikten voor of tijdens de baring, moeten altijd goed geobserveerd worden. Sommige geneesmiddelen geven een verhoogde kans op icterus (antibiotica, antidepressiva), andere op stollingsafwijkingen (anti-epileptica), weer andere maken de kinderen suffig (sedativa), of veroorzaken ademdepressies (opiaten). Bij sommige medicijnen hebben de kinderen onttrekkingsverschijnselen, waardoor zij onrustig zijn en slecht drinken.

Kinderen van druggebruiksters

Kinderen van druggebruiksters krijgen na de geboorte abstinentieverschijnselen: ze zijn extreem onrustig, huilen veel met een schril geluid, hebben een extreme zuigbehoefte, maar drinken slecht. Dikwijls zijn er tremoren en soms convulsies. Dit wordt het *neonataal abstinentiesyndroom* (NAS) genoemd. Behandeling met fenobarbital is dikwijls noodzakelijk.

Daarnaast speelt het probleem van de moeder-kindrelatie en de vraag of de verslaafde moeder in staat zal zijn het kind te verzorgen. Tijdens de observatieperiode in het ziekenhuis moet bepaald worden of het kind, als het genezen is, naar de moeder kan. In de meeste klinieken bestaan duidelijke regels over de voorwaarden waaraan de moeder moet voldoen alvorens zij de verzorging van haar kind krijgt toevertrouwd.

4.2.6 BEGELEIDING VAN OUDERS MET COUVEUSEKINDEREN

Deze ouders maken een moeilijke tijd door. Ze maken zich zorgen over de gezondheidstoestand van hun kind en bovendien is er inbreuk gemaakt op de ouder-kindrelatie.

Van belang zijn:
- voldoende en duidelijke informatie over de toestand van het kind;
- verklaring en motivering van diagnostische en therapeutische ingrepen en/of behandelingen;
- de ouders de kans geven het kind wanneer zij maar willen te zien en zo mogelijk contact te maken en vooral ook huidcontact. Indien mogelijk deze moeders niet op een zaal met moeders met gezonde kinderen leggen;
- wanneer het kind wordt overgebracht naar een andere couveuse of wieg, dit direct aan de ouders doorgeven, omdat zij anders bij het zien van een lege couveuse de schrik van hun leven krijgen;
- op de kraamafdeling voldoende (of extra) aandacht geven aan de verzorging van de moeder die zich tekort gedaan zal voelen, juist doordat zij geen kind bij zich heeft om te verzorgen;
- de vader en de moeder in gelijke mate bij de gebeurtenissen rondom het kind betrekken;
- de ouders enige weken na de bevalling de kans geven om op de gebeurtenissen bij baring en kraambed terug te komen en eventuele frustraties te uiten;
- de begeleiding van ouders met kinderen met congenitale afwijkingen vergt tact en geduld. Het is van belang dat zij vaste contactpersonen hebben, zowel bij de artsen als bij de verpleegkundigen, om eenheid in informatie te krijgen. Er bestaat een Vereniging van Ouders van Couveusekinderen, die een steun kan zijn;
- wanneer een kind overleden is, moet getracht worden de ouders zo duidelijk mogelijk informatie te geven over de oorzaken. Gesprekken met zowel kinderarts als gynaecoloog zijn van belang;
- autopsie moet worden besproken en in een later stadium de prognose voor een eventueel volgende zwangerschap. Tevens moet worden besproken of het kind begraven dan wel gecremeerd zal worden;
- het is belangrijk dat de ouders het overleden kind zien. Het verdient aanbeveling het eerst aan te kleden en in elk geval zo toonbaar mogelijk te maken.

5 Gynaecologie

5.1	Consult	294
5.1.1	Anamnese	295
5.1.2	Onderzoek	296
5.1.3	Laboratoriumonderzoek	297
5.1.4	Aanvullende onderzoekstechnieken	297
5.2	**Aangeboren afwijkingen van de geslachtsorganen**	303
5.2.1	Afwijkingen in de geslachtelijke ontwikkeling	304
5.2.2	Andere afwijkingen	304
5.2.3	Transseksualiteit	306
5.2.4	Slotbeschouwing	307
5.3	**Liggingsafwijkingen**	308
5.3.1	Achterover liggende uterus (retroflexio uteri)	308
5.3.2	Prolaps van de vagina en uterus	309
5.3.3	Urine-incontinentie	312
5.4	**Infecties**	313
5.4.1	Infecties van de vulva	314
5.4.2	Infecties van de vagina	316
5.4.3	Infecties van de uterus	318
5.4.4	Infecties van tuba en ovarium	318
5.5	**Endometriose**	320
5.6	**Goedaardige tumoren**	321
5.6.1	Tumoren van de vulva	321
5.6.2	Tumoren van de vagina	322
5.6.3	Tumoren van de cervix uteri	322
5.6.4	Tumoren van het corpus uteri	323
5.6.5	Tumoren van de tuba	325
5.6.6	Tumoren van het ovarium	325
5.7	**Kwaadaardige tumoren**	327
5.7.1	Tumoren van de vulva	327
5.7.2	Tumoren van de vagina	329
5.7.3	Tumoren van de cervix uteri	330

5.7.4	Tumoren van het corpus uteri	332
5.7.5	Tumoren van tuba en ovarium	334
5.8	**Menstruatiestoornissen**	336
5.8.1	Oorzaken van menstruatiestoornissen	336
5.8.2	Onderzoek	338
5.8.3	Diagnostiek en behandeling	338
5.9	**Fertiliteitsstoornissen**	339
5.9.1	Therapeutische behandeling	340
5.10	**Ongewenste zwangerschap**	341
5.10.1	Zwangerschapsafbreking	342
5.10.2	Toepassing van zwangerschapsafbreking	342
5.11	**Seksuologische stoornissen**	342
5.11.1	Begrippen samenhangend met seksuologische stoornissen	343
5.12	**Gynaecologische operaties**	343
5.12.1	Overzicht gynaecologische operatieve ingrepen	344
5.12.2	Voor- en nabehandeling van de gynaecologische operatiepatiënt	358
5.12.3	De klinisch-gynaecologische patiënt	358

De gynaecologie, of leer der vrouwenziekten, houdt zich bezig met vele aspecten van de vrouw; de organische aspecten, maar ook het zelfgevoel, het psychoseksueel functioneren en het relationeel en maatschappelijk welzijn. Deze facetten hangen nauw met elkaar samen en kunnen elkaar in belangrijke mate beïnvloeden. Tijdens de behandeling van een vrouw met gynaecologische problemen is het daarom belangrijk om kennis en inzicht te hebben in deze verschillende aspecten, zodat de hulpverlening zo goed en volledig mogelijk kan plaatsvinden.

Belangrijke aspecten van de biologie en fysiologie van de vrouw worden behandeld in hoofdstuk 1, evenals de seksuele aspecten en anticonceptie.

5.1 Consult

De hulpverleners (artsen, verpleegkundigen) moeten zich ervan bewust zijn dat een gynaecologische klacht in principe een intieme klacht is. Hoewel gynaecologische problemen in het algemeen uitvoerig en openlijk besproken worden, moet zorgvuldig omgegaan worden met de klachten en problemen van patiënten. Het beroepsgeheim moet strikt in acht worden genomen.

De meeste vrouwen ervaren een bezoek aan een gynaecoloog als onaangenaam. Waarschijnlijk spelen hierbij gevoelens van onmacht, weerloosheid en schaamte, maar ook angst en soms schuldgevoelens een rol. De klacht waarmee een vrouw naar het spreekuur komt geeft lang niet altijd aan wat haar werkelijk bezighoudt. Achter de klacht 'buikpijn' kunnen zowel seksuele problemen als angst voor kanker of voor een geslachtsziekte schuilgaan. Het is daarom belangrijk erop te letten of de patiënt na onderzoek en gesprek tevreden is. Soms is duidelijk dat er nog vragen of problemen zijn. Arts en verpleegkundige moeten hierop alert zijn, zodat de werkelijke reden van de komst naar het spreekuur alsnog ter sprake kan komen.

De gynaecoloog (de arts en soms de verloskundige) maakt bij het eerste contact met de patiënt gebruik van de anamnese (het gesprek), het algemeen lichamelijk onderzoek en het speciaal gynaecologisch onderzoek. Vervolgens kan dit worden uitgebreid met laboratoriumonderzoek en een aantal bijzondere diagnostische methoden.

5.1.1 ANAMNESE
Bij de gynaecologische anamnese zijn van belang:
- leeftijd;
- leeftijd van de eerste menstruatie (menarche) en/of van de laatste menstruatie (menopauze);
- menstruele cyclus: duur van cyclus en van menstruatie;
- methode van anticonceptie;
- mictie en defecatie;
- informatie over echtgenoot/partner;
- kinderen;
- psychosociaal en seksueel welbevinden.

Belangrijk zijn aard, duur en ernst van de klacht. De ernst van de klacht kan blijken uit slaapstoornissen en beperkingen van het maatschappelijk functioneren, zoals school- of werkverzuim.

Belangrijke gynaecologische klachten zijn:
- afscheiding (fluor vaginalis);
- abnormaal vaginaal bloedverlies, contactbloedingen;
- buikpijn- en rugpijnklachten, al dan niet in relatie tot de menstruele cyclus;
- onvervulde kinderwens;
- verzakken baarmoeder, vagina of rectum (prolapsklachten);

- problemen met urineren (mictieproblemen), incontinentie voor urine;
- pijn bij de geslachtsgemeenschap (dyspareunie, pijn bij coïtus);
- psychosociale en/of seksuele stoornissen.

De korte algemene anamnese volgt: doorgemaakte ziekten en operaties, medicatie.
Zeer belangrijk is om samen met de patiënt na te gaan:
- wat de werkelijke reden van de komst van de patiënt is;
- wat de patiënt van de arts verwacht.

5.1.2 ONDERZOEK

Het gynaecologisch onderzoek is voor de patiënt uiteraard onaangenaam. Discretie en distantie van de onderzoeker ten opzichte van de patiënt zijn van groot belang. Voorts is het belangrijk dat er een aparte kleedruimte (voorzien van kapstok, kruk, pedaalemmer, maandverband en spiegel) beschikbaar is.
De patiënt wordt gevraagd zich niet verder te ontkleden dan noodzakelijk is. Als onderzoek van de mammae nodig of gewenst is, kan dat beter niet tegelijk, maar na gedeeltelijk aankleden geschieden.
Enige verbale geruststelling tijdens het onderzoek is nuttig, maar uitgebreide gesprekken worden niet op prijs gesteld. Precies vertellen wat men gaat doen bevordert het vertrouwen van de patiënt.

(Beperkt) algemeen lichamelijk onderzoek
Tot een (eventueel beperkt) algemeen onderzoek behoren inspectie van de algemene toestand (ziek?) en lichamelijke gesteldheid (habitus, vrouwelijk beharingspatroon?) en voorts kijken (inspectie), betasten (palpatie), bekloppen (percussie) en (soms) beluisteren (auscultatie) van de buik (abdomen).
Bij inspectie kunnen littekens van operaties worden waargenomen, die in de anamnese (soms) niet werden vermeld. Onderzoek van de borsten is niet standaard bij gynaecologisch onderzoek, omdat mammapathologie onderdeel is van het chirurgische vakgebied.

Specieel gynaecologisch onderzoek
Voor het speciële onderzoek zijn een goede gynaecologische stoel en een goede lamp noodzakelijk. Het onderzoek bestaat uit:
- inspectie van de uitwendige geslachtsorganen (genitalia externa):
  - inspectie van de vulva;
  - speculumonderzoek: inspectie van de portio en van de vaginawanden;

- inwendig onderzoek (vaginaal toucher): met (meestal) twee inwendige vingers en de uitwendige hand op de onderbuik onderzoeken:
  - aspect van vaginawanden en portio;
  - ligging en grootte van de uterus;
  - grootte van de adnexen (eierstokken en toebehoren);
- rectaal toucher (zo nodig) voor onder andere beoordeling van de brede band tussen baarmoeder en bekkenwand (parametria);
- gecombineerd vaginaal en rectaal toucher voor beoordeling van de scheidingswand tussen de vagina en het rectum (het septum rectovaginale).

5.1.3 LABORATORIUMONDERZOEK

Tot het eenvoudige laboratoriumonderzoek behoren onder andere:
- Hb (hemoglobinegehalte): anemie door menstruatiestoornissen;
- bse (bezinkingssnelheid van de erytrocyten): verhoogd bij adnexitis of circulatiestoornissen in een myoom;
- CRP (ontstekingseiwit): verhoogd bij de acute fase van de infectie; het stijgt en daalt daardoor sneller dan de bse;
- zwangerschapstest uit (ochtend)urine;
- urinesediment en/of kweek;
- bloedonderzoek op FSH, LH, oestradiol (postmenopauze of niet);
- bloedonderzoek op tumormarkers: ca-125 bij verdenking op ovariumcarcinoom;
- bloedonderzoek op HCG (zwangerschapshormoon);
- cervixkweek op gonorroe en *Chlamydia trachomatis*.

5.1.4 AANVULLENDE ONDERZOEKSTECHNIEKEN

Behalve de hiervoor genoemde onderzoeken worden vaak aanvullende onderzoekstechnieken toegepast:
- celonderzoek (cytologie);
- onderzoek van de vagina en baarmoedermond met een soort microscoop (colposcopie);
- biopt;
- curettage/microcurettage;
- onderzoek van baarmoeder en eileiders met behulp van contrastmiddel (hysterosalpingografie);
- onderzoek van de baarmoederholte met een speciaal daarvoor ontwikkelde endoscoop (hysteroscopie);
- inspectie van de buikholte met een endoscoop (laparoscopie);
- echografie;
- mammografie;

- CT-scan;
- MRI.

Cytologisch onderzoek

Voor het cytologische onderzoek van de baarmoederhals (cervix uteri) (afb. 5.1) wordt met een speciaal borsteltje of spatel volgens Ayre oppervlakkig celmateriaal verzameld van het oppervlak van de cervix en van het cervicale kanaal. Na fixatie en kleuren volgt microscopisch onderzoek met uitslagen volgens Papanicolaou, afgekort als PAP.
In principe zijn alleen uitstrijkpreparaten die zowel plaveisel- als cilinderepitheelcellen bevatten representatief.

Uitslagen van het cytologische onderzoek zijn:
- PAP I: het epitheel toont geen afwijking.
- PAP II: geprikkeld epitheel zoals bij een ontsteking.
- PAP III: de afwijkingen in het epitheel kunnen passen bij dysplasie.
- PAP IV: het epitheel toont afwijkingen die kunnen passen bij carcinoma in situ.

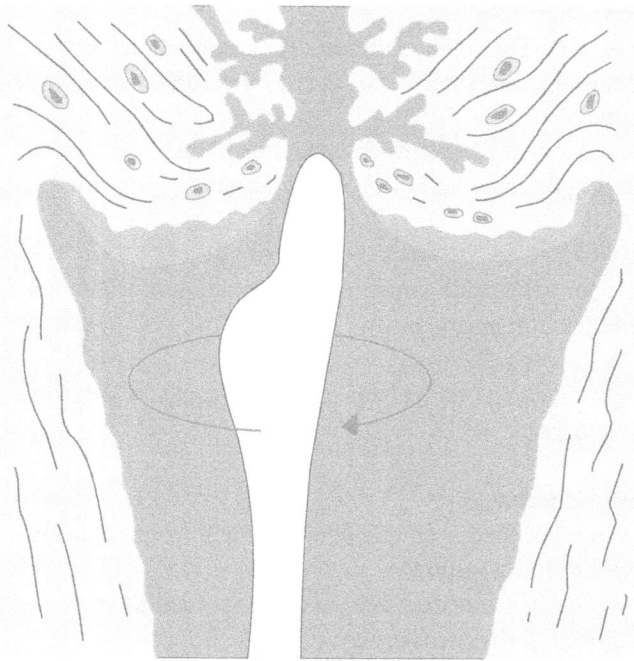

Afbeelding 5.1 *Cytologisch onderzoek (het uitstrijkje) van de cervix uteri met de spatel volgens Ayre.*

- PAP V: het epitheel toont afwijkingen die kunnen passen bij invasief carcinoom.

Cytologie geeft een indruk van cervixafwijkingen, maar geeft niet dezelfde zekerheid als weefseldiagnostiek. Bij cytologische afwijkingen die ernstiger zijn dan PAP II wordt daarom vervolgonderzoek gedaan. Dit is gericht weefselonderzoek met behulp van colposcopie (door middel van een biopt).

Colposcopie
Bij colposcopie wordt de cervix uteri met een goede lichtbron bij een vergroting van acht tot tien keer geïnspecteerd (afb. 5.2). Via colposcopisch onderzoek kan de arts de overgangszone tussen verschillende soorten epitheel (SCJ) beoordelen, biopten uit het meest afwijkende gebied nemen voor weefseldiagnostiek en een indruk krijgen of deze diagnostiek representatief is. Immers als de SCJ zich endocervicaal bevindt en daardoor niet te zien is, zal de overgangszone niet geheel te overzien zijn en is het onderzoek niet representatief.
De cervix uteri wordt voor beoordeling eerst behandeld met 3% azijnzuur, zodat details beter zichtbaar worden. Tot de colposcopische afwijkingen worden onder andere gerekend: azijnzuurwit epitheel, mozaïekstructuur en spikkeltjes (punctatie).

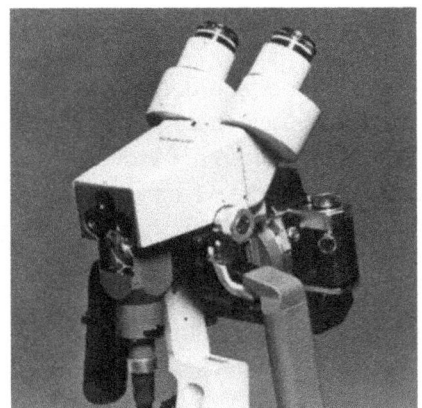

Afbeelding 5.2 Colposcoop.

Biopt
Cervix

Bij een biopt wordt met behulp van een speciale biopttang een stukje weefsel verwijderd voor histologisch onderzoek (bijv. uit de cervix uteri). Dit geeft meer informatie dan de cytologie, omdat de samenhang van de cellen duidelijk wordt. Patiënten worden erop attent gemaakt dat het een bruine afscheiding kan veroorzaken.

Vulva

Bij afwijkingen van de vulva wordt een stansbiopt gebruikt. Vestibulum en vulva zijn juist zeer gevoelig, zodat bij een biopt in deze regio lokale anesthesie (lidocaïne of prilocaïne) nodig is.

Endometrium

Ook is het mogelijk om een endometriumbiopt te verrichten. Dit gebeurt met een speciale dunne canule (bijv. Pipelle) die via de cervix in de uterus wordt gebracht. Dit kan even een pijnsensatie geven, maar het is vrijwel altijd mogelijk om zonder verdoving endometrium uit het cavum uteri te aspireren.

Curettage en microcurettage

Zie paragraaf 5.11, Gynaecologische operaties.

Hysterosalpingografie

Voor een hysterosalpingografie (HSG) wordt, na aanbrengen van een afsluitend kapje (vacuümcup) op de baarmoedermond, een röntgencontrastmiddel via de cervix uteri gespoten naar baarmoederholte (cavum uteri), eileiders (tubae) en (bij doorgankelijkheid) de buikholte (afb. 5.3).
Deze onderzoeksmethode wordt gebruikt voor beoordeling van het cavum uteri en voor beoordeling van de kwaliteit en de doorgankelijkheid van de tubae. Het wordt meestal verricht in het kader van het onvruchtbaarheidsonderzoek (infertiliteitsonderzoek), en kan ook van nut zijn bij de diagnostiek van aangeboren afwijkingen van de uterus. Een zeldzame complicatie van het HSG-onderzoek is ontsteking van de tubae (salpingitis). Het is van belang tevoren een cervixkweek te nemen. HSG-onderzoek moet uiteraard in de eerste helft van de cyclus (dus voor een eventuele zwangerschap en niet tijdens de menstruatie) worden verricht.

Hysteroscopie

Bij een hysteroscopie, het bekijken van de uterusholte, worden afwijkingen in de baarmoederholte (intracavitaire afwijkingen), zoals een abnormaal endometrium of myomen, goed in beeld gebracht. De apparatuur voor een hysteroscopie bestaat uit een scoop ofwel kijkbuis, een lichtbron en beeldscherm. Om het cavum uteri te ontplooien

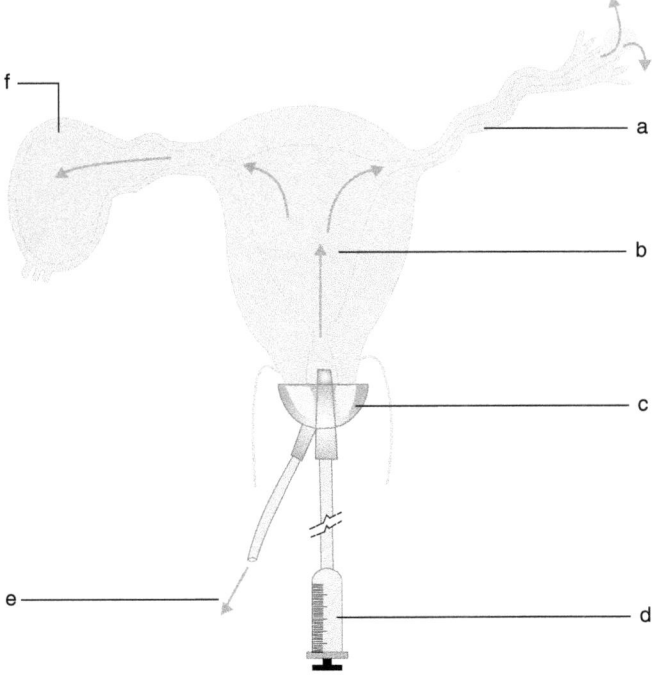

Afbeelding 5.3 Hysterosalpingografie (schema).
a doorgankelijke tuba
b cavum uteri gevuld met röntencontrastvloeistof
c vacuümcup op de cervix uteri voor goede afsluiting
d spuit met röntgencontrastvloeistof
e slang naar vacuümbron (pomp of spuit)
f hydrosalpinx (tuba distaal afgesloten)

zodat afwijkingen goed zichtbaar worden, wordt vloeistof (sorbitol of fysiologisch zout) of gas (CO_2) in de uterusholte gebracht. Om een hysteroscopie uit te voeren wordt eerst een speculum in de vagina gebracht om de cervix zichtbaar te maken, waarna de scoop via de cervix in het cavum wordt gebracht. Het is ook mogelijk om geen speculum in te brengen, maar de scoop in de vagina te brengen (vaginoscopie) en op deze manier de cervix op te zoeken. Bij een diagnostische hysteroscopie wordt alleen het cavum uteri bekeken. Bij een therapeutische hysteroscopie wordt een ingreep verricht, zoals het verwijderen van een spiraal waar de draadjes van zijn afgebroken, of het verwijderen (reseceren) van een myoom.

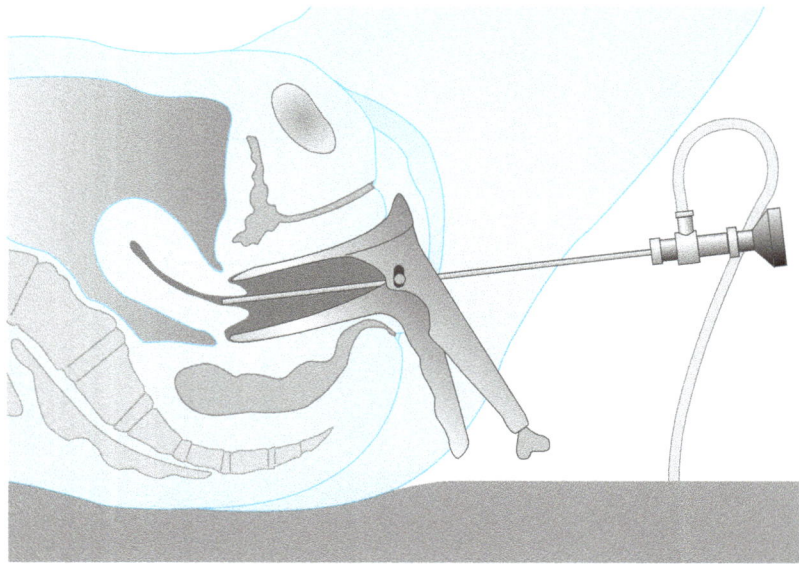

Afbeelding 5.4 Hysteroscopie.

Laparoscopie
Zie paragraaf 5.11, Gynaecologische operaties.

Echografie
Onder echografie (afb. 5.5) wordt verstaan het met behulp van ultrageluid zichtbaar maken van inwendige structuren, zoals de inwendige geslachtsorganen (genitalia interna), hun inhoud en hun omgeving.

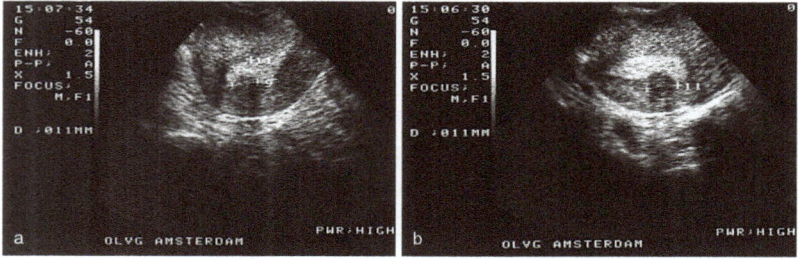

Afbeelding 5.5 Gynaecologische (vaginale) echoscopie.
a uterus in de lengte, endometrium is echorijk, 11 mm dik, er is een uitsparing van 9 mm, veroorzaakt door een submuceus myoom
b uterus dwars, endometrium echorijk met een myoompje van 11 mm

Deze onderzoeksmethode wordt gebruikt voor de diagnostiek van:
- dreigende abortus (abortus imminens);
- extra-uteriene zwangerschap;
- lokalisatie van IUD;
- afwijkingen in het cavum uteri;
- endometrium-carcinoom;
- myomen van de uterus;
- ovariumtumoren;
- ascites en mammatumoren.

Verder neemt echografie een zeer belangrijke plaats in bij de behandeling van infertiliteit. De vaginale echografie is zeer geschikt voor de diagnostiek van de jonge zwangerschap en van gynaecologische afwijkingen. Ten slotte is echografie zeer bruikbaar voor de beoordeling van de ovaria bij ovulatiestimulerende behandelingen (inductiebehandelingen).

Watercontrastechografie
Dit is een speciale vorm van echografie die wordt gebruikt bij afwijkingen van de uterus. Allereerst wordt een dunne katheter via de cervix in het cavum uteri gebracht. Hierdoor wordt steriel fysiologisch zout gebracht, zodat het cavum zich vult en uitzet. Door op dit moment een echo te maken worden afwijkingen als myomen en poliepen, maar bijvoorbeeld ook congenitale afwijkingen van het cavum uteri duidelijk in beeld gebracht.

Voorts zijn er diverse technieken als:
- CT-scan of Computer Tomografie: het via een groot aantal röntgendoorsneden en computerbewerkingen zichtbaar maken van bijvoorbeeld tumoren in de buik, maar ook van de hypofyse;
- MRI: een andere manier van scannen, waarbij elektromagnetische velden worden gebruikt.

5.2 Aangeboren afwijkingen van de geslachtsorganen

Aangeboren afwijkingen van de genitalia kunnen een gevolg zijn van stoornissen in de geslachtelijke ontwikkelingen, maar ook andere factoren die van belang zijn in de aanleg van de genitalia kunnen verstoord zijn. Van de meeste afwijkingen zijn de oorzaken echter niet exact bekend.

5.2.1 AFWIJKINGEN IN DE GESLACHTELIJKE ONTWIKKELING

Bij de geslachtelijke ontwikkeling spelen het chromosomenpatroon, de uitgroei van geslachtsklieren (gonadale differentiatie) tot ovaria of testes, en hormonale activiteit van de testes een belangrijke rol. Stoornissen hierin kunnen de volgende afwijkingen veroorzaken:
- *syndroom van Turner (45XO)*. Bij het syndroom van Turner ontbreekt het tweede geslachtschromosoom (X of Y). De gonaden ontwikkelen zich niet normaal. Door de afwezigheid van het Y-chromosoom en androgenen ontstaat een vrouwelijke verschijningsvorm (fenotype). Zij hebben een kenmerkend uiterlijk, doordat zij meestal niet langer zijn dan 1,50 m, een korte brede nek hebben, en een lage haarinplant. Doordat er geen follikels zijn die tot ovulatie kunnen komen bestaat er een primaire amenorroe. Bij gynaecologisch onderzoek wordt een normale vagina, uterus en tubae gezien, maar de ovaria zijn onvolkomen ontwikkeld (rudimentair);
- *tweeslachtigheid (hermafroditisme)*. Hierbij zijn zowel mannelijke als vrouwelijke geslachtsorganen aanwezig. Bevestigend voor echt hermafroditisme is het aantonen van zowel ovarium- als testisweefsel bij hetzelfde individu. Het chromosomenpatroon is meestal 46XX, bij de minderheid wordt een mozaïekpatroon (XX/XY) gevonden. Bij onderzoek wordt uitwendig meestal mannelijke genitalia gezien, inwendig zowel uterus en ovarium als testes, of mengvormen.
- *mannelijk pseudohermafroditisme (46, XY), of androgeen ongevoeligheidsyndroom*. Bij mannelijk pseudohermafroditisme bestaat er een totale ongevoeligheid voor androgenen. Hierdoor ontstaat een opmerkelijk fenomeen: ondanks een mannelijke erfelijke aanleg (genotype) is er een vrouwelijk fenotype. De uitwendige genitalia zijn vrouwelijk, maar de uterus en tubae ontbreken. Wel zijn de testes aanwezig. Er bestaat hierdoor een primaire amenorroe. Het is belangrijk om de testikels chirurgisch te verwijderen, omdat deze zich maligne kunnen ontaarden. Het gebrek aan geslachthormonen moet vervolgens worden aangevuld (oestrogenen).

5.2.2 ANDERE AFWIJKINGEN

Behalve de hiervoor genoemde afwijkingen kunnen nog andere stoornissen voorkomen.

Vulva

Afgesloten maagdenvlies (hymen) (hymenatresie of hymen imperforatus): het menstruatiebloed kan niet naar buiten en hoopt zich op in vagina, uterus en tubae en lekt ten slotte naar de buikholte.
Symptomen zijn primaire amenorroe en maandelijks toenemende buikpijn. Bij onderzoek wordt een blauw doorschemerend, gespannen hymen gezien.
De therapie bestaat uit het klieven van het hymen onder narcose.

Vagina

– Ontbreken van de vagina (aplasia vaginae; syndroom van Mayer-Rokitansky). Ook de uterus ontbreekt meestal; de ovaria zijn wel aanwezig (veelal onontwikkeld). Hierdoor bestaat een primaire amenorroe. Omdat deze vrouwen meestal een vagina wensen, kan deze worden gecreëerd door heel geleidelijk het perineum stomp dieper te maken. Vaak lukt het om zo een functionele vagina te verkrijgen. Ook chirurgisch kan een vagina worden gemaakt.
– Een tussenschot in de vagina (septum vaginae; afb. 5.6b). Symptomen: problemen met inwendig maandverband (tampons), bij coïtus en soms bij de baring. Therapie: klieven van het septum.

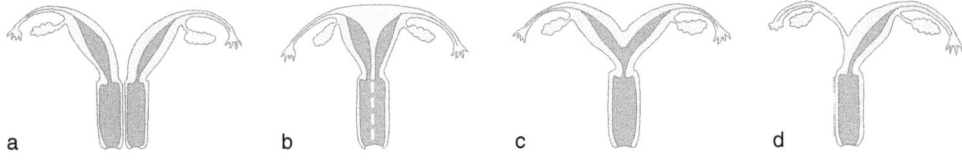

Afbeelding 5.6 *Ontwikkelingsstoornissen van de uterus.*
a *uterus didelphys*
b *uterus septus duplex*
c *uterus arcuatus*
d *uterus bicornis met rudimentaire hoorn*

Uterus

Door stoornissen in de aanleg tijdens de ontwikkeling van de foetus komen allerlei afwijkingen van de uterus voor: van volstrekt gescheiden uterushelften (uterus didelphys, afb. 5.6a) tot een uterus met alleen een deuk in de fundus (uterus arcuatus; afb. 5.6c en 5.7).
Symptomen: bij aanwezigheid van een septum vaginae kan een dubbel cervicaal kanaal worden ontdekt. Bij recidiverende vroeggeboorte kan de mogelijkheid van een congenitale uterusafwijking worden overwo-

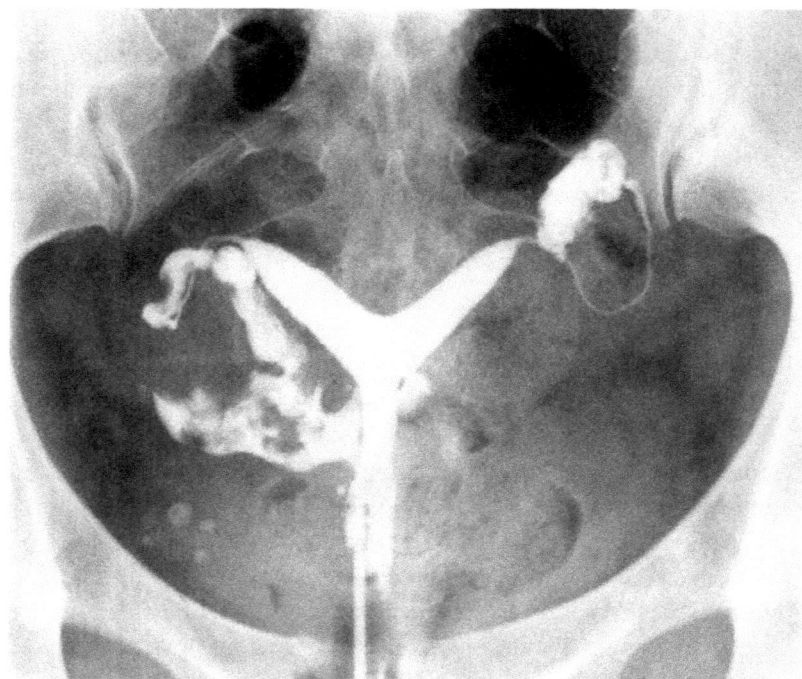

Afbeelding 5.7 Hysterosalpingogram (röntgenfoto) van uterus arcuatus met doorgankelijke tubae.

gen. Echo, hysterosalpingografie en MRI zijn geschikte onderzoeksmethoden om een afwijkende uterusvorm aan te tonen.
Therapie: een uterusseptum kan, zo nodig, via een hysteroscopische procedure worden gekliefd. Grote chirurgie is meestal niet noodzakelijk en zelden nuttig, met uitzondering voor de eenzijdige afsluitingen.

Tuba en ovarium
Van zowel tuba als ovarium komt zelden onderontwikkeling voor. De ovaria kunnen geheel ontbreken, zoals bij het syndroom van Turner (par. 5.2.1).

5.2.3   TRANSSEKSUALITEIT
Transseksualiteit, ook wel genderdysforie genoemd, betekent onvrede met het eigen geslacht. Het komt voor bij normale mannen en vrouwen, maar ook bij personen die zijn geboren met bijvoorbeeld genitalia van beide geslachten. Bij de laatste groep komt het wel voor dat zij ongelukkig zijn met het geslacht waar uiteindelijk voor is gekozen.

Omdat transseksualiteit niets met seks of seksuele voorkeur te maken heeft, wordt de voorkeur aan het woord genderdysforie gegeven. Het Engelstalige 'gender' omvat niet alleen het fenotypische geslacht, maar ook de sociaalmaatschappelijke weerklank die het man of vrouw zijn met zich meebrengt. Juist dit is een facet dat bij een genderdysfoor persoon een belangrijke rol speelt. Zij voelen zich als het tegenovergestelde geslacht; niet alleen fysiek, maar zij willen een vrouw dan wel man zijn met alles wat daar sociaal en maatschappelijk mee samenhangt. Fenotypische mannen die zich vrouw voelen (man-naar-vrouw-transseksueel) en fenotypische vrouwen die zich man voelen (vrouw-naar-man-transseksueel) zijn genetisch en hormonaal als iedere andere man of vrouw. Genderdysforie is ook geen psychiatrisch ziektebeeld, wat lang gedacht is. Het lijkt of als ware de laatste stap van de geslachtelijke ontwikkeling, het postvatten van de mannelijke of vrouwelijke identiteit in het brein, niet goed is verlopen. Genderdysforie kan in wisselende mate bij een persoon aanwezig zijn. De lijdensdruk van ernstig genderdysfore personen is echter helder, en behandeling van een multidisciplinair team in een gespecialiseerd centrum is dan aangewezen. Bij de behandeling wordt ernaar gestreefd om het lichaam van de persoon naar de gewenste sekse te laten veranderen, wat zowel hormonaal als operatief gebeurt. Het is duidelijk dat een dergelijke behandeling pas na grondige psychologische evaluatie kan aanvangen en ook zorgvuldig begeleid moet worden. Er wordt gestart met een hormonale behandeling, terwijl de persoon een 'real-lifetest' ondergaat; men moet zich sociaal en maatschappelijk presenteren als lid van de gewenste sekse. Pas als na ruim een jaar de hormonale behandeling en de real-lifetest tot een positief resultaat hebben geleid, zal worden overgegaan tot een operatieve aanpassing van het lichaam. De behandeling van genderdysforie is geen wonderbehandeling, maar vaak lukt het wel om de lijdensdruk, die soms zo ernstig is dat het tot suïcide leidt, te verminderen.

5.2.4 SLOTBESCHOUWING

De geboorte van een kind met aangeboren afwijkingen van de genitalia externa kan problemen geven bij het vaststellen van het geslacht. Bij de geboorteaangifte kan dat gegeven worden uitgesteld. Chromosomaal onderzoek (genotype) en mogelijkheden van plastische correctie van de genitalia externa (fenotype) zullen dan de definitieve beslissing van het geslacht bepalen. Meestal past het geslacht dan bij de belevenis van het individu, maar dit is niet altijd het geval. Dit kan overigens ook voorkomen bij mannen en vrouwen zonder zichtbare afwijkingen van de geslachtelijke ontwikkeling. In al deze gevallen spreekt men van genderdysforie.

Kinderen met een aangeboren afwijking en hun ouders hebben uiteraard langdurige en bijzondere begeleiding nodig.

5.3 Liggingsafwijkingen

Van zowel de uterus als de vaginawanden en de daarachter liggende structuren komen varianten voor van de normale ligging. Dit kan soms klachten geven en dan is behandeling noodzakelijk (afb. 5.8). Meestal maakt de uterus een scherpe hoek naar voren met de vagina (anteversie) en maken cervix en corpus uteri onderling ook een hoek naar voren (anteflexie).

De uterus kan zijwaarts zijn verplaatst of achterover liggen (retroflexie). De vaginawanden kunnen al dan niet samen met de uterus zijn verzakt: een prolaps van de vagina en descensus uteri.

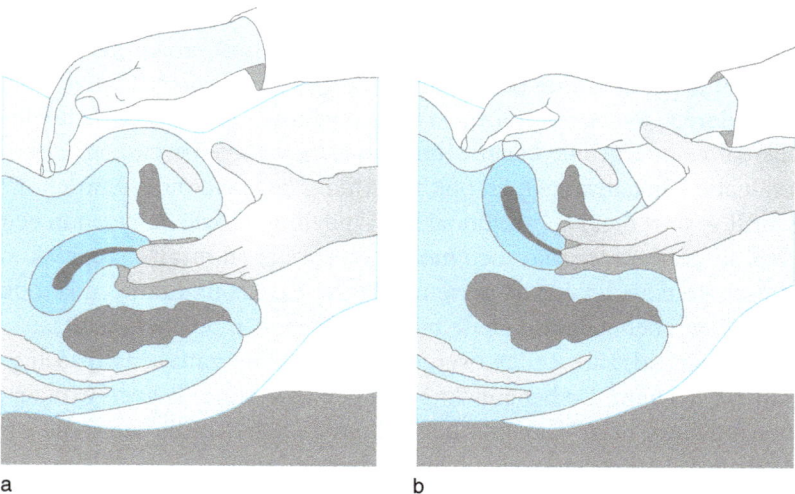

a b

Afbeelding 5.8 *Bevindingen bij het gecombineerd inwendig (vaginaal) en uitwendig (abdominaal) onderzoek.*
a uterus in retroflexie
b uterus in anteflexie, anteversie

5.3.1 ACHTEROVER LIGGENDE UTERUS (RETROFLEXIO UTERI)

De achterover liggende uterus komt als fysiologische variant nogal eens voor, maar geeft vrijwel nooit klachten. Retroflexio uteri wordt ten onrechte als mogelijke oorzaak van infertiliteit beschouwd. Door uitgebreide ontstekingen in het kleine bekken of door uitgebreide endometriosis, waarbij baarmoederslijmvlies buiten de uterus is gelegen, kan een gefixeerde uterus in retroflexie voorkomen. Hierdoor kunnen wellicht pijnklachten ontstaan. Operatieve behandeling van een fysiologische retroflexio uteri is vrijwel nooit nodig.

5.3.2 PROLAPS VAN DE VAGINA EN UTERUS (AFB. 5.9)

Omdat de mens rechtop loopt, bevat het kleine bekken stevig weefsel ter ondersteuning van de buikinhoud. Er moet echter wel passage mogelijk zijn van urine en feces, waarbij de bekkenbodem ook een betrouwbaar afsluitmechanisme moet verzorgen. Bij de vrouw moet bij de geboorte van een kind ook de bekkenbodem veilig gepasseerd kunnen worden. Door een ingenieus stelsel aan spieren en bindweefsel is het mogelijk om al deze totaal van elkaar verschillende taken uit te voeren. Er kunnen echter wel zwakke plekken in het steunweefsel

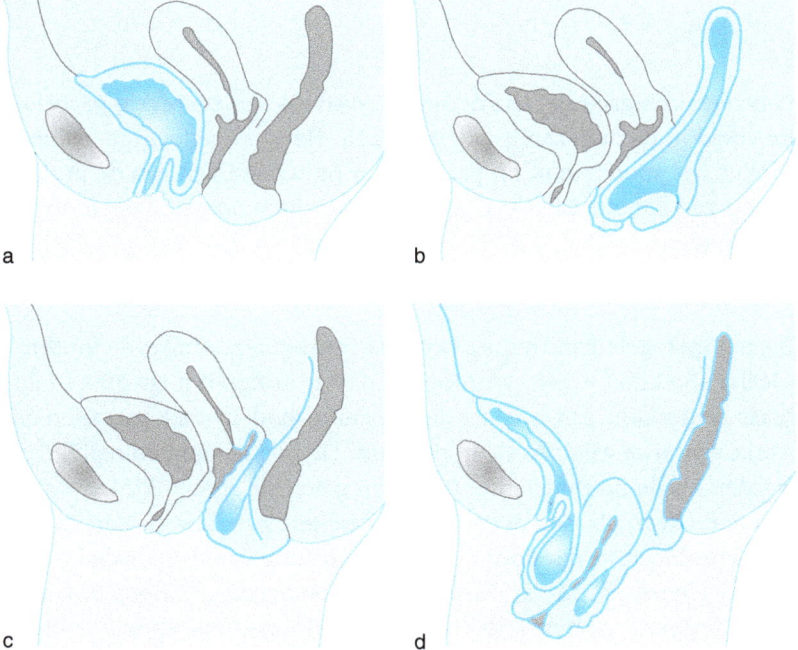

Afbeelding 5.9 Prolapsus vaginae en descendus uteri.
a cystokèle
b rectokèle
c enterokèle
d totale prolaps

ontstaan. Soms is de geboorte van een kind een te grote belasting voor de bekkenbodem. Overbelasting van het steunweefsel in bekkenbodem door chronisch hoesten, overgewicht (adipositas) of zwaar lichamelijk werk kan schade geven, vooral als er een aangeboren zwakte van het bindweefsel bestaat die bij het toenemen van de leeftijd en door het wegvallen van oestrogenen duidelijk wordt.

Door zwakte in het steunweefsel in de bekkenbodem kunnen verzakkingen ontstaan.
- *Cystokèle*: de vaginavoorwand met de daarachter gelegen blaas kan uitzakken.
- *Rectokèle*: de vagina-achterwand met het daarachter gelegen rectum kan uitzakken.
- *Enterokèle*: het cavum Douglasi kan verdiept zijn, zodat tussen vagina en rectum darmlissen kunnen uitzakken.
- *Descensus uteri*: de uterus is naar beneden verplaatst.

Vaak komt een combinatie van bovengenoemde voor.

Symptomen

Verzakkingsgevoel

Een verzakkingsgevoel wordt omschreven als een zeurderig gevoel en moeheid in de onderbuik, rug en liezen. Het veel genoemde 'balgevoel' is het spontaan of bij persen naar buiten stulpen van de prolaps die als een balletje zichtbaar wordt. De klachten nemen in de loop van de dag toe.

Mictieklachten

Bij een cystokèle kan frequent cystitis voorkomen, omdat de urethra (deels) afgeknikt wordt waardoor er na het urineren nog urine in de blaas achterblijft. Dit is een goede voedingsbodem voor bacteriën en werkt een urineweginfectie in de hand. De mictie kan bemoeilijkt worden als de urethra verder of in zijn geheel is afgeknikt. De patiënt kan dan alleen plassen door de cystokèle terug te duwen. Een ander mictieprobleem is dat door chronische irritatie van de blaashals, urineverlies optreedt omdat de geprikkelde overactieve blaasspier (musculus detrusor) zich onwillekeurig samentrekt. Dit is 'urge-incontinentie' op basis van een instabiele blaas. Psychische factoren kunnen ook invloed hebben op de stabiliteit van de m. detrusor.

Ten slotte kan de combinatie van een zwakke bekkenbodem en de veranderde anatomie gepaard gaan met een minder goed werkende kringspier (sfincterinsufficiëntie), waarbij verminderde afsluitkracht urineverlies bij een verhoogde druk in de blaas tot gevolg heeft. Dit heet ook wel stressincontinentie.

Defecatieproblemen

Defecatieproblemen kunnen voorkomen bij een recto- of enterokèle. Door een slappe achterwand ontstaat er een ruimte waarin de ontlasting zich ophoopt.

Therapie

Behandeling hoeft pas plaats te vinden als vrouwen er last van hebben. Aan de ene kant hoeft een duidelijk zichtbare verzakking niet altijd klachten te geven, aan de andere kant kunnen er veel klachten bestaan terwijl er bij onderzoek geen uitgesproken prolaps is.

Bekkenbodemoefeningen

Onder begeleiding van fysiotherapie het versterken van de bekkenbodemfunctie. Bij verzakkingen van enige omvang heeft dit meestal weinig direct effect. Het kan wel nuttig zijn als voorbereiding voor een prolapsoperatie.

Pessarium (afb. 5.10)

Pessaria bestaan in verschillende vormen met ieder een eigen indicatiegebied. Een ringpessarium spant de slappe vaginawanden op, een zeefpessarium (gesloten ring) zorgt ervoor dat de verzakte uterus omhoog wordt gehouden. Een pessarium kan een goede behandeling zijn voor een verzakking als bijvoorbeeld een operatie gecontra-indiceerd is, zoals tijdens een zwangerschap of als een patiënt een slechte

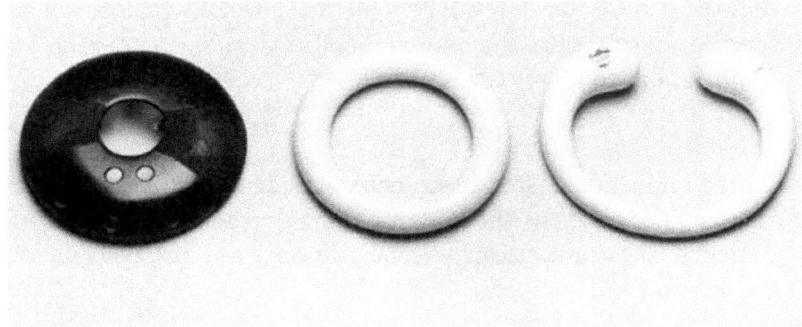

Afbeelding 5.10 Pessaria.
a samenklapbaar zeefpessarium (Falk)
b rond pessarium
c cramerpessarium

lichamelijke conditie heeft. Soms wordt erg tegen een operatie opgezien en wordt om deze reden gekozen voor een ring. Het nadeel is dat er frequente controles nodig blijven; om de drie maanden wordt de ring schoongemaakt en wordt gekeken of de ring geen decubitus geeft aan de vaginawanden.

Chirurgie

Afhankelijk van het type verzakking kan worden gekozen voor een operatieve correctie. Een cystokèle kan worden verholpen met een voorwandplastiek, een rectokèle met een achterwandplastiek. Een uterusextirpatie kan worden uitgevoerd bij een descensus uteri. Ook kan de uterus met een synthetisch matje worden vastgemaakt aan het sacrum (uterosacropexie) als de voorkeur bestaat om de uterus te behouden.

5.3.3 URINE-INCONTINENTIE

Urine-incontinentie betekent onwillekeurig of ongewenst verlies van urine. Het komt bij meer dan de helft van de vrouwen boven de veertig jaar voor, maar het wordt nog steeds ervaren als een gênante aandoening waarvoor men niet snel hulp zoekt. Er worden verschillende typen incontinentie onderscheiden.

Stressincontinentie

Stress- of inspanningsincontinentie treedt op bij lichamelijke inspanning, zoals hoesten of iets zwaars optillen. Normaal gesproken drukt de verhoogde intra-abdominale druk de blaashals dicht. Als dit afsluitmechanisme zich niet meer in de juiste positie bevindt, dan kan deze druk niet meer effectief worden overgebracht en ontstaat urineverlies ten gevolge van deze sfincterinsufficiëntie. De kwaliteit van de bekkenbodemspieren speelt ook een rol bij het vermogen om urine op te kunnen houden.

Urge-incontinentie

Klachten van het onvoldoende kunnen ophouden van de plas en een frequente mictie wegens snelle en mictiedrang passen bij urge-incontinentie. Dit wordt meestal veroorzaakt door een instabiele musculus detrusor.

Gemengde incontinentie

Hiervan is sprake bij zowel stress- als urge-incontinentie.

Onderzoek

Soms kan bij gynaecologisch onderzoek stressincontinentie worden geobjectiveerd door de patiënt met volle blaas te laten hoesten. Bij onderzoek naar het functioneren van de blaas en de urinewegen (urodynamisch onderzoek) wordt onder andere gekeken naar de kracht van de urinestraal (flowmetrie) en hoeveel urine er in de blaas is achtergebleven na mictie (residu).

Behandeling

Bij lichte vormen van stressincontinentie kan gerichte fysiotherapie de klachten aanzienlijk verminderen. Dit is vooral van belang als vrouwen nog een kinderwens hebben. Als dat niet het geval is kan stressincontinentie veelal operatief worden verholpen. Tegenwoordig is een 'tension-free vaginal tape' (TVT) de ingreep van eerste keus. Daarbij wordt met behulp van een kunststof bandje de anatomie hersteld en de overgang blaashals-urethra weer binnen de buikholte gebracht, waardoor de spieren die de afsluitfunctie moeten verzorgen weer op de juiste plaats aangrijpen. Urge-incontinentie is veel lastiger te behandelen. Meestal wordt getracht om met medicijnen (anticholinergica) die de samentrekbaarheid (contractiliteit) van de blaas te verminderen. Omdat anticholinergica veel bijwerkingen hebben weegt het middel niet altijd op tegen de kwaal.

5.4 Infecties

Op alle niveaus van de genitalia kunnen infecties voorkomen. De bijzondere anatomie van de vrouwelijke genitalia maakt het mogelijk dat infecties kunnen opstijgen via de genitalia externa naar de genitalia interna, en via de tubae zelfs de buikholte kunnen bereiken. Een aantal verwekkers van gynaecologische infecties wordt gerekend tot de seksueel overdraagbare aandoeningen (soa). Uiteraard zijn in dat geval onderzoek en behandeling van de seksuele partner(s) van de vrouw noodzakelijk.

Verwekkers van de meest voorkomende soa's zijn:
- gonokok;
- *Chlamydia*;
- *Trichomonas*;
- syfilisspirocheet;
- herpesvirus;
- hepatitis-B-virus;
- aidsvirus.

5.4.1 INFECTIES VAN DE VULVA

Aan de vulva kunnen oppervlakkige ontstekingen voorkomen, vulvitis genoemd, die meestal secundair zijn aan een vaginitis. Symptomen zijn pijn, jeuk, zwelling en dyspareunie. Als onderdeel van de vulvovaginitis kent het dezelfde verwekkers als een vaginitis (zie aldaar).

Bartholinitis

Een veel voorkomende ontstekingsziekte van de vulva is bartholinitis (afb. 5.11). De klier van Bartholin ligt in het onderste tweederde deel van de labia majora en heeft een afvoergang naar het vestibulum. Als de opening hiervan wordt afgesloten, hoopt secreet afkomstig van de klier zich op waardoor een zwelling ontstaat die zacht elastisch aanvoelt. Dit wordt een cyste van Bartholin genoemd. Als deze cyste secundair gaat ontsteken vormt zich een bartholinitis.

Oorzaken

Vaak is er een menginfectie van *Escherichia coli* met streptokokken en stafylokokken, een enkele keer kan de gonokok de veroorzaker zijn.

Symptomen

De symptomen zijn als bij een abces. Het onderste deel van het labium majus is gezwollen en de huid is rood en glanzend. De zwelling is erg pijnlijk bij aanraken, en geeft ook pijn bij het lopen. Soms is de pijn zo hevig dat zitten onmogelijk is.

Therapie

Incisie geeft direct verlichting van de klachten. Door voor een aantal dagen een kleine 'word'-katheter in te brengen wordt de afvoergang opengehouden en wordt een recidief voorkomen. Zitbaden met zout water helpt het genezingsproces. Bij een recidief kan er door middel van het operatief draineren met een speciale techniek (marsipualisatie) een grotere afvoergang worden gemaakt, dit gebeurt meestal onder narcose of met een ruggenprik.

Herpesvulvitis, herpes genitalis

De vulva kan primair ontstoken raken door besmetting met het herpessimplexvirus (HSV), een seksueel overdraagbare aandoening. In 80% van de gevallen is het een HSV type II, in de overige gevallen HSV type I.

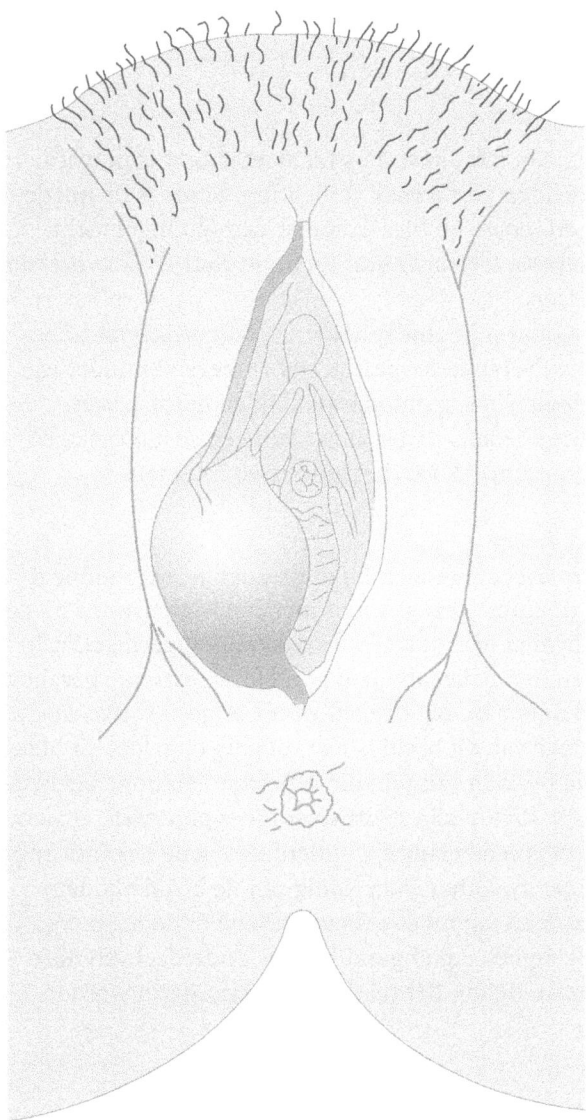

Afbeelding 5.11 Bartholinitis: rood, gezwollen en pijnlijk labium majus rechts.

Symptomen

Na verschijnselen van branderigheid en gevoeligheid verschijnen blaasjes op de vulva. Deze veranderen in zeer pijnlijke ulcera. Daarbij is er koorts en algemene malaise. Door de pijn kunnen mictieproblemen ontstaan. Na ongeveer tien dagen volgt spontaan herstel.

Diagnose
Specifieke herpeskweek.

Therapie
De pijn kan zo hevig zijn dat pijnstillers (analgetica) moeten worden gebruikt. Warme zitbaden geven vaak verlichting. Soms is de mictie niet meer mogelijk en moet een blaaskatheter worden ingebracht. Medicamenteuze therapie (aciclovir oraal) kan de duur en de ernst van het proces verminderen.
Herpesvulvitis kan recidiveren omdat het virus zich verschuilt in zenuwknopen. Een recidiverende herpesinfectie is meestal minder van omvang, komt eenzijdig voor, is minder pijnlijk en duurt korter.
Bij een (primo-)infectie tijdens de bevalling kan een sectio caesarea worden overwogen om infectie van het kind te voorkomen.

Vulvaire vestibulitissyndroom
De primaire klacht is dyspareunie en bij onderzoek wordt roodheid van de voorhof (vestibulum) gezien. Door met een wattenstokje op de onderrand van het hymen te drukken wordt de pijn opgewekt. Vaak wordt ook een gespannen bekkenbodem gevoeld, in extreme gevallen kan zelfs vaginisme ontstaan. Bij kweken wordt er geen verwekker gevonden. Het ontstaan van dit beeld is niet volledig opgelost. Er blijkt een vicieuze cirkel te bestaan van pijn die reflectoir een hoge bekkenbodemspanning geeft, die op zijn beurt weer meer pijn geeft. Inzicht in deze vicieuze cirkel is een belangrijk onderdeel van de behandeling. Daarbij is hulp van een fysiotherapeut nodig om de bekkenbodem beter te leren ontspannen, en moet seksuologische ondersteuning worden aangeboden. In een enkel geval kan als onderdeel van deze multidisciplinaire behandeling het vestibulum chirurgisch worden verwijderd.

5.4.2 INFECTIES VAN DE VAGINA
Fluor vaginalis
Fluor vaginalis is overmatige vaginale afscheiding. Dit kan door een ontsteking worden veroorzaakt, maar ook door fysiologische veranderingen. Zo is er bijvoorbeeld rond de ovulatie meer afscheiding. Soms wordt fluor verward met tussentijds menstrueel bloedverlies. De pH van de vagina is normaal gesproken laag, er is dus een zuur milieu. Dit kan worden verstoord door de menstruatie en zeer frequente coïtus, omdat zowel menstruatiebloed als sperma alkalisch zijn en de pH verhogen. De lage pH wordt veroorzaakt door commensaal aanwezige lactobacillen en deze hebben een beschermende werking tegen

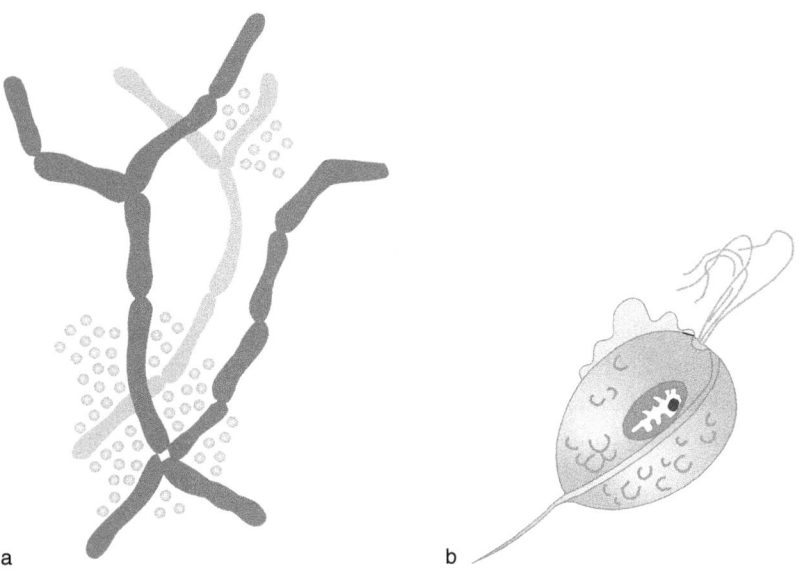

Afbeelding 5.12 Verwekkers van fluor vaginalis.
a Candida
b Trichomonas

ontstekingen. Door het gebruik van antibiotica, zwangerschap, diabetes mellitus en orale anticonceptiva kan het biologische evenwicht verstoord raken. Een aantal verwekkers van fluor vaginalis, zoals Candida, Trichomonas (afb. 5.12) en anaërobe bacteriën, krijgt dan gemakkelijker een kans.

Symptomen en diagnostiek

De combinatie fluor (vaak wit en brokkelig, kazig) met jeuk aan de vulva wijst op een candida-infectie. De jeuk wordt veroorzaakt door stoffen die de schimmels produceren en omdat de vaginawand zelf amper sensibele zenuwen heeft wordt de jeuk alleen uitwendig gevoeld. Een trichomonasinfectie veroorzaakt dikwijls geen uitgesproken klachten, tenzij het een ernstige infectie is of er een bacteriële superinfectie optreedt. Dan zijn groenige fluor, zwelling en irritatie en bij inspectie vaginaal rode verkleuring van de slijmvliezen de symptomen. Bij bacteriële vaginose (vroeger ook wel Gardnerella genoemd, omdat er vaak een overmaat aan Gardnerella bacteriën aanwezig is) zijn overmatige grijzige fluor en een hinderlijke sterke penetrante geur (amine geur) vooral tijdens de menstruatie of tijdens de coïtus kenmerkend.

Therapie

Na onderzoek kan gericht medicamenteus worden behandeld: *Candida* met antimycotica, *Trichomonas* en bacteriële vaginose met metronidazol. Bij *Trichomonas* zal de seksuele partner mee worden behandeld. Bij *Candida* en bacteriële vaginose is dit niet nodig of nuttig.

5.4.3 INFECTIES VAN DE UTERUS
Cervicitis

Cervicitis of ontsteking van de cervicale klieren, kan worden veroorzaakt door *Chlamydia*, gonorroe, en andere micro-organismen, zoals *Streptococcus*. Zelden komt cervicitis door een herpesinfectie voor. Cervicitis kan de oorzaak zijn van fluor vaginalis, maar vooral het begin zijn van opstijgende infecties, zoals endometritis en salpingitis.

Therapie

Gerichte antibiotische therapie na bacteriologisch onderzoek van de cervix uteri (cervixkweek).

Zoals bij hoofdstuk 2 (Normale verloskunde) is besproken kunnen zowel *Gonococcus* als *Chlamydia trachomatis* en *Streptococcus agalactiae* het kind bij het passeren van het baringskanaal besmetten.

Endometritis

Endometritis is ontsteking van het endometrium van het corpus uteri. Het kan voorkomen in het kraambed en kan in ernstige gevallen aanleiding geven tot sepsis, ook wel kraamvrouwenkoorts genoemd. Patiënten zijn dan ernstig ziek met hoge koorts, de uterus is bij palpatie opvallend pijnlijk. Een typische verwekker is de streptokok van groep A, maar bijvoorbeeld E. Coli kan ook de veroorzaker zijn. Antibiotische behandeling is noodzakelijk. Endometritis kan ook voorkomen na intra-uteriene ingrepen als curettage en bij aanwezigheid van een IUD. Het kan dan op zich weinig verschijnselen geven, zoals irregulair bloedverlies. Maar het kan ook ernstiger verlopen, vooral als er sprake is van een opstijgende infectie waarbij ook de adnexen worden betrokken.

5.4.4 INFECTIES VAN TUBA EN OVARIUM
Salpingitis

De belangrijkste gynaecologische infectie is salpingitis. Andere namen zijn adnexitis of 'pelvic inflammatory disease' (PID). Hiermee wordt aangegeven dat het meestal niet uitsluitend de eileiders (salpingen), maar meestal ook het omringende weefsel, zoals ovarium en peritoneum, betreft. Meestal gaat het om een opstijgende infectie, veroorzaakt door *Chlamydia*, gonorroe en/of anaërobe bacteriën vanuit een cervicitis. Salpingitis wordt sporadisch veroorzaakt door tuberculose via hematogene verspreiding.

Symptomen en diagnostiek

De patiënt heeft algehele malaise en hoge koorts. Zij heeft onderbuikspijn die verergert bij bewegen en hoesten. Bij gynaecologisch onderzoek is de buik geprikkeld. Het inbrengen van het speculum is vaak al pijnlijk, meestal is er beslag zichtbaar op de cervix en is het cervixslijm etterig (purulent). Bij het toucher geeft het subtiel bewegen van de portio al veel pijn, wat verder onderzoek soms moeilijk maakt. In het beginstadium zijn er bij echoscopisch onderzoek weinig tot geen afwijkingen zichtbaar aan de genitalia interna, maar dit verandert als de situatie wordt gecompliceerd door abcesvorming. Het komt nogal eens voor dat patiënt ziek is geworden na een menstruatie of intra-uteriene ingreep, omdat het beschermende effect van de cervixslijmprop dan verminderd is.

De verschijnselen lijken ook op die van: acute appendicitis, EUG en ovulatiebloeding.

Therapie

Bedrust en antibiotica. Eventueel de seksuele partner(s) behandelen.

Complicaties

– Ontsteking van de buikholte (pelveoperitonitis).
– Ontstaan van een tubo-ovarieel abces.
– Tubaire infertiliteit (10-20%).
– Verhoogde kans op een latere tubaire graviditeit.

Begeleiding bij salpingitis

Er is veel tact en geduld nodig bij de verzorging van een vrouw die is opgenomen met salpingitis. Vaak zijn de vrouwen weer snel over de acute ziektefase heen en voelen ze zich niet meer ziek. Toch wordt bedrust voorgeschreven om de ontstekingshaard te genezen. Het genezingsproces wordt gecontroleerd door ontstekingsparameters in het bloed. De vrouw moet gemotiveerd worden om zich aan de behandeling te houden totdat deze dalen, waarna zij mag mobiliseren.

5.5 Endometriose

Endometriose is het voorkomen van endometrium buiten het cavum uteri. Dit kan in de wand van de uterus zijn, wat adenomyose heet of endometriosis interna. Endomtriosis externa is het voorkomen van haardjes endometrium buiten de baarmoeder. Dit kan op veel verschillende plaatsen zijn, zoals op het peritoneum van de blaas, in het cavum Douglasi, of op de darm. Vaak is het oppervlakkig gelegen, soms kan het diep infiltreren, zoals in het septum tussen het rectum en de vagina. Endometriose wordt ook nog wel eens gezien in het ovarium, waarin het een cyste vormt, ook wel endometrioom genoemd. In deze cyste zit een chocoladeachtige vloeistof. Dit oud menstruatiebloed is afkomstig van het endometrium wat in de cyste is gelegen. Endometriose kan ook doorgroeien in de blaas en dan bloederige urine geven tijdens de menstruatie of in de darmwand. In enkele gevallen bevindt de endometriose zich buiten de buikholte.

Etiologie
Er zijn verschillende theorieën die het ontstaan van endometriose proberen te verklaren. De theorie die het meest wordt aangehangen is de transplantatietheorie. Deze gaat uit van het feit dat er tijdens een normale menstruatie een deel van het menstruatiebloed via de tuba in de buikholte terechtkomt. In deze retrograde menstruatie bevinden zich endometriumhaardjes die zich onder speciale omstandigheden kunnen nestelen als er een goede voedingsbodem is.

Symptomen
In ongeveer 25% van de gevallen waren er geen specifieke symptomen of klachten en is het dus een toevalsbevinding bij bijvoorbeeld laparoscopische sterilisatie.
– *Menstruatieklachten.* In het geval van adenomyose kunnen zowel langdurige als onregelmatige menstruaties optreden die veelal pijnlijk zijn.
– *Pijnklachten.* Ook bij endometriosis externa treden pijnklachten op die aan de menstruatie gebonden zijn. Bij vergevorderde endometriose is dit cyclische karakter vaak verdwenen en bestaat er continu pijn.
– *Dyspareunie.* Vooral bij endometriose in het septum rectovaginale kan diepe pijn bij het vrijen bestaan.
– *Infertiliteit.* Door endometriose kunnen verklevingen ontstaan bij de tubae en ovaria, zodat na de eisprong de weg naar de tuba geblok-

keerd is. Ook blijken er door de aanwezigheid van endometriose actieve stoffen vrij te komen die de vruchtbaarheid in de weg staan.

Behandeling
Endometriose kan in eerste instantie hormonaal worden behandeld. Door de pil of progestagenen te geven wordt het endometrium in de uterus, maar ook daarbuiten, atrofisch en kan het verdwijnen. In ernstigere gevallen kan worden gekozen voor een medicamenteuze behandeling die tijdelijk een menopauze in gang zet. Het nadeel is dat dit niet te lang kan worden gegeven omdat het osteoporose geeft. Soms moet het chirurgisch worden verwijderd, waarbij ernaar wordt gestreefd om alle zichtbare endometriose te verwijderen.

5.6 Goedaardige tumoren

In alle gedeelten van de tractus genitalis komen zowel goedaardige als kwaadaardige tumoren voor. Bij goedaardige (of benigne) tumoren is veelal chirurgische behandeling aangewezen en voldoende.

5.6.1 TUMOREN VAN DE VULVA
Cyste van uitvoergang van klier van Bartholin
Bij een bartholincyste is de uitvoergang naar het vestibulum afgesloten. Die wordt daardoor cysteus verwijd en raakt gemakkelijk geïnfecteerd.

Symptomen
Problemen bij coïtus en bij zitten, en recidiverende ontstekingen.

Therapie
Marsupialisatie, een enkele keer is excisie van de gehele cyste aangewezen.

Condylomata acuminata
Dit zijn wratachtige verhevenheden die zich kunnen uitbreiden over het perineum en in de vagina, en worden veroorzaakt door het papillomavirus. Het aantal kan variëren van enkele wratjes tot een uitgebreide woekering. Condylomata worden veroorzaakt door het humaan papillomavirus (HPV), meestal van het type HPV 4 of HPV 6 en zijn dan ook seksueel overdraagbaar. Het zijn andere HPV-virussen dan degenen die betrokken zijn bij het ontstaan van cervixcarcinoom.

Therapie

Spontane verdwijning treedt op, maar dit wordt meestal niet afgewacht. Behandeling met podofyllotoxine of imiquimodcrème of aanstippen met trichloorazijnzuur is meestal effectief. Soms zijn er te veel condylomen en wordt gekozen voor elektrocoagulatie of lasertherapie onder narcose.

Atheroomcysten

Dit zijn meestal multipel voorkomende, onder de huid van de labia majora gelegen gezwelletjes met brijachtige inhoud. Ze worden veroorzaakt door verstopping van de talgklieren die bij de haarfollikels zitten. Zij kunnen recidiverend ontsteken.

Therapie

Meestal is geen behandeling nodig. Bij ontstekingen met abcedering kan incisie noodzakelijk zijn.

Fibromen en lipomen

Een fibroom is een uit bindweefsel bestaand, soms gesteeld, gezwel. Een lipoom is een zich voornamelijk in en onder de huid ontwikkelend vetgezwel. Beide kunnen een cyste van Bartholin imiteren.

Therapie

Chirurgisch verwijderen.

5.6.2 TUMOREN VAN DE VAGINA

Cyste van de gang van Gartner

Deze bevinden zich in de zijwand van de vagina en zijn restanten van de embryonale afvoergang van de oernier, die op deze plaats naar Gartner zijn vernoemd.

Therapie

Marsupialisatie bij klachten, bijvoorbeeld bij coïtus of tamponproblemen.

Condylomata acuminata

Zie vulva.

5.6.3 TUMOREN VAN DE CERVIX UTERI

Ovula Nabothi

Dit zijn afgesloten en cysteus verwijde cervixklierbuizen en hebben een geel aspect door de talgachtige inhoud.

Therapie

Niet nodig.

Poliep

Een poliep is een rode, gesteelde tumor die fluor en abnormaal bloedverlies kan geven, maar meestal bij toeval wordt gevonden.

Therapie

De poliep kan met een tang worden omvat en net zolang worden rondgedraaid dat de poliep loslaat. Het bloedt zelden na. Meestal kan de poliep zonder narcose worden afgedraaid. Histologisch onderzoek moet altijd plaatsvinden, maar gelukkig is een maligniteit zeer zeldzaam.

Myoom

Het myoom komt zelden aan de cervix voor.

Therapie

Excisie, meestal onder narcose.

5.6.4 TUMOREN VAN HET CORPUS UTERI

Poliep

Een poliep is een gesteeld gezwel van het endometrium en wordt veroorzaakt door lokale toename van het aantal cellen (hyperplasie) of een adenoom. Een poliep kan abnormaal bloedverlies veroorzaken en wordt meestal gevonden bij vrouwen rond de menopauze.

Therapie

Soms is er bij echoscopisch onderzoek, eventueel met watercontrast, al een verdenking gerezen op een poliep. Met behulp van hysteroscopie kan de poliep worden gevisualiseerd en verwijderd.

Myoom

Het myoom is een goedaardige knolvormige tumor van de spierwand van de uterus en bestaat uit spierweefsel met daartussen bindweefsel. De etiologie van myomen is onbekend, genetische factoren spelen een rol. Zij komen vaker voor bij negroïde dan bij blanke vrouwen. Myomen komen vaak multipel voor en kunnen zich voordoen op verschillende plaatsen in de uterus. Myomen komen frequent voor en behandeling is alleen nodig bij klachten. Er kunnen mechanische klachten optreden door druk op blaas en/of rectum, menstruatiestoornissen zoals zeer hevige menstruatie en pijn door steeldraai,

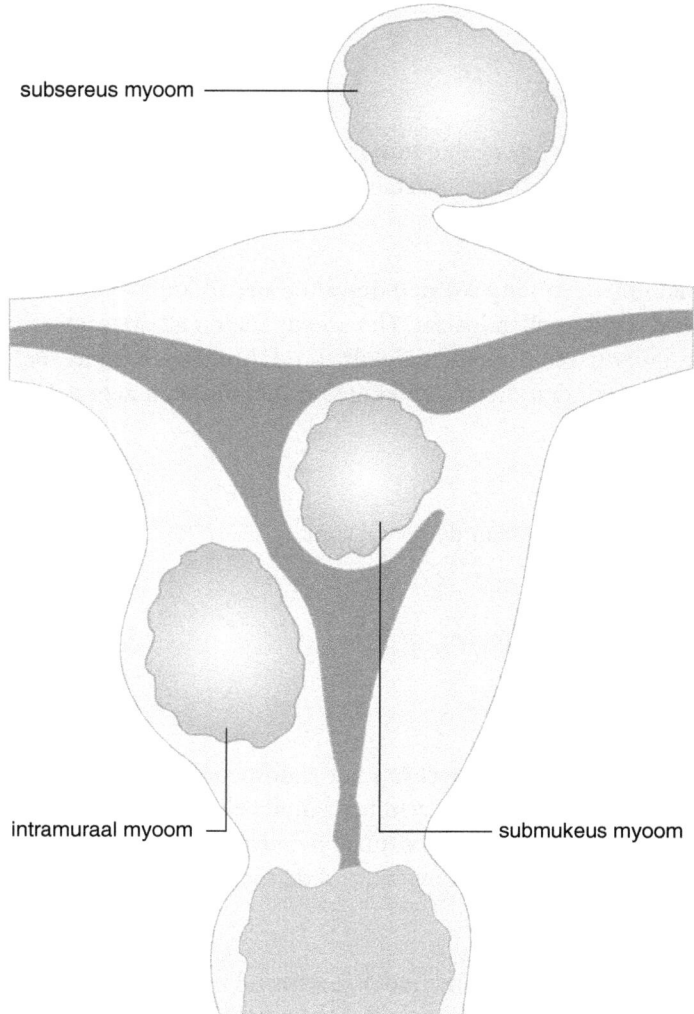

Afbeelding 5.13 Uterus myomatosus.

necrose of infectie. Myomen groeien onder invloed van oestrogenen. Daarom kunnen ze snel groeien in het begin van de zwangerschap en in omvang afnemen in de postmenopauze (afb. 5.13).
Maligne ontaarding komt bijna niet voor.

Therapie

Symptomatische behandeling door medicamenteus de menstruatieklachten of de gevolgen daarvan te bestrijden is vaak een eerste aanpak, vooral bij vrouwen die misschien nog kinderwens hebben of die in de overgang zijn waardoor verwacht kan worden dat de menopauze binnen korte tijd zal optreden. Al deze medicatie heeft ook bezwaren door de bijwerkingen en zij hebben lang niet altijd het gewenste resultaat. Een alternatief voor de symptomatische aanpak is de therapeutisch behandeling.

Myoomenucleatie (het selectief verwijderen van de myomen) kan worden toegepast bij nog bestaande kinderwens of andere bezwaren tegen uterusextirpatie.

5.6.5 TUMOREN VAN DE TUBA
Hydrosalpinx

Dit is een verwijde, met vocht gevulde tuba. Na een salpingitis kan het uiteinde van de tuba afgesloten raken waardoor secreetvorming in de tuba zich ophoopt.

Symptomen

Soms pijnklachten.

Therapie

Bij klachten operatieve verwijdering.

Extra-uteriene en meestal tubaire graviditeit

Zie hoofdstuk 3.

5.6.6 TUMOREN VAN HET OVARIUM

Het ovarium kent vele tumoren. Bij vrouwen jonger dan veertig jaar zijn ze veelal goedaardig van aard, maar bij vrouwen ouder dan vijftig jaar is ongeveer de helft van de ovariumtumoren kwaadaardig. Ovariumtumoren kunnen bij toeval bij gynaecologisch onderzoek worden ontdekt, maar ook klachten geven, zoals menstruatiestoornissen, mechanische problemen en pijn door steeldraai.

Bij operatieve behandeling zal men, afhankelijk van de leeftijd van de vrouw en het al dan niet beiderzijds voorkomen, een resectie van alleen de cyste toepassen (cystectomie), verwijdering (extirpatie) van een ovarium (ovariëctomie), of van het gehele adnex, waarbij behalve het ovarium ook de tuba wordt verwijderd (adnectomie).

Retentiecysten

Follikel- en corpusluteumcysten

Bij vrouwen in de vruchtbare levensfase worden vaak onschuldige cysteuze afwijkingen gezien in het ovarium. Dit zijn fysiologische structuren die langer dan normaal bestaan, maar vaak binnen drie maanden weer verdwijnen. Retentie van een follikel of corpus luteum zijn hier voorbeelden van. Omdat ze spontaan verdwijnen is therapie niet noodzakelijk.

Polycysteuze ovaria

Door een ovulatiestoornis rijpen de eicellen niet goed uit en hopen kleine follikels zich op in de ovaria. De ovaria zijn hierdoor vergroot en bij echoscopisch onderzoek zijn de follikels als een kralensnoer te zien. Polycysteuze ovarium komt voor als onderdeel van het PCO-syndroom, waarbij amenorroe door anovulatie op de voorgrond staat en vaak samengaat met veel mannelijke kenmerken (hyperandrogenisme). Dit laatste kan hirsutisme (toegenomen mannelijke beharing) geven. In geval van kinderwens is behandeling noodzakelijk. Vaak kan met medicijnen een ovulatie worden bereikt.

Endometriose cyste

Het endometrium dat zich in het ovarium bevindt doet ook mee met de menstruele cyclus, waardoor menstruatiebloed zich ophoopt. Dit verandert na verloop van tijd in een chocoladeachtige vloeistof. Endometriomen verdwijnen niet vanzelf en moeten chirurgisch verwijderd worden, waarbij alleen de inhoud van de cyste met de cystewand worden verwijderd. Omdat het meestal jonge vrouwen betreft wordt getracht om zoveel mogelijk ovariumweefsel intact te laten.

Proliferatieve tumoren

Het ovarium is voornamelijk opgebouwd uit oppervlakte epitheel, hormoonvormend bindweefsel (stroma) en kiemcellen. Door woekering (proliferatie) van een van deze weefsels kunnen tumoren ontstaan.

Kiemceltumoren

Dermoïdcyste, ook wel het benigne mature teratoom genoemd, is een van de opmerkelijkste tumoren omdat het uit allerlei soorten weefsel kan bestaan. Vaak worden haren, talg, tanden en bot aangetroffen. Dit kan omdat de tumor wordt gevormd uit kiemcellen, die zich kunnen specialiseren tot vele celtypen. Bij chirurgische verwijdering wordt geprobeerd om zo min mogelijk van de cyste-inhoud in de buikholte te laten komen, omdat dit in een enkel geval chemische peritonis kan geven. Meestal is het goed mogelijk om alleen de cyste te verwijderen en de rest van het ovariële weefsel te behouden.

5.7 Kwaadaardige tumoren

Tumoren worden kwaadaardig of maligne genoemd doordat ze de anatomische grenzen niet respecteren. Daardoor hebben zij de mogelijkheid om in omliggende weefsels te infiltreren en kunnen zij zich lokaal verspreiden. Ook kunnen zij zich via de bloedbaan of lymfstelsel verspreiden en zich op andere plaatsen in het lichaam als metastase manifesteren. De prognose van gynaecologische kwaadaardige tumoren is in vergelijking met sommige andere niet-gynaecologische tumoren relatief gunstig (tabel 5.1). Het beste is om tumoren zo vroeg mogelijk op te sporen, bijvoorbeeld als zij slechts premaligne kenmerken hebben, of als zij nog niet in omliggende weefsels zijn geïnfiltreerd. Een bekende opsporingsmethode van een gynaecologische tumor is het uitstrijkje voor cervixcarcinoom. Vaak worden hierbij voorstadia gezien, zoals dysplastische cellen of een precarcinoom dat ook wel *carcinoma in situ* wordt genoemd. Hierbij is de weefselverstoring nog oppervlakkig en niet door de basale membraan doorgegroeid. Deze zijn eenvoudig te behandelen en een verdere ontwikkeling tot carcinoom wordt op deze manier voorkomen. De internationale organisatie van vrouwenartsen FIGO heeft voor de kwaadaardige gynaecologische tumoren stadiumindelingen opgesteld die algemeen worden gebruikt.

Tabel 5.1 Prognose gynaecologische maligne tumoren (overleving na vijf jaar).		
vulvacarcinoom		40–70%
vaginacarcinoom		40%
cervixcarcinoom	IA	100%
	IB/IIA	55–80%
corpuscarcinoom		65%
ovariumcarcinoom		30%

5.7.1 TUMOREN VAN DE VULVA
Premaligne afwijkingen
Premaligne vulva-afwijkingen ontstaan vaak uit chronische huidafwijkingen. Het beginstadium van deze huidafwijkingen kenmerken zich door jeuk en eventueel pijn. Ook kan er een verkleuring optreden, zoals het wit worden van de huid, of een verandering van huiddikte, waarbij zowel sprake kan zijn van hypertrofie als atrofie.

Premaligne afwijkingen kunnen worden opgespoord met vulvoscopie, waarbij met een colposcoop naar de vulva wordt gekeken. Verdachte plekken kunnen worden aangestipt met een azijnzuuroplossing, waardoor afwijkende huidgebieden wit kleuren. Weefselonderzoek is dan geïndiceerd, wat door middel van een stansbiopsie kan plaatsvinden.

Premaligne afwijkingen kunnen het best behandeld worden door het aangedane gebied te exciperen.

Vulvacarcinoom

Het vulvacarcinoom is zeldzaam en komt meestal bij vrouwen op hoge leeftijd voor. Typisch is dat deze patiënten ook nogal eens last hebben van adipositas, hypertensie of diabetes. Er zijn verschillende typen, wat meestal pas duidelijk wordt na histologisch onderzoek. De meest voorkomende is het plaveiselcelcarcinoom, het basalecelcarcinoom is zeldzamer. Het adenocarcinoom is meestal afkomstig van de klier van Bartholin.

De tumor bevindt zich meestal op het labium majus, en ook nogal eens bij de clitoris. De tumor kan zich lokaal uitbreiden, zoals naar het perineum en de vagina. Ook kan het lymfogeen metastaseren. Het eerste lymfklierstation bevindt zich in de lies, hierachter volgen de lymfklieren in het bekken. Omdat de lymfbanen zich kruisen in de schaamheuvel, kunnen er liesmetastasen aan de tegenovergestelde zijde van de tumor bestaan. De kans op metastasering is sterk afhankelijk van de tumorgrootte. Vandaar dat de diameter van de tumor (er wordt een grens van 2 cm aangehouden) een rol speelt bij de indeling in stadia.

Therapie

Het belangrijkste onderdeel van de therapie is de chirurgische verwijdering van de tumor. Bij kleine tumoren kan lokale excisie voldoende zijn. Om te zien of er lymfogene metastasering is wordt met behulp van een radioactieve stof het eerste lymfklierstation (poortwachterklier) geïdentificeerd en onderzocht op tumorcellen. Bij grotere tumoren met metastasering is radicale vulvectomie aangewezen. Hierbij wordt de gehele vulva verwijderd samen met de lieslymfklieren. Aanvullend kan radiotherapie worden gegeven. In vergevorderde stadia wordt afgezien van chirurgie en kan een combinatie van chemo- met radiotherapie worden gegeven. De FIGO-indeling van het vulvacarcinoom is weergegeven in tabel 5.2.

Tabel 5.2 Carcinoom van de vulva (FIGO-stadia).

Stadium 0	Carcinoma in situ (vin III).	
Stadium I	Tumor is beperkt tot de vulva en/of perineum. De diameter is 2 cm of minder. Klieren zijn niet palpabel.	
Stadium II	Tumor is beperkt tot de vulva en/of perineum. De diameter is groter dan 2 cm. Klieren zijn niet palpabel.	
Stadium III	Tumor van elke grootte, met uitbreiding:	– overgrijpend op onderste deel urethra en/of vagina, anus en/of – unilaterale lymfkliermetastasen in de lies.
Stadium IV	Tumor van elke grootte, met uitbreiding:	– infiltrerend in bovenste deel van de urethra, blaasmucosa, rectummucosa en/of gefixeerd aan benige bekken en/of bilaterale kliermetastasen in de lies;

5.7.2 TUMOREN VAN DE VAGINA

Het vaginacarcinoom is zeer zeldzaam. Veelal zijn tumoren in de vagina metastasen van andere gynaecologische tumoren, zoals het cervixcarcinoom. Het primaire vaginacarcinoom is meestal afkomstig van het plaveiselcelepitheel. Chirurgische therapie is door de nabijheid van blaas en rectum vaak niet goed mogelijk. De behandeling is daarom bij voorkeur met radiotherapie.

Ook de maligne tumoren van de vagina kunnen worden ingedeeld in FIGO-stadia (tabel 5.3).

Tabel 5.3 Carcinoom van de vagina (FIGO-stadia).

Stadium 0	Carcinoma in situ (vain).
Stadium I	Het carcinoom is beperkt tot de vaginawand.
Stadium II	Het carcinoom heeft zich uitgebreid in het subvaginale weefsel, maar zich niet uitgebreid tot op de bekkenwand.
Stadium III	Het carcinoom heeft zich uitgebreid tot op de bekkenwand.
Stadium IV	Het carcinoom heeft zich uitgebreid buiten het kleine bekken, of heeft de mucosa van blaas of rectum geïnfiltreerd.

5.7.3 TUMOREN VAN DE CERVIX UTERI

Premaligne afwijkingen

Het cytologisch onderzoek van de cervix uteri (pap-smear) is bedoeld om afwijkingen in een vroeg stadium op te sporen. (afb. 5.14). Bij afwijkende cytologie (pap IIIA of hoger) wordt colposcopie verricht waarmee de afwijking zichtbaar wordt gemaakt. Via biopsie kan weefsel van het afwijkende gebied worden verkregen. Hiervan vindt histologisch onderzoek plaats om de aard van de afwijking duidelijk te maken. Eptiheelafwijkingen van de cervix worden ingedeeld naar ernst van nieuwvorming, ook wel *cervicale intra-epitheliale neoplasie* (CIN) genoemd. Hierbij is:
- CIN I: lichte dysplasie;
- CIN II: matige dysplasie;
- CIN III: ernstige dysplasie;
- CIS: carcinoma in situ.

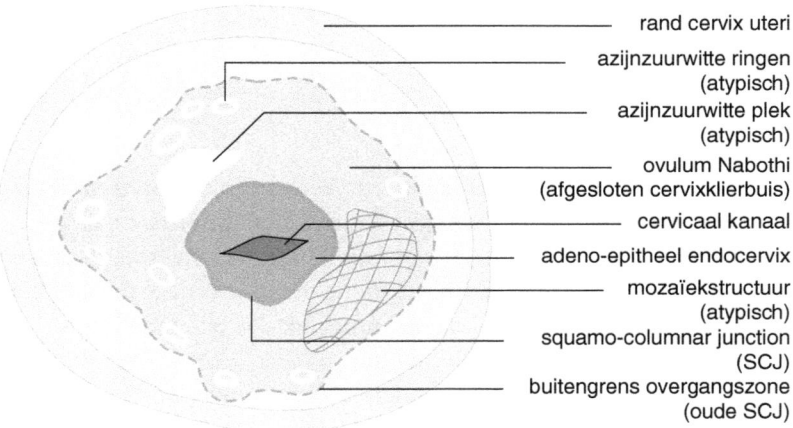

Afbeelding 5.14 *Colposcopisch beeld van de cervix uteri na aankleuren met 3% azijnzuur (schematisch).*

Dysplasie is een histologisch begrip en berust op microscopisch onderzoek van plakjes weefsel. In normaal epitheel is er een regelmatige rijping te zien van ronde cellen ontstaan uit de basaalmembraam, de basale cellen naar platte plaveiselcellen. Bij dysplasie is deze opbouw verstoord en bevinden zich cellen in verschillende rijpingsfase door elkaar heen. Humaan papillomavirus (HPV), roken en andere factoren worden verantwoordelijk gehouden voor het ontstaan van dysplasie en/of carcinoom van de vulva, de vagina en de cervix. Vooral HPV type 16 en 18 blijken oncogeen. Door op jonge leeftijd te vaccineren met deze typen HPV, wordt de kans op het krijgen van cervixcarcinoom veel kleiner. Het is echter zo dat ook na vaccinatie de kans op het krijgen van cervixcarcinoom aanwezig blijft, onder andere omdat er nog andere oncogene HPV-types zijn die niet door de vaccinatie worden bestreden. Controle door middel van uitstrijkjes of door onderzoek op HPV is dus nog steeds noodzakelijk.

Therapie

CIN II en CIN III en CIS worden behandeld via een lisexcisie. Hierbij wordt met een elektrisch lisje het weefsel geëxcideerd. Soms wordt een conisatie verricht; hierbij wordt een groter stuk weefsel geëxcideerd. Dit kan bijvoorbeeld noodzakelijk zijn in geval van recidief. CIN I wordt meestal niet behandeld, maar na een jaar gecontroleerd met behulp van cytologie en/of colposcopie.

Cervixcarcinoom

Door de invoering van de screening met uitstrijkjes, is er een sterke daling opgetreden in het voorkomen van cervixcarcinoom. Toch overlijden hier jaarlijks nog circa driehonderd vrouwen aan. Het cervixcarcinoom is meestal een plaveiselcelcarcinoom dat afkomstig is van het epitheel van de cervix. Het breidt zich lokaal uit. Hematogene metastasering naar botten, longen en cerebrum wordt pas in een gevorderd stadium van de ziekte gezien.

Symptomen

- Onregelmatig vaginaal bloedverlies.
- Contactbloedingen.
- Fluor vaginalis.
- Afwijkende cytologie bij het bevolkingsonderzoek.

Diagnostiek

Weefselonderzoek is een belangrijk onderdeel van de diagnostiek. Dit wordt verkregen door cytologie en vooral biopten uit een verdacht gebied van de cervix uteri. Bij een infiltrerende carcinoom wordt bij speculumonderzoek de makkelijk bloedende tumor gezien. Bij het vaginaal toucher wordt een indruk gekregen over de uitgebreidheid van het proces. Met MRI wordt hiervan een nauwkeurig beeld gekregen.

Therapie

- Stadium IA: conisatie of uterusextirpatie.
- Stadium IB: uterusextirpatie met bekkenlymfeklieren, eventueel radiotherapie.

Tabel 5.4 Carcinoom van de cervix (FIGO-stadia)

Pre-invasief carcinoom	
Stadium 0	CIN III, CIS (carcinoma in situ).
Invasief carcinoom	
Stadium I	Het carcinoom is beperkt tot de cervix.
Stadium IA	Micro-invasief carcinoom. Niet verder dan 5 mm in de diepte, en 7 mm in de breedte.
Stadium IB	Invasief carcinoom.
Stadium II	Het carcinoom breidt zich uit buiten de cervix, maar heeft zich niet uitgebreid tot op de bekkenwand. Het carcinoom kan zich uitbreiden naar de vagina, maar niet in het onderste derde gedeelte.
Stadium IIA	Alleen uitbreiding naar de vagina, geen duidelijke uitbreiding in het parametrium.
Stadium IIB	Duidelijke uitbreiding in het parametrium.
Stadium III	Het carcinoom heeft zich uitgebreid tot op de bekkenwand; bij rectaal onderzoek is er geen tumorvrije ruimte tussen tumor en bekkenwand. De tumor breidt zich uit in het onderste derde gedeelte van de vagina.
Stadium IIIA	Alleen vaginale uitbreiding tot het onderste derde gedeelte, doch geen uitbreiding tot aan de bekkenwand.
Stadium IIIB	Uitbreiding tot aan de bekkenwand.
Stadium IV	Het carcinoom heeft zich uitgebreid buiten het kleine bekken, of heeft zich klinisch uitgebreid in de mucosa van blaas of rectum.
Stadium IVA	Uitbreiding van de tumor tot de aangrenzende organen.
Stadium IVB	Metastasering naar organen op afstand.

– Stadium IIA: radiotherapie in combinatie met chemotherapie (chemoradiatie), soms chirurgie.
– Stadium IIB: chemoradiatie.
– Stadium III: radiotherapie, eventueel met chemotherapie.
– Stadium IV: radiotherapie, eventueel met chemotherapie.

5.7.4 TUMOREN VAN HET CORPUS UTERI
Endometriumcarcinoom
Van de maligne gynaecologische tumoren komt het endometriumcarcinoom het meest frequent voor. In Nederland overlijden er jaarlijks ongeveer vierhonderd vrouwen aan deze maligniteit. Het wordt meestal ontdekt bij vrouwen tussen 50-65 jaar en het wordt nogal eens gezien bij vrouwen met adipositas, diabetes of hypertensie. Er lijkt een relatie te bestaan tussen langdurige oestrogene stimulatie van het

endometrium zonder dat er progestagene werking tegenover staat. Dit is bijvoorbeeld het geval bij behandeling van overgangsklachten bij vrouwen in de menopauze met alleen oestrogenen. Er ontstaat door de langdurige oestrogene stimulatie hyperplasie van het endometrium. Dit kan veranderen in de premaligne 'atypische hyperplasie' en uiteindelijk overgaan in carcinoom.

Symptomen

Het endometriumcarcinoom dient zich meestal in een vroeg stadium aan door vaginaal bloedverlies in de postmenopauze of onregelmatig vaginaal bloedverlies vóór de menopauze.

Diagnostiek

Met behulp van vaginale echoscopie kan de endometriumdikte worden beoordeeld. Als deze groter is dan 4 mm, dan is weefseldiagnostiek aangewezen. Dit kan poliklinisch verkregen worden met een pipelle; een dunne canule waarmee via de cervix endometrium kan worden opgezogen. Soms is hysteroscopie nodig om het endometrium te beoordelen. Hierna wordt dan een curettage verricht om weefsel te verkrijgen.

Tabel 5.5 Carcinoom van het corpus uteri (FIGO-stadia)	
Stadium 0	Carcinoom in situ, atypische endometriumhyperplasie.
Stadium I	Het carcinoom is beperkt tot het corpus uteri.
Stadium II	Het carcinoom breidt zich uit naar de cervix, maar niet buiten de uterus.
Stadium III	Het carcinoom breidt zich uit buiten de uterus, maar niet buiten het kleine bekken.
Stadium IV	Het carcinoom breidt zich uit buiten het kleine bekken, of is de mucosa van blaas of rectum geïnfiltreerd.

Therapie

Bij een beperkte tumor is uterus- met adnexextirpatie voldoende. Bij uitbreiding van de tumor kan afhankelijk van verschillende factoren worden gekozen voor radiotherapie, chemotherapie of hormonale therapie met progestagenen.

Leiomyosarcoom

Leiomyosarcomen zijn zeer kwaadaardig, maar komen zelden voor. Zij ontstaan uit het myometrium of uit een bestaand myoom. Patiënten hebben nogal eens klachten van een groeiende uterus, soms wordt een sarcoom bij toeval door histologisch onderzoek van een verwijderde uterus gevonden.

Therapie

Operatieve verwijdering van de uterus en de adnexa. Aanvullende radiotherapie heeft mogelijk effect, maar niet op de hematogene metastasen waaraan patiënten uiteindelijk overlijden.

5.7.5 TUMOREN VAN TUBA EN OVARIUM

Tubacarcinoom

Dit is een adenocarcinoom van het tuba-epitheel en komt zelden als primaire tumor voor. Het beeld lijkt dan op een ovariumcarcinoom.

Symptomen

Adnexvergroting of plots vochtverlies in de postmenopauze zijn symptomen die kunnen duiden op een tubacarcinoom. Meestal is het echter een toevalsbevinding.

Therapie

Als de tumor tot de tuba beperkt is, volstaat uterusextirpatie met adnexen. Bij verdere doorgroei kan worden gekozen voor chemotherapie.

Ovariumcarcinoom

Het opmerkelijke van het ovariumcarcinoom is dat de ziekte lang symptoomloos kan verlopen en als het eenmaal wordt ontdekt in een laat stadium, vaak een matige prognose heeft. Net zoals de eerder beschreven benigne tumoren van het ovarium, kunnen ook maligne tumoren uitgaan van alle typen weefsel waaruit het ovarium is opgebouwd. Meestal is het echter een adenocarcinoom, uitgaande van het oppervlakte-epitheel. De tumor verspreidt zich lokaal naar de tuba, uterus en nabijgelegen darmen. Omdat ovaria vrij in de buikholte liggen, verspreiden tumorcellen zich gemakkelijk door de gehele peritoneale holte. Ook niet nabij gelegen darmen, peritoneum, diafragma en omentum kunnen spoedig aangedaan zijn, vaak wordt dan ook ascites gezien. Lymfogene metastasering naar de lymfklieren in het bekken en para-aortaal treden in een vroeg stadium op.

Symptomen

Vaak staat een pijnloze toename van de buikomvang op de voorgrond. Deels wordt dit veroorzaakt door de tumor zelf, maar in belangrijke mate ook door het optreden van ascites.

Tabel 5.6	Carcinoom van het ovarium (FIGO-stadia)
Stadium I	De tumor is beperkt tot de ovaria.
Stadium IA	De tumor is beperkt tot één ovarium, geen ascites.
Stadium IB	Groei is beperkt tot beide ovaria, geen ascites.
Stadium IC	Tumor als in stadium IA of IB, maar met ascites, of positieve cytologie in de peritoneale spoelvloeistof.
Stadium II	Tumorgroei in één of beide ovaria met uitbreiding in het kleine bekken.
Stadium IIA	Uitbreiding en/of metastasen naar de uterus en/of tubae.
Stadium IIB	Uitbreiding naar andere weefsels binnen het kleine bekken.
Stadium IIC	Tumor zoals in stadium IIA of IIB, maar met ascites of positieve cytologie in peritoneale spoelvloeistof.
Stadium III	Tumorgroei in één of beide ovaria, met peritoneale metastasering buiten het kleine bekken en/of positieve retroperitoneale klieren.
Stadium IV	Tumorgroei in één of beide ovaria met metastasen op afstand buiten de buikholte.

Diagnostiek

Bij gynaecologisch onderzoek valt de palbabele tumor op, evenals de ascites. Bij echoscopisch onderzoek wordt een beeld gekregen van de ovariumtumor. Ascites is goed waarneembaar als vrij vocht in de buikholte. De uitgebreidheid van het proces en eventueel aangedane lymfeklieren kunnen zichtbaar worden gemaakt met een CT-scan of MRI.
In het bloed wordt het CA-125 bepaald, wat een tumormerkstof is voor ovariumcarcinoom.

Therapie

Het aangedane adnex wordt verwijderd samen met het andere adnex (wat nogal eens is aangedaan) en de uterus. Bij lokale verspreiding van de tumor wordt geprobeerd zoveel mogelijk tumorweefsel te verwijderen. Bij ovariumcarcinoom stadium III en IV wordt in combinatie met een operatie chemotherapie gegeven. Soms blijkt de tumor niet operabel en wordt eerst met chemotherapie gestart. Chemotherapie kan bestaan uit verschillende cytostatica die naast elkaar worden gegeven. Het ovariumcarcinoom blijkt hier vaak gevoelig voor te zijn, zodat de ziekte voor onbepaalde tijd in remissie gaat. Door chemotherapie is de levensverwachting van patiënten met ovariumcarcinoom beduidend verlengd. Recidieftumoren komen helaas vaak voor, en de tumor kan dan resistent voor de gebruikte cytostatica zijn geworden. Een behandeling met cytostatica is zeer intensief en zowel vermoeiend als bedreigend voor de patiënt. Veel aandacht en steun van verpleegkundigen en artsen zijn dan ook noodzakelijk.

Profylactische ovariëctomie
In sommige families komen ovariumtumoren vaker voor. Soms is dit risico gekoppeld aan een hogere kans op borstkanker. Hierbij wordt nog al eens een bepaalde afwijking bij DNA-onderzoek gevonden; de BRCA-genmutatie. Sommige vrouwen kiezen er dan voor om hun ovaria uit voorzorg te verwijderen. Dit kan via laparoscopie, waarbij de tubae ook worden verwijderd.

5.8 Menstruatiestoornissen

De menstruele cyclus is het gevolg van hormonale veranderingen op het endometrium rond de rijping en het weer te gronde gaan van de follikel. Zie voor de beschrijving hiervan hoofdstuk 1.
Als dit complexe samenspel van verschillende hormonen en hun doelorganen niet goed verloopt, kan dat tot menstruatiestoornissen leiden. Deze worden onderverdeeld in:
- afwijkingen in *frequentie*: oligomenorroe (minder vaak) en polymenorroe (vaker);
- afwijkingen in *hevigheid*: hypermenorroe (meer) en hypomenorroe (minder);
- afwijkingen in *duur*: menorragie (langer);
- onregelmatig *bloedverlies* tussen de menstruaties: metrorragie;
- *pijnlijke* menstruatie: dysmenorroe;
- het niet optreden van de menstruatie bij het bereiken van de achttienjarige leeftijd: primaire amenorroe (bijv. bij het syndroom van Turner, het syndroom van Mayer-Rokitansky);
- het uitblijven van de menstruatie na normale menstruele cycli: secundaire amenorroe.

5.8.1 OORZAKEN VAN MENSTRUATIESTOORNISSEN
De oorzaken van menstruatiestoornissen kunnen centraal (in hypofyse of hypothalamus gelegen), ovariëel of uterien zijn.

Centrale oorzaken
Tot de centrale oorzaken van menstruatiestoornissen behoren onder andere:

– *hypofysetumoren*: een bekende hypofysetumor is het prolactinoom. Prolactine is een hormoon dat een belangrijke rol speelt bij de lactatie, maar normaal in kleine hoeveelheden wordt aangemaakt door cellen in de hypofyse. Soms kan er te veel prolactine worden aangemaakt. Het hoge prolactinegehalte in het bloed (hyperprolactinaemie) kan aanleiding geven tot vochtuitvloed uit de tepels (galactorroe). Daarbij remt hyperprolactinaemie de ovariële cyclus zodat amenorroe optreedt;
– *hypofunctie van hypothalamus-hypofyse*, waarbij te weinig gonadotrofinen (FSH, LH) worden geproduceerd om het ovarium adequaat te beïnvloeden (atletenamenorroe, anorexie, late rijping enz.).

Ovariële oorzaken

Ovariële oorzaken leiden meestal tot oligo- of amenorroe:
– agenesie (ontbreken) van de ovaria;
– polycysteus ovariumsyndroom;
– postmenopauze;
– persisterend follikel in de premenopauze;
– ovariumtumoren.

Uteriene oorzaken

Uteriene oorzaken leiden juist tot een hevigere menstruatie, variërend van meno- en metrorragie tot hyper- en dysmenorroe:
– poliepen;
– uterus myomatosus (submukeus myoom);
– endometriosis interna (adenomyosis);
– cervicitis;
– makkelijk bloedende uitstulping van het baarmoederslijmvlies (ectropion) (contactbloedingen);
– endometritis;
– doorbraakbloedingen bij hormonale therapie;
– cervixcarcinoom (contactbloedingen);
– endometriumcarcinoom;
– complicaties van de zwangerschap, zoals spontane abortus en extra-uteriene zwangerschap.

Secundaire amenorroe kan ook een uteriene oorzaak hebben, namelijk in het geval van het *syndroom van Asherman*. Hierbij is de afvloed van menstruatiebloed geblokkeerd door verklevingen in het cervicale kanaal en cavum uteri. Dit syndroom treedt zelden op, en wordt wel eens gezien na een curettage.

Abnormaal pijnlijke menstruatie (dysmenorroe) kan enige tijd na de menarche beginnen (primaire dysmenorroe), of zich later ontwikkelen (secundaire dysmenorroe). Primaire dysmenorroe berust op verhoogde en abnormale uterusactiviteit ten gevolge van de grote prostaglandineactiviteit. De therapie bestaat uit orale anticonceptie of prostaglandineremmers. Secundaire dysmenorroe komt voor bij endometriose en uterus myomatosus.

5.8.2 ONDERZOEK

Bij het gynaecologisch onderzoek wordt vanzelfsprekend goed naar de uterus gekeken. Cervixcytologie is van belang, en bij onregelmatig bloedverlies wordt een chlamydiakweek verricht. Het echoscopisch onderzoek is belangrijk, omdat hiermee in het endometrium kan worden gezocht naar poliepen en het myometrium kan worden beoordeeld op de aanwezigheid van myomen. Tevens kunnen bij de echo de ovaria worden beoordeeld, zodat een persisterende follikel zichtbaar wordt, of een beeld kan worden gezien dat past bij PCO-syndroom.

5.8.3 DIAGNOSTIEK EN BEHANDELING

Verdere diagnostiek en eventuele behandeling zijn afhankelijk van het type menstruatiestoornis, de leeftijd van de vrouw en het al dan niet bestaan van kinderwens.

Uiteindelijk kan het zijn dat de patiënt al van alles geprobeerd heeft om van haar menstruatiestoornissen af te komen, maar hier toch veel last van blijft houden en daarom kiest voor een uterusextirpatie.

Uterien bloedverlies in de postmenopauze maakt vrijwel altijd direct nadere diagnostiek noodzakelijk met vaginale echoscopie en zo nodig weefseldiagnostiek, om een endometriumcarcinoom uit te sluiten.

Dysmenorroe kan veelal worden behandeld met orale anticonceptiva, continue progestageentherapie of prostaglandineremmers.

Bloedverlies na coïtus (contactbloedingen) kan zo hinderlijk zijn dat behandeling noodzakelijk wordt. Allereerst moet cervixpathologie met een uitstrijkje worden uitgesloten. Ook een chlamydia-infectie kan soortgelijke klachten geven, zodat hier een kweek voor wordt verricht. Als de contactbloedingen het gevolg zijn van een makkelijk bloedend ectropion, dan is coagulatie of lisexcisie (zie par. 5.12) een goede behandelmethode.

5.9 Fertiliteitsstoornissen

Bij uitblijven van een gewenste zwangerschap na één tot twee jaar onbeschermd geslachtsverkeer is sprake van een fertiliteitsstoornis. Dit komt bij 15% van de relaties voor.
Voor het optreden van conceptie is noodzakelijk:
- normale coïtus, dus geen seksuologische stoornissen;
- het juiste moment van de coïtus, dus vlak vóór de ovulatie;
- adequaat sperma, waarbij er voldoende goed bewegende zaadcellen moeten zijn;
- ontvankelijk cervixslijm, zodat de spermatozoa het cervicale kanaal kunnen passeren;
- ovulatoire cyclus;
- doorgankelijke en goed functionerende tubae voor het transport van de eicel naar het cavum uteri;
- normaal cavum uteri;
- een endometrium in goede secretiefase, geschikt voor innesteling van de bevruchte eicel (nidatie).

Stoornissen van de fertiliteit kunnen zich op alle niveaus voordoen en kunnen systematisch worden onderzocht.
- De *anamnese* kan informeren over seksuologische stoornissen en belangrijke ziekten van man (bof) en vrouw (salpingitis).
- *Spermaonderzoek* geeft belangrijke informatie over het aantal, de bewegelijkheid en morfologie (vorm) van de spermatozoa. Slecht sperma kan beteken dat er te weinig zaadcellen zijn, zij niet goed bewegen, een afwijkende vorm hebben, of een combinatie hiervan. Dit komt voor bij aangeboren afwijkingen van de mannelijke geslachtsorganen, na het doormaken van de bof, bij varicokèle (spataderen in het scrotum), maar meestal zonder duidelijke oorzaken.
- Belangrijke informatie over het sperma en de ontvankelijkheid van het cervixslijm wordt verkregen bij de *post-coïtumtest* (de zogenaamde sims-hühnertest). Een aantal uren na de coïtus en net vóór de ovulatie (bijv. op de twaalfde dag van de cyclus) wordt de cervix uteri onderzocht. Bij optimale omstandigheden staat de cervix wat open en is ruim en helder cervixslijm aanwezig, dat lange draden vormt. Bij microscopisch onderzoek van het cervixslijm worden voldoende, goed beweeglijke spermatozoa gezien. Na drogen vertoont het cervixslijm een fraai varenpatroon.
- De al dan niet ovulatoire cyclus wordt geanalyseerd door de *basale-temperatuurcurve* en zo nodig door progesteronbepalingen in de tweede helft van de cyclus. Eventueel kan een microcurettage wor-

den uitgevoerd om aan te tonen of het endometrium ontvankelijk is voor de eicel.
- De doorgankelijkheid van de eileiders kan worden beoordeeld via *hysterosalpingografie*. Het cavum uteri kan dan ook worden beoordeeld, maar nog beter door hysteroscopie.
- Bij *diagnostische laparoscopie* met opspuiten met methyleenblauw van uterus en tubae kan wederom de doorgankelijkheid van de tubae worden beoordeeld, en bovendien de aanwezigheid (en mogelijkheden tot operatieve correctie) van afwijkingen van en rondom de genitalia interna.
- Door de laparoscopie te combineren met een *diagnostische hysteroscopie*, kan het cavum uteri worden beoordeeld.

5.9.1 THERAPEUTISCHE BEHANDELING

Meestal bestaat er geen behandeling voor de matige spermakwaliteit van de man. Als er een varicokèle aanwezig is, wordt soms geprobeerd om dit te corrigeren. Dit heeft echter beperkt effect. Om toch een zwangerschap tot stand te brengen kan kunstmatige inseminatie (KI) van voorbewerkt zaad uitkomst bieden. Als er echter maar heel weinig zaadcellen in het ejaculaat aanwezig zijn, wordt er voor gekozen om een enkele zaadcel direct in een eicel te injecteren (intracytoplasmatische sperma-injectie, ICSI). De procedure is verder als bij IVF (zie verderop in deze paragraaf). Bij bepaalde afwijkingen komen er geen spermatozoa in het ejaculaat voor. Deze zijn soms nog wel te verkrijgen via het aanprikken van de bijbal (epididymis). Dit kan via de huid van het scrotum (percutane epididymale sperma-aspiratie, PESA) of na het vrij prepareren van de epididymis met behulp van een operatie-microscoop (microchirurgische epididymaire sperma-aspiratie, MESA). Mochten er in de epididymis onvoldoende spermatozoa aanwezig zijn, dan bestaat in sommige centra in de wereld nog de mogelijkheid tot een testisbiopt waarbij voorstadia van spermatozoa verkregen worden (testiculaire spermatozoa-extractie, TESE). Helaas geldt voor sommige mannen dat ondanks al deze technieken er niet voldoende zaadcellen kunnen worden verkregen. In dat geval kan kunstmatige inseminatie van donorzaad (KID) worden overwogen.

Bij de vrouw kan anovulatie worden behandeld door medicamenteus een ovulatie te bewerkstelligen, wat ovulatie-inductie wordt genoemd. Dit kan in tabletvorm (clomid) of per subcutane injectie (humegon-pregnyl).
Als de tuba niet doorgankelijk is, kan dit soms operatief worden gecorrigeerd. Bij definitieve beschadiging van de tubafunctie is in-vitro-

fertilisatie (IVF) geïndiceerd. Bij IVF worden door hormoonbehandeling meerdere follikels tot rijping gebracht. De eicellen in de follikels worden geoogst onder echogeleiding. Hierbij vindt de conceptie in het laboratorium plaats en wordt het vroege embryo via de cervix in de uterus geplaatst.

De hormonale behandeling van anovulatie of gecontroleerde hyperstimulatie bij IVF lijdt soms tot een ernstig ziektebeeld. De ovaria blijken dan zo gevoelig voor een hormonale behandeling dat een *ovarieel hyperstimulatiesyndroom* (OHSS) ontstaat. Er ontstaan dan zeer grote ovaria met vele grote en kleine follikels. Door een nog niet volledig opgehelderd mechanisme ontstaat er een verhoogde vasculaire permeabiliteit in het gehele lichaam; de bloedvaten lekken vocht naar omliggende ruimten. Hierdoor vindt er vochtophoping in de buikholte (ascites) en thoraxholte (hydrothorax) plaats, terwijl het bloed in de vaten indikt. Het syndroom kan heel mild verlopen, maar ook ernstig, zodat ziekenhuisopname en soms bewaking op een intensive care nodig is. De behandeling is symptomatisch. Het intravasculaire vocht wordt aangevuld met intraveneuze vochttoediening. Omdat er een verhoogde kans is op trombose wordt antistolling gegeven. Bij veel klachten van de ascites of hydrothorax kan een ontlastende punctie worden verricht. Door preventieve maatregelen komt het OHSS tegenwoordig minder vaak voor. Het blijft echter noodzakelijk om patiënten, voor zij met een IVF-behandeling starten, te informeren over de mogelijk ernstige complicaties van OHSS.

5.10 Ongewenste zwangerschap

Een aantal zwangerschappen ontstaat onbedoeld: het optreden van zwangerschap wordt als een – al dan niet welkome – verrassing ervaren. Vele van deze onbedoelde zwangerschappen worden dan alsnog geaccepteerd. In een aantal gevallen echter wordt de zwangerschap als definitief ongewenst beschouwd en volgt een verzoek tot zwangerschapsafbreking.

Een aparte groep vormen de vrouwen die zwangerschapsafbreking wensen in verband met een aangetoonde foetale afwijking. Dit kan een genetische afwijking zijn, zoals het syndroom van Down, maar komt ook wel voor zonder dat dit het geval is. Er kunnen bijvoorbeeld echoscopisch afwijkingen aan de foetus vastgesteld zijn die niet met het leven verenigbaar zijn. Technisch wordt onderscheid gemaakt tussen zwangerschapsafbreking vóór en na dertien weken amenorroe.

5.10.1 ZWANGERSCHAPSAFBREKING

Zwangerschapsafbreking voor dertien weken amenorroe bestaat uit de 'overtijdbehandeling': een vroege zuigcurettage (zie par. 5.12) die kan worden verricht zodra de zwangerschapstest positief is, maar meestal pas wordt verricht als er een vrucht(zak) in de uterus zichtbaar is.

Bij zwangerschapsafbreking na dertien weken amenorroe wordt meestal gekozen voor de toediening van prostaglandinen (intramusculair of intraveneus) of aan prostaglandine verwante medicijnen (misoprostol als vaginale tabletten), eventueel vooraf behandeld met een progestageen antagonist (mifegyne). Hierdoor wordt de vrucht meestal levenloos uitgedreven. Minder vaak wordt gekozen voor amnionpunctie, waarbij vruchtwater wordt vervangen door hypertoon zout (NaCl 20%). Hierbij wordt eerst een intra-uteriene vruchtdood veroorzaakt en volgt later een vroege partus immaturus.

5.10.2 TOEPASSING VAN ZWANGERSCHAPSAFBREKING

Toepassen van zwangerschapsafbreking vergt een zorgvuldig onderzoek naar de werkelijke motieven van de vrouw. Een multidisciplinaire benadering, inclusief een consult van een maatschappelijk werkende, kan van groot belang zijn voor een juiste beslissing. Begeleiding en behandeling van vrouwen met een ongewenste zwangerschap vergen vrijwillige medewerking en goede onderlinge contacten van alle betrokkenen: huisarts, gynaecoloog, anesthesist, verpleegkundigen van afdeling en operatiekamer en maatschappelijk werkenden. De vrouw die om medische redenen een abortus ondergaat blijkt de ingreep relatief als zeer belastend te ervaren. Dat is begrijpelijk: de gewenste zwangerschap kan thans, bijvoorbeeld door de uitslag van de vruchtwaterpunctie (punctie bij zestien weken, uitslag bij negentien weken) niet doorgaan. Intensieve zorg en nazorg zijn, ook in deze gevallen, van groot belang.

5.11 Seksuologische stoornissen

De vrouwenarts, huisarts en psychiater kunnen worden geconfronteerd met de seksuologische problemen van hun patiënten en hun partner(s). Het terrein van de seksuologie vergt zorgvuldige diagnostiek en behandeling.

5.11.1 BEGRIPPEN SAMENHANGEND MET SEKSUOLOGISCHE STOORNISSEN

- *Dyspareunie*: pijn bij de coïtus, in het bijzonder bij de vrouw. Het kan veroorzaakt worden door infecties of littekens, bijvoorbeeld een episiotomielitteken. Maar ook angst en spanning, zoals angst voor zwangerschap of angst voor seksuele opwinding, kan dyspareunie veroorzaken.
- *Vaginisme*: spierkramp, die de coïtus onmogelijk maakt. Het kan veroorzaakt worden door angst, maar ook het gevolg zijn van dyspareunie. Soms speelt een seksueel trauma in de jeugd een belangrijke rol in het ontstaan van vaginisme.
- *Libidovermindering*: verminderde zin in seksueel contact. Het kan zijn dat lichamelijke stoornissen en medicatie een verminderd libido geven, maar vaak spelen stress, depressies en vooral relatieproblemen een rol.
- *Erectiele disfunctie van de man*: het onvermogen tot erectie te komen of deze voldoende lang te continueren om ejaculatie te bereiken. Het kan veroorzaakt worden door organische stoornissen als neuropathie bij diabetes mellitus of na een prostaatoperatie waarbij zenuwen beschadigd zijn. Ook komt het voor als bijwerking van farmaca zoals antihypertensiva. Vaak blijkt er echter geen organische stoornis aanwezig, maar wordt het erectieprobleem veroorzaakt door angst en vooral faalangst.

Zowel vrouwelijke als mannelijke patiënten zullen zich zelden primair met hun seksuologische klacht presenteren, omdat er veel gêne voor bestaat. Het behoort tot de kunst van het hulp verlenen de betrokkene in staat te stellen de klacht te uiten en hulp te bieden.

Onderzoek en behandeling van seksuologische problemen berusten op uitsluiten van organische aandoeningen, zorgvuldige anamnese van beide partners en steunende psychotherapie. Een dergelijke behandeling vergt veel aandacht en tijd, maar kan zeer succesvol zijn.

5.12 Gynaecologische operaties

Hierna volgt een beschrijving van de gebruikelijke gynaecologische operatieve ingrepen.
Om een indruk te geven over de aard en omvang van de ingreep, wordt de chirurgische techniek van de ingreep omschreven en een gemiddelde operatieduur bij uitblijven van complicaties gegeven. Ook wordt de opnameduur bij ongestoord postoperatief beloop genoemd.

5.12.1 OVERZICHT GYNAECOLOGISCHE OPERATIEVE INGREPEN

Abortuscurettage

Abortuscurettage gebeurt meestal onder algehele anesthesie, maar kan ook met plaatselijke verdoving, waarbij de cervix geïnfiltreerd wordt met een lokaal anestheticum. De duur van de ingreep is ongeveer vijftien minuten. Hierdoor is slechts een korte opname of dagbehandeling nodig. Bij de ingreep moet het cervicaal kanaal wat opgerekt worden voordat het cavum uteri gecuretteerd kan worden. Dit gebeurt met hegarstiften; metalen staafjes in oplopende dikte. De curettage wordt verricht met een curette, maar meestal wordt gekozen voor een zuigbuis die vacuüm wordt gezogen, vandaar de naam vacuümcurettage.

Indicaties:
- missed abortion;
- abortus incompletus;
- zwangerschapsafbreking (tot 12 weken);
- molazwangerschap.

Gefractioneerde curettage

De procedure begint met een curettage van het cervicaal kanaal. Het weefsel dat hierbij wordt verkregen wordt apart gehouden. Hierna wordt het cervicale kanaal gedilateerd met hegarstiften, zoals staat beschreven bij de abortuscurettage. Hierna wordt met een curette weefsel uit het cavum uteri geschraapt. Dit corpuscurettement wordt gescheiden van het cervixcurettement opgestuurd voor histologisch onderzoek. Omdat dit gescheiden wordt gehouden kan worden bepaald of een eventueel carcinoom in het corpus, de cervix of beiden is gelokaliseerd.

Indicaties:
- abnormaal vaginaal bloedverlies;
- bloedverlies in de postmenopauze.

Microcurettage

Zonder anesthesie, duur vijf minuten, en kan poliklinisch plaatsvinden. Zonder dilatatie van de cervix wordt met een speciale dunne microcurette een endometriumbiopt genomen. Door dit op een bepaald moment in de menstruele cyclus te verrichten, kan worden aangetoond of het endometrium 'in fase' met de cyclus is.

Indicatie:
- Infertiliteitonderzoek.

Pipelle
Dit wordt op de zelfde manier gedaan als een microcurettage, en vindt ook poliklinisch plaats. Het verschil is dat het wordt verricht met een dunne canule waarmee endometrium kan worden opgezogen.

Indicaties:
- abnormaal uterien bloedverlies;
- bloedverlies in de postmenopauze.

Lisexcisie
Wordt verricht na infiltratie van een lokaal anestheticum in de cervix. Met een metalen lis wordt elektrisch een oppervlakkig stukje weefsel van de cervix afgehaald.

Indicaties:
- behandeling van premaligne afwijkingen van de cervix zoals CIN II en III;
- het verwijderen van een gemakkelijk bloedend naar buiten gekeerd baarmoederslijmvlies (ectropion) bij contactbloedingen. Voor deze indicatie kan vaak ook worden volstaan met alleen het coaguleren van de cervix.

Conisatie
De conisatie wordt onder algehele of spinale anesthesie verricht. De ingreep duurt dertig minuten. Patiënten kunnen meestal dezelfde dag weer naar huis. Bij deze ingreep wordt een kegelvormig gedeelte uit de cervix uteri gesneden (afb. 5.15). Het wondbed wordt hierna gecoaguleerd en zo nodig overhecht.

Indicaties:
- bij premaligne afwijkingen van de cervix zal in eerste instantie worden geprobeerd om de afwijking te verwijderen met een lisexcisie. Mocht er bij herhaling een recidief optreden, dan kan een conisatie uitkomst bieden;
- behandeling van een beginnend cervixcarcinoom (stadium IA);
- als de afwijking vooral in het cervicale kanaal zit.

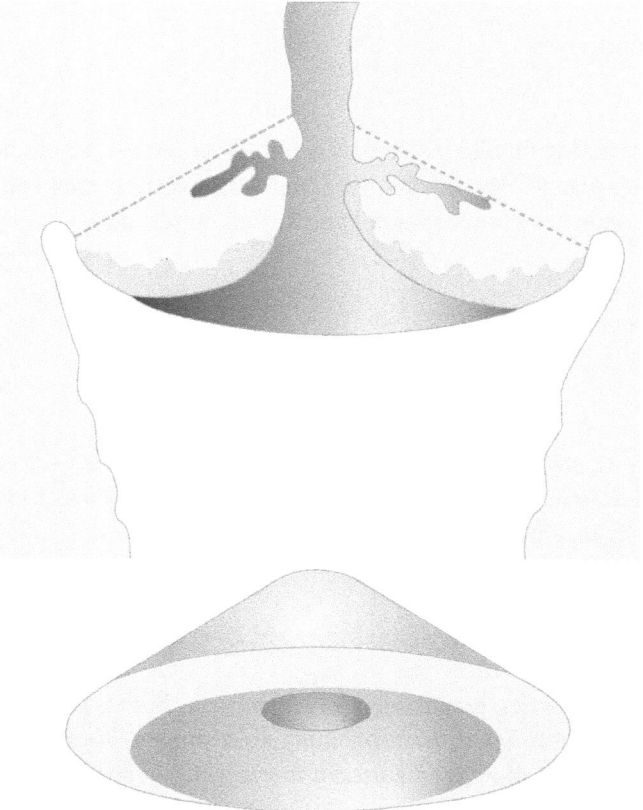

Afbeelding 5.15 Conisatie: een kegelvormig gebied wordt uit de cervix uteri gesneden.
boven: schematisch
onder: het preparaat

Lokale destructie

Lokale destructie met behulp van behandeling met warmte (diathermie), lasertherapie, of behandeling met koude, bevriezen (cryochirurgie). Cryochirurgie kan vaak zonder anesthesie plaatsvinden. Met de overige technieken is bij kleine afwijkingen lokale anesthesie nodig, en kan poliklinisch gebeuren. Bij grotere afwijkingen is narcose of een ruggenprik nodig. De duur is afhankelijk van de uitgebreidheid van de afwijking, en neemt ongeveer vijftien tot dertig minuten in beslag.

Indicaties:
- kleine premaligne afwijkingen van cervix uteri en vulva;
- condylomata acuminata.

Wordkatheter

De Wordkatheter is specifiek bedoeld om snel een acute bartholinitis te behandelen. In een poliklinische setting wordt de huid over de zwelling met een lokaal anestheticum geïnfiltreerd. Hierna wordt een incisie in de zwelling gemaakt zodat het pus kan aflopen. In de opening van de incisie wordt de katheter ingebracht zodat de incisieopening niet meteen dichtgroeit. Om ervoor te zorgen dat de katheter er niet uit gaat wordt, net als bij een katheter à demeure, een ballonnetje dat zich aan het uiteinde bevindt met enkele milliliters fysiologisch zout gevuld. Deze kleine ingreep is meestal binnen vijf minuten verricht. De katheter moet enkele dagen in blijven, en als het geen last geeft kan het na enkele weken verwijderd worden. Om de ontsteking tot rust te brengen worden zitbaden met soda of een milde zeepoplossing geadviseerd.

Incisie en marsupialisatie

Hiervoor is meestal algehele anesthesie nodig, de ingreep duurt vijftien minuten, en kan in dagbehandeling plaatsvinden. Bij deze ingreep wordt de (ontstoken) cyste geopend en wordt een nieuwe permanente verbinding naar vestibulum of vagina gemaakt door de wondrand te overhechten. Ook hier wordt na de ingreep geadviseerd zitbaden te nemen totdat de wond tot rust is gekomen.

Indicaties:
- bartholinitis acuta;
- cyste van Bartholin;
- cyste van de gang van Gartner.

Perineumplastiek

Algehele of lokale anesthesie, duur vijftien tot dertig minuten. Afhankelijk van de anesthesie kan de ingreep poliklinisch of klinisch plaatsvinden. Klinisch is het in dagbehandeling. In eerste instantie wordt een lengte-incisie over de perineum-vaginagrens gemaakt. Soms is excisie van littekenweefsel nodig. Hierna wordt het in dwarse richting met oplosbare draadjes gehecht. Bij een vernauwingsplastiek is het net andersom; hier wordt dwars geopend en in de lengte gesloten.

Indicaties:
- episiotomielitteken met klachten;
- verwijdings- of vernauwingsplastiek.

Vulvectomie/radicale vulvectomie
Algehele/epidurale anesthesie, duur één tot drie uur. De klinische opnameduur is afhankelijk van de grootte van de vulvectomie en varieert van dagopname tot enkele weken.

(Partiële) vulvectomie
Excisie van (een deel van) het vulvagebied. Opname: dagopname tot vijf dagen.

Indicatie:
- premaligne afwijkingen van de vulva.

Radicale vulvectomie
En-blocresectie van vulva en regionale lymfeklieren. Dit is een ernstig mutilerende ingreep en gaat gepaard met veel co-morbiditeit. Om deze redenen is gezocht naar minder belastende ingrepen, zoals de vulvectomie plus dubbelzijdig liesklicrtoilet. Bij kleine tumoren kan het voldoende zijn om de afwijking lokaal te excideren. Om lymfogene metastasering aan te tonen wordt met behulp van een radioactieve stof het eerste lymfklierstation (poortwachterklier) geïdentificeerd en onderzocht op tumorcellen.
Opname: Na een en-blocresectie kunnen patiënten wekenlang in het ziekenhuis liggen. Ook na een vulvectomie met liesklicrtoilet is één tot twee weken herstel in het ziekenhuis noodzakelijk.

Indicatie:
- vulvacarcinoom.

Prolapsplastiek
Er zijn vele soorten prolapsplastieken, de meest voorkomende zullen worden besproken. Algehele of spinale anesthesie is geboden en de klinische opnameduur varieert per ingreep.

Voorwandplastiek
Duur 30-45 minuten. Als eerste wordt de vaginawand in de middenlijn geïncideerd en wordt de vaginawand van de blaas losgeprepareerd. Hierna wordt de blaas met behulp van hechtingen ingestulpt. Het overtollige weefsel van de vaginawand wordt verwijderd en de vaginawand wordt weer in de mediaanlijn gesloten. Hierna wordt de vagina opgevuld met een lang gaas (vaginale tampon) en een katheter à demeure ingebracht. De tampon wordt de volgende dag verwijderd. De katheter wordt één tot vijf dagen ingelaten, hierna moet de mictie

goed op gang komen. Er wordt zorgvuldig gekeken of er na de mictie geen residu in de blaas achterblijft.
De opnameduur is, afhankelijk van de duur dat de katheter in blijft, drie tot vijf dagen.

Indicatie:
– cystokèle.

Achterwandplastiek

Duur 30-45 minuten. Opname: drie dagen.

Indicatie:
– rectokèle.

Descensus uteri

Bij prolapsklachten met descensus uteri wordt de prolapsplastiek als regel gecombineerd met een vaginale uterusextirpatie (zie vaginale uterusextirpatie). De operatieduur wordt dan met dertig tot veertig minuten verlengd. Opname: vijf dagen.

Vaginale prolapsoperatie met synthetisch materiaal

Dit kan onder algehele narcose of spinale anesthesie plaatsvinden. De operatieduur is één tot twee uur en patiënten zijn twee tot drie dagen in het ziekenhuis. Bij een cystokèle wordt de vaginavoorwand in de mediaanlijn geopend en naar de zijkant toe vrijgeprepareert tot achter het foramen obturatorius. Het matje wordt nu tegen de cystokèle aan gelegd en door het foramen gebracht, waarbij de uiteinden via de lies naar buiten worden gebracht. Bij een rectokèle wordt de vagina-achterwand in mediaanlijn geopend en naar de zijkant toe vrijgeprepareert tot aan de sacrospinale ligamenten. Het matje wordt nu tegen de rectokèle gebracht en de uiteinden worden door het sacrospinale ligament gevoerd en door de bil, vlak bij de anus, naar buiten gebracht. Bij een vaginatopprolas of descensus uteri worden zowel de voorwand als de achterwand geopereerd. De vaginawanden worden overhecht, evenals de kleine incisies in de liezen en bij de anus. Er wordt een katheter in de blaas gebracht en een tampon in de vagina, die de volgende dag weer worden verwijderd.

Indicaties:
– cystokèle;
– rectokèle;

- desensus uteri;
- vaginatopprolaps.

Vaginale uterusextirpatie
De vaginale uterusextirpatie kan onder algehele of spinale anesthesie worden verricht. De operatieduur is mede afhankelijk van de grootte van de uterus en neemt ongeveer een uur in beslag. De ziekenhuisopname duurt ongeveer vijf dagen. De ingreep wordt gestart met het omsnijden van de cervix uteri. Hierna wordt de blaas van de cervix afgeschoven en de plica vesico-uterina van het peritoneum geopend. Vervolgens wordt het rectum van de cervix/vagina afgeschoven en peritoneum van het cavum Douglasi geopend. De voor- en achterzijde van de uterus zijn nu los van hun omgeving. Hierna worden de verschillende structuren naast de uterus afgeklemd, doorgenomen en vervolgens met een oplosbare hechting omstoken. Er zijn meerdere stappen voor nodig om de uterus los te maken van de naastgelegen structuren, waarna de uterus kan worden uitgenomen. Zo nodig kunnen de adnexen mee worden verwijderd. Na de ingreep wordt een katheter à demeure en zo nodig een vaginale tampon ingebracht die de eerste dag na de operatie worden verwijderd.
Opname: vijf dagen.

Indicaties:
- menstruatiestoornissen;
- kleine uterus myomatosus met klachten;
- descensus uteri;
- recidiverende premaligne afwijkingen van de cervix;
- micro-invasief cervixcarcinoom.

Therapeutische hysteroscopie
De diagnostische hysteroscopie is beschreven in paragraaf 5.1.4. Therapeutische hysteroscopie kan plaatsvinden onder algehele of spinale anesthesie. De ingreep duurt ongeveer een uur en patiënten zijn één tot twee dagen in het ziekenhuis.
Bij afwijkingen van geringe omvang kan therapeutische hysteroscopie ook plaatsvinden met minimaal invasieve instrumenten. De ingreep duurt dan een halfuur en kan plaatsvinden (z)onder lokale anesthesie.

TCR-M
Transcervicale resectie van een myoom (TCR-M).

TCR-P
Transcervicale resectie van een poliep (TCR-P). Met het lisje van de resectoscoop kan de poliep in delen worden verwijderd.

TCR-E
Transcervicale resectie van het endometrium (TCR-E). Met behulp van een diathermisch lisje kan het endometrium in reepjes worden verwijderd. Ook kan met een stalen kogeltje (rollerball) het endometrium thermisch worden beschadigd, zodat er geen of nog maar weinig functionerend endometrium overblijft. Er zijn ook andere technieken ontwikkeld om het endometrium thermisch te beschadigen, deze worden verderop besproken onder 'endometriumdestructie'.

TCR-S
Transcervicale resectie van synechia (verklevingen) of septum (TCR-S). Met een diathermisch puntje worden de synechia of septa doorgenomen.

Hysteroscopische sterilisatie
Er zijn twee manieren om hysteroscopisch de tubae te blokkeren, zodat er geen zwangerschap meer tot stand kan komen. De ovablockmethode wordt tegenwoordig nog maar zelden toegepast. Hierbij wordt een siliconenpasta in de tubae gespoten. Na het uitharden van de pasta ontstaat een permanente sterilisatie. Tegenwoordig is de essuremethode de meest toegepaste techniek. Een spiraaltje gemaakt van titanium en dacron wordt in opgerolde toestand in de tuba gebracht, waarna het wordt ontrold. Hierdoor ontstaat lokale weefselreactie en groei van het weefsel in de spiraal. Na drie maanden is een complete obstructie van de tubae ontstaan, zodat veilige anticonceptie is gewaarborgd.

Laparoscopie
Algehele anesthesie is noodzakelijk, omdat het gas dat in de buikholte wordt gebracht het diafragma irriteert. De operatie duurt dertig tot zestig minuten en kan in dagbehandeling worden uitgevoerd. Door insufflatie van CO_2-gas (een enkele keer wordt lachgas gebruikt) wordt de buikholte opgeblazen, zodat er goed zicht wordt gekregen op de verschillende organen die zich hierin bevinden. Hierna wordt via een kleine incisie in de onderrand van de navel de laparoscoop ingebracht. Hulpinstrumentarium, zoals een grijptangetje, wordt ingebracht door een kleine tweede incisie boven de symfyse (afb. 5.16).

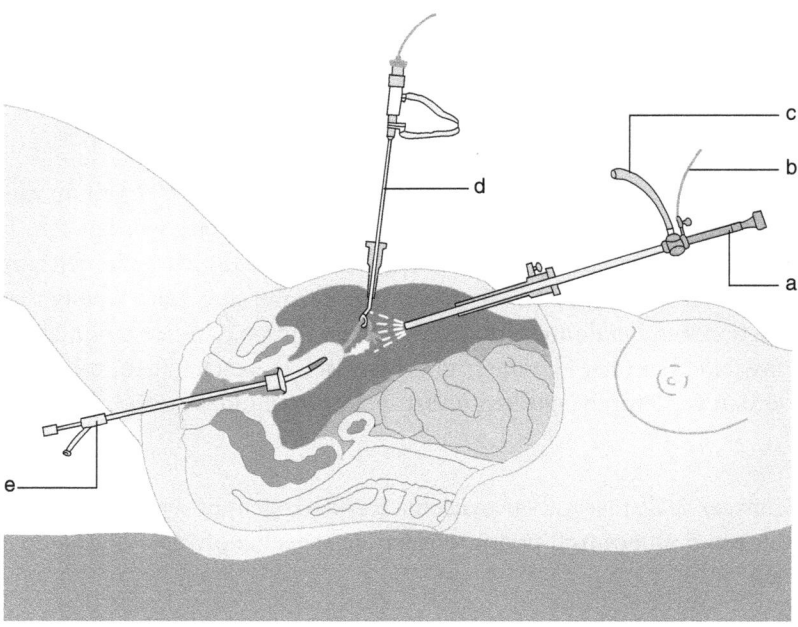

Afbeelding 5.16 Laparoscopie.
a laparoscoop via onderrand navel ingebracht
b toevoer van gas, bijvoorbeeld CO_2
c toevoer van licht
d manipulator door tweede incisie
e de uterus kan via verschillende methoden worden gemanipuleerd; in dit voorbeeld met behulp van een hysterograaf

Indicaties:
- diagnostische laparoscopie, bijvoorbeeld bij onbegrepen buikpijnklachten of bij ongewenste infertiliteit. Bij infertiliteit wordt ook de doorgankelijkheid van de tubae beoordeeld door via de cervix NaCl met methyleenblauw in het cavum uteri en daardoor in de tubae te brengen;
- bij sterilisatie worden de tubae geblokkeerd met clips, silastic ringetjes, of elektrocoagulatie;
- bij een diagnostische laparoscopie kunnen soms kleine ingrepen plaatsvinden, zoals het doornemen van vliezige adhesies of het coaguleren van kleine endometriose spotjes.

EUG

De operatie voor een extra-uteriene graviditeit (EUG) kan meestal via laparoscopie worden verricht. Algehele anesthesie is noodzakelijk en de ingreep duurt een uur. Patiënten kunnen vaak dezelfde dag weer naar huis. Vaak bevindt de EUG zich in de tuba. Er kan dan worden gekozen voor een tubotomie of tubectomie. Bij een tubotomie wordt er diathermisch een incisie gemaakt door de wand van de tuba, zodat het zwangerschapsproduct kan worden verwijderd. Hierna worden eventuele bloedingen diathermisch tot stand gebracht. Soms lukt het niet om goede hemostase te verkrijgen, of is het technisch niet mogelijk om een tubotomie te verrichten. Dan kan worden gekozen voor een tubectomie, waarbij de gehele tuba, inclusief EUG, wordt verwijderd. Na een tubotomie bestaat geen zekerheid dat al het zwangerschapsweefsel is weggehaald, zodat na de operatie het HCG-gehalte moet worden vervolgd totdat het niet meer is aan te tonen in het bloed. Het blijkt dat na een tubotomie de tuba meestal weer voldoende functioneert voor de passage van een eicel.

Laparoscopische chirurgie

Mits laparoscopisch bekwaam, kan de gynaecoloog een deel van de gynaecologische operaties laparoscopisch in plaats van laparotomisch uitvoeren. Het nadeel van laparoscopische operaties is dat zij meer tijd vergen en er meer (disposable) instrumentarium wordt gebruikt. Hierdoor is de ingreep duurder voor het ziekenhuis. Hier staat een aantal voordelen voor de patiënt tegenover. De buikincisies zijn kleiner en onder andere hierdoor is het herstel sneller. Dit is vaak al duidelijk in het ziekenhuis, waar patiënten al enkele dagen na de operatie worden ontslagen. Thuis gaat het herstel ook vlotter dan na een laparotomie; zij hervatten sneller hun dagelijkse activiteiten en gaan sneller weer aan het werk.
Zoals bij vrijwel alle laparoscopische ingrepen is algehele narcose nodig. De duur van de ingreep is afhankelijk van het type operatie en varieert van één tot vier uur. De klinische opnameduur is twee tot vier dagen.

Laparoscopische adnexoperatie

De operatie duurt ongeveer een uur. Patiënten kunnen de dag na de operatie naar huis. Bij een adnexoperatie zijn meer insteekopeningen in de buikwand nodig dan bij een diagnostische procedure. Dit komt omdat er met meerdere instrumenten tegelijk wordt gewerkt. Behalve de suprasymfysaire insteekopening wordt ook nog een opening links en/of rechts lateraal gemaakt, ter hoogte van de spina iliaca anterior superior. Een adnexoperatie kan bestaan uit een cystectomie; alleen het cysteuze proces in het ovarium wordt verwijderd, de rest van het ovariumweefsel blijft achter en vormt later weer een normaal functionerend ovarium. Bij een ovariëctomie wordt het gehele ovarium verwijderd, bij een adnectomie het ovarium samen met de tuba. Anders dan bij openbuikchirurgie, wordt bij laparoscopie vaak gewerkt met diathermie om hemostase te bewerkstelligen. Het bloedvatrijke weefsel dat de adnexa omgeeft, wordt met een diathermische klem dichtgebrand en vervolgens met een scherp instrument doorgenomen. Op deze wijze komt het adnex los van de omgevende structuren. Bij een tubectomie wordt alleen de tuba verwijderd.

Indicaties:
- ovariële cyste of andere ovariumtumor;
- profylactische adnexextirpatie bij verhoogde kans op ovariumcarcinoom;
- hydrosalpinx.

Laparoscopische uterusextirpatie

De laparoscopische uterusextirpatie is technisch een stuk moeilijker dan een adnexoperatie. Vooral bij grote uteri kan de operatieduur oplopen tot drie à vier uur. Ondanks de lange operatietijd zijn patiënten vaak na drie dagen al uit het ziekenhuis. Meestal worden bij een uterusextirpatie op benigne indicatie de ovaria in situ gelaten, zodat vrouwen niet vervroegd in de overgang komen. Tijdens de operatie krijgt de patiënt een katheter ingebracht die de volgende dag verwijderd kan worden. Als er goede hemostase is hoeft er geen tampon in de vagina achtergelaten te worden.

Indicaties:
- uterus myomatosus met klachten;
- menstruatieklachten bij een uterus die om technische redenen niet vaginaal verwijderd kan worden.

Laparoscopische prolapschirurgie

Het blijkt goed mogelijk om de prolapsoperatie laparoscopisch uit te voeren. De operatietechniek blijft gelijk, behalve de incisies in de buik en het instrumentarium waarmee wordt gewerkt. De klinische opnameduur is drie dagen.

Laparotomie

Een laparotomie kan via een mediane (verticale) of pfannenstielincisie (horizontale of bikinisnede) gebeuren. De mediane incisie kan zich beperken tot de onderbuik en loopt dan van symfyse tot aan de navel. Als in de gehele buikholte geopereerd moet worden, loopt de incisie van symfyse tot aan het borstbeen. Voor benigne gynaecologische operaties kan meestal worden volstaan met een pfannenstielincisie. Als de afwijking te groot is, of als er in verband met een oncologische afwijking ook andere plaatsen in de buik bereikbaar moeten zijn, wordt gekozen voor een mediane incisie.

Ook bij een laparotomie is meestal algehele narcose nodig, soms kan worden volstaan met spinale anesthesie (sectio). De opnameduur bij een laparotomische ingreep is ongeveer vijf dagen.

Laparotomische adnexoperatie

De duur is 45 minuten. Adnextumoren kunnen soms een enorme omvang bereiken. Bij grote adnexafwijkingen of bij verdenking op maligniteit is laparotomie in plaats van laparoscopie aangewezen.

Indicaties:
- adnextumoren;
- extra-uteriene zwangerschap enzovoort.

Laparotomische uterusextirpatie

Vooral door myomen kan een uterus zo groot worden dat een laparotomie is geïndiceerd. Meestal is een pfannenstielincisie voldoende, soms is een mediane incisie noodzakelijk. De operatieduur is één tot twee uur, de opnameduur vijf dagen. Bij uterusextirpatie in verband met een endometriumcarcinoom worden de adnexen ook meegenomen (totale extirpatie, afb. 5.17).

Indicaties:
- ovariumtumoren
- grote uterus myomatosus met klachten;
- endometriumcarcinoom.

Radicale uterusextirpatie

De meest bekende methode van radicale uterusextirpatie is die volgens Wertheim. De operatie duurt drie tot vijf uur en de klinische opname is zeven tot veertien dagen. Behalve de uterus worden ook de parametria (weefsel tussen uterus en bekkenwand), de bekkenlymfeklieren en het bovenste gedeelte van de vagina verwijderd.

Indicaties:
- cervixcarcinoom;
- corpuscarcinoom (soms).

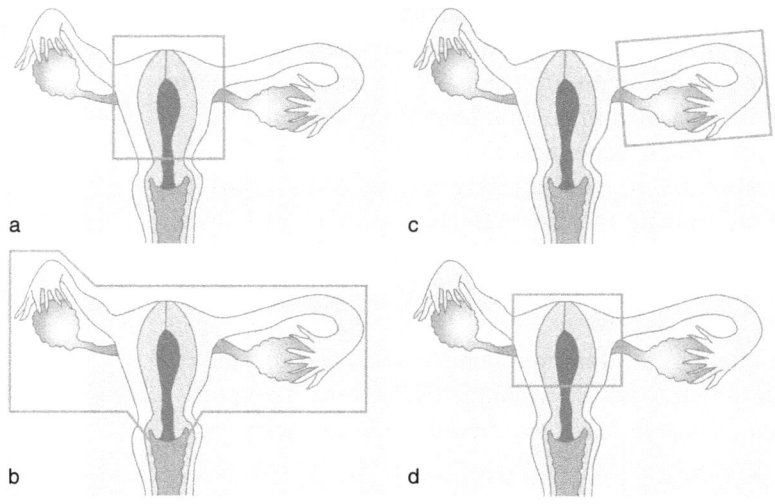

Afbeelding 5.17 Gynaecologische operaties.
a uterusextirpatie: alleen de gehele uterus wordt verwijderd
b radicale uterusextirpatie: behalve de uterus worden ook de parametria verwijderd, al dan niet met adnexen, lymfeklieren en vaginatop
c adnexextirpatie: ovarium en tuba worden verwijderd
d supravaginale uterusamputaie: alleen het corpus uteri wordt verwijderd

Incontinentieoperaties

Rond de laatste eeuwwisseling heeft zich een belangrijke verandering voltrokken in de operatietechniek voor urine-incontinentie. Voor deze tijd was de burchplastiek de operatie van eerste keus. Via laparotomie wordt tussen peritoneum en achterkant van de buikwandspieren het losmazig weefsel achter het os pubis opengemaakt en vandaar uit het para-urethrale weefsel opgezocht. Met hechtingen wordt dit weefsel verbonden aan het ligament van Cowper aan de bovenrand van de arcus pubis. De ingreep onder algele narcose duurt één tot twee uur en de opname duur is vijf tot zeven dagen. Na de ingreep blijft de blaaskatheter vijf dagen in situ.

In de jaren negentig van de vorige eeuw is de tension free vaginal tape (TVT) ontwikkeld; deze techniek wordt nu het meest toegepast. Voor de patiënt is het een enorme vooruitgang, want de ingreep duurt dertig minuten en de opnameduur is nog maar één tot twee dagen. Naast algehele narcose kan ook spinale of lokale anesthesie worden gebruikt. Bij de TVT-operatie wordt een bandje, gemaakt van geweven polypropyleen, via een incisie in de vaginavoorwand ingebracht. Hierna wordt het bandje achter de symfyse (orginele TVT), of door het foramen obturatorius gebracht (TVT-O). Het bandje hecht zich, doordat het geweven structuur heeft, in het omringende weefsel vast. De blaaskatheter blijft enkele uren tot één dag in situ. Vervolgens kunnen patiënten, na adequate mictie, uit het ziekenhuis worden ontslagen.

Indicatie:
– stressincontinentie.

Endometriumdestructie
Naast de endometriumdestructie met behulp van de resectoscoop zijn er verschillende operatietechnieken om het endometrium thermisch te beschadigen. Het merendeel van de instrumenten die bij deze technieken worden gebruikt hebben een beperkte diameter, zodat de cervix niet gedilateerd hoeft te worden. Meestal echter blijft voor deze ingrepen algehele of spinale anesthesie noodzakelijk. Deze kortdurende ingrepen (10-15 minuten) worden in dagbehandeling uitgevoerd.
De technieken zijn gebaseerd op verschillende principes, maar altijd wordt warmte gegenereerd. Daardoor beschadigt het endometrium. De warmtebron kan heet water zijn dat zich in een ballon bevindt, of via een systeem in de uterus circuleert. Een andere methode is dat het endometrium met microgolven wordt verhit.

Indicatie:
– menstruatieklachten zonder afwijkingen in de uterus.

Uterusembolisatie
Hoewel deze ingreep door de radioloog wordt verricht, stelt de gynaecoloog de indicatie en wordt op de gynaecologische afdeling de perioperatieve zorg verleent. De ingreep duurt één tot twee uur. Lokale infiltratie bij de incisieopeningen in de liezen in combinatie met parenterale en orale pijnstilling zijn meestal voldoende. Patiënten kunnen één tot twee dagen na de ingreep naar huis. Het herstel thuis neemt ongeveer twee weken in beslag.
Op de röntgenkamer worden in de liezen sneetjes gemaakt, zodat door de bloedvaten katheters kunnen worden opgevoerd naar de voedende bloedvaten van de myomen. Door middel van polyvinylchloridebolletjes met een doorsnede van 0,5-0,75 mm wordt de bloedtoevoer van de myomen geblokkeerd. Hierdoor krimpen de myomen in de loop van drie tot zes maanden en verminderen of verdwijnen de klachten.

Indicatie:
– uterus myomatosus met klachten.

5.12.2 VOOR- EN NABEHANDELING VAN DE GYNAECOLOGISCHE OPERATIEPATIËNT

Voorbehandeling

Bij vaginale operaties en ingrepen aan de vulva kan scheren van vulva- en pubisstreek geïndiceerd zijn, maar wordt vaak niet meer toegepast. Hetzelfde geldt voor abdominale operaties waarbij de onderbuik en mons pubis kunnen worden geschoren. Extra reinigen van vulva, vagina en buikhuid (navel!) gebeurt op indicatie en na overleg.
Het toedienen van een klysma (lavement) gebeurt op indicatie.
Premedicatie en preoperatieve antistolling worden volgens afspraak gegeven.

Nabehandeling

Bij de nabehandeling wordt gelet op:
- controle circulatie: pols, bloeddruk;
- vochtbalans: intake per infuus en per os en output in urine, drains, braken en (eventueel) maagdrainage;
- temperatuurcontrole.

Na curettage is vloeien 'als laatste dag van de menstruatie' normaal. Bij een vaginale tampon kan urineretentie optreden. Frequente mictie van kleine hoeveelheden urine kan berusten op urineretentie (overloop blaas); katheteriseren is dan noodzakelijk. Vaak wordt ter preventie hiervan bij een vaginale tampon een blaaskatheter ingebracht.
Medicatie (pijnstilling, anti-emetica, anticoagulantia, antibiotica) volgens afspraak.
Meestal kan worden gestreefd naar snelle mobilisatie.

Ontslag uit het ziekenhuis

Bij het ontslag uit het ziekenhuis zijn van belang:
- leefregels voor de eerste weken, zoals coïtusverbod na uterusextirpatie en conisatie tot de poliklinische nacontrole;
- zo nodig huishoudelijke en/of verpleegkundige hulp thuis;
- meegeven van noodzakelijke receptuur;
- informeren van de huisarts;
- afspraak voor eerste poliklinische nacontrole.

5.12.3 DE KLINISCH-GYNAECOLOGISCHE PATIËNT

De verpleegkundige speelt bij de klinische zorg rondom de gynaecologische patiënt een belangrijke rol. Het is daarbij van grote betekenis dat deze zoveel mogelijk aanwezig is bij onderzoekingen van en ge-

sprekken met de patiënt. De goed geïnformeerde verpleegkundige kan de patiënt tot grote steun zijn.
Nog een ander punt vraagt de aandacht. Het ziekenhuis is namelijk een vreemde omgeving, die mensen doet veranderen. Op een gynaecologische (en verloskundige) afdeling heerst nogal eens een sfeer van 'vrouwen onder elkaar', waarbij elk gevoel voor schaamte naar de achtergrond lijkt te zijn gedrongen. De hulpverlener moet in principe niet meegaan in dit 'decorumverlies' en er altijd op letten alle vrouwen met voldoende achting te behandelen en zich vooral steeds bewust te zijn van het recht op respect en privacy dat ieder mens heeft.

Gynaecologische operaties kunnen psychologisch als bedreigend worden ervaren. Bekend is dat sommige vrouwen zeer veel moeite hebben om bijvoorbeeld een uterusextirpatie te verwerken.
Onderzoek heeft uitgewezen dat vrouwen die na een uterusextirpatie depressief zijn, dit meestal ook al vóór de operatie waren. Het kwam echter niet naar voren doordat de gynaecologische klacht al het andere overheerste. Uitvoerig bespreken van de indicatie en de gevolgen van de uterusextirpatie– ook met de partner van de patiënt – kan een depressie voorkomen. Bovendien blijven het seksuele gevoel en de mogelijkheid tot coïtus in het algemeen intact.
Bij oncologische operaties is de ingreep vaak groter; dit kan invloed hebben op de duur van het herstel. Ook hier kunnen goede voorbereiding en goede begeleiding tijdens en na de opnameperiode een bijdrage leveren om de vrouw te leren omgaan met haar beschadigde vertrouwen in haar lichaam en met haar angst ten aanzien van haar levensverwachting.
Wanneer iemand geconfronteerd wordt met het feit dat zij kanker heeft, heeft dit naast de lichamelijke problemen ook een grote invloed op haar belevingswereld. Alles wat vanzelfsprekend was, is dat niet meer. Daarvoor in de plaats komt grote onzekerheid. Dit heeft weer zijn weerslag op het gezin, werk en andere bezigheden.

De volgende factoren kunnen onder andere een rol spelen:
– angst;
– eenzaamheid;
– afhankelijkheid.

Angst
Er is waarschijnlijk geen ziekte die zoveel angst oproept als kanker. Behalve angst voor de dood is dit angst voor mogelijke verminkingen, pijn, ziekenhuisopname en eventuele bestraling of chemotherapie.

Eenzaamheid
Wanneer iemand uit zijn normale omgeving wordt weggerukt, zoals het geval is bij ziekenhuisopname, geeft dit eenzaamheid. De patiënt maakt een ervaring door die voor anderen niet invoelbaar is. Haar lichaam is haar ontrouw geworden, de toekomst is somber. De gevoelens zijn niet te delen met gezonde mensen, soms wel met medepatiënten.

Afhankelijkheid
Onze persoonlijkheid en welbevinden hangen van veel dingen af. De plaats in de maatschappij, de plaats in de familie, de kundigheden die we verworven hebben. Er is ons bijgebracht voor onszelf te zorgen en dat we pas wat zijn als we wat presteren. Hierin komt drastisch verandering bij een ziekenhuisopname. Het wordt helemaal moeilijk als mensen ook voor hun dagelijkse dingen afhankelijk worden van anderen.
Daarnaast kunnen er andere problemen zijn die de patiënt bezighouden, zoals zorg om het gezin, schuldgevoelens, zorg om het werk.

Er zijn twee mogelijkheden: de behandeling heeft succes en de patiënt geneest, of de behandeling is niet afdoende en de patiënt zal na korte of langere tijd aan de ziekte overlijden. In het eerste geval gaat de patiënt het leven meestal op een bepaalde manier waarderen. Na verloop van tijd zal de plaats in de maatschappij weer worden ingenomen, maar altijd blijft de angst bestaan dat de ziekte weer opnieuw zal ontstaan.
De jarenlange nacontrole is enerzijds een geruststelling, anderzijds een voortdurende herinnering aan de ziekte. Soms wordt door een handicap of verminking het leven geheel anders.

Ieder die een band heeft met de patiënt en begaan is met haar lot, is in wezen een begeleider. Dit is dus niet voorbehouden aan een bepaalde beroepsgroep.
De verpleegkundige begeleiding kan in drie onderdelen gesplitst worden:
– goede verpleegtechnische zorg;
– beschikbaarheid;
– hulpverlenende gesprekken.

Wat het tweede punt betreft kan het zijn dat de patiënt bang is om de verpleegkundige of arts lastig te vallen. Dit kan gebeuren wanneer het

op de afdeling erg druk is. De patiënt wil hen dan niet lastig vallen met problemen, want 'ze hebben het al zo druk'.
De verpleegkundige of arts kan zich enorm machteloos voelen. Het wordt erg moeilijk wanneer de zieke zich terugtrekt en elk contact afwijst. Bepaalde gespreksonderwerpen blijven dan liggen. Het kan moeilijk zijn zo iemand te verplegen. Soms ontstaat zelfs de neiging om de patiënt te mijden.
De hulpverlener heeft niet overal een passend antwoord op. Dat is ook niet nodig. De patiënt mag best merken dat deze het ook moeilijk vindt. In principe moet alles bespreekbaar zijn, maar uitgangspunt is de behoefte van de patiënt.
Hulpverleningsgesprekken kunnen allerlei onderwerpen bevatten. Het gesprek kan een bepaalde richting op gaan bij doorvragen op bepaalde onderwerpen. Zo is vast te stellen of de patiënt voldoende ingelicht is, of de zorg optimaal is, of er thuis problemen zijn, enzovoort.
Een gesprek kan erg moeilijk zijn wanneer iemand slecht nieuws heeft gekregen. Hierbij kunnen ongeloof en bitterheid een rol spelen.
De hulpverlener kan de patiënt wijzen op eventueel contact met andere hulpverleners. Het kan zijn dat de patiënt wel wil praten, maar het moeilijk vindt om dat met de verpleegkundige te doen omdat zij steeds weer met deze verpleegkundige geconfronteerd wordt.
Wanneer iemand door kanker wordt getroffen, laat dit ook de familie niet onberoerd. De familieleden zullen verschillend reageren. Dat is afhankelijk van de band die men met de patiënt heeft, de wijze waarop men met iets tragisch omgaat, enzovoort.
Het nodig te weten hoe de familie omgaat met de zieke. Het is voor de familieleden prettig wanneer zij met hun problemen terechtkunnen bij iemand die weet wat er aan de hand is. Ook moeten hulpverleners goed geïnformeerd zijn. Vooral wanneer de ziekte ernstig is en de toestand onzeker, is de communicatie tussen de patiënt en haar familie nogal eens gestoord. De informatie naar de patiënt en de familie moet deskundig en eenduidig gegeven worden, met kennis van de principes van slechtnieuwsgesprekken. Vaak weten mensen niet wat ze moeten zeggen. De patiënt probeert optimistisch te zijn ten behoeve van haar familie en omgekeerd. Reacties van familie kunnen zijn: gevoelens van bescherming, rouw en medelijden. Soms willen familieleden ingeschakeld worden bij de zorg voor de patiënt.
Hulpverlening in het ziekenhuis strekt zich ook uit naar de periode na ontslag: de omstandigheden thuis, behoefte aan hulp enzovoort. Goede samenwerking met extramurale hulpverleners vervolmaakt de gegeven klinische zorg.

Introductie in de kindergeneeskunde

6

6.1	Inleiding	362
6.2	Verschillen in ziektebeelden	363
6.3	Anamnese	364
6.4	Lichamelijk onderzoek	366
6.5	Diagnose	366

6.1 Inleiding

Een kind is geen kleine volwassene, maar een individu in een specifiek stadium van ontwikkeling. Daarom is de kindergeneeskunde meer dan de interne geneeskunde van kinderen.
Er kunnen drie hoofdgebieden van ontwikkeling worden onderscheiden: het motorische (bewegen, kruipen, staan, lopen), het denken (cognitieve) en het sociale gebied. Op elk van deze gebieden ontwikkelt ieder kind zich op eigen wijze en in een eigen tempo.

Het stadium van ontwikkeling kan praktische gevolgen hebben voor de omgang tussen kind en verpleegkundige. Dit blijkt bijvoorbeeld in situaties waarin het kind van de ouders wordt gescheiden. Wanneer het kind kan begrijpen dat deze scheiding niet definitief is zal het anders, waarschijnlijk minder angstig, reageren dan wanneer het begrip op dit punt nog niet zover gevorderd is. In dit soort situaties zullen er maatregelen genomen moeten worden in de sfeer van de begeleiding van het kind om zo'n gebeurtenis zo weinig mogelijk traumatisch te laten zijn.

Ontwikkeling is een centraal begrip in de kindergeneeskunde. Zowel voor diagnostiek en behandeling als voor begeleiding zijn allerlei aspecten van groei en rijping van onmisbare waarde geworden. Voorbeelden zijn de verschillende normaalwaarden van laboratoriumbepalingen voor verschillende leeftijden, en de variatie in de manier

waarop geneesmiddelen met de leeftijd verwerkt worden (zie *Algemene ziekteleer, geneesmiddelen bij kinderen*).
Daarnaast zijn er aanwijzingen dat allerlei (ziekte)processen tijdens de ontwikkeling voor en in de eerste periode na de geboorte invloed hebben op het ontstaan van ziekten op latere leeftijd.

Een kind in het ziekenhuis is dus een bijzondere patiënt, doordat steeds rekening gehouden moet worden met het individuele ontwikkelingsniveau waarop het zich bevindt.

6.2 Verschillen in ziektebeelden

Verschillen in ziektebeelden tussen kinderen en volwassenen kunnen verklaard worden door rekening te houden met de volgende aspecten.

Aangeboren aandoeningen
Aangeboren (congenitale) aandoeningen zijn ziekten of stoornissen die al bij de geboorte aanwezig zijn. Een beperkt aantal hiervan is direct zichtbaar na de geboorte. Als voorbeelden kunnen genoemd worden een 'klompvoetje' en 'open ruggetje' (spina bifida, zie par. 17.4).
Andere aangeboren afwijkingen, zoals een 'hartgebrek', zijn niet direct zichtbaar maar kunnen desondanks toch tot grote problemen leiden op jonge of wat latere leeftijd.

Erfelijke ziekten
Erfelijke ziekten worden van ouder op kind overgedragen via het erfelijk materiaal (chromosomen) in de geslachtscellen. Soms lijdt een van de ouders ook aan de ziekte, zodat de kans op een aandoening bij het kind bekend is. Maar soms blijkt een kind totaal onverwacht aan een erfelijke ziekte te lijden.
De erfelijke ziekte hoeft niet direct na de geboorte openbaar te worden. Sommige erfelijke spierziekten geven pas na jaren de eerste symptomen. Ook zijn er erfelijke ziekten die niet voor de volwassen leeftijd duidelijk worden, bijvoorbeeld de ziekte van Huntington. Dit is een ernstige neurologische ziekte die leidt tot vroegtijdige dementie en bewegingsstoornissen, waarbij minder dan 1% zich presenteert op de kinderleeftijd.

Overgang naar leven buiten de baarmoeder
Bij de geboorte moet het kind de overgang van het leven in de baarmoeder (intra-uterien) naar het leven buiten de baarmoeder (extra-

uterien) maken. Vooral de orgaansystemen van ademhaling en circulatie veranderen hierbij. In het bijzonder onvolgroeide, te vroeg (prematuur) geboren kinderen met onrijpe longen zullen medische hulp moeten krijgen om het leven buiten de baarmoeder aan te kunnen (zie ook hoofdstuk 7, het onderdeel neonatologie).

Anatomische verschillen

De anatomie van diverse organen maakt in de loop van de tijd een zekere rijping door. De verschillen in de anatomie tussen kinderen en volwassenen maken dat bepaalde aandoeningen anders, en soms ernstiger, verlopen op de kinderleeftijd. Een voorbeeld is een astma-aanval, die bij kinderen vaak ernstiger is dan bij volwassenen. Dit komt onder andere door de relatieve nauwheid van de luchtwegen van een kind vergeleken met die van een volwassene.

Ontwikkelingsstoornissen

Een abnormale of stilstaande ontwikkeling op een van de gebieden van de ontwikkeling kan aanleiding zijn om medische hulp in te schakelen.
In sommige gevallen is er een duidelijke oorzaak aan te wijzen en een eenvoudige oplossing te vinden voor de ontwikkelingsstoornis. Bijvoorbeeld een chronische oorontsteking met verminderd gehoor die de taal- en spraakontwikkeling flink dwars kan zitten.
Het is echter ook mogelijk dat de oorzaak van de ontwikkelingsstoornis niet te achterhalen is. Dat is het geval wanneer een complex van symptomen niet onder één noemer samengebracht kan worden en er dus over prognose ook geen duidelijkheid geschapen kan worden.

Ontwikkeling van de afweer

Bij kinderen moet de eigen afweer nog opgebouwd worden. Daarom zullen sommige ziekten waarvoor ouderen inmiddels immuun geworden zijn, op de kinderleeftijd nog wel kunnen voorkomen. Denk aan de kinderziekte waterpokken (varicella).
Bovenstaande aspecten beïnvloeden in sterke mate het aanbod van zieken en ziekten op de kinderafdeling.

6.3 Anamnese

De anamnese in de kindergeneeskunde is vaak een heteroanamnese van de ouder(s). Dit betekent dat de hulpverlener niet slechts geconfronteerd wordt met de 'feiten', maar ook met de subjectieve beleving van bange of bezorgde ouders. Het goed navragen van objectiveerbare symptomen, bijvoorbeeld de lichaamstemperatuur, is van groot belang.

Systematisch worden de volgende gegevens verzameld:
- Eerst de *reden van komst* of het *acute probleem*. Er wordt gevraagd naar het ontstaan en het beloop van het probleem, wat geprobeerd is om de klacht te verhelpen en hoe het kind erop reageerde. Het is belangrijk op te merken dat het beeld en de interpretatie die de ouder(s) hebben van het probleem, niet altijd dezelfde is als de wijze waarop het kind het probleem ervaart of waardeert. Ook moet worden gevraagd of dit de eerste keer is dat het probleem zich voordoet of dat het een episode is uit een langere reeks, en op welke momenten van de dag de klacht zich voordoet. Dus: hoe is het verloop in de tijd.
- Omdat een kind vaak ziek is met heel het lichaam, heeft het bijvoorbeeld bij een oorontsteking niet alleen pijn in de oren, maar ook buikpijn. Daarom wordt vervolgens naar de *algehele conditie* gevraagd: gedrag, eetlust, groei en ontwikkeling, bewustzijn en koorts.
- Hierna komen de *orgaansystemen* achtereenvolgens aan bod. Dit gebeurt door de verschillende functies langs te gaan; eten, slapen, ontlasting, motoriek enzovoort. Zo wordt bij het maag-darmkanaal gevraagd naar voedingspatroon, ontlasting en buikklachten. Het kno-gebied omvat klachten van keel, neus, oren en ook van ademhaling.
- Er wordt aparte aandacht gegeven aan de *psychomotorische ontwikkeling*; wanneer zit, staat of lacht het kind? Hoe gaat het met gedrag en leerprestaties op school?
- Bij zieke pasgeborenen (neonaten) is aandacht voor de periode *tijdens en na de zwangerschap* belangrijk.
- Bij mogelijk *erfelijke of aangeboren aandoeningen* kan de familiegeschiedenis van belang zijn.

In bepaalde gevallen kan het nodig zijn met het kind alleen te praten. Een gesprek met een kind moet in een zo ontspannen mogelijke sfeer plaatsvinden. Zich inleven in de (sociale) situatie van het kind en oog hebben voor de consequenties van het ziek-zijn voor het kind en diens omgeving, kan aan een ontspannen sfeer bijdragen. Oudere kinderen en pubers met een chronische ziekte, zoals diabetes mellitus of cystische fibrose, zullen in de loop van de tijd mogelijk meer behoefte krijgen ook alleen met de hulpverleners te praten.

6.4 Lichamelijk onderzoek

Voor het lichamelijk onderzoek bij kinderen is vaak improvisatie nodig. Een algemene regel is dat de meest vervelende onderzoeken aan het eind plaatsvinden.
Lengte, gewicht en schedelomtrek moeten goed gevolgd worden en horen bij een compleet onderzoek.
De ontwikkeling van een kind is vaak al in een oogopslag in te schatten, maar bij twijfel is een goed ontwikkelingsonderzoek nodig, met aandacht voor behaalde vaardigheden, spierspanning, contact en interactie.
Bij zieke kinderen is het waardevol om de vitale parameters (pols, ademhaling) exact vast te leggen in maat en getal, omdat de normaalwaarden per leeftijdsgroep verschillen.

6.5 Diagnose

De diagnose is soms snel gevonden, maar komt soms ook heel moeizaam tot stand. Voor ouders is onzekerheid het ergst. Het informeren van de ouders is dan ook uiterst belangrijk. In tegenstelling tot vroeger wordt in principe elke diagnose, hoe ernstig die ook is, eerlijk aan de ouders verteld.
Het vertellen van de diagnose aan een kind en diens ouders kan, vooral als het een chronische ziekte betreft, veel weerslag hebben op de verdere ontwikkeling van het kind en op de relatie van het kind met de ouders. De gevolgen van een bepaald ziektebeeld voor de leefwijze van een kind moeten zoveel mogelijk worden beperkt.
De relatie met de ouders kan beïnvloed worden door de ziekte van een kind: er kan overbescherming plaatsvinden waardoor het kind altijd een bijzondere positie heeft in het gezin. Het kind kan daar ook, deels onbewust (ziektewinst!), gebruik van maken. Het kan echter ook voorkomen dat het altijd zieke kind een zekere agressie bij de ouder(s) oproept door de voortdurende beperkingen en gevoelens van machteloosheid.
De weerslag van een ziekte op het kind zelf kan bijvoorbeeld inhouden dat het overdreven voorzichtig wordt in sport en spel en daarmee in een sociaal isolement raakt. Het benadrukken van de mogelijkheden van een ziek kind boven de onmogelijkheden moet deze negatieve spiraal in een vroeg stadium doorbreken.
De houding die de professionele hulpverlener aanneemt moet als voorbeeld dienen. Het beste is het kind te benaderen als een normaal kind met een ziekte in plaats van het te bestempelen als een beperkt of

ziek kind. Zo'n basishouding moet door de hulpverleners worden voorgedaan en aan ouders, andere familieleden en leerkrachten worden uitgelegd.

Neonatologie en perinatologie

7.1	Introductie	368
7.2	Opvang van de pasgeborene	369
7.3	Aanpassing van de foetale circulatie en ademhaling	371
7.3.1	Circulatoire aspecten	371
7.3.2	Respiratoire aspecten	371
7.4	**Ademhalingsproblemen van de pasgeborene**	373
7.4.1	Infant respiratory distress syndrome (IRDS)	373
7.4.2	Infecties	374
7.4.3	Meconiumaspiratie	375
7.4.4	Pneumothorax	375
7.4.5	Aangeboren hartafwijkingen	376
7.4.6	Oppervlakkig ademhalingspatroon	376
7.4.7	Malacie	376
7.5	**Neonatale icterus**	377
7.5.1	Niet-fysiologische icterus	378
7.5.2	Behandeling	379
7.6	**Neonatale hypoglykemie**	380
7.7	**Neurologische aspecten**	382
7.8	**Voeding**	383

7.1 Introductie

De zorg voor pasgeborenen met een aandoening heeft een belangrijke plaats binnen de kindergeneeskunde. Door verbeteringen van de gynaecologische en verloskundige zorg, is vaak al voor de geboorte bekend dat een kind met een aangeboren afwijking wordt geboren. De kinderarts kan zijn beleid dan al vanaf de geboorte vorm geven om een zo optimaal mogelijke behandeling te geven.
Verbeteringen in de neonatologie hebben de afgelopen decennia gezorgd voor een verschuiving van de leeftijd waarop kinderen met nog

een redelijke kans op een acceptabele overleving geboren kunnen worden. Prematuren kunnen op een intensive care neonatologie voor hun vitale functies ondersteund worden vanaf een zwangerschapsduur van circa 25 weken. Als daarbij grenzen van zorg worden bereikt, brengt dit regelmatig moeilijke dilemma's met zich mee.

In dit hoofdstuk zal de nadruk niet liggen op prematuren, al zal een aantal aspecten daarvan wel genoemd worden. Hoofdonderwerp zijn 'op tijd geboren' kinderen met hun problemen. Diverse onderwerpen komen later aan bod in de specifieke hoofdstukken.

Er is sprake van prematuriteit wanneer een kind geboren wordt voor de leeftijd van 37 weken. Een à terme ('op tijd geboren') kind is geboren tussen de 37 en 42 weken van de zwangerschap, daarna is een kind serotien of 'over tijd geboren' (afb. 7.1).

Behalve de indeling naar zwangerschapsduur, is het belangrijk te kijken naar de groei voor de geboorte zoals die tot uiting komt in het gewicht bij de geboorte: een kind dat slecht gegroeid is in de baarmoeder zal dysmatuur, dat wil zeggen, te licht voor de leeftijd zijn. In de literatuur worden verschillende termen gebruikt: intra-uteriene groeivertraging (IUGR) of 'small for gestational age' (SGA).

Te dikke baby's worden 'macrosoom' of 'large for gestational age' (LGA) genoemd. Dit kan voorkomen bij kinderen van moeders met diabetes mellitus. De oorzaak daarvan is de beschikbaarheid van een relatief grote hoeveelheid voedingsstoffen en opslag daarvan in de fase voor de geboorte.

7.2 Opvang van de pasgeborene

Wanneer de kinderarts betrokken is bij de opvang van een pasgeborene, is daarvoor een specifieke reden met betrekking tot de toestand van de moeder en/of het kind. Een voorbeeld is een kunstverlossing met vacuümpomp of tang bij het niet vorderen van de baring. Overigens verschilt per ziekenhuis het precieze beleid over wanneer een kinderarts wel of niet aanwezig is bij de baring.

Redenen voor kindergeneeskundige betrokkenheid bij het kind zijn bijvoorbeeld een spoedkeizersnede, meconiumhoudend vruchtwater of voor de geboorte bekende afwijkingen bij het kind, bijvoorbeeld een hartafwijking.

De opvang verloopt volgens de regels van het ABC: airway (luchtweg), breathing (ademhaling) en circulatie, met speciale aandacht voor de warmtehuishouding van het kind.

De toestand van het kind in de eerste minuten wordt geobjectiveerd

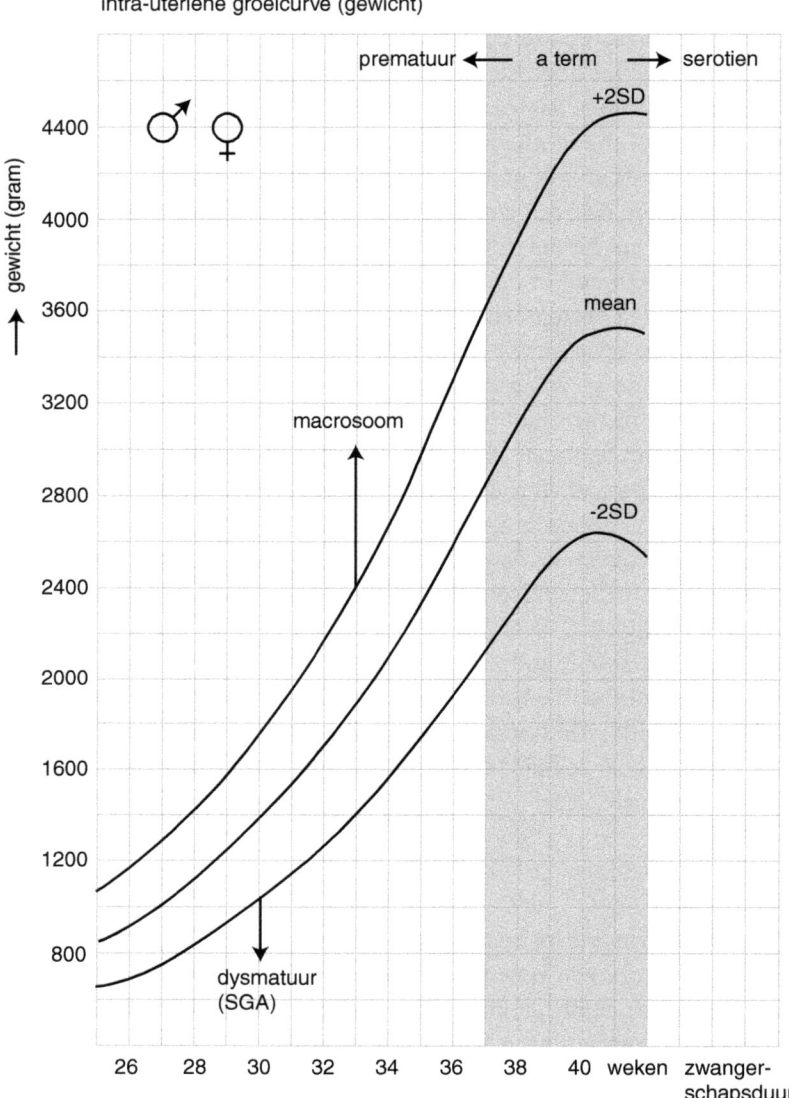

Afbeelding 7.1 *Grafische weergave van de terminologie van pasgeborenen.*

met behulp van de apgarscore op één, vijf en tien minuten na de geboorte. In tabel 7.1 staat de score uitgewerkt.

De maximale apgarscore is 10 punten. Een lage score die niet verbetert in de eerste tien minuten geeft aan dat er sprake kan zijn van perinatale asfyxie, dat wil zeggen zuurstoftekort met verzuring en hoge CO_2-waarden. Samen met de waarde van de navelstreng pH geeft de ap-

Tabel 7.1	Apgarscore.		
teken	0 punten	1 punt	2 punten
hartfrequentie	afwezig	< 100/min.	> 100/min.
ademhaling	afwezig	enkele zwakke adembewegingen	goed doorhuilen
spiertonus	slap	enige flexie	goede tonus
prikkelbaarheid	geen reactie	zwakke reactie/grimassen	goede reactie
kleur	blauw, bleek	blauwe handen en voeten	geheel roze

garscore een indicatie van de ernst van de problemen van de pasgeborene.

7.3 Aanpassing van de foetale circulatie en ademhaling

7.3.1 CIRCULATOIRE ASPECTEN

Bij de overgang van het leven in de baarmoeder naar het leven daarbuiten treedt voor een kind een essentiële verandering op in de manier van zuurstof krijgen.

De foetus zal geen zuurstof opnemen via de longen, maar door de navelstreng van de moeder. Bij de geboorte wordt het vocht in de longen van de baby naar buiten geperst en moet de long zuurstof gaan opnemen. Daarnaast moet er een verandering komen in de manier waarop bloed stroomt; er moet bloed via de longen lopen om zuurstof op te nemen en dat in het lichaam te verdelen.
In afbeelding 7.2 worden de veranderingen in de bloedsomloop bij en na de geboorte weergegeven. (Zie ook hoofdstuk 1.)

7.3.2 RESPIRATOIRE ASPECTEN

Bij de bevalling zal het aanwezige vocht in de longen worden 'uitgeperst' door de passage van de borstkas in het baringskanaal. Bij kinderen die met een keizersnede worden geboren zal dit in mindere mate gebeuren en in een aantal gevallen zal dan een zogenaamde natte long (wet lung) optreden; het kind zal gedurende een aantal uren een versnelde ademhaling hebben en soms kreunen. Op een röntgenfoto kan een vochtlijntje gezien worden. Per definitie moet dit in de loop van uren vanzelf overgaan. Er zal echter altijd observatie plaatsvinden om uit te sluiten dat er een ander probleem speelt, zoals een klaplong (pneumothorax) of een infectie.

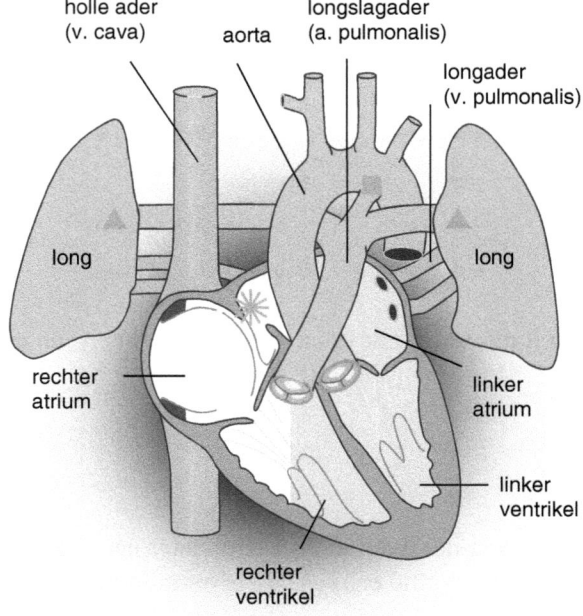

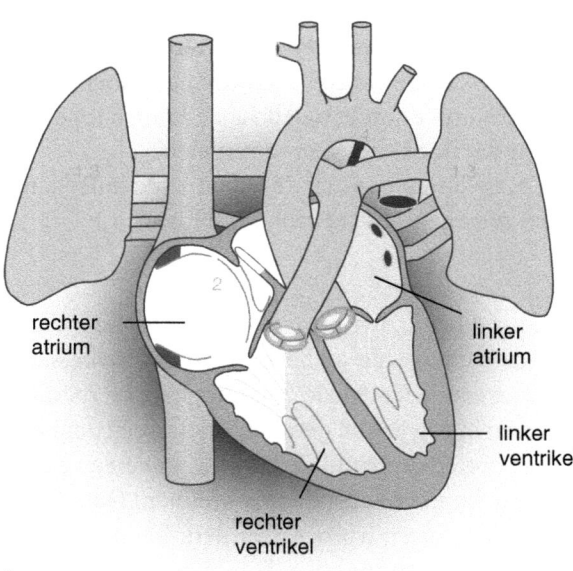

Afbeelding 7.2 De circulatie voor (a) en na (b) de geboorte.
a ▲ = hoge longvaatweerstand, ■ = open ductus Botalli, * = open foramen ovale
b 1 en 3: na de geboorte neemt de longvaatweerstand geleidelijk af; 2 foramen ovale sluit door drukverandering tussen linker- en rechterharthelft; 4 onder invloed van toename van de zuurstofspanning sluit de ductus

7.4 Ademhalingsproblemen van de pasgeborene

Voor ademhalingsproblemen van een pasgeborene kan een uitgebreide differentiaaldiagnose worden opgesteld (tabel 7.2). Een aantal hiervan wordt besproken.

Ademhalingsproblemen uiten zich door de volgende symptomen: versnelde ademhaling, neusvleugelen, intrekken tussen de ribben, van het borstbeen of boven het borstbeen als teken van gebruik van extra spieren om de borstkas te stabiliseren. Verdere symptomen zijn: kreunen en cyanose. Aantal en ernst van de symptomen zegt iets over de ernst van de problematiek.

Het onderzoek richt zich op het achterhalen van de aanwijzingen bij de anamnese voor de oorzaak: infectie bij moeder of kind, zwangerschapsduur en wijze van geboorte, start van het kind, aanwezigheid van meconiumhoudend vruchtwater enzovoort.

Aanvullend onderzoek bestaat uit het maken van een thoraxfoto, saturatiemeting en een bloedgas- of ander laboratoriumonderzoek op indicatie.

Tabel 7.2 Differentiële diagnose ademhalingsproblemen van de pasgeborene.	
hogere luchtwegen	laryngomalacie, tracheastenose
lagere luchtwegen	wet lung, IRDS, pneumothorax, meconiumaspiratie
longen	infectie (bijv. pneumonie)
centraal zenuwstelsel	apneus, aanlegstoornis hersenen
cardiovasculair	aangeboren hartafwijking
metabool	asfyxie, hypothermie

7.4.1 INFANT RESPIRATORY DISTRESS SYNDROME (IRDS)

Bij ademhalingsproblemen van pasgeborenen speelt surfactant een belangrijke rol. Surfactant is een vettige substantie aan de binnenkant van de longblaasjes, die ervoor zorgt dat aan het eind van de uitademing deze blaasjes niet samenvallen. Surfactant wordt door het lichaam zelf geproduceerd. Bij heel jonge prematuren is de aanmaak onvoldoende en moet van buiten surfactant worden toegediend. In het algemeen geldt dat hoe jonger een kind wordt geboren, hoe meer kans op IRDS. Door het behandelen van de moeder met corticosteroïden wordt geprobeerd de longrijping (en dus surfactantproductie) te bevorderen.

Een tekort aan surfactant uit zich door de verschillende tekenen van ademhalingsproblemen die hierboven zijn genoemd. Door te kreunen zal een kind proberen de druk aan het einde van de uitademing te verhogen die nodig is om de samenvallende longblaasjes open te houden. Veelal wordt een kind ondersteund door mechanische beademing.

Op een thoraxfoto wordt, afhankelijk van de ernst, een meer of minder witte long gezien. De behandeling bestaat uit het toedienen van surfactant via de beademingsbuis. Vaak geeft dit een duidelijke verbetering. (Zie ook par. 4.2.2 voor uitleg over rijping van de longen tijdens de zwangerschap.)

7.4.2 INFECTIES

Infecties van de pasgeborene kunnen ontstaan wanneer voor of tijdens de bevalling het kind geïnfecteerd wordt. Een belangrijke ziekteverwekker is in dit kader de bètahemolytische streptokokken groep B (*Streptococcus agalactiae*) (GBS). Tussen de 15-20% van de vrouwen is gekoloniseerd met deze bacterie, die bij de moeder ook tot infectieverschijnselen kan leiden. Ongeveer 1% van de gekoloniseerde pasgeborenen ontwikkelt een infectie. Bij 70% van de gevallen treden de eerste symptomen binnen twaalf uur na geboorte op, bij 93% gebeurt dat binnen 24 uur en 4% van de kinderen wordt ziek tussen de tweede en zevende dag. Risicofactoren voor het krijgen van een infectie zijn onder meer prematuriteit en langdurig gebroken vliezen. In Nederland worden moeders met koorts tijdens of voor de bevalling, doelgericht met antibiotica behandeld en het algemene beleid is gericht op het opsporen van dragers van GBS.

Een infectie uit zich bij de pasgeborene door een slechte circulatie, geprikkeldheid of sufheid, ondertemperatuur, slecht drinken en kreunen. In een aantal gevallen is de long de haard van infectie. In dat geval kunnen er tekenen van respiratoire insufficiëntie optreden met of zonder zuurstofbehoefte. Op een thoraxfoto worden niet altijd duidelijke afwijkingen gevonden. De behandeling bestaat uit gerichte antibiotische therapie.

Kinderen jonger dan een maand die koorts hebben moeten altijd zorgvuldig worden onderzocht op de aanwezigheid van een focale infectie. Bloed-, urine- en liquorkweken zijn noodzakelijk en er wordt met antibiotische behandeling gestart. Men moet bedacht zijn op virale verwekkers van een neonatale sepsis of hersenvliesontsteking (meningitis). Een belangrijk voorbeeld zijn de herpesvirussen als verwekkers van neonatale meningitis. (Zie ook hoofdstuk 3.)

7.4.3 MECONIUMASPIRATIE

Het inademen (aspireren) van meconium voor of tijdens de baring kan leiden tot ernstige ademhalingsproblemen. Veelal heeft het aspireren al plaatsgevonden wanneer de baby geboren wordt, en preventieve maatregelen, zoals het uitzuigen van de mond- en keelholte, lijken niet duidelijk bij te dragen aan het voorkomen van klinische problemen. In de praktijk zal bij de opvang vaak de mond- en keelholte worden uitgezogen door de kinderarts, zo mogelijk onder zicht met een laryngoscoop.

Het probleem van het aspireren van meconium is dat meconium in de long een chemische longontsteking veroorzaakt met inactivatie van surfactant. Daarnaast kunnen pluggen meconium delen van de luchtwegen verstoppen en zorgen voor onvoldoende ventilatie. Soms kan een klaplong (pneumothorax) door ventielwerking ontstaan.

De problemen ontstaan in de loop van enkele uren en uiten zich door tekenen van respiratoire insufficiëntie. Op een thoraxfoto worden kenmerkende afwijkingen gezien. De ontsteking duurt enkele dagen en in die tijd zal ondersteunende behandeling gegeven moeten worden, bijvoorbeeld in de vorm van beademing.

7.4.4 PNEUMOTHORAX

Een pneumothorax is een luchtophoping tussen de borstwand en het longvlies (pleura). Dit kan ontstaan door een gaatje in de buitenkant van het longweefsel waardoor lucht ontsnapt.

Oorzaken van pneumothorax zijn: een te geforceerde longontplooiing na de geboorte (bijv. door te hard bijblazen met een ballon waarbij er longblaasjes kapot gaan), aangeboren afwijkingen aan het longweefsel en meconiumaspiratie.

Afhankelijk van de grootte van de luchthoeveelheid en de mate waarin dit ander weefsel wegduwt, zijn de verschijnselen meer of minder ernstig (afb. 7.3).

Er zijn tekenen van respiratoire problemen of insufficiëntie (tekortschieten) bij het lichamelijk onderzoek, zoals een verminderd ademgeruis of verschuiving van de plaats waar harttonen klinken. Soms kan met een lampje tegen de borstwand de luchtverzameling zichtbaar worden gemaakt. Op een thoraxfoto kan pneumothorax worden gezien en soms ook een verschuiving van het mediastinum.

De behandeling bestaat uit het plaatsen van een drain, waardoor de lucht verwijderd kan worden. In de meeste gevallen zal het longvlies dan weer tegen de borstwand aan gaan liggen.

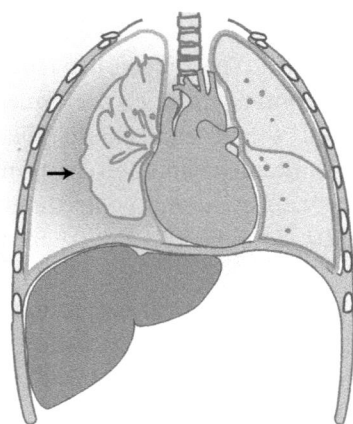

Afbeelding 7.3 *Pneumothorax van de rechterlong. De luchthoeveelheid tussen de long en de borstwand (→) duwt de long samen.*

7.4.5 AANGEBOREN HARTAFWIJKINGEN

Een aantal aangeboren hartafwijkingen geeft (ook) ademhalingsproblemen. Veelal zijn dit die afwijkingen waarbij een verhoogde bloedstroom door het longvaatbed gaat met als gevolg overvulling van de longen.

In hoofdstuk 9 zullen verschillende aangeboren hartafwijkingen uitgebreider worden besproken.

7.4.6 OPPERVLAKKIG ADEMHALINGSPATROON

Bij prematuur geboren kinderen is een oppervlakkig ademhalingspatroon een geregeld voorkomend probleem. De oorzaak is een onrijpheid van het ademhalingssysteem in het centrale zenuwstelsel. Gevolgen zijn saturatiedalingen en apneus. Met coffeïne, dat het centrale ademhalingscentrum stimuleert, kan vaak verbetering worden gezien.

7.4.7 MALACIE

Een malacie is een aanlegstoornis van de bovenste luchtwegen. De luchtweg is dan ter hoogte van de keelholte of het strottenhoofd slap en de wanden vallen als het ware tegen elkaar aan, veelal bij de inademing. Dit is hoorbaar doordat de lucht in de vernauwde luchtweg een gierend geluid maakt: een inspiratoire stridor. Afhankelijk van de grootte en lokalisatie van de malacie, en de klachten en symptomen die geobserveerd worden, kan er reden zijn voor verdere evaluatie door een in kinderen gespecialiseerde kno-arts.

7.5 Neonatale icterus

Gele verkleuring (icterus) van huid en oogwit is een veelvoorkomend verschijnsel in de eerste levensweek. Belangrijk is de niet-fysiologische icterus te onderscheiden van de fysiologische icterus. (Zie ook par. 4.1.2.)
De fysiologische icterus ontstaat door een ophoping van bilirubine in het bloed. Doordat de neonaat nog onvoldoende in staat is de bilirubine in de lever te conjugeren en af te voeren, zal de concentratie ongeconjugeerd bilirubine in het bloed toenemen en boven een bepaalde waarde zichtbaar worden in de huid en aan het oogwit.

Bij kinderen die borstvoeding krijgen wordt vaker fysiologische icterus gezien. De precieze oorzaak daarvan is niet bekend. De gele verkleuring begint meestal rond de derde dag zichtbaar te worden en kan een aantal dagen aanhouden.
Diverse alledaagse maatregelen kunnen genomen worden om de mate van icterus te verminderen: voldoende vochtinname (dus zo nodig bijvoeden als de borstvoeding moeilijk gaat) en zonlicht zijn de bekendste (zie par. 7.5.2).
Symptomen van hoge bilirubinewaarden zijn icterus en bij hogere waarden sufheid met minder drinken als gevolg. De blootstelling van het kind aan hoge bilirubinewaarden heeft tot gevolg dat de kans op kernicterus vergroot is. Dit is een neurologische aandoening waarbij er schade optreedt aan hersenkernen die de motoriek coördineren. Dit uit zich in ontwikkelingsachterstand, een afwijkend bewegingspatroon en eventueel ook doofheid. Eenmaal beschadigde kernen zullen niet herstellen.

Bilirubinestofwisseling
Bilirubine is het afbraakproduct van heem. In de circulatie is het gebonden aan albumine. Ongeconjugeerd bilirubine wordt aangeboden aan de lever en daar in de levercellen door enzymen geconjugeerd. Vervolgens vindt uitscheiding naar de galwegen plaats. De galwegen scheiden geconjugeerd bilirubine uit naar de darm. Daar vindt omzetting plaats onder invloed van darmbacteriën naar producten die via nier of darm het lichaam kunnen verlaten. Een deel van het geconjugeerde bilirubine circuleert via de vena porta terug naar de lever.

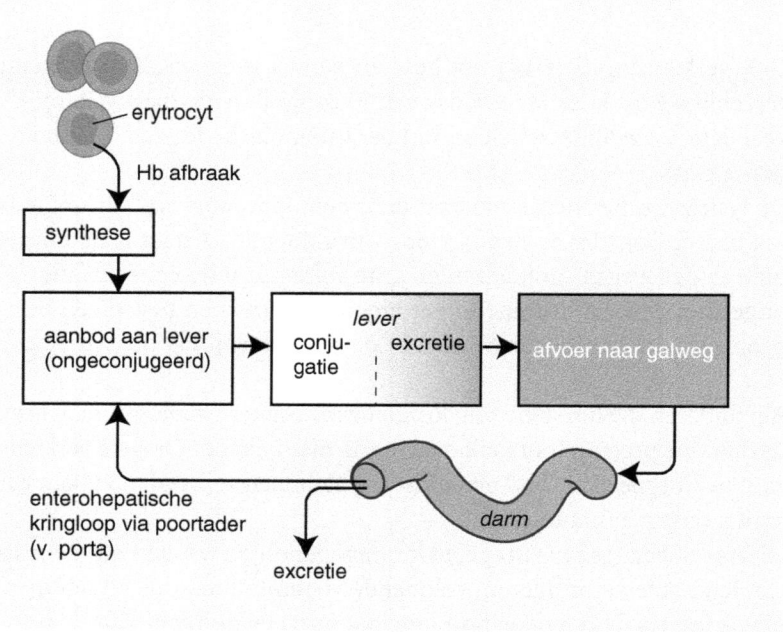

7.5.1 NIET-FYSIOLOGISCHE ICTERUS
Ongeconjugeerd

Icterus in de eerste 24 uur van het leven is pathologisch. Vaak ligt er een bloedgroepantagonisme tussen moeder en kind aan ten grondslag. Dit leidt tot afbraak van erytrocyten (hemolyse) bij het kind en als gevolg daarvan toegenomen productie van bilirubine (ongeconjugeerd).

Het aanvullend onderzoek omvat vaststelling van de bloedgroep van moeder en kind en het aantonen van antistoffen tegen erytrocyten van het kind (zie ook hoofdstuk 10).

Andere oorzaken kunnen zijn een verhoogde afbraak van erytrocyten van het kind door een defect in de celwand, bijvoorbeeld bij congenitale sferocytose, of enzymdeficiënties zoals G6PD-deficiëntie (zie hoofdstuk 10).

Stofwisselingsziekten en hormonale afwijkingen waarbij hyperbilirubinemie wordt gezien zijn bijvoorbeeld congenitale hypothyreoïdie (CHT, zie ook hoofdstuk 13) en galactosemie. Kinderen met deze laatste ziekte kunnen geen galactose uit de voeding verwerken en worden na het starten van de voeding ziek en geel en ze hebben een grote lever. Een eenvoudige bepaling van reducerende suikers (de onverwerkte producten) in de urine bij icterische kinderen kan tot vroege opsporing leiden.

In een aantal gevallen is er sprake van een langdurig bestaande hyperbilirubinemie, de zogenaamde icterus prolongatus. Er kan dan sprake zijn van een lichte vorm van hemolyse door een milde vorm van bloedgroepantagonisme. Deze kinderen zijn verder gezond, maar het volgen van hun hemoglobinegehalte is van belang.

Geconjugeerd
Hoge bilirubinewaarden met geconjugeerd bilirubine wijzen op een stoornis in de afvloed van gal vanuit de lever. Een voorbeeld is een galgangatresie, dat wil zeggen het niet of te klein aangelegd zijn van galgangen in de lever. Hierdoor kan de verwerkte bilirubine niet afgevoerd worden via de galblaas naar de darmen en zal er in het bloed een verhoogde concentratie voorkomen van geconjugeerd bilirubine. Tijdige onderkenning van deze aandoeningen is belangrijk voor chirurgische behandeling. De gestoorde opname van vitamine K en de andere vetoplosbare vitaminen, zijn een gevolg van de afwezigheid van gal die fysiologisch dient om vetten te emulgeren en absorptie mogelijk te maken. Daarom zal de bloedstolling gestoord kunnen zijn, aangezien de verminderde opname van vitamine K in de lever leidt tot verminderde aanmaak van diverse vitamine-K-afhankelijke stollingsfactoren.

7.5.2 BEHANDELING
Preventieve maatregelen om te hoge bilirubinewaarden te voorkomen zijn als eerste nodig (zie eerder). Wanneer de (ongeconjugeerde) bilirubinewaarden stijgen tot boven bepaalde grenswaarden, is fototherapie aangewezen. Het uv-licht zet bilirubine om in producten die niet in de lever omgezet hoeven te worden voor ze uitgescheiden kunnen worden.
De grenswaarden voor fototherapie verschillen voor kinderen van verschillende gewichtsklassen en het maakt verschil of het kind verder gezond is of dat er nog andere ziekten een rol spelen. De gemeten bilirubinewaarde wordt uitgezet op de passende curve en hierop kan afgelezen worden of een kind in aanmerking komt voor fototherapie of dat de waarde al zo hoog is dat een wisseltransfusie moet plaatsvinden (afb. 7.4). Deze laatste ingreep is bedoeld om in korte tijd de bilirubineconcentratie omlaag te brengen.
Fototherapie kan gegeven worden door middel van lampen of met een 'bili-blanket', een ook in de thuissituatie bruikbare methode om uv-licht zonder schade toe te passen. Aandachtspunten tijdens fototherapie zijn temperatuurcontrole en voldoende vochtintake in verband met de toegenomen verdamping bij hoge temperatuur onder de lampen.

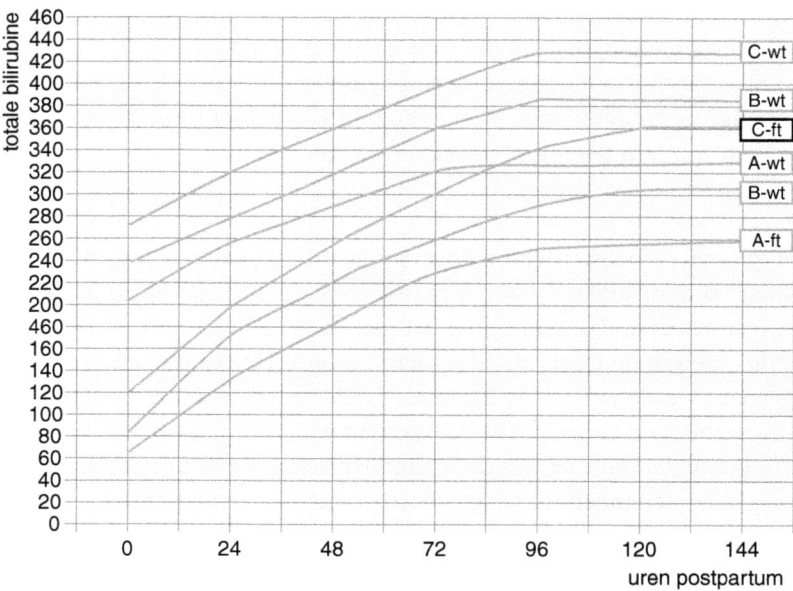

Afbeelding 7.4 Curves van bilirubinewaarden naar leeftijd om te bepalen of er een indicatie is voor fototherapie (ft) of wisseltherapie (wt). Bron: Compendium kindergeneeskunde (Bohn Stafleu van Loghum, 2006).
Grenzen voor wisseltransfusie en fototherapie bij zwangerschapsduur ≥ 35 weken.
A = high risk infants > 35-37 6/7 weken + risicofactoren.
B = medium risk infants: > 38 weken + risicofactoren of 35-37 6/7 weken en gezond.
C = low risk infants: 38 weken en gezond.

7.6 Neonatale hypoglykemie

Op de pasgeborenenafdeling wordt regelmatig een lage glucosewaarde vastgesteld. De mechanismen erachter kunnen verschillen. In het kader wordt een samenvatting van het glucosemetabolisme gegeven als basis voor begrip van hypoglykemie.
Zie ook het boek *Anatomie en fysiologie* in de reeks Basiswerk.

Oorzaken van hypoglykemie en mechanismen om lage glucosewaarde te corrigeren

De glycogenolyse maakt glucose vrij uit de voorraden glycogeen in lever en spier. Bij de gluconeogenese wordt glucose vanuit eiwitten gemaakt. Bij lipolyse worden ketonlichamen gemaakt als alternatieve energiebron voor de hersenen. Een hypoglykemie gaat dan ook in het algemeen gepaard met ketonen in bloed en urine.

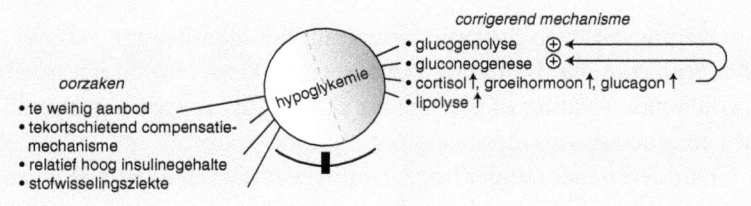

Glucose is de belangrijkste energiebron voor organen en vooral ook voor de hersenen. De verbranding van glucose levert energie voor het goed functioneren van de cel. Wanneer een jong kind te lang aan lage glucosewaarden blootstaat of herhaald 'laag zit', zijn er aanwijzingen dat dit neurologische schade kan geven.
Hoewel het aantonen van dit verband moeilijk is, wordt veiligheidshalve een glucosewaarde van 2.6 mmol per liter aangehouden als ondergrens. Wanneer een gemeten waarde hieronder ligt moet er iets aan gedaan worden.

Oorzaken van hypoglykemie bij de pasgeborene kunnen liggen in een onvoldoende aanbod of in de aanmaak van glucose, bijvoorbeeld bij dysmature of premature kinderen met geringe glycogeenvoorraden, of als gevolg van relatief hoge insulinewaarden bij kinderen van een moeder met een vorm van diabetes. Deze kinderen zijn in de baarmoeder gewend aan relatief hoge glucosewaarden en maken daardoor ook relatief veel insuline aan om de eigen glucosewaarden normaal te houden. Wanneer dan het aanbod van moederlijk glucose wegvalt, zal de insulinewaarde relatief te hoog zijn en leiden tot een hypoglykemie. Een derde reden kan zijn dat door een te grote stroperigheid van het bloed (hyperviscositeit), bijvoorbeeld bij een hoog hemoglobinegehalte, de darmdoorbloeding verminderd is en er daardoor minder glucose uit het darmcompartiment wordt opgenomen. In dat geval is soms een wisseltransfusie of partiële aderlating nodig, mede omdat hyperviscositeit ook de doorbloeding van de longen en hersenen bedreigt.

De symptomen van hypoglykemie bij pasgeborenen zijn aspecifiek. Er kunnen apneus (toestand van niet-ademhalen), trillerigheid, sloomheid, ondertemperatuur en hypotonie voorkomen. Daarnaast kan een kind convulsies vertonen, wat altijd een reden is om de glucosewaarden te controleren. Bij kinderen met risico van hypoglykemie zal standaard monitoring van glucosewaarden worden afgesproken.

De preventie van hypoglykemie bestaat uit het identificeren van risicokinderen (pre- en dysmaturen, macrosome kinderen) en het geven van voldoende voeding of glucose via een infuus. Er wordt gestreefd naar een glucoseaanbod van 4-6 mg/kg/min.
Vooral kinderen met relatief hoge insulinewaarden hebben nogal eens meer nodig en bij blijvend lage glucosewaarden ondanks een ruim aanbod, moet overwogen worden of er niet een verhoogde insulineproductie (hyperinsulinisme) door het kind zelf bestaat.

7.7 Neurologische aspecten

Het centraal zenuwstelsel van pasgeborenen en vooral prematuren is nog volop in ontwikkeling. Schade tijdens of vlak na de geboorte kan dus aanzienlijke problemen op langere termijn geven.
De neurologische ontwikkeling van prematuren hangt sterk samen met de zwangerschapsduur bij de geboorte en met doorgemaakte bijkomende problemen als infectie, instabiliteit van ademhaling en circulatie. Zij kunnen op verschillende locaties bloedingen ontwikkelen die, afhankelijk van de lokalisatie en uitgebreidheid, meer of minder tot handicaps leiden, bijvoorbeeld halfzijdige of volledige verlamming. Zuurstoftekort rond de geboorte bij zowel prematuren als à terme geboren kinderen kunnen schade geven aan de basale kernen die een belangrijke rol spelen bij de regulatie en coördinatie van bewegingen. Verschillende vormen van spasticiteit, waarbij de verhouding tussen stimuleren en remmen van bewegingen is verstoord, kunnen daarvan een uiting zijn.

Wanneer bij pasgeborenen convulsies (stuipjes) worden gezien is nauwkeurige evaluatie daarvan noodzakelijk. Er moet onderscheid gemaakt worden tussen echte convulsies en onschuldige fenomenen zoals inslaap-spiertrekkinkjes. Soms is daarvoor klinische observatie nodig.

Het is van belang te letten op verschillende uitingsvormen van epileptische activiteiten bij pasgeborenen, zoals apneus, abnormaal huilen en veranderingen in bloeddruk en hartslag.

De oorzaak van convulsies bij neonaten is divers. In eerste instantie moet altijd gedacht worden aan lage glucosewaarden en elektrolytstoornissen die gecorrigeerd kunnen worden. Daarnaast kunnen stofwisselingsziekten (zoals hyperglycinemie, een ziekte waarbij glycine niet afgebroken kan worden) zich presenteren met convulsies. Datzelfde geldt voor aanlegstoornissen van de hersenen of schade aan de hersenen door zuurstoftekort of bloedingen. Infecties moeten in het zoeken naar de oorzaak altijd overwogen worden.

Convulsies zullen altijd snel behandeld worden om te voorkomen dat de convulsieve activiteit zelf nog verdere schade aan de hersenen toebrengt.

7.8 Voeding

Goede voeding vanaf de geboorte is essentieel voor groei en ontwikkeling. Dit geldt des te meer voor zieke kinderen. Aandacht voor de specifieke voedingsbehoeften van premature en zieke pasgeborenen is daarom noodzakelijk.

Bij premature kinderen zal de voeding meestal nog niet oraal gegeven kunnen worden en afhankelijk van de zwangerschapsduur wordt gestart met voeding per sonde of parenterale voeding via het infuus. Ieder ziekenhuis heeft eigen richtlijnen voor de precieze schema's. De reden voor het voorzichtig starten met voeding bij pre- en dysmature kinderen is de kans op darmschade door zuurstoftekort bij te snelle belasting van de darmen met voeding.

In hoofdlijnen wordt eerst gelet op de hoeveelheid vocht die kinderen krijgen, uitgedrukt als milliliter per kilo per dag (ml/kg/d). Deze hoeveelheid wordt in de eerste levensdagen geleidelijk opgebouwd, waarbij premature kinderen relatief meer vocht krijgen dan à terme geboren kinderen (zie ook hoofdstuk 11 voor meer over voeding). Daarnaast moet de inhoud van de voeding aangepast zijn aan de basale behoefte aan koolhydraten (bijv. glucose), eiwitten en vetten. De uiteindelijk gemeten groei is een maat voor de effectiviteit van het voedingsbeleid.

Bij niet-zieke pasgeboren kinderen is in het algemeen borstvoeding de eerste keuze. Afgekolfde borstvoeding kan veelal prima worden gegeven aan kinderen die nog via een sonde worden gevoed. Naast voedingskundige redenen is ook de psychologische waarde van borstvoeding voor moeder en kind groot.

Stoornissen in de ademhaling 8

8.1	**Aangeboren afwijkingen**	384
8.2	**Astma**	385
8.2.1	Inleiding	385
8.2.2	Symptomen en diagnostiek	386
8.2.3	Behandeling	388
8.3	**Cystic fibrosis**	389
8.3.1	Inleiding	389
8.3.2	Diagnose	390
8.3.3	Behandeling	391
8.4	**Luchtweginfecties**	391
8.4.1	Hogere luchtweginfecties	392
8.4.2	Lagere luchtweginfecties	392

8.1 Aangeboren afwijkingen

Tijdens een normale zwangerschap ontwikkelen de longen zich onder meer onder invloed van de aanwezigheid van vruchtwater in de longen. Onvoldoende vruchtwater in de vroegere perioden van de zwangerschap leiden tot onderontwikkeling (hypoplasie) van de longen. De oorzaak kan zijn een probleem bij de moeder (bijv. verlies van vruchtwater bij het vroegtijdig breken van de vliezen) of een probleem bij het kind (bijv. als er geen nieren zijn aangelegd).

Wanneer gezond longweefsel wordt weggedrukt, kan er ook geen goede longontwikkeling zijn. Dit laatste is het geval bij hernia diafragmatica; dit is een aandoening waarbij er weefsels of organen (bijv. maag, darm of lever) uit de buik via een defect in het middenrif in de borstholte zitten. De long, die waarschijnlijk al onderontwikkeld is kan zich niet ontplooien en het verversen van lucht (ventilatie) raakt gestoord.

In een aantal gevallen is de long zo slecht ontwikkeld dat gedurende enige tijd de zuurstofvoorziening van het bloed kunstmatig geregeld moet worden via een hart-longmachine (extracorporele membraanoxygenatie (ECMO)). Een bijkomende complicatie is pulmonale hypertensie: verhoogde druk in de longader waardoor de zuurstofvoorziening in de long bemoeilijkt wordt. Uiteraard moet het gat in het middenrif gesloten worden en de organen weer op de juiste plaats komen.

In minder ernstige gevallen zal de baby kort na de geboorte in de problemen komen met bemoeilijkte ademhaling, cyanose en intrekkingen. Bij lichamelijk onderzoek kan soms al een indruk van de afwijking worden verkregen. Een thoraxfoto maakt vaak duidelijk hoe groot de breuk van het middenrif is en welke organen in de borstholte liggen.

De meest voorkomende aangeboren afwijking van de luchtwegen is de malacie (verweking) van het strottenhoofd (larynx). Het skelet van het strottenhoofd is daarbij slap en valt samen bij de inademing. Het klinisch beeld is herkenbaar aan de hoorbare ademhaling (stridor) bij inademing die al vanaf de eerste of tweede week aanwezig is. De stridor verergert bij inspanning, zoals drinken en druk spelen. De mate van ademarbeid (zich uitend in bijvoorbeeld intrekken, gebruik van hulpademhalingsspieren en ademfrequentie) en groei bepaalt of er reden is tot nader onderzoek of behandeling. De aandoening zal geleidelijk verbeteren door verdere groei en rijping van het luchtpijpskelet.

Een bijzondere afwijking bij jonge kinderen is de zogenaamde vaatring om luchtpijp (trachea) of slokdarm (oesofagus). Dit is een stoornis in de aanleg van grote bloedvaten, waardoor zij om de luchtpijp of slokdarm kunnen liggen en daar ook tot obstructie kunnen leiden. Veelal zal chirurgisch ingrijpen nodig zijn om de obstructie op te heffen.

8.2   Astma

8.2.1   INLEIDING

Astma is een aandoening gekenmerkt door omkeerbare (reversibele) bronchusobstructie en toegenomen bronchiale prikkelbaarheid, met als symptomen kortademigheid, hoesten en/of piepen als gevolg van toegenomen gevoeligheid van de luchtwegen voor allergene en niet-allergene prikkels, met als onderliggende oorzaak een chronische ontstekingsreactie.

Deze definitie van de sectie kinderlongziekten van de Nederlandse kinderartsenvereniging geeft de verschillende handvatten voor de diagnose. Het verhaal van de patiënt en het lichamelijk onderzoek zijn sleutels tot de diagnose. Het voorkomen van astma in de bevolking neemt nog steeds toe.

Pathofysiologisch is er een ontstekingsreactie van grote en kleinere luchtwegen met oedeem van slijmvlies, toename van slijmvorming en hypertrofie van glad spierweefsel om de luchtweg. Dit geeft een netto afname van het luchtweglumen (afb. 8.1).

Veel jonge kinderen maken een periode door van hoesten, volzitten en piepen, bijvoorbeeld bij een virale luchtweginfectie, maar dit is niet geassocieerd met astma. Waarschijnlijk speelt hierbij de relatieve nauwheid van de luchtwegen een belangrijkere rol dan een allergische component. Bij oudere kinderen is in het algemeen gesproken meer kans op een allergische achtergrond van de luchtwegproblematiek. Een deel van de luchtwegobstructie zal door uitgroei van de luchtwegen spontaan verbeteren, veel jonge kinderen met astma (circa 50%) zullen er dan ook (letterlijk) overheen groeien. Aan de andere kant zullen kinderen die chronisch inhalatiecorticosteroïden nodig hebben en frequent opgenomen worden, een grote kans hebben ook als volwassene nog astma te houden.

Astma en allergie komen vaak familiair voor. Ook worden eczeem en allergie voor voedingsmiddelen regelmatig bij kinderen met astma gezien.

Diverse factoren kunnen een rol spelen bij de ontwikkeling van astma en allergie. Voorbeelden zijn roken in de periode voor en na de geboorte. Mogelijk heeft borstvoeding in de eerste maanden een preventief effect bij kinderen van allergische ouders. Bij het onderzoek moet naar familiegegevens worden gevraagd en eveneens naar beïnvloedende factoren als roken, huisdieren en in hoeverre een huis huisstofmijtvrij is. Verder wordt gevraagd naar hoe vaak en hoe ernstig aanvallen zijn, welke factoren aanvallen veroorzaken en wat het effect van medicijngebruik is.

8.2.2 SYMPTOMEN EN DIAGNOSTIEK

De klachten bij astma zijn onder meer het in perioden piepen en volzitten met benauwdheid, soms alleen (nachtelijk) hoesten. Bij een allergische component wordt genoemd dat bepaalde prikkels de klachten op gang brengen.

Bij een benauwd kind is er een verhoogde ademhalingsfrequentie, praat het in korte zinnetjes en zijn er intrekkingen tussen de ribben en in de hals, soms ook met neusvleugelen daarbij. De hulpademhalingsspieren worden ingeschakeld om de gaswisseling te ondersteunen. Bij auscultatie is vooral de uitademing belemmerd: er wordt een

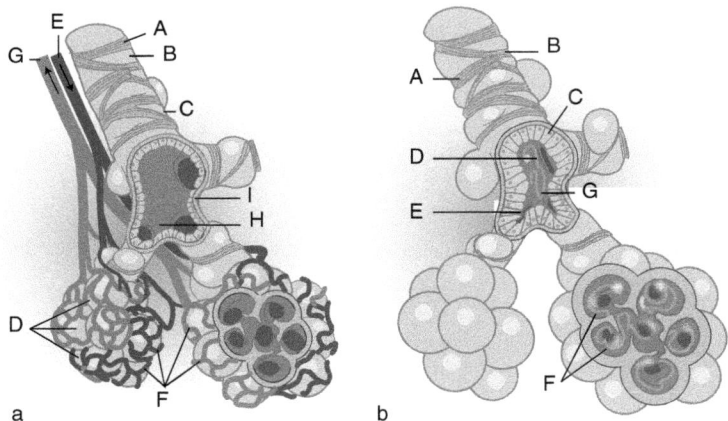

Afbeelding 8.1 Astma wordt gekenmerkt door een chronische ontstekingsreactie van slijmvlies in grote en kleine luchtwegen. Hierdoor ontstaan oedeem van slijmvlies, hypertrofie van bronchiaal glad spierweefsel en hypersecretie van slijm. Bij een acute astma-aanval treedt daarnaast nog constrictie van spierweefsel op, waardoor het lumen van de luchtweg verder vernauwt (uit: Kinderlongziekten, serie praktische kindergeneeskunde, BSL 2002).

a luchtweg van gezond persoon
A bronchiaal glad spierweefsel
B luchtwegwand
C terminale bronchiolus
D longblaasjes (alveolus)
E tak van longslagader
F longcapillairen
G longvene
H bronchusslijmvlies
I bronchiolus respiratorius

b luchtweg van astmapatiënt
A acute bronchoconstrictie
B hypertrofisch bronchiaal glad spierweefsel
C oedeem van luchtwegslijmvlies en -wand
D hypersecretie van mucus in luchtwegen
E remodellering van de luchtwegwand waardoor het lumen blijvend wordt vernauwd
F hypersecretie van slijm in alveoli
G vorming van slijmpluggen in luchtwegen

verlengd en piepend expirium waargenomen. Een stille thorax is een bedreigend symptoom. De ernst van de astma-aanval kan met een astmascore worden geobjectiveerd (tabel 8.1).

Tabel 8.1 Astmascore: criteria voor de ernst van de astma-aanval.

criterium	score		
	0	1	2
cyanose	geen	zonder extra zuurstof	met zuurstof
inspiratoir ademgeruis	normaal	ongelijkmatig	verminderd/afwezig
hulpademhalingsspieren	geen	weinig	sterk
expiratoir piepen	geen	licht	duidelijk
bewustzijn	normaal	verminderd/geagiteerd	coma

Longfunctieonderzoek kan bijdragen aan de diagnose en iets zeggen over de mate van beïnvloedbaarheid van de symptomen door medicijnen. Het vroeger nog gebruikte piekstroommeten door de kinderen zelf wordt niet meer geadviseerd, omdat het weinig relatie heeft met de ernst van het ziektebeeld.

Relatief nieuw is de meting van stikstofmonoxide in uitademingslucht als maat voor ontsteking van de luchtwegen en wordt onder meer gebruikt voor de evaluatie van ontstekingsremmende behandeling, dus vooral de behandeling met inhalatiecorticosteroïden bij kinderen met astma.

Laboratoriumonderzoek voegt niet veel toe; eventueel kan onderzocht worden in hoeverre er sprake is van allergie, met name als er in de anamnese aanwijzingen zijn voor allergie.

8.2.3 BEHANDELING

De behandeling van astma bestaat uit verschillende stappen waarvan preventie de eerste is. Medicamenteuze behandeling bestaat grofweg uit twee groepen middelen: bronchusverwijdende middelen (bèta-2-sympaticomimetica). De tweede groep zijn de inhalatiecorticosteroïden (ICS) die op de chronische ontsteking aangrijpen en daarmee zwelling en reactiviteit doen afnemen.

Bij zogenaamd intermitterend astma (minder dan een keer per week klachten) kan worden volstaan met kortwerkende bronchusverwijders zoals salbutamol. Bij persisterend astma (vaker dan een keer per week klachten) is onderhoudsbehandeling met ICS noodzakelijk. Therapietrouw en goed gebruik van de inhalatiemedicijnen moet goed gecontroleerd worden, vooral wanneer behandeling onvoldoende effect heeft. Hierbij heeft de astmaverpleegkundige een belangrijke rol voor uitleg en begeleiding. Een juiste techniek van het inhaleren van de geneesmiddelen en de keuze van de juiste materialen (voorzetkamer, inhalers enz.) passend bij de leeftijd van het kind zijn van groot belang.

Wanneer een astma-aanval niet goed reageert op herhaalde toediening van bronchusverwijders wordt gesproken van een astma-exacerbatie en moet een kind in het ziekenhuis worden gezien. De aanleiding van de acute verergering (exacerbatie), de al gebruikte medicijnen en bijkomende symptomen als koorts worden nagevraagd.

De behandeling in het ziekenhuis bestaat aanvankelijk uit frequent sprayen met bronchusverwijders met zuurstof, meestal via een vernevelaar. Daarnaast wordt gestart met een stootkuur prednison (oraal). Als een kind onvoldoende op deze behandeling reageert, is er sprake van een status astmaticus. Er wordt dan overgegaan op intraveneuze medicamenten. In de ernstigste gevallen is intubatie en beademing noodzakelijk. Een IC-opname voor een astma-exacerbatie vereist intensieve nazorg, omdat het een risicofactor is voor herhaalde ernstige exacerbaties en overlijden.

8.3 Cystic fibrosis

8.3.1 INLEIDING

Cystic fibrosis (CF) is een chronische ziekte die meerdere orgaansystemen aantast. In dit hoofdstuk zullen de basale pathologie en de longaspecten besproken worden. De maag-darmkanten zullen in het desbetreffende hoofdstuk aan bod komen.
CF is de meest frequent voorkomende erfelijke chronische ziekte in de blanke populatie. De ziekte erft autosomaal recessief over, dat wil zeggen dat het kind van beide ouders het afwijkende gen moet ontvangen om de ziekte te krijgen. Circa een op de dertig mensen is drager van het CF gen, ongeveer een op de 3600 pasgeborenen is aangedaan. Dragers hebben één afwijkend en één normaal gen voor het betrokken eiwit. Er zijn veel gendefecten bekend, maar dee meest voorkomende afwijing in Nederland is de delta-F508 mutatie.
Het gendefect bij CF resulteert in het niet of onvoldoende functioneren van de chloorkanalen van epitheelcellen. Een gestoorde functie geeft verminderde uitscheiding van chloor, en daardoor gaat er ook minder

water mee de cel uit. Dit veroorzaakt een verhoogde taaiheid (viscositeit) van slijm in verschillende organen, met name alvleesklier (pancreas) en longen.

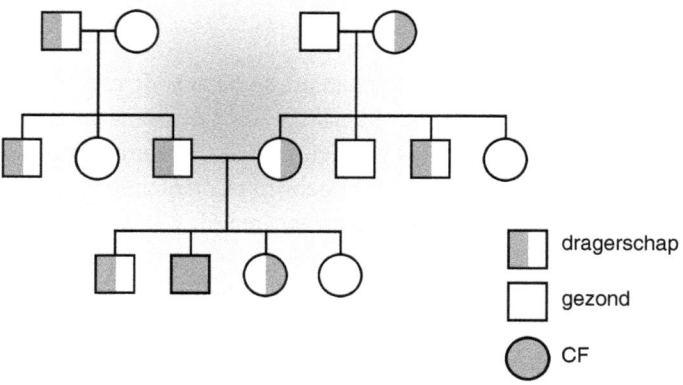

Afbeelding 8.2 *Stamboom van een familie met dragers van het CF-gen en aangedane kinderen. Autosomaal recessief patroon van overerven.*

8.3.2 DIAGNOSE

De diagnostiek van CF berust op meerdere pijlers. Anamnese en lichamelijk onderzoek zijn de eersten. Een anamnese van recidiverende luchtweginfecties, niet groeien, meconium ileus of late meconiumlozing geven bij jonge kinderen aanwijzing richting CF. Bij oudere kinderen spelen eveneens recidiverende luchtweginfecties, en daarnaast leverproblemen (bijv. cirrose), obstructie van de darm en ook afbuigende groei (zie hoofdstuk 11).

Klinische symptomen die bij CF kunnen passen zijn neuspoliepen, trommelstokvingers, het aantreffen van vluchtwegverwijdingen (bronchiëctasieën) als uiting van herhaalde bacteriële longinfecties. De zweettest is een eenvoudige test die veel informatie geeft en bij goede uitvoering betrouwbaar is. In een zweetmonster worden de natrium- en chlorideconcentraties gemeten. Hoge waarden wijzen in de richting van CF. De reden is dat de chloorkanalen in de zweetklieren dienen om chloor en natrium weer op te nemen; bij een defecte functie zal dit niet lukken en zijn de gemeten waarden verhoogd. Bij dubieuze testuitslagen kan DNA-onderzoek uitsluitsel geven.

Verhoogde 'taaiheid' van het slijm in de luchtwegen leidt tot afname van de verwijdering van micro-organismen uit de longen. Het gevolg is chronische infectie van de longen en onherstelbare schade aan longweefsel met geleidelijke achteruitgang van de longfunctie.

8.3.3 BEHANDELING

Hoofddoelen van de behandeling zijn infectiepreventie en -behandeling. Om slijm te verwijderen uit de luchtwegen kan intensieve fysiotherapie worden ingezet. Sprays met zout of een enzym dat DNA in cellen afbreekt (DNAse) kan het slijm 'dunner' maken.

Infecties uiten zich door afname van conditie, meer vies sputum, verminderde eetlust, afvallen en tekenen van toegenomen ademarbeid. De antibiotische behandeling is hoog gedoseerd en langdurig met als doel het uitroeien van de bacteriën. In de loop van de tijd zullen de meest patiënten gekoloniseerd worden met *Pseudomonas*, een moeilijk behandelbaar micro-organisme.

Naast bacteriële infecties kunnen schimmelinfecties verdere schade aan de longen geven; in gevorderde fase van de ziekte kan longtransplantatie in beeld komen.

8.4 Luchtweginfecties

Luchtweginfecties bij kinderen kunnen, net als bij volwassenen, ingedeeld worden in infecties van de hogere en lage luchtwegen. Elk van deze groepen kan weer ingedeeld worden in bacteriële of niet-bacteriële infecties.

In tabel 8.2 staan voorbeelden van verwekkers en ziektebeelden genoemd:

Tabel 8.2 Luchtweginfecties.			
locatie		**ziektebeeld**	**verwekker**
hogere luchtwegen			
	bacterieel	laryngotracheitis	Haemophilus influenzae B (HiB)
	niet bacterieel	laryngitis subglottica	diverse virussen
lagere luchtwegen			
	bacterieel	pneumonie	Pneumococ
			Staphylococcus aureus
	niet bacterieel	bronchiolitis	Respiratoir Syncitieel (RS) virus
		pneumonie	Mycoplasma pneumoniae

8.4.1 HOGERE LUCHTWEGINFECTIES

Hogere luchtweginfecties komen zeer frequent voor op de kinderleeftijd. Hieronder vallen infecties van de neus, mond-keelholte en de luchtpijp.

Virussen zijn meestal de oorzaak van de infectie en in het algemeen zijn ze onschuldig van aard en gaan vanzelf over. In de winter kunnen kinderen van één tot vijf jaar tot viermaal een infectie doormaken. Klinisch zijn er symptomen van neusverkoudheid en snotteren, met enige mate van koorts en malaise. In een aantal gevallen (tot 25%) kan een virale neusverkoudheid leiden tot een oorontsteking ten gevolge van obstructie van de buis van Eustachius die de beluchting van het middenoor moet garanderen. Het verminderen van slijmvlieszwelling en obstructie door neusspoelen is dan ook aangewezen.

Bij een ontsteking van larynx, door virale of bacteriële oorzaak, wordt gesproken van een laryngitis. Afhankelijk van de locatie kan dit een ontsteking van het strottenhoofd onder de stemspleet (laryngitis subglottica) zijn, relatief hoog in het strottenhoofdgebied, of een ontsteking van het strottenhoofd en de luchtpijp (laryngotracheïtis).

Een laryngitis subglottica (pseudokroep) komt voor bij jonge kinderen. Meestal is er een virale oorzaak. Een neusverkoudheid wordt gevolgd door heesheid, temperatuursverhoging en een blafhoest. Er is een acute inspiratoire stridor door slijmvlieszwelling in de bovenste luchtweg. In een aantal gevallen is er sprake van ernstige benauwdheid, met intrekkingen, cyanose en onrust. In het algemeen gaat een laryngitis subglottica vanzelf over, maar bij ademhalingsproblemen moet soms verneveld worden met middelen die de slijmvlieszwelling doen afnemen (bijv. adrenaline). Soms is het nodig om corticosteroïden te geven.

Bij een kind met een acute inspiratoire stridor moet altijd een vreemd lichaam (corpus alienum) in de luchtweg overwogen worden.

Een bacteriële infectie van de hoge luchtweg, een laryngotracheobronchitis, is een ernstig ziektebeeld. Het kind is hierbij veel zieker dan bij een laryngitis subglottica en heeft ook een inspiratoire stridor. Naast antibiotische behandeling zal het merendeel van deze kinderen intensivecarebehandeling nodig hebben.

8.4.2 LAGERE LUCHTWEGINFECTIES

Lagere luchtweginfecties omvatten infecties vanaf de vertakkingen van de hoofdbronchus. Onder deze groep vallen ontsteking van de kleinere luchtwegtakken, de bronchioli (bronchiolitis) en longontsteking (pneumonie).

Bronchiolitis

Een bekend virus dat bij jonge kinderen voor ernstige ademhalingsproblemen kan zorgen is het respiratoir-syncitieel virus (RS-virus). Dit virus veroorzaakt een ontsteking van de kleinere luchtwegen, de bronchioli (een bronchiolitis).
Daarnaast is het een virus waarbij met name jonge zuigelingen (< 2 maanden) tijdelijke ademstilstanden (apneus) kunnen krijgen die op zichzelf al levensbedreigend kunnen zijn. Behalve jonge leeftijd zijn prematuriteit en onderliggende ziekten als cystic fibrosis en bronchopulmonale dysplasie risicofactoren voor ernstig beloop van de ziekte. Bronchopulmonaire dysplasie is een chronische longziekte bij te vroeg geboren baby's, die vanwege een tekort aan surfactant langdurig zijn beademd. De ziekte wordt gekenmerkt door een versnelde ademhaling, kortademigheid, langdurige afhankelijkheid van zuurstofbehandeling, recidiverende luchtweginfecties en slechte groei. Ook ontstaat soms een rechts decompensatio cordis.
Klinisch uit een RS-virusinfectie zich door slecht drinken, hoesten, benauwdheid (met als tekenen een snelle ademhaling en intrekkingen) en eventueel koorts, en een snotneus. De longauscultatie is kenmerkend. Het is een zelfgenezende ziekte, maar een aantal jonge kinderen zal toch aan de beademing raken.
Het virus, dat met name in de maanden met een 'r' de kop opsteekt, kan via een test in neusslijm worden aangetoond.
De behandeling bestaat uit monitoring van risicokinderen, zorgen voor voldoende intake en zo nodig bronchusverwijding. Na drie tot zeven dagen treedt spontaan herstel in.
Voor kinderen in risicogroepen is gerichte vaccinatie mogelijk.

Pneumonie

Een longontsteking of pneumonie wordt op de kinderleeftijd regelmatig gezien. In een aantal gevallen is het voorkomen van een pneumonie een aanwijzing voor een onderliggende ziekte, vooral als het beloop atypisch is of als er andere symptomen bij komen.
Als verwekkers worden twee hoofdgroepen onderscheiden:
- de bacteriële verwekkers, zoals een pneumokok of stafylokok;
- de zogenaamde atypische verwekkers, zoals mycoplasma of chlamydia.

De leeftijd geeft vaak een indicatie voor het type verwekker. Een longontsteking bij een kind vanaf circa vijf jaar is bijvoorbeeld meestal veroorzaakt door *Mycoplasma*, terwijl een baby vaker een bacteriële longontsteking heeft. Een uitzondering is de Chlamydia pneumonie bij een pasgeborene als gevolg van besmetting tijdens de geboorte. Ook virussen kunnen een pneumonie veroorzaken, hierbij kunnen naast RS-virus ook influenza en adenovirus worden genoemd.

De diagnostiek van een pneumonie is eerst en vooral klinisch. Een sterke waarschijnlijkheid geeft het beeld van hoesten, een steunende ademhaling, dyspneu en koorts met daarbij links-rechts verschil bij het beluisteren van de longgeluiden. Bij twijfel kan een thoraxfoto worden gemaakt en aanvullende infectieparameters in bloed worden bepaald.
Of een kind opgenomen moet worden hangt onder meer af van de mogelijke zuurstofbehoefte, mate van ziek zijn en de leeftijd van het kind. Soms is er bij een pneumonie een ophoping van pus in de pleuraholte(pleura-empyeem). In die gevallen kan het voor het bevorderen van het herstel nodig zijn een drain in de pleuraholte te plaatsen waarmee het empyeem wordt afgevoerd.

De therapie is gericht op de (waarschijnlijke) verwekker. Sputumkweken zijn bij jonge kinderen moeilijk te verkrijgen, zodat veelal uit ervaring wordt behandeld op basis van waarschijnlijke diagnose.

Kinkhoest

Kinkhoest wordt met enige regelmaat in Nederland gezien, ondanks dat het opgenomen is in het vaccinatieprogramma. Eind jaren negentig van de vorige eeuw werd een toename gezien van het aantal gevallen van kinkhoest. Hierop is het vaccinatiebeleid en het vaccin aangepast.
Het klinisch beeld van kinkhoest is klassiek bekend als aanhoudende hoestbuien. Dit is echter het tweede stadium. In het begin is kinkhoest een aandoening die lijkt op een virale neusverkoudheid. Na twee weken ontstaat het ernstige hoesten, soms met een gierende inademing waarbij het kind benauwd oogt.
De verwekker is *Bordetella Pertussis*, een micro-organisme dat met een bepaalde antibioticagroep (macroliden) te behandelen is. Echter, op het moment van klinische presentatie is behandeling meer van belang om de besmettelijkheid te beperken dan dat het verbetering geeft voor het kind. Ondersteunende maatregelen, bijvoorbeeld sondevoeding,

zijn belangrijk om door de periode van hoestbuien heen te komen. Als complicatie wordt vooral een bacteriële 'superinfectie' genoemd.

Tuberculose
Tuberculose is een infectieziekte die veroorzaakt wordt door *Mycobacterium tuberculosis*. Meestal bevindt de infectie zich in de longen, als gevolg van het inhaleren van in lucht verspreide druppeltjes met de mycobacterie. Niet iedereen die deze druppels inhaleert zal ziek worden. Risicofactoren, zoals de voedingstoestand, onderliggende ziekte of afweerstoornis en de mate waarin de mycobacterie ziekmakend is, bepalen de kans op het ontwikkelen van een klinische tuberculose.
Het grootste deel van preventie en behandeling van tbc vindt plaats via de GGD'en.
Preventie bestaat uit een vaccinatie met BCG, waardoor onder andere de kans op tuberculeuze meningitis afneemt. Bij een contact met een tbc-patiënt is profylactische behandeling met antibiotica geïndiceerd.

Circulatie 9

9.1	**Aangeboren afwijkingen**	396
9.1.1	Ventrikelseptumdefect	399
9.1.2	Atriumseptumdefect	400
9.1.3	Persisterende ductus Botalli	400
9.1.4	Tetralogie van Fallot	401
9.2	**Ziekte van Kawasaki**	403
9.3	**Endocarditis**	404
9.4	**Cardiomyopathie**	405
9.5	**Hartritmestoornissen**	406
9.5.1	Supraventriculaire tachycardie	407
9.5.2	Ventrikelfibrilleren	408
9.6	**Hartgeruis**	409
9.7	**Syncope**	410

9.1 Aangeboren afwijkingen

Aangeboren (congenitale) hartafwijkingen zijn het gevolg van stoornissen in de aanleg van het hart of de uitstroomvaten van het hart. Ze komen voor als onderdeel van een syndroom (rond de 30%) of zijn geïsoleerd aanwezig zonder andere aangeboren afwijkingen. Een voorbeeld van een syndroom met een aangeboren hartafwijking is het syndroom van Down (zie ook hoofdstuk 16 *Kinderneurologie*).
Het totale aantal kinderen met een aangeboren hartaandoening ligt net onder de 1%. Het herhalingsrisico na het krijgen van een kind met een aangeboren hartaandoening is uiteraard afhankelijk van een eventueel aanwezig erfelijke component. In grote lijnen is het herhalingsrisico bij twee gezonde ouders met één kind met een aangeboren hartafwijking rond de 3%; zijn er twee kinderen in dat gezin met een aangeboren hartafwijking, dan is het herhalingsrisico voor het derde kind rond de 10%.
Het ventrikelseptumdefect (VSD) is veruit het meest voorkomend: 20-

25% van de aangeboren hartafwijkingen. Bij deze aandoening is er een open verbinding tussen de linker- en rechterhartkamer. Daarna volgt het atriumseptumdefect (ASD), waarbij er een open verbinding tussen de linker- en rechterboezem bestaat. Gevolgd door de aorta- en pulmonalisstenose, waarbij er een vernauwing is van de aorta- en pulmonaalklep en de persisterende ductus Botalli. Bij de laatste aandoening blijft de verbinding tussen de stam van de longslagader en de aorta na de geboorte open.

In hoofdstuk 1 zijn de aanpassingen beschreven die de circulatie moet ondergaan in de overgang van het leven voor en na de geboorte. Samengevat: voor de geboorte is er een fysiologische verbinding tussen het linker- en rechteratrium, het foramen ovale. Ook is er een verbinding tussen de stam van de longslagader en de aorta.

Omdat de longen nog niet ontplooid zijn, stroomt bloed van de rechter- naar de linkercirculatie door de foramen ovale en de ductus Botalli. Als bij de geboorte de longen zich ontplooien, neemt de druk in de rechter harthelft af en vindt sluiting plaats van de ductus Botalli en het foramen ovale. Deze normale fysiologische veranderingen hebben gevolg voor de verschijnselen en het verloop van aangeboren hartafwijkingen.

Het is van belang te begrijpen of de aandoening gepaard gaat met een shunt, een verbindingsmogelijkheid tussen de linker- en rechterhartkamer, en of die van links (zuurstofrijk) naar rechts (zuurstofarm) of andersom verloopt (afb. 9.1 en 9.2).

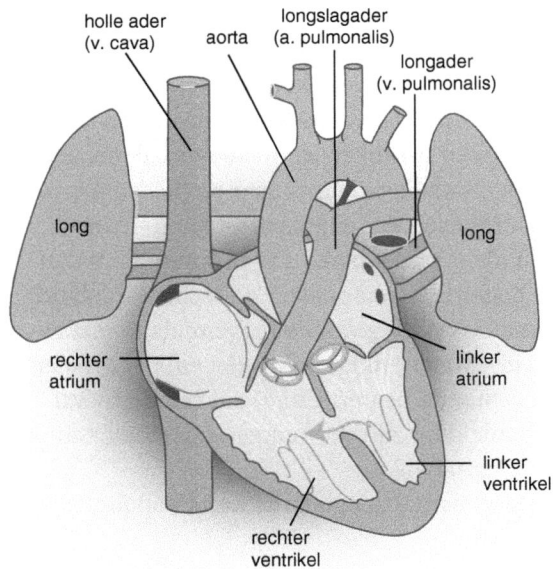

Afbeelding 9.1 Links-rechtsshunt.

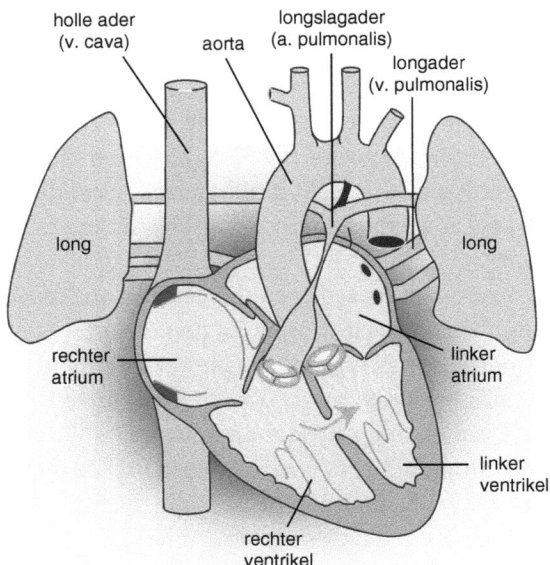

Afbeelding 9.2 Rechts-linksshunt. Zuurstofarm bloed van de rechter harthelft komt terecht in de lichaamscirculatie.

Daarnaast hebben de bovengenoemde fysiologische processen invloed op het tijdstip van het ontstaan van de verschijnselen. Als voorbeeld: wanneer de arteria pulmonalis niet is aangelegd, zal de ductus Botalli nodig zijn om bloed naar de longen te krijgen waar het van zuurstof wordt voorzien. Wanneer de ductus gaat sluiten zal er acuut cyanose ontstaan; dit is dus een ductusafhankelijke hartafwijking die in de eerste dagen na de geboorte tot uiting kan komen.

Een ander voorbeeld is dat in de eerste levensweken na de geboorte de bloedstroom in de shunt tussen de linker- en rechtercirculatie, zoals bij een VSD en open ductus Botalli, van links naar rechts zal toenemen. Immers na de geboorte daalt de longvaatweerstand, de druk richting longen wordt nu kleiner. Het bloed zal nu vanuit de linkercirculatie, waar de druk hoger is, stromen naar de rechtercirculatie. Het gevolg is een toename/overvulling van de longcirculatie met tekenen van kortademigheid, zweten, minder drinken en niet groeien. Bij wat oudere kinderen (vanaf de peuterleeftijd) zal een bij toeval ontdekt hartgeruis vaak aanleiding zijn voor nader onderzoek richting een eventueel aangeboren hartafwijking.

Hieronder wordt een beperkt aantal aangeboren hartafwijkingen besproken.

9.1.1 VENTRIKELSEPTUMDEFECT

Zoals hierboven beschreven is het VSD de meest frequent voorkomende aangeboren hartafwijking. Zoals de naam zegt is het tussenschot (septum) tussen de ventrikels niet gesloten. De grootte van dit defect is variabel.

Bij lichamelijk onderzoek kan bij kleinere VSD's een systolisch geruis hoorbaar zijn. Doordat in de eerste dagen de drukken tussen links en rechts nog niet veel verschillen, zal pas na daling van de longvaatweerstand en het gaan optreden van een shunt een geruis hoorbaar gaan worden.

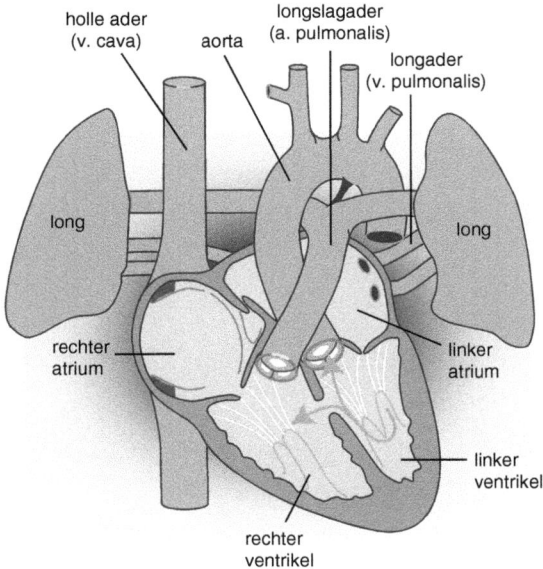

Afbeelding 9.3 *Ventrikelseptumdefect.*

Bij een grote shunt van links naar rechts zal de longcirculatie toenemen met voedingsproblemen, transpiratie bij drinken en achterblijvende groei. Daarnaast kan er overbelasting van de linker harthelft ontstaan als gevolg van het verhoogde aanbod van bloed uit de longen. Verschijnselen hiervan worden vaak in het eerste half jaar na de geboorte zichtbaar.

Op een thoraxfoto kan een vergroot hart worden gezien. De behandeling bestaat uit diuretica en uiteindelijk chirurgische sluiting van de verbinding ergens in het eerste levensjaar. Soms blijft een geruis aan het hart nog hoorbaar ten gevolge van een klein restdefect.

Een VSD kan spontaan sluiten. Wanneer een VSD geen problemen aan de circulatie oplevert is chirurgische behandeling niet nodig.

9.1.2 ATRIUMSEPTUMDEFECT

In het tussenschot tussen de boezems komt voor de geboorte een fysiologisch 'defect' voor: het foramen ovale. Dit zal na de geboorte sluiten door de hogere druk van de linker harthelft. In het atriumseptum kan op verschillende plaatsen een opening aanwezig zijn. Een ASD levert in de meeste gevallen geen klinische verschijnselen op. Alleen wanneer er een grote shunt van links naar rechts aanwezig is kan dit leiden tot overbelasting van de rechter harthelft. Ook een ASD kan spontaan sluiten. Aan de andere kant kan een groot, onbehandeld ASD op volwassen leeftijd tot complicaties leiden in de vorm van pulmonale hypertensie, hartfalen of ritmestoornissen.

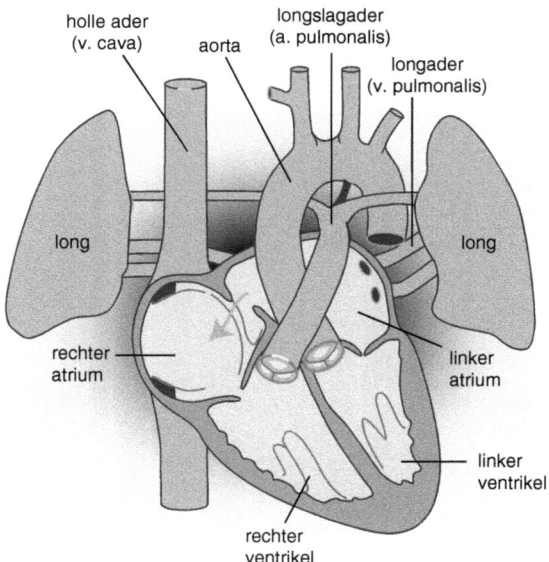

Afbeelding 9.4 Atriumseptumdefect.

9.1.3 PERSISTERENDE DUCTUS BOTALLI

Het openblijven van de ductus Botalli leidt tot een links-rechtsshunt met de hierboven beschreven symptomen als gevolg. Bij lichamelijk onderzoek is een continu geruis hoorbaar, zijn er sterke pulsaties voelbaar en is er tussen de diastolische en systolische bloeddrukwaarde een vergrote afstand. Een open ductus Botalli komt regelmatig voor bij prematuren. In deze groep kan door het geven van indomethacine (een NSAID) worden geprobeerd de ductus te laten sluiten. De gedachte erachter is dat prostaglandinen de ductus open kunnen houden en dat dus een medicijn wat de werking van prostaglandinen vermindert zou kunnen leiden tot sluiting van de ductus. Omgekeerd wordt in gevallen waarin de ductus noodzakelijk open moet blijven (de ductusafhankelijke hartafwijkingen) door prostaglandinen de ductus opengehouden. Bij à terme kinderen en later is indomethacine niet effectief. Wanneer er indicatie is voor het sluiten van de ductus kan dit door middel van een hartkatheterisatie met het plaatsen van een coil (een soort plug) of wordt de ductus chirurgisch opgeheven.

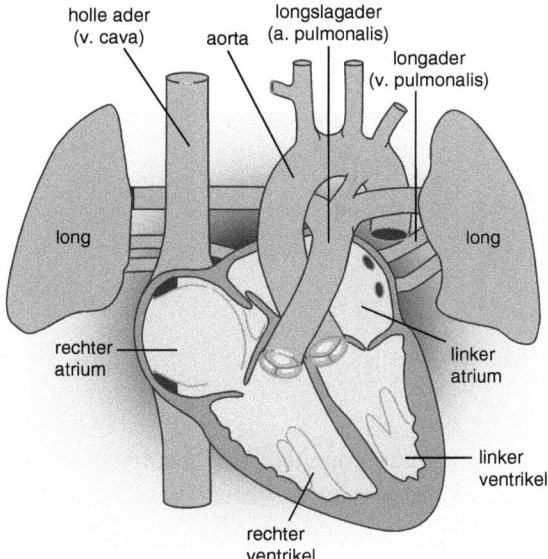

Afbeelding 9.5 Open ductus Botalli.

9.1.4 TETRALOGIE VAN FALLOT

De tetralogie van Fallot is de meest frequente cyanotische hartaandoening. Deze aandoening komt ongeveer bij 10% van de aangeboren hartafwijkingen voor. De benaming duidt op het voorkomen van de combinatie van vier (tetra in het Grieks) afwijkingen:
- een ventrikelseptumdefect;
- uitstroombelemmering vanuit de rechter harthelft (bijv. een pulmonalisklepstenose);
- vergroting van de rechterhartkamer (rechterventrikelhypertrofie);

- de aorta is scheef geplaatst boven het harttussenschot. Dit wordt een overrijdende aorta genoemd. Dit betekent dat de aorta ook bloed ontvangt van de rechterkant.

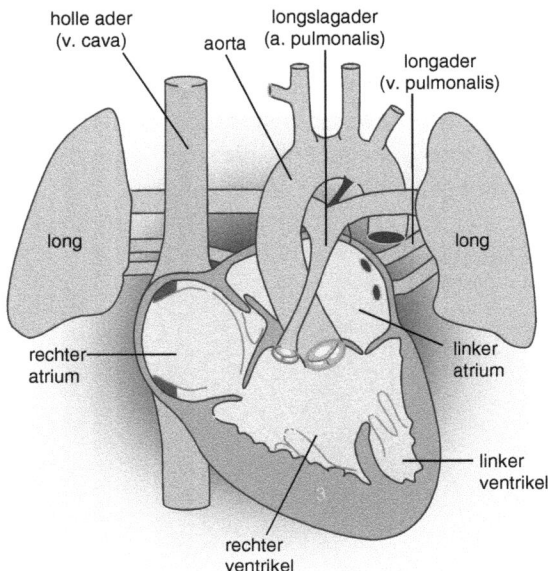

Afbeelding 9.6 *Tetralogie van Fallot.*

In feite zijn vooral de eerste twee componenten van belang voor de kliniek. De hypertrofie van het rechterventrikel is een gevolg van de belemmering in de uitstroom van de rechterkamer.
Kinderen met een tetralogie zijn cyanotisch door het uiteindelijk optreden van een rechts-linksshunt over het VSD waarbij zuurstofarm bloed zich mengt met zuurstofrijk bloed. Immers de druk in de rechterventrikel neemt toe door de uitstroombelemmering rechts.
Bij lichamelijk onderzoek wordt behalve cyanose ook een geruis- (souffle) opgemerkt die ontstaat door de belemmerde uitstroombaan rechts. Een tetralogie kan in milde gevallen (vooral bij een relatief geringe belemmering van de uitstroombaan) ook acyanotisch zijn en weinig klachten geven. Echter, in geval van een volledige afsluiting van de uitstroom van de rechterkant bij een niet-aangelegde longslagader (pulmonalis atresie), is de bloedstroomvoorziening door de longen afhankelijk van de ductus.
Complicaties van een tetralogie zijn onder andere de hypoxische 'spells', waarbij jonge kinderen (2-4 maanden) ernstig zuurstoftekort kunnen krijgen door het 'knijpen' van de rechter uitstroombaan. Een

spell is eigenlijk een aanval van plotseling blauw of bleek worden. Het is een soort kramp van het deel van de rechterkamer vlak onder de longslagader. Door deze kramp neemt de longslagadervernauwing opeens sterk toe. Hierdoor gaat er te weinig bloed naar de longen en gaat al het zuurstofarme bloed door het VSD naar het linkerhart en zo verder naar het lichaam. Daarnaast worden door het chronische zuurstoftekort in de weefsels meer erytropoëtine gemaakt. Dit leidt weer tot een verhoogde aanmaak van rode bloedlichaampjes met als gevolg een toename van de stroperigheid (viscositeit) van bloed. Dit kan weer leiden tot het ontstaan van trombose.

De behandeling van een tetralogie van Fallot omvat het sluiten van het VSD en het corrigeren van de uitstroombelemmering en het overrijden van de aorta.

9.2 Ziekte van Kawasaki

De ziekte van Kawasaki is niet in eerste plaats een hartziekte, maar de complicaties zijn met name voor het hart belangrijk. Er is sprake van een gegeneraliseerde ontsteking van de wat grotere vaten (vasculitis), met een voorkeur voor de kransslagaders. De oorzaak is onbekend. De ziekte komt voor bij peuters en kleuters. Om de diagnose te stellen moet aan minimaal vier van de vijf criteria voor de ziekte worden voldaan (tabel 9.1), naast het voorkomen van minimaal vijf dagen koorts.

Tabel 9.1	Criteria voor diagnose ziekte van Kawasaki.
1	lymfeklierzwelling in de hals (> 1,5 cm)
2	roodheid van het bindvlies aan beide ogen
3	veelvormige rode huiduitslag
4	roodheid van mondslijmvlies of aardbeientong
5	in acute fase roodheid/oedeem van de extremiteiten, in subacute fase vervellingen

De betrokkenheid van de kransslagaders in het ziekteproces geeft een kans op het ontstaan van abnormale verwijdingen (aneurysmata) in deze bloedvaten, met als gevolg mogelijk hartinfarct of scheuren van zo'n aneurysma. Ook trombosering van een aneurysma is een gevreesde complicatie.

Bij enige verdenking op de ziekte van Kawasaki moeten daarom echocardiografisch de kransslagaders worden gecontroleerd. De behandeling van de ziekte bestaat in de acute fase uit het geven van immuunglobulinen. Aspirine wordt gegeven om trombose tegen te gaan.

9.3 Endocarditis

Verschillende micro-organismen kunnen bij een ontsteking van de binnenwand van het hart (endocarditis) worden aangetroffen. In de groep kinderen met aangeboren hartafwijkingen (bijv. tetralogie van Fallot, VSD) heeft een verhoogd aantal kans op het ontwikkelen van een infectieuze endocarditis. Ook klepafwijkingen zijn een risicofactor.

Wanneer zich bacteriën in de bloedbaan bevinden (bacteriëmie), kunnen deze zich hechten op plaatsen in het hart waar er een kleine beschadiging van het endocard of een defecte klep is. Dit geeft aanleiding tot het ontstaan van een endocarditis. Zo kunnen bijvoorbeeld bacteriën uit de mondholte na het trekken van een kies in de bloedbaan komen. Ook is endocarditis bij acuut reuma een bekende complicatie (zie hoofdstuk 15).

Betrokken bacteriën zijn onder meer de vergroenende streptokok (uit mondholte), de huidbacterie *Stafylococcus aureus* of enterokokken uit de darm.

Een infectieuze endocarditis kan zich uiten op heel atypische wijze, variërend van malaiseklachten, wisselende koortsperiodes tot gewichtsverlies en gewrichtsklachten.

De diagnose mag niet ontbreken in de differentiaaldiagnose van kinderen met onverklaarde koorts en al zeker niet wanneer er sprake is van een al dan niet gecorrigeerde aangeboren hartafwijking.

De Nederlandse Hartstichting geeft aanbevelingen voor endocarditisprofylaxe, wat wil zeggen dat bij een aantal afwijkingen wordt geadviseerd om antibiotische bescherming te geven bij ingrepen waarbij mogelijk bacteriën in de bloedbaan terecht kunnen komen (www.hartstichting.nl).

Endocarditisprofylaxe wordt onder andere aanbevolen bij patiënten die eerder een endocarditis hebben doorgemaakt, bij patiënten met aangeboren hartafwijkingen en patientjes met klepgebreken.

Enkele voorbeelden van ingrepen waarvoor endocarditisprofylaxe wordt aanbevolen zijn:
- ingrepen aan de mondholte;
- ingrepen aan de bovenste luchtwegen;
- ingrepen aan het urogenitaalstelsel.

De diagnose van een bacteriële endocarditis is moeilijk; met een echocardiogram is niet altijd een afwijking, zoals micro-organismen en ontstekingscellen (een vegetatie) op een klep, zichtbaar. Een negatieve echo sluit een endocarditis ook niet uit. Bloedkweken leveren ook lang niet altijd resultaat op en voor adequate diagnostiek is het afnemen van meerdere bloedkweken nodig.

De behandeling bestaat uit langdurig intraveneuze antibiotische therapie.

9.4 Cardiomyopathie

Ziekten van de hartspier, de cardiomyopathieën, hebben verschillende vormen. Er wordt een onderscheid gemaakt tussen hypertrofische en gedilateerde cardiomyopathie. Een hypertrofische cardiomyopathie kenmerkt zich door een verdikte spierwand met als gevolg een belemmerde uitstroom uit de linkerkamer. Bij een gedilateerde cardiomyopathie is er verwijding van de linkerhartkamer (afb. 9.7).

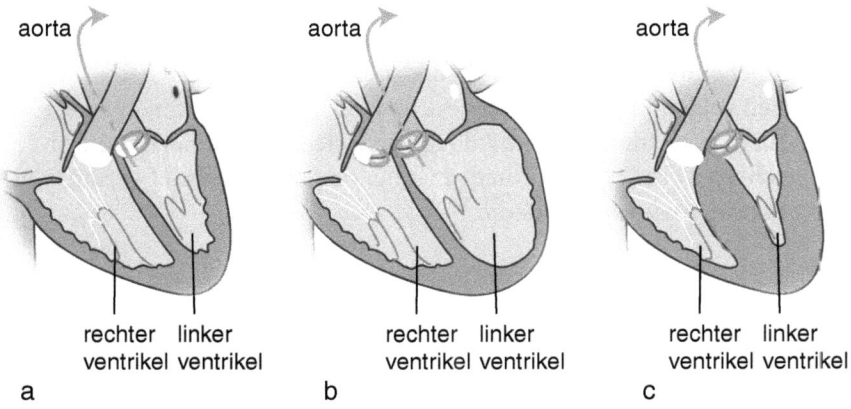

Afbeelding 9.7 *Linkerventrikel (LV) afmetingen bij een normaal hart (a), bij een gedilateerde (b) en hypertrofische (c) cardiomyopathie.*

Oorzaken van een hypertrofische cardiomyopathie kunnen ziekten zijn met stapeling van stoffen in de hartspier, zoals bij kinderen met een diabetische moeder waarbij er stapeling van glycogeen in de hartspier optreedt met als gevolg verdikking van de wand. Ook aangeboren stofwisselingsziekten (bijv. ziekte van Pompe, waarbij een enzymtekort zorgt voor stapeling van producten in het spierweefsel) veroorzaken deze vorm van cardiomyopathie volgens dit principe. Maar een groot deel blijft ook niet verklaarbaar.

Het klinisch beeld toont onder meer tekenen van inspanningsbeperking en pijn op de borst; soms is er sprake van ritmestoornissen.

De gedilateerde cardiomyopathie presenteert zich vaak met tekenen van decompensatio cordis, dat wil zeggen met vasthouden van vocht, kortademigheid en een vergrote lever.

Oorzaken van een gedilateerde cardiomyopathie zijn onder meer het gebruik van bepaalde cytostatica (de antracyclinen), een virale hartspierinfectie, stofwisselingsziekten of een familiaire achtergrond.

De behandeling bestaat uit het bestrijden van de tekenen van decompensatie met diuretica. Daarna zal in sommige gevallen met medicijnen de contractiekracht van het hart ondersteund moeten worden. Vervolgens komt een fase waarin deze ondersteuning moet worden afgebouwd en gewerkt naar ontslag.

Een volgende stap in het traject bij kinderen met hartfalen is een harttransplantatie, waarbij de indicatiestelling voor deze ingreep scherp wordt bewaakt, mede met het oog op het relatief gering aantal donorharten voor kinderen.

9.5 Hartritmestoornissen

Prikkel- en geleidingssysteem

Om de contractie ritmisch te laten verlopen beschikt het hart over een bepaald soort weefsel, het nodale weefsel, dat zelfstandig impulsen kan genereren. Nodaal weefsel (nodus = knoop) bevindt zich in de sinus- of SA-knoop (sinu-atriale knoop). De SA-knoop ligt in de wand van het rechteratrium op de plaats waar de vena cava superior (bovenste holle ader) en de vena cava inferior (onderste holle ader) uitmonden. De sinusknoop fungeert als primaire pacemaker van het hart. Daarom wordt de hartslagfrequentie ook vaak sinusfrequentie genoemd.

Een tweede concentratie van nodaal weefsel ligt in het atriumseptum, boven de anulus fibrosus, en wordt de atrioventriculaire of AV-knoop genoemd. Vanuit de AV-knoop brengt het geleidingssysteem van de bundel van His de impuls over het ventrikelseptum naar hartpunt. Hier gaan de beide bundeltakken over in de vezels van Purkinje en het eigenlijke ventrikelmyocard.

Hartritmestoornissen bij kinderen zijn in veel gevallen secundair, dat wil zeggen een gevolg van iets anders, bijvoorbeeld hartchirurgie of een aangeboren hartafwijking. Echter, ook bij gezonde kinderen komen ritmestoornissen voor.
De ruwe indeling is die tussen een te snelle en een te langzame hartslag (tachy- en bradycardie). In tabel 9.2 staan de normaalwaarden weergegeven voor de hartfrequentie van kinderen op verschillende leeftijden.

Tabel 9.2 Normaalwaarden voor hartfrequentie in rust.	
leeftijd	hartfrequentie
pasgeborene	110-150/min
2 jaar	85-125/min
4 jaar	75-115/min
> 6 jaar	60-100/min

Een tweede indeling is die waarmee verwezen wordt naar de oorsprong van het ritme, bijvoorbeeld een sinusritme (vanuit de sinoatriale knoop) of een atriaal ritme (vanuit het atrium).
Voor de praktijk is met name de supraventriculaire tachycardie (SVT) belangrijk, daarnaast moet ventrikelfibrilleren herkend kunnen worden. Bij een supraventriculaire tachycardie wordt de versnelde hartslag veroorzaakt door prikkels die uitgaan van een afwijkende plek die zich bevindt boven de hartkamers.

9.5.1 SUPRAVENTRICULAIRE TACHYCARDIE

Bij een SVT is sprake van een zeer hoge frequentie, meestal boven de 200 slagen per minuut, die plotseling is begonnen en een heel regelmatig beeld op de ECG-monitor laat zien (afb. 9.8). Het is een aandoening die in de helft van de gevallen geen duidelijke oorzaak heeft, en wat meer voorkomt bij jongere kinderen. Een specifieke vorm is het syndroom van Wolff-Parkinson-White, waarbij een extra geleidingsbaan tussen boezem en kamer een cirkelcircuit van geleiding veroorzaakt. SVT's kunnen ook voorkomen bij bepaalde aangeboren hartafwijkin-

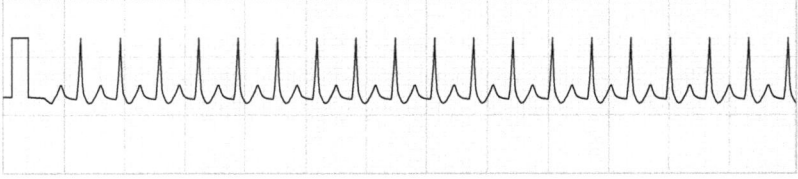

Afbeelding 9.8 *Supraventriculaire tachycardie: een zeer regulair ritme met hoge frequentie. De complexen zijn smal en p-toppen niet te onderscheiden.*

gen en na hartchirurgie, door schade of aanlegveranderingen van de geleidingsbanen.

Het probleem van een extreem hoge hartfrequentie is dat er onvoldoende tijd is om het hart te vullen, waardoor de hoeveelheid bloed dat uit het hart wordt gepompt (cardiac output) afneemt. Meestal wordt een relatief korte periode van SVT nog wel doorstaan, maar langere duur kan leiden tot hartfalen. Klinisch geeft dit dan een versnelde ademhaling, slecht drinken en perifere bleekheid. Vaak zijn er ook tekenen van onvoldoende doorbloeding van de hersenen.

De behandeling, die altijd onder monitorcontrole moet plaatsvinden, bestaat in eerste instantie uit stimulatie van de nervus vagus. Dit veroorzaakt remming van de atrioventriculaire geleiding. Stimulatie kan door massage van de halsslagader aan een kant. Een andere mogelijkheid die vaker effectief is bij kinderen, is het plaatsen van een zak ijs op het gezicht van het kind (zgn. duikreflex). Sommige oudere kinderen hebben zelf manoeuvres geleerd, bijvoorbeeld de valsalvamanoeuvre; hard blazen op de hand.

De medicamenteuze behandeling bestaat als eerste uit het geven van adenosine intraveneus. Wanneer adenosine in de oplopende doseringen niet werkt moet overwogen worden of cardioversie ('klappen', d.w.z. met een defibrillator het elektrisch circuit als het ware resetten) of een ander medicament gegeven moet worden.

9.5.2 VENTRIKELFIBRILLEREN

Bij ventrikelfibrilleren (VF) trekken de spiervezels van de hartkamers zo ongecoördineerd samen dat er geen pompfunctie meer bestaat. Ventrikelfibrilleren geeft op de monitor zeer abnormale QRS-complexen in vorm en grootte. Het ritme is snel en onregelmatig (afb. 9.9). Ook hier is er geen effectieve cardiale output met als gevolg circulatiestilstand.

Oorzaken kunnen zijn zuurstoftekort (hypoxie), hyperkaliëmie, intoxicaties, myocardinfarct en ontsteking van de hartspier (myocardi-

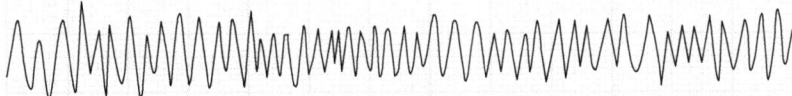

Afbeelding 9.9 *Ventrikelfibrilleren: een niet herkenbaar, chaotisch ECG-patroon.*

tis). Het is dus een teken van ernstige hartproblemen die onmiddellijke interventie vereisen in de vorm van het op gang brengen van de ademhaling en circulatie met als belangrijke component het defibrilleren. Bij defibrilleren wordt geprobeerd de ritmestoornis (het fibrilleren) van de hartkamers op te heffen. Dit gebeurt met behulp van een defibrillator, een apparaat dat gedurende enkele tienden van een seconde zeer korte stoten gelijkstroom aan het hart toedient.

9.6 Hartgeruis

Een bij toeval ontdekt hartgeruis is een frequente reden voor verwijzing naar de kinderarts. Het geruis is bijvoorbeeld gehoord bij de reguliere controle op het consultatiebureau of wanneer een kind om een andere reden bij de huisarts komt.
Het goed horen van de harttonen kan moeilijk zijn bij een tegenwerkend kind met een snelle hartfrequentie. Normaal gesproken worden er twee tonen gehoord; de eerste harttoon komt tot stand door het sluiten van de kleppen tussen atrium en ventrikel, de tweede toon door het sluiten van de aorta- en pulmonalisklep.
Geruis ontstaat door een drukverschil in twee compartimenten. Bij een ventrikelseptumdefect bijvoorbeeld, waarbij in de linkerventrikel de druk groter is dan in de rechterventrikel, stroomt bloed naar rechts met een ruis door het defect. Als er geen drukverschil zou zijn is er ook geen ruis.
Het is belangrijk onderscheid te maken tussen een onschuldige ruis bij een gezond kind en een hartgeruis dat aanwijzing is voor cardiale pathologie. Om die reden kan het onderzoek van een kind met een hartgeruis niet beperkt blijven tot het hart, maar wordt ook gekeken naar: tekenen van cyanose, tekenen van decompensatie, aanwijzingen voor aangeboren afwijkingen, groei en voedingstoestand enzovoort. Onschuldige ruizen komen regelmatig voor op de peuter- en kleuterleeftijd.

9.7 Syncope

Flauwvallen of syncope is een klacht die regelmatig op een eerstehulpafdeling wordt gepresenteerd. Basaal is er sprake van een verminderde aanvoer van bloed/zuurstof naar de hersenen met als gevolg een verminderde functie.
Bij kinderen is de oorzaak vaker onschuldig dan bij volwassenen. Hierna wordt de vasovagale collaps besproken. In tabel 9.3 staat een overzicht van differentiaaldiagnostische mogelijkheden.

Tabel 9.3 Oorzaken van flauwvallen op de kinderleeftijd.	
niet-cardiaal	**cardiaal**
vasovagaal	uitstroombelemmering uit hart door stenose: bijvoorbeeld aorta stenose
breath holding spell (flauwvallen na woedeaanval bij vooral peuters)	aritmie
hyperventilatie	
epilepsie (zie later)	

Een vasovagale collaps wordt vaak voorafgegaan door waarschuwingssignalen: licht in het hoofd, duizeligheid, soms ook hartkloppingen en wit wegtrekken. Na enige tijd ontstaat bewustzijnsverlies en spiertonusverlies (vallen). Meestal duurt het verlies van bewustzijn kort en komt de patiënt vanzelf bij.
De oorzaak van een vasovagale collaps is een gevolg van relatief verhoogde activiteit van het parasympathische (vagale) deel van het zenuwstelsel, met als gevolg verwijding van perifere bloedvaten, hypotensie en langzame hartslag (bradycardie). Vaak is de verhoogde activiteit van de nervus vagus op gang gekomen na pijn, angst of een heftige emotie.
De anamnese is dus belangrijk bij het evalueren van het flauwvallen. Vaak weten mensen van zichzelf dat ze gemakkelijk flauwvallen. In de meeste gevallen is geen behandeling nodig.

10 Bloedaandoeningen

10.1	**Anemie**	411
10.1.1	Inleiding	411
10.1.2	Fysiologie	411
10.1.3	Indeling anemie	412
10.1.4	Ziektebeelden	414
10.2	**Trombocytopenie**	420
10.2.1	Idiopathische trombocytopenische purpura	420
10.2.2	Neonatale trombopenie	421
10.2.3	Neonatale allo-immuuntrombopenie	422
10.3	**Leukemie**	422
10.4	**Stolling**	424
10.4.1	De ziekte van Von Willebrand	425
10.4.2	Hemofilie	425
10.4.3	Vitamine-K-tekort	426

10.1 Anemie

10.1.1 INLEIDING

Anemie ('bloedarmoede') betekent dat er een vermindering is van de totale hoeveelheid rode bloedcellen (erytrocyten) of hemoglobine tot onder een bepaalde grenswaarde voor de leeftijd. Wanneer een anemie wordt vastgesteld moet altijd naar de oorzaak gezocht worden, omdat het geen op zich staande ziekte is maar een symptoom van verminderde bloedaanmaak, bloedverlies of verhoogde bloedafbraak.

10.1.2 FYSIOLOGIE

Hemoglobine is noodzakelijk voor het vervoer van zuurstof naar de weefsels. Er is een continue aanmaak van rode bloedcellen in het beenmerg, deze wordt aangestuurd via het erytropoëtine (EPO) dat in de nier wordt gevormd. Ook worden oude bloedcellen afgebroken en wordt een deel van de onderdelen daarvan voor recycling gebruikt.

Hemoglobine is het belangrijkste eiwit in de erytrocyt. Het is in staat tot het opnemen en afgeven van zuurstof op daarvoor vereiste plaatsen. Een belangrijke component van hemoglobine is ijzer. Het hemoglobinemolecuul bestaat uit vier eiwitketens (globulineketens) die elk een heemgroep hebben. Er bestaan verschillende vormen van die eiwitketens (α, β, γ en δ) die zorgen voor verschillende eigenschappen van het hemoglobinemolecuul (tabel 10.1).

Er is sprake van een hemoglobinopathie wanneer een afwijkende globulineketen wordt geproduceerd (zoals bij sikkelcelanemie). Er is sprake van thalassemie als er wel normale globulineketens geproduceerd worden, maar in abnormale hoeveelheden en verhoudingen.

Tabel 10.1	Samenstelling hemoglobine.
eiwitketen	type hemoglobine
$2\alpha + 2\gamma$	foetaal hemoglobine (HbF)
$2\alpha + 2\beta$	HbA1: belangrijkste vorm op volwassen leeftijd
$2\alpha + 2\delta$	HbA2

Het foetaal hemoglobine is essentieel in de foetale en neonatale periode door de specifieke zuurstofbindende capaciteiten. Zo heeft het HbF een grotere affiniteit met zuurstof dan HbA1. Hierdoor vindt tijdens het foetale leven een goede overdracht van zuurstof plaats in de placenta. Het percentage HbF daalt in de eerste levensmaanden en wordt vervangen door HbA1 dat de functie van belangrijkste zuurstoftransporteur overneemt. Het HbA2 blijft in een laag percentage aanwezig. Veranderingen in de combinatie van ketens kunnen aanleiding geven tot anemie.

De aanmaak van erytrocyten vindt primair plaats in het beenmerg. Teken van verhoogde aanmaak is de aanwezigheid van jonge vormen, de zogenaamde reticulocyten in het perifere bloed (afb. 10.1).

10.1.3 INDELING ANEMIE

Anemie kan op verschillende manieren worden ingedeeld. Een handzame indeling op basis van de kliniek is die in een anemie met een verlaagd aantal reticulocyten (jonge erytrocyten) tegenover een anemie met een verhoogd aantal reticulocyten. Dit is dus een onderscheid op basis van wat te zien is bij onderzoek van het rode bloed van de patiënt.

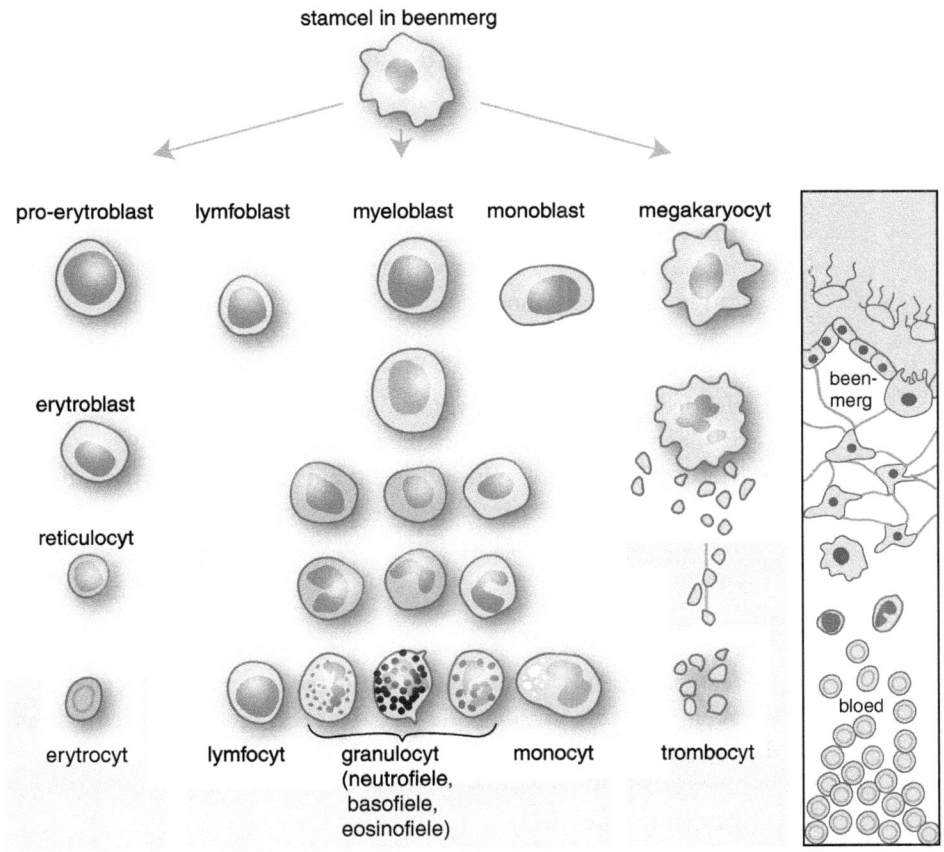

Afbeelding 10.1 *Schema aanmaak van bloedcellen.*

Anemie met verlaagd aantal reticulocyten
In essentie is dit een anemie waarbij de aanmaak van erytrocyten is verstoord. Dit kan door verschillende mechanismen ontstaan, bijvoorbeeld ijzergebrekanemie; een tekort aan ijzer voor de heemgroep. De rode bloedcellen zijn klein (*microcytair* bloedbeeld). Ook bij chronische ziekte of ontsteking kan deze vorm van microcytaire anemie optreden.

Andere voedingsdeficiënties kunnen ook leiden tot een tekort aan bouwstenen voor hemoglobine. Een voorbeeld is een vitamine-B12-tekort, waarbij er juist grote cellen te zien zijn in het bloed (*macrocytaire* anemie).

Bij een *normocytair* bloedbeeld is de grootte van de rode bloedcel normaal. De anemie kan dan veroorzaakt zijn door acuut bloedverlies, of door een proces in het beenmerg waardoor geen erytrocyten meer aangemaakt worden (bijv. acute leukemie).

Anemie met verhoogd aantal reticulocyten
Bij deze vorm van anemie is er sprake van een verhoogde afbraak van rode bloedcellen (hemolyse). Er ontstaat zo een hemolytische anemie. Hierbij heeft het beenmerg, in een poging de balans tussen aanmaak en afbraak te herstellen, een verhoogde activiteit. Dat is zichtbaar in het hoge aantal reticulocyten.
Er bestaan erfelijke en niet-erfelijke vormen van hemolytische anemie:
– Erfelijke vormen: bijvoorbeeld membraanafwijkingen van de rode bloedcel: sferocytose en verschillende vormen van hemoglobinopathieën (sikkelcelziekte, thalassemieën);
– Niet-erfelijke vormen: bijvoorbeeld anemieën die ontstaan door vorming van antistoffen tegen de erytrocyt (auto-immuun hemolytische anemie, of het bloedgroepantagonisme tussen moeder en kind).

10.1.4 ZIEKTEBEELDEN
In deze paragraaf wordt een aantal ziektebeelden uitgebreider besproken, met de nadruk op die welke meer frequent worden gezien in de algemene praktijk:
– bloedgroepantagonisme;
– ijzergebrekanemie;
– beenmergproblematiek;
– sferocytose;
– sikkelcelanemie;
– thalassemie.

Bloedgroepantagonisme
Op de celwand van de erytrocyt bevinden zich vele antigenen waartegen antilichamen van de moeder (van het IgG-type) zich kunnen richten. Als dat gebeurt kan dat leiden tot vernietiging van die cel. De bekende bloedgroepen staan vermeld in tabel 10.2. Dit zijn de zogenaamde reguliere antistoffen.
Antistoffen anti-A en anti-B (zogenaamde regulaire antistoffen van het ABO-systeem) komen relatief vaak voor. De hierdoor veroorzaakte hemolyse is voor de bevalling niet van belang (onder meer omdat A- en B-antigenen op de foetale rode cel minder tot uiting komen dan bij de pasgeborene en de volwassene).

Tabel 10.2 Humane bloedgroepen.		
bloedgroep	antigeen op erytrocyt	antilichaam/antistof
A	A	anti-B
B	B	anti-A
AB	AB	geen anti-A of -B
O	geen	anti-A en -B

Antistof D wordt een irregulaire antistof genoemd en kan in de baarmoeder wel tot problemen leiden door hemolyse en als gevolg daarvan bijvoorbeeld leiden tot een hydrops foetalis. Bij een hydrops foetalis is er, kortweg, door ernstige anemie sprake van oedeemvorming. Dit komt omdat bij ernstige anemie decompensatio cordis kan ontstaan. Bij dit ziektebeeld is de moeder D-negatief en het kind D-positief; de moeder vormt anti-D-antistoffen. Deze antistoffen leiden tot afbraak van de rode bloedcellen van de foetus met anemie tot gevolg. In verband met het mogelijk ernstige beloop is er al vanaf circa 1970 een programma voor moeders om rhesus-D-sensibilisatie te voorkomen. In de praktijk wordt ook regelmatig ABO-antagonisme gezien bij bloedgroepverschillen tussen moeder en kind; soms is dit een langerdurend geel-zien bij de pasgeborene, soms een duidelijke icterus op de eerste levensdag.
De klinische verschijnselen en behandeling zijn beschreven in hoofdstuk 3 bij resusantagonisme.

IJzergebrekanemie
IJzer is een essentieel onderdeel van de heemgroep in het hemoglobine. Het lichaam heeft maar een kleine voorraad (in beenmerg, milt en lever) en de opname uit voeding is dus een belangrijke bron. De opname vindt vooral plaats in het bovenste deel van de dunne darm. Naast de rol in hemoglobine is ijzer ook betrokken bij de afweer. IJzergebrekanemie wordt meestal veroorzaakt door een tekort aan ijzer in het dieet. Een andere oorzaak kan zijn dat er chronisch bloedverlies is, zoals bij reflux-oesofagitis, en de reserves aan ijzer te gering zijn om de benodigde hoeveelheid bloed aan te maken. Infecties en chronische ziekten kunnen ook leiden tot ijzergebrekanemie, waarschijnlijk door een veranderd gebruik en verdeling van het lichaamsijzer; in deze gevallen zal het geven van extra ijzer niet helpen. Ook ziekten met onvoldoende resorptie van spijsverteringsproducten, zoals coeliakie (zie par. 11.5) kunnen leiden tot ijzergebrek.

De klinische verschijnselen van ijzergebrekanemie zijn die van anemie in het algemeen: moeheid, bleek-zien, soms ook groeivertraging bij jongere kinderen. Ook psychische symptomen zijn mogelijk (geïrriteerdheid, verminderde eetlust). De snelheid van ontstaan van de klachten hangt af van de oorzaak. Veelal is het beloop langzaam bij de voedingsdeficiënties. Het Hb kan soms al heel laag zijn voor er klachten ontstaan.

Het onderzoek van ijzergebrek bestaat uit een goede voedingsanamnese en anamnese betreffende bijkomende ziekten. Daarnaast kan laboratoriumonderzoek behulpzaam zijn (zie ook hoofdstuk 2 van *Anatomie en fysiologie* in de reeks Basiswerk):
- de anemie is veelal microcytair (kleine cellen) en hypochroom (weinig hemoglobine);
- ferritine is een maat voor opslag van ijzer; bij ijzergebrek is deze waarde verlaagd;
- transferrine is een maat voor ijzertransport en is verhoogd bij ijzergebrekanemie.

De behandeling van ijzergebrek bestaat uit het geven van extra ijzer. Dit is ook deels diagnostisch, omdat bij 'gewone' ijzergebrekanemie er altijd een goede reactie is van het Hb op de therapie. Als er geen Hb-stijging optreedt is er dus wat anders aan de hand. Voedingsadviezen kunnen verder helpen de ijzervoorraad aan te vullen. Veel ijzer zit in lever(worst), peulvruchten, volkorenbrood, vlees en bepaalde groenten. Vitamine C bevordert de resorptie. Dus groente of fruit bij elke maaltijd.

Beenmergproblematiek
Wanneer het beenmerg niet in staat is voldoende rode bloedcellen aan te maken, kan dat veroorzaakt zijn door:
- een remming (bijv. door cytostatica);
- het niet aanwezig zijn van de beenmergcellen die erytrocyten moeten vormen;
- verdringing van bloedproducerende cellen (voorbeeld: door leukemiecellen).

Er zijn diverse virusinfecties die een remming geven van de bloedaanmaak op beenmergniveau. De meest bekende daarvan is een infectie met Parvo B19-virus, waarbij een selectieve remming van de aanmaak van rode bloedcellen kan worden gezien.
Belangrijk in de evaluatie is onderzoek van zowel de rode reeks als van leukocyten en trombocyten, om te beoordelen in hoeverre één of juist

meerdere cellijnen verstoord zijn. Dit geeft richting voor de diagnose en prognose. Bij een serieuze verdenking op beenmergpathologie moet een beenmergpunctie worden verricht.

Sferocytose
Sferocytose is een frequent voorkomende erfelijke aandoening onder de blanke bevolking en daarin de meest voorkomende hemolytische anemie. De ziekte ontstaat door een defect van een eiwit (spectrine) van de celmembraan van de rode bloedcel.
Door afwijkingen in de celmembraan is de erytrocyt gevoeliger voor afbraak en treedt er hemolyse op.
De milt speelt een belangrijke rol in het opruimen van de aangedane erytrocyten.
De verschijnselen van sferocytose kunnen al jong beginnen met icterus, anemie met verhoogd reticulocytengetal en daarbij behorende algemene verschijnselen; daarnaast vergroting van lever en milt door bloedaanmaak buiten het beenmerg. Galstenen kunnen optreden door de chronische afbraak van erytrocyten (en dus verhoogd aanbod van bilirubine aan de lever).
De behandeling is symptomatisch; bloedtransfusie als er een te laag Hb-gehalte met klachten optreedt, eventueel verwijderen van de galblaas bij galstenen. In sommige gevallen wordt de milt verwijderd (splenectomie) als er toenemende transfusiebehoefte is of als galstenen ontstaan. De risico's van een splenectomie zijn groot, daarom wordt dit niet op te jonge leeftijd gedaan. Grootste risico is een infectie met bepaalde bacteriën (met name pneumokok) die normaal gesproken met hulp van de milt onschadelijk worden gemaakt. Bescherming tegen deze bacteriën is vereist door middel van vaccinatie voor de operatie en daarna het profylactisch gebruik van antibiotica.

Sikkelcelanemie
Er is sprake van een hemoglobinopathie wanneer een afwijkend globulineketen wordt geproduceerd. Sikkelcelanemie is een van de hemoglobinopathieën waarbij er normaal hemoglobine wordt aangemaakt met een afwijkende β-keten: HbS.
Wanneer de homozygote vorm van HbS aanwezig is, wordt gesproken van sikkelcelanemie (HbSS); bij de heterozygote vorm wordt gesproken van de zogenoemde 'sikkelcel-trait' (HbAS).
Sikkelcelanemie is autosomaal recessief, dat wil zeggen dat beide ouders drager moeten zijn van de aandoening. Sikkelcelanemie komt veel voor bij kinderen met een negroïde afstamming, dat betekent dat

de aandoening vaker voorkomt bij kinderen van wie de ouders oorspronkelijk uit Afrika, Suriname en de Nederlandse Antillen kwamen. Bij sikkelcelanemie is er meer dan de helft van de erytrocyten HbS. Onder omstandigheden met normale zuurstofaanvoer functioneert HbS min of meer normaal, maar wanneer de zuurstofspanning te veel daalt (in omstandigheden als uitdroging, zuurstoftekort, acidose, infectie of koude) zal er een vormverandering van de erytrocyt optreden (sikkeling, afbeelding 10.2). Deze sikkelende erytrocyten hopen zich gemakkelijk op in de kleinste vaatjes en vormen afsluitende microtrombi. Achter de trombus treedt (zeer pijnlijk) zuurstoftekort (infarct) op. Bij een acute sikkelcelcrise is pijn dan ook een kenmerkend verschijnsel. Bij een crise kan er een forse Hb-daling optreden door de afbraak van de erytrocyten. De sikkelcellen hebben namelijk een korte overlevingsduur (8-20 dagen).

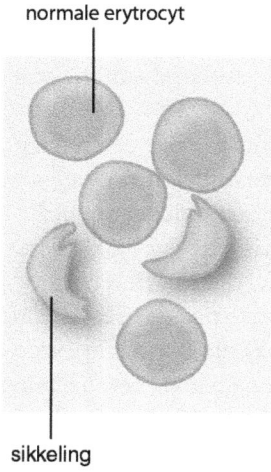

Afbeelding 10.2 *Sikkelende rode bloedcel.*

Doel van de behandeling van een sikkelcelcrise is effectief behandelen van de pijn, volgen van de Hb-waarde en zorgen dat het sikkelen niet doorgaat. Dit laatste kan door te zorgen voor goede zuurstoftoevoer en ruime vochtvoorziening.
Naast deze crises is er bij sikkelcelanemie een chronische hemolytische anemie, icterus, vergroting van lever en milt en eventueel ook galstenen (verhoogd aanbod van bilirubine door de afbraak van erytrocyten). Belangrijk is dat er door de infarcten in de milt een verminderde miltfunctie is, waarvoor antibiotische bescherming tegen

gekapselde bacteriën nodig is vanaf de leeftijd van ongeveer twee jaar. Leefstijlaanwijzingen (bijv. voldoende drinken en bescherming tegen kou) om het aantal crises te voorkomen zijn belangrijk in de begeleiding.
De diagnose wordt gesteld door het bepalen van het type Hb.
Bij mensen met sikkelcelziekte bestaat er een zekere resistentie tegen malaria. Ditzelfde geldt voor de thalassemie.

Thalassemie

De term thalassemie is afgeleid van het Griekse woord voor zee, en heeft te maken met het verhoogd voorkomen van deze aandoening in bevolking rondom de Middellandse Zee. In de Nederlandse bevolking is er door de immigratie uit die landen een relatief hoog dragerschappercentage.

Bij thalassemie is er een probleem met de eiwitketens van het hemoglobinemolecuul. Bij een alfa-thalassemie is de alfa-eiwitketen verminderd aanwezig of ontbrekend, bij een bèta-thalassemie gaat het om de bètaketen.

Verminderde aanmaak van een eiwitketen geeft een verlaagde hemoglobineconcentratie in de erytrocyt (de cel wordt hypochroom). Het aanwezig zijn van een relatieve overmaat aan andere ketens geeft instabiliteit van het hemoglobine. Daardoor wordt de erytrocyt eerder afgebroken. Het beenmerg probeert door een versterkte aanmaak dit te compenseren. Er is een grote variatie in de expressie van thalassemie, onder andere bepaalt door de mate van verstoorde opbouw van de eiwitketen. Hoe meer genen aangedaan zijn, en daardoor hoe meer er verstoring van de opbouw is, hoe ernstiger het beeld.

In het algemeen zijn er verschijnselen van hemolytische anemie. Heterozygote dragers kunnen symptoomvrij zijn. Homozygoten kunnen een ernstig beeld vertonen met regelmatige transfusiebehoefte met alle complicaties van dien, zoals het stapelen van ijzer (hemosiderose) in verschillende organen die daardoor in functie achteruitgaan. Door het geven van deferoxamine kan ijzer onttrokken worden en uiteindelijk uitgescheiden worden via de urine.

Bij ernstige bèta-thalassemie kan een beenmergtransplantatie worden overwogen. Prenataal kan thalassemie aangetoond worden. Aan ouders wordt, gezien de complexe genetica, erfelijkheidsvoorlichting aangeboden.

10.2 Trombocytopenie

Een tekort aan bloedplaatjes wordt trombo(cyto)penie genoemd; per definitie is het trombocytengetal onder de 150×10^9/liter. Dit hoeft niet altijd te betekenen dat er bloedingproblemen zichtbaar zijn.
De functie van de trombocyt ligt vooral in de eerste fase van de bloedstolling, waar de aggregatie ('aan elkaar kleven') van bloedplaatjes rond de beschadigde vaatwand voor een eerste bloedstelping zorgen.
Bij een trombopenie ontstaan kleine puntbloedinkjes (petechiae) in de huid.
Ook bij een trombopenie kan een indeling gemaakt worden naar verlies (verhoogd verbruik of verhoogde afbraak) en verminderde aanmaak.

Onder de versnelde afbraak vallen alle aandoeningen waarbij er antistoffen tegen bloedplaatjes worden gevormd en zij daardoor afgebroken worden. Verhoogd verlies kan voorkomen bij acute bloedingen; verminderde aanmaak wordt gezien bij beenmergproblematiek (voorbeeld: verdringing door maligne cellen) en bij diverse virale of bacteriële infecties die de aanmaak tijdelijk onderdrukken.

10.2.1 IDIOPATHISCHE TROMBOCYTOPENISCHE PURPURA

Idiopathische trombocytopenische purpura (ITP) is een aandoening waarbij een auto-immuunproces trombocyten uit de circulatie wegvangt. De oorzaak is onbekend (idiopathisch). Het resultaat is een laag trombocytengetal en afhankelijk daarvan wel of niet verschijnselen van een verhoogde bloedingsneiging. Het is een diagnose die gesteld wordt na uitsluiting van behandelbare en ernstige aandoeningen. ITP wordt gezien bij jonge kinderen (2-6 jaar), soms na een infectie maar vaak ook niet. Het beloop is in het algemeen self-limiting zonder behandeling.
De begeleiding bestaat uit het inzetten van laboratoriumdiagnostiek en het volgen van het trombocytengetal. Bij heel lage trombocytenwaarden is er een zeer geringe kans op hersenbloedingen, zodat soms leefstijladviezen (moeilijk bij jonge kinderen) gegeven worden als het vermijden van risicovolle lichamelijke activiteit waarbij een val op het hoofd mogelijk is.
Bij een bloedingsneiging graad 2 (tabel 10.3) is behandeling aangewezen met corticosteroïden of gammaglobulinen (intraveneus immunoglobuline G, IVIG).

Tabel 10.3 Bloedingsneiging in graden.	
graad bloedingsneiging	behandeling
0 geen	geen
1 hematomen < 3 cm	afwachten
2 hematomen > 3 cm	corticosteroïden* of IVIG
3 hematomen > 3 cm en Hb-daling > 1 mmol/l	corticosteroïden met IVIG
4 verdenking CZS-bloeding, levensbedreigende situatie	corticosteroïden of IVIG plus trombocytentransfusie; eventueel splenectomie

* methylprednisolon, prednisolon.

Wanneer een ITP langer duurt dan zes maanden wordt van een chronische ITP gesproken. De therapeutische opties zijn vergelijkbaar met die van acute ITP, maar in de laatste jaren lijkt ook gerichte behandeling tegen bepaalde witte bloedcellen mogelijk (anti-CD20), en als laatste redmiddel het verwijderen van de milt (splenectomie).

10.2.2 NEONATALE TROMBOPENIE

Een tekort aan bloedplaatjes bij de pasgeborene kent een uitgebreide differentiaaldiagnose. Afhankelijk van de ernst, het moment van optreden en het al of niet pre- of dysmatuur zijn van het kind staan verschillende oorzaken op de voorgrond.

Bij een trombopenie binnen de eerste levensdagen bij een niet ziek kind is het probleem meestal een placenta-insufficiëntie. Een verminderde stroomsnelheid in de placenta leidt tot kleine stolsels waarin trombocyten gebruikt worden. Het probleem is vaak mild en van voorbijgaande aard. Bij een ziek kind kan de trombopenie het gevolg zijn van een bacteriële infectie. Wanneer er een ernstige trombopenie is (trombocytengetal < 50) moet onder meer aan een immunologische oorzaak (antistofvorming) gedacht worden, zoals bij de neonatale allo-immuuntrombopenie. Hieronder zal verder ingegaan worden op dit ziektebeeld.

Bij een kind dat na 72 uur een trombopenie ontwikkelt is vrijwel altijd sprake van een bacteriële infectie of een necrotiserende enterocolitis (een aandoening waarbij het darmslijmvlies beschadigd en ontstoken raakt. In ernstige gevallen sterft een deel van de darm af (wordt necrotisch) wat leidt tot darmperforatie en buikvliesontsteking). De trombopenie hierbij is een gevolg van de sepsis met verbruik van bloedplaatjes. Ook een trombus aan een veneuze lijn kan leiden tot trombopenie.

10.2.3 NEONATALE ALLO-IMMUUNTROMBOPENIE

Bij deze vorm van trombopenie zijn er moederlijke antistoffen gericht tegen vaderlijke antigenen op de bloedplaatjes van het kind. De antistoffen zijn gericht tegen human platelet antigen (HPA) op de trombocyten van het kind. Moeder is veelal HPA-negatief en het kind positief.
De klinische verschijnselen zijn een laag trombocytengetal in bloed en er kunnen bloedingscomplicaties optreden, bijvoorbeeld in de hersenen.
Voor het onderzoek moet bloed van moeder, vader en kind ingestuurd worden. De behandeling bij ernstige vormen bestaat uit het geven van HPA-compatibele trombocyten. Blijvende problemen worden met immuunglobulinen behandeld.

10.3 Leukemie

In het beenmerg vindt de vorming plaats van witte bloedcellen (leukocyten), erytrocyten en trombocyten (zie afb. 10.1). Leukemie is primair een ziekte van het beenmerg. Maligne cellen uit de voorlopercellen van de bloedcellen delen zich ongeremd en verdringen de normale beenmergcellen. Leukemie wordt ingedeeld in een acute en chronische vorm en in een lymfatische en myeloïde (uitgaande van granulocyten of monocyten) leukemie.

Er zijn inmiddels diverse erfelijke afwijkingen gevonden bij kinderen met acute lymfatische leukemie. De rol van specifieke omgevingsfactoren bij het ontstaan van leukemie blijft moeilijk aantoonbaar.
Bij leukemie kan een grote hoeveelheid leukemische cellen leiden tot verstoring van de aanmaak van normale leukocyten, maar ook van erytrocyten en van trombocyten.

De presentatie van kinderen met leukemie is variabel; soms zijn er vage klachten van moeheid en botpijn, door respectievelijk anemie en infiltratie van maligne cellen in bot. Bij anderen staan gevolgen van anemie of trombopenie (beide het gevolg van verdringing in het beenmerg) op de voorgrond (bleek, bloedingen). Weer anderen presenteren zich meer met een beeld van vergrote lymfklieren of met een grote milt of lever, bij toeval ontdekt of gepaard gaand met bijvoorbeeld buikpijn. Bij onderzoek wordt soms infiltratie met leukemiecellen in de testis gevonden. De vele witte bloedcellen zijn geen garantie voor een goede afweer, functioneel zijn de jonge blasten niet goed in staat adequate afweer te bieden en herhaalde infecties te voorkomen.

Het onderzoek naar leukemie omvat naast een grondig lichamelijk onderzoek (met aandacht voor grootte van lever, milt, lymfklieren en testes en tekenen van anemie of trombopenie):
- bloedonderzoek (is er sprake van anemie, trombopenie, leukopenie; zijn er kwaadaardige jonge bloedvormende cellen (blasten), hoeveel, welk type?);
- beenmergonderzoek naar de aanwezigheid van blasten;
- onderzoek van het hersenvocht (liquor) om betrokkenheid van het centraal zenuwstelsel in beeld te brengen;
- beeldvormend onderzoek van thorax (is er verbreed mediastinum?);
- echografie van de buik (zijn er infiltraten in inwendige organen, afwijkende klierpakketten in de buik?).

Met geavanceerde immunologische technieken is vast te stellen welk type witte bloedcel is ontspoord in de witte reeks (de myeloïde of lymfoïde cellijn) en daarmee welke behandeling en prognose gegeven moet worden.
Zodra de typering van de leukemie bekend is, wordt snel begonnen met de behandeling. Een grove onderverdeling is een leukemie van het lymfatische type (acute lymfatische leukemie, ALL) of van het myeloïde type (acute myeloïde leukemie, AML). Deze vormen moeten onderscheiden worden van de hodgkin- en non-hodgkinlymfomen, waarbij er andere cellen in hun ontwikkeling zijn ontspoord.

De behandeling bestaat uit combinatiechemotherapie die aangepast is aan het type leukemie en eventueel ook van bekende resistentiepatronen tegen chemotherapeutica. Een belangrijk element in de behandeling zijn corticosteroïden.
In een aantal gevallen is beenmergtransplantatie de enige optie voor genezing.

Naast de gerichte chemotherapeutische behandeling is de ondersteunende behandeling van essentieel belang en ook van invloed op de overleving. Het gaat dan om een effectief preventief en therapeutisch gebruik van antibiotica, zorgen voor een optimale voedingstoestand, medicamenteuze behandeling van bijwerkingen van de behandeling en adequate pijnstilling.

De huidige overleving van leukemie op de kinderleeftijd is hoog. Er loopt langdurig onderzoek naar late effecten van behandeling, bijvoorbeeld op de hormonen en vruchtbaarheid.

10.4 Stolling

De stollingsmechanismen bij de mens zijn gecompliceerd. De eerste stap is dat trombocyten een plug vormen op de plaats van de bloedvatbeschadiging. Daarna moet een samenspel van verschillende eiwitten uiteindelijk leiden tot de vorming van fibrine dat voor een bloedstelpend netwerk op de plaats van bloeding moet zorgen. Schematisch bestaat de bloedstolling uit een intrinsieke en extrinsieke route die tot fibrinevorming leiden (afb. 10.3). Stollingseiwitten worden in de lever gevormd. Van een aantal factoren is de productie afhankelijk van vitamine K (factoren VII, IX en X en protrombine (II)).

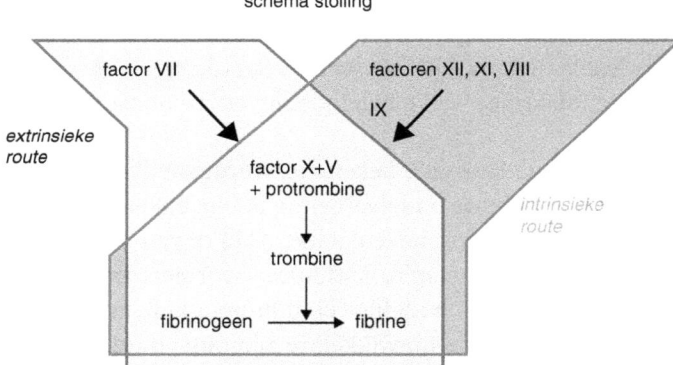

Afbeelding 10.3 Schema stolling. Via twee routes wordt de stolling in gang gezet, met als uiteindelijk doel de vorming van fibrine. De aangegeven factoren zijn stollingsfactoren die in de lever worden gevormd.

Er wordt onderscheid gemaakt tussen primaire en secundaire stollingsstoornissen, verwijzend naar het probleem aan het begin van het proces (primair) of later.
- Primaire stoornis in de bloedstelping (hemostase): hierbij zijn er petechiae (niet-wegdrukbare splintervormige bloedinkjes in de huid) of hematomen op de huid van romp en armen; soms is er een belaste familieanamnese. Slijmvliesbloedingen zijn soms een eerste aanwijzing (bijv. neusbloeding, tandvleesbloeding) of het lang nabloeden na een ingreep (bijv. kies trekken). Aandoeningen die

hierbij passen zijn trombocytopenie of -pathie (de werking is niet goed), of de ziekte van Von Willebrand (zie hieronder).
- Secundaire stoornissen in de bloedstelping geven bloedingen in gewrichten of spieren en nabloeden na een ingreep. Voorbeelden zijn met name hemofilie en stollingsfactordeficiënties bij vitamine-K-tekort.

10.4.1 DE ZIEKTE VAN VON WILLEBRAND

Bij deze ziekte zijn er tekenen van stoornis in de primaire bloedstelping. De ziekte is erfelijk en heeft meestal een autosomaal dominante overerving.

De ziekte wordt veroorzaakt door een tekort aan de vonwillebrandfactor (VWF) of een dysfunctioneel (niet werkzaam) VWF-molecuul. De vonwillebrandfactor wordt gemaakt in de endotheelcellen (binnenbekleding van de bloedvaten). Het speelt een rol bij de hechting van trombocyten aan vaatwandweefsel, het proces dat moet leiden tot de eerste vorming van een hemostatische plug. Is er te weinig VWF of is de interactie tussen de trombocyt en VWF verstoord, dan kunnen symptomen optreden.

Via laboratoriumonderzoek kan het type stoornis worden vastgesteld en dit is vooral van belang bij de voorbereiding voor chirurgische of tandheelkundige ingrepen. De behandeling (naast voorkomen van bloedingen) is afhankelijk van ernst en type en zal vooral een rol spelen bij de preventie van bloedingen rond operatieve ingrepen.

10.4.2 HEMOFILIE

Bij hemofilie is er een tekort aan één stollingsfactor: factor VIII bij hemofilie A en factor IX bij hemofilie B. Het is een recessief X-gebonden aandoening, komt dus alleen bij jongens voor. Hemofilie A komt veel vaker voor dan hemofilie B.

De klinische indeling berust op de nog resterende stollingsfactoractiviteit (tabel 10.4). Vooral hersenbloedingen zijn bedreigend en voor de langere termijn kunnen gewrichtsbloedingen leiden tot functiebeperkingen. Het is dus zaak adequaat te reageren op (mogelijke) bloedingen in gewrichten en alert te zijn op potentieel hersenletsel.

De behandeling bij traumata bestaat uit het gericht geven van stollingsfactoren (intraveneus) en bij de ernstige vormen wordt profylactisch de benodigde factor toegediend met een interval van twee tot drie keer per week om een adequate spiegel te behouden.

Tabel 10.4 Klinische ernst van hemofilie in relatie tot restactiviteit stollingsfactor.

ernstig	rest activiteit < 1%	spontaan ernstige bloedingen (spier/gewricht)
matig ernstig	rest activiteit 1-5%	bloeding na relatief gering trauma
mild	rest activiteit >5%	bloeding na ongeval of ingreep

10.4.3 VITAMINE-K-TEKORT

Vitamine K is een van de vetoplosbare vitaminen. Opname vindt plaats in het maag-darmstelsel en is afhankelijk van de mogelijkheid om vet te absorberen.

In de lever worden meerdere stollingseiwitten aangemaakt waarvan de productie vitamine-K-afhankelijk is.

Een tekort aan vitamine K zal tot gevolg hebben dat er verminderde productie van deze stollingseiwitten is en daardoor ontstaan tekenen van een secundaire stoornis in de bloedstelping.

Normaal gesproken krijgt elke pasgeborene extra vitamine K en moeten borstgevoede kinderen dagelijks vitamine-K-druppels krijgen. Wanneer de vetabsorptie gestoord is, bijvoorbeeld wanneer de galgangen niet zijn aangelegd (galgangatresie) en geen gal (nodig voor de verwerking en absorptie van vetten) in de darm komt, kan op den duur een vitamine-K-tekort ontstaan met soms als eerste verschijnsel een hersenbloeding.

Ook bij leverfalen door een auto-immuunhepatitis of in het eindstadium van cystic fibrose kan de stolling gestoord raken door verminderde productie van stollingsfactoren.

11 Aandoeningen aan het maagdarmkanaal

11.1	Voeding rond de geboorte	427
11.2	Voeding en allergie	429
11.3	Sondevoeding	430
11.4	Aangeboren afwijkingen	431
11.4.1	Slokdarmatresie	431
11.4.2	Duodenumobstructie	431
11.4.3	Meconiumplug	432
11.4.4	Ziekte van Hirschsprung	432
11.4.5	Pylorushypertrofie	433
11.5	Diarree	434
11.5.1	Acute diarree	434
11.5.2	Chronische diarree	434
11.6	Obstipatie	439
11.7	Gastro-oesofageale reflux	439
11.8	Chronische darmontstekingen	440
11.9	Leveraandoeningen	441
11.9.1	Neonatale stoornis in de galafvloed (cholestase)	442
11.9.2	Icterus op oudere leeftijd	444
11.10	Invaginatie	447

11.1 Voeding rond de geboorte

Voeding en voedingsproblemen zijn belangrijke onderwerpen voor ouders. De kinderarts en de verpleegkundige moeten goed op de hoogte zijn van de normale voeding en de aanpak van verschillende voedingsproblemen. Niet altijd is de oorzaak van voedingsproblemen gelegen in het maag-darmstelsel. Een brede blik is altijd nodig om de situatie in te schatten.

De pasgeborene zal kort na de geboorte beginnen te drinken. Dit kan moedermelk zijn of een flesvoeding die zoveel mogelijk gelijkend is gemaakt aan borstvoeding. Aandachtspunten in de eerste periode van voeding zijn de hoeveelheden en opbouw daarvan, het energieaanbod in de voeding en de groei.

Wat betreft de hoeveelheden zal een kind dit in het algemeen goed zelf kunnen reguleren. Als een kind borstvoeding krijgt zal er de eerste dag of dagen waarschijnlijk nog weinig aanbod van de moeder zijn, maar het voldragen kind heeft dan reserves genoeg. Bij een dysmatuur kind ligt dit anders, omdat een tekort aan voeding niet gecompenseerd kan worden met eigen reserves. Er moet dan bijgevoed worden en zo nodig ook gecontroleerd of de glucosewaarden op peil blijven. In het ziekenhuis wordt de voeding meestal opgebouwd volgens een eigen voedingsprotocol en wordt de hoeveelheid voeding (vocht) uitgedrukt in ml/kg/dag. Tabel 11.1 geeft een voorbeeld van een voedingsschema.

Tabel 11.1 Voorbeeld voedingsschema.		
gewicht 2 kg, bij 39 weken → dysmatuur		
dag	vochtintake	vochtintake per dag
1	60 ml/ kg/dag	120 ml
2	80 ml/kg/dag	160 ml
3	100 ml/kg/dag	200 ml

Het is de bedoeling dat er uiteindelijk uitgekomen wordt op ongeveer 150 à 160 ml/kg/dag.

Behalve voeding per fles of borstvoeding is het in sommige gevallen nodig voeding te geven via een infuus. Indicaties zijn bijvoorbeeld een kind dat veel spuugt en daardoor dreigt uit te drogen. Bij dysmature kinderen wordt de voeding langzamer opgebouwd dan bij voldragen kinderen en dat betekent dat naast de fles- of borstvoeding ook via het infuus voedingsstoffen worden toegediend.

De infuusvoeding bestaat uit drie hoofdcomponenten: koolhydraten (in de vorm van glucose), vetten en eiwitten. De behoefte aan de verschillende componenten is bekend vanuit de richtlijnen. Het uiteindelijke doel van het voeden van kinderen is groei bereiken.

Bij onvoldoende groei zijn er verschillende mogelijkheden om de voeding wat de energie betreft te verrijken. Bij borstvoeding kan de afgekolfde moedermelk met eiwitten verrijkt worden, waarmee het energiegehalte van de moedermelk toeneemt. Bij flesvoeding kan een extra hoeveelheid poeder worden gedaan of toevoegingen gegeven worden in de vorm van koolhydraten (bijv. Fantomalt) of vetten.

Een belangrijk aandachtspunt bij borstgevoede kinderen is te zorgen

voor extra vitaminen. Vitamine D is weinig aanwezig in borstvoeding. Zeker bij kinderen met een donkere huidskleur of kinderen die weinig in de zon komen wordt geadviseerd vitamine D extra te geven ter preventie van rachitis (tekort aan kalk in de botten door onvoldoende vitamine D).
Vitamine K krijgen de meeste kinderen direct na de geboorte aangevuld (1 milligram), omdat de eigen voorraad gering is. Echter, uitsluitend borstgevoede kinderen hebben verhoogde kans op vitamine-K-tekort en moeten dus extra vitamine K toegediend krijgen tot de leeftijd van ongeveer drie maanden. In flesvoeding zit voldoende vitamine D en K.
Behalve vitaminen kan ook de ijzerinname bij borstvoeding te gering zijn; er zit weinig ijzer in borstvoeding, al wordt het wel goed opgenomen door het kind. Maar na een aantal maanden kan er een tekort optreden. Bij het bijvoeden met hapjes (fruit of groente) vanaf een maand of zes moet aandacht zijn voor voldoende ijzerinname.
Vanaf deze leeftijd kan met bijvoeden worden gestart. Behalve om psychologische redenen zal ook de behoefte aan energie en voedingsstoffen een verdere uitbouw van de voeding noodzakelijk maken. Behalve het al genoemde ijzer moet ook de calciumintake en de inname van essentiële vetzuren verder toenemen. Een risico is het geven van te veel eiwitten wanneer overgegaan wordt op volle melk. Met de in de handel zijnde opvolgproducten kan aan de verschillende eisen tegemoet gekomen worden.

11.2 Voeding en allergie

Er zijn de laatste jaren veel ontwikkelingen op het gebied van voeding en allergie. Een van de grote vragen is of het geven van hypoallergene voedingen aan pasgeborenen kan beschermen tegen koemelkeiwitallergie (KMEA) of misschien zelfs tegen andere ziekten op latere leeftijd.
Waarschijnlijk wordt met het geven van borstvoeding de kans op het optreden van voedselallergie wel verminderd, maar of dit ook geldt voor hypoallergene voeding is onderwerp van discussie. Vooral kinderen met een verhoogde kans op allergische klachten zouden baat kunnen hebben bij een langere periode uitsluitend borstvoeding en een wat geleidelijker introductie van bijvoeding.

Voedselallergie kan zich bij kinderen op verschillende manieren uiten. Meestal zijn meerdere orgaansystemen betrokken; de huid met eczeem, galbulten (urticaria), de luchtwegen met astma-achtige klachten, loopneus en het maag-darmstelsel met darmkrampen, obstipatie of juist diarree. Ook voedselweigering en braken kan worden gezien. Een nauwkeurige anamnese van familie en voeding is nodig om de verschijnselen te koppelen aan een eventuele voedselallergie. Voedselallergie komt voor op alle leeftijden maar vooral bij zuigelingen en peuters. De frequentie ligt tussen de 2-4%.

Een van de voedingsmiddelen waarbij een allergie kan optreden is het koemelkeiwit. Door dit eiwit te bewerken worden de allergene eigenschappen verminderd. Dit wordt dan een hypoallergene voeding genoemd. De meeste kinderen hebben baat bij deze behandeling. In die gevallen waarin dan nog klachten blijven bestaan, kan het uiteindelijk nodig zijn een voeding te gebruiken van losse aminozuren. Het is belangrijk de diagnose KMEA goed te stellen, omdat de behandeling voor moeder en kind nogal wat consequenties heeft. De beste test is een eliminatie/provocatietest waarbij de klachten verbeteren na eliminatie van koemelkeiwit uit de voeding en weer terugkomen bij introductie ervan. Veel ouders zien zo'n provocatie echter niet zitten en de diagnose is dan niet heel hard.

Het beloop van KMEA is dat op de leeftijd van ongeveer vier jaar het grootste deel van de kinderen een tolerantie voor het eiwit heeft ontwikkeld. Andere allergische uitingen bij deze kinderen kunnen blijven bestaan in de vorm van eczeem, astma of allergie voor andere voedingsmiddelen.

11.3 Sondevoeding

Veel kinderen in het ziekenhuis worden gevoed door een sonde. De voeding is bij kinderen al snel verstoord bij ziek-zijn, na een operatie en soms is een kind nog te onrijp om zelf al goed voeding te kunnen drinken en slikken.
Het meest gebruikt is een maagsonde, die via de neus wordt ingebracht. Bij baby's kan daarmee de normale babyvoeding worden gegeven. Bij oudere kinderen zal geprobeerd worden een deel van de voeding oraal te geven en bijvoorbeeld 's nachts de hoeveelheid aan te vullen met sondevoeding.
Bij kinderen die langdurig sondevoeding nodig zullen hebben zal gekozen worden voor een toedieningsweg via de maag, bijvoorbeeld een gastrostomie. Dit voorkomt problemen in het KNO-gebied (bijv. chronische infectie) en wordt vaak ook beter verdragen door het kind. Een nadeel van langdurig gegeven sondevoeding in het eerste jaar kan

een verstoring zijn van het normaal ontwikkelen van zuigen en slikken. Als er uitzicht is op later alsnog zelf eten en drinken is oefentherapie vanuit de logopedie te adviseren.
Sondevoeding moet voldoen aan de behoeften van het kind wat betreft eiwit, koolhydraat en vethoeveelheid. De moderne sondevoedingen moeten in principe aan deze behoeften kunnen voldoen. Ondervoeding van zieke kinderen in het ziekenhuis is een niet te onderschatten risico en moet met gerichte controles tijdig onderkend worden. Het volgen van lengte, gewicht en schedelomtrek en bijvoorbeeld ook bovenarmomtrek geeft objectieve maten voor de voedingstoestand.

11.4 Aangeboren afwijkingen

Het maag-darmstelsel kent meerdere aangeboren afwijkingen, waarvan het merendeel leidt tot een afsluiting of verstopping van het maag-darmkanaal. Bij het vaststellen van een aangeboren afwijking moet steeds gedacht worden aan een onderliggende afwijking, zoals een bepaald syndroom. Zo nodig wordt gericht onderzoek ingesteld. Klinische tekenen van een afsluiting zijn spugen, gallig braken, een bolle buik of het niet kunnen passeren van een maagsonde.

11.4.1 SLOKDARMATRESIE

Een slokdarmatresie (ontbreken van een deel van de slokdarm) leidt al snel na de geboorte tot bellen blazen, omdat slijm niet weggeslikt kan worden. Vaak is er bij de moeder al te veel vruchtwater (polyhydramnion) aanwezig, omdat het kind geen vruchtwater kon drinken. Soms is er een fistel aan het blinde einde van de slokdarm naar de luchtpijp. De behandeling bestaat uit het zorgen voor afvoer van slijm en snelle operatieve reconstructie.

11.4.2 DUODENUMOBSTRUCTIE

Obstructie van de twaalfvingerige darm (duodenum) komt voor bij een atresie, bij een vernauwing van het duodenum door de aanwezigheid van een septum (duodenal web) of pancreas annulare. Bij de laatste aandoening ligt de alvleesklier om het duodenum 'gekruld' en sluit deze af. Klinisch zijn er tekenen van afsluiting. Op een buikoverzichtsfoto wordt geen lucht gezien in de darmen onder de obstructie en bij een duodenumatresie kan een zogenaamde *double bubble* zichtbaar zijn. Hierbij is sprake van uitzetting van de maag en het eerste gedeelte van de dunne darm. Bij het syndroom van Down is het vóórkomen van duodenumatresie verhoogd. De behandeling is chirurgisch.

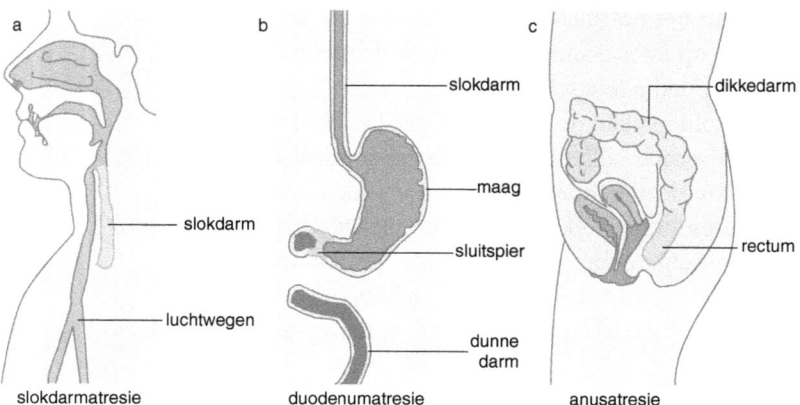

Afbeelding 11.1 Schema atresie van maag-darmstelsel.
a slokdarmatresie
b duodenumatresie
c anusatresie

11.4.3 MECONIUMPLUG

Bij een meconiumileus blokkeert een prop (plug) ingedikt meconium (eerste ontlasting van de pasgeborene) de passage in de dunne darm. In sommige gevallen is het nodig de prop chirurgisch te verwijderen (met name als er een ileus is). Soms lukt het met een contrastmiddel om de prop naar beneden te krijgen. Deze aandoening kan wijzen op cystische fibrose, maar ook bij de ziekte van Hirschsprung kan een meconiumileus optreden.

11.4.4 ZIEKTE VAN HIRSCHSPRUNG

De ziekte van Hirschsprung is een passageprobleem van het colon, ten gevolge van een aanlegstoornis van de zenuwvoorziening. Het traject waar de zenuwvoorziening afwijkend is, varieert en bepaalt de klinische verschijnselen. Het uitblijven van de meconiumlozing (d.w.z. na 24 uur bij à terme kinderen) kan de eerste uiting zijn. Wanneer deze aandoening tijdens de neonatale periode niet herkend wordt, zal een ernstige obstipatie kunnen ontstaan in de eerste levensmaanden, waarbij voedingsproblemen en achterblijvende groei bijkomende verschijnselen kunnen zijn.

De diagnose wordt gesteld met een biopt van het laatste deel van de dikke darm, waarbij dan een typisch beeld van afwezige zenuwcellen wordt gezien. Bij manometrie van anus en rectum zijn er ook typische afwijkingen te vinden. Bij dit onderzoek kan de spanning van het rectum en de anus gemeten worden. Dit gebeurt met een flexibele katheter met een ballontip. De katheter is aangesloten op een computer. Deze registreert de metingen. De behandeling hangt af van de grootte van het aangedane darmsegment, maar berust vaak op het verwijderen van het afwijkende darmdeel.

11.4.5 PYLORUSHYPERTROFIE

De pylorushypertrofie is een diagnose die regelmatig wordt gesteld. De oorzaak is een verdikking van de sluitspier tussen maag en duodenum (afb. 11.2). Dit belemmert de passage van voeding. Het klinisch beeld bestaat dan ook uit spugen. Karakteristiek is het spugen met grote kracht ('projectielbraken'). Jongens hebben vaker een pylorushypertrofie dan meisjes. De leeftijd van optreden is vanaf circa drie weken. De kinderen vallen af door het vele spugen en kunnen uitdrogen. Ze ogen veelal niet ziek, maar zijn vooral wel hongerig. Bij lichamelijk onderzoek is soms een kleine zwelling te voelen op de plaats van de pylorus. Met echografisch onderzoek kunnen de afmetingen van de pylorus goed in beeld worden gebracht.

In het laboratorium wordt een metabole alkalose gevonden, als gevolg van het verlies van zuur maagsap. Dit moet eerst gecorrigeerd worden. De behandeling bestaat uit het insnijden van de verdikte spier. Dit kan door middel van een laparoscopische methode. Postoperatief wordt de voeding geleidelijk weer opgebouwd.

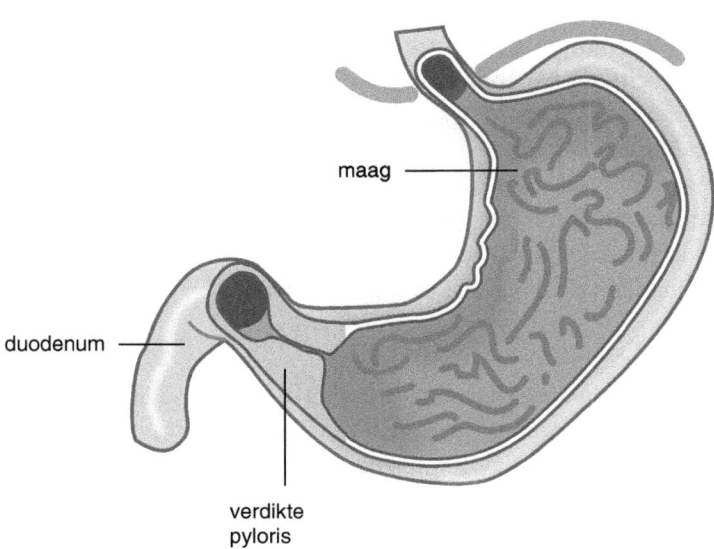

Afbeelding 11.2 *Pylorushypertrofie.*

11.5 Diarree

11.5.1 ACUTE DIARREE

In veruit de meeste gevallen van acute diarree bij kinderen is er sprake van een virale ontsteking van het maag-darmslijmvlies (gastro-enteritis). Hoewel deze ziekte vanzelf overgaat, wordt nog geregeld een kind opgenomen met dit beeld vanwege dreigende uitdroging. Vochtverlies door braken en diarree kan zo oplopen dat het evenwicht zonder ondersteuning niet meer gehandhaafd kan worden door het kind. Tekenen van uitdroging moeten goed herkend worden (tabel 11.2).

Tabel 11.2 Symptomen van dehydratie.	
verlies	klinische verschijnselen
< 3%	geen klinische verschijnselen, behalve dorst
3-8%	droge slijmvliezen diepliggende ogen huilen zonder tranen verminderde turgor sufheid of prikkelbaarheid
> 8%	als hierboven, met daarbij: – vertraagde capillary refill – tachycardie – shock

De behandeling van uitdroging (dehydratie) bestaat uit het geven van voldoende vocht, en het compenseren van verliezen, waarbij gelet wordt op elektrolyten en zuur-basenevenwicht.

De verwekker van een virale gastro-enteritis kan lang niet altijd aangetoond worden. Bekende verwekkers zijn het *noro-* en *rotavirus*. Recent is een vaccin tegen het rotavirus op de markt gekomen. Enkele bacteriën kunnen acute gastro-enteritis geven met bloedverlies rectaal. Voorbeelden zijn *Salmonella-* en *Shigella*-infecties.

11.5.2 CHRONISCHE DIARREE

Er wordt van chronische diarree gesproken als een kind langer dan twee à drie weken frequent (meer dan drie keer per dag) dunne ontlasting heeft. Met name is ook van belang of er een verandering in het ontlastingspatroon is opgetreden. De anamnese is essentieel; er wordt gevraagd naar het aspect van de ontlasting, of er bloed of slijm bijzit, of er een zure lucht is en al dan niet veel winderigheid. Andere ver-

schijnselen zijn onder meer buikpijn, verminderde eetlust en afbuigende groei.
Er is een uitgebreide differentiaaldiagnose van chronische diarree. Enkele hoofdgroepen staan vermeld in tabel 11.3 en worden daarna apart besproken.

Tabel 11.3 Enkele hoofdgroepen in de differentiaaldiagnose van chronisch diarree.

– gevolg van (onjuiste) voeding	peuterdiarree, overmaat frisdranken
– darminfectie	parasitair of bacterieel
– immunologisch	KMEA, coeliakie
– malabsorptie	koolhydraatmalabsorptie, pancreasinsufficiëntie

Peuterdiarree
Sinds bekend is hoe belangrijk voeding is bij het ontstaan van deze vorm van diarree, is het aantal kinderen met peuterdiarree afgenomen. Waarschijnlijk is het wel nog steeds de belangrijkste oorzaak. Kenmerkend voor deze diarree is dat er geen groeiafbuiging mee gepaard gaat en dat er 's nachts geen diarree is. Peuterdiarree kan beginnen na een gastro-enteritis en aanhouden zolang de voeding nog vet- en vezelarm blijft. Met eenvoudige maatregelen, bekend als de vier V's (meer vet, meer vezel, geen vruchtensap en minder vocht) treedt in de regel verbetering op.

Chronische darminfectie
Een darminfectie die langer duurt en ook gepaard kan gaan met groeiafbuiging heeft vaak een parasiet als verwekker. Een daarvan is *Giardia lamblia*; dit is de meest voorkomende parasitaire verwekker. Besmetting kan plaatsvinden via de feco-orale route, dat wil zeggen dat eten of drinken besmet is met ontlasting. Deze parasiet kan forse buikklachten geven, een opgezette buik en volumineuze, stinkende diarree. Bij gericht fecesonderzoek naar cysten kan de verwekker aangetoond worden en kan medicamenteuze behandeling worden gestart.

Coeliakie
Chronische diarree bij coeliakie is een gevolg van verstoorde opname van voedingsstoffen (malabsorptie) dat weer het gevolg is van vlokatrofie van de dunne darm.
Coeliakie is een (immunologische) aandoening die veroorzaakt wordt door een permanente overgevoeligheid voor gluten. Gluten zijn eiwit-

ten die in granen als tarwe, rogge, gerst en haver voorkomen. Blootstelling van het dunne darmslijmvlies van coeliakiepatiënten aan gluten leidt tot een ontstekingsreactie in de dunne darm. Dit heeft tot gevolg dat epitheelcellen worden beschadigd en in verhoogd tempo worden afgestoten. Hierdoor worden de vlokken korter en breder of verdwijnen geheel. Dit wordt vlokatrofie genoemd (afb. 11.3). Hierdoor is het oppervlak van de darm dat beschikbaar is voor de opname van voedingsstoffen afgenomen en malabsorptie is het gevolg.

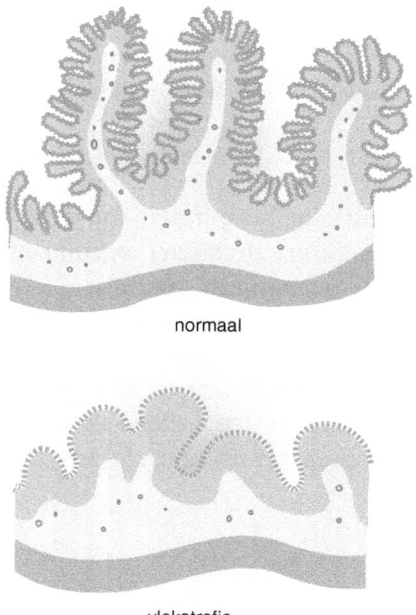

Afbeelding 11.3 *Schematische weergave van vlokatrofie bij coeliakie.*

Coeliakie komt frequent voor. Het voorkomen (de prevalentie) ligt rond de één op de duizend kinderen, maar mogelijk hoger doordat niet alle vormen herkend worden. Er is een duidelijke erfelijke aanleg. De klassieke presentatie is die van een jong kind dat na de start met graanproducten in groei gaat afbuigen, chronische diarree en een bolle buik heeft. Dit zou in zo'n 60% van de gediagnosticeerde gevallen zo zijn. Een grote groep presenteert zich veel minder duidelijk, met moeheid, ijzergebrekanemie (gestoorde opname van ijzer uit de darm) of achterblijvende groei. Het komt zelfs voor dat de diagnose pas op jongvolwassen leeftijd wordt gesteld.
De klinische presentatie is belangrijk voor de diagnose. Daarnaast

moet aandacht gegeven worden aan eventueel bijkomende aandoeningen. Coeliakie komt in verhoogd percentage voor bij kinderen met het syndroom van Down en het syndroom van Turner. Daarnaast hebben coeliakiepatiënten een verhoogde kans op diabetes mellitus en een auto-immuun ontsteking van de schildklier.

Het laboratoriumonderzoek richt zich enerzijds op de genetische predispositie (HLA-typering) en anderzijds op het aantonen van antistoffen.

De gouden standaard is nog altijd een biopt van de dunne darm waarop vlokatrofie wordt gezien en een controlebiopt na staken van gluteninname. In bepaalde gevallen is een controlebiopsie na provocatie met gluten geïndiceerd.

De behandeling bestaat uit het mijden van gluten, wat een lastige taak is voor ouders en kind. De therapietrouw hangt in de praktijk af van hoe groot het effect is van een keer wat gluten innemen. Begeleiding door een ervaren dieetdeskundige en steun van patiëntenverenigingen is belangrijk voor kinderen met deze chronische aandoening.

Koolhydraatmalabsorptie
In de voeding van de mens komen veel koolhydraten voor, zoals lactose (zuigelingen), en later polysachariden en sacharose. Deze koolhydraten worden in het algemeen goed verwerkt. Bij een probleem in de verwerking blijven er koolhydraten in de darm achter die vergist worden in de dikke darm en daar aanleiding geven tot het ontstaan van zure ontlasting en veel lucht. Dit geeft klachten in de vorm van buikpijn, opgezette buik en winderigheid.

Om koolhydraten op te kunnen nemen moeten er eerst monosachariden van gemaakt worden door verschillende enzymen in de darmwand. Voorbeelden zijn de splitsing van sacharose door het enzym sacharase waardoor glucose en fructose ontstaan, en lactose ('melksuiker') dat door lactase wordt gesplitst in de monosachariden glucose en galactose.

Bij een defect in de enzymwerking of een tekort aan het enzym is er gestoorde opname van monosachariden en ontstaan de tekenen zoals boven beschreven. Dit kan ook gebeuren na een niet-specifieke gastro-enteritis waarbij er een voorbijgaande mindere activiteit is van splitsende enzymen.

Het grootste deel van de wereldbevolking heeft een minimale hoeveelheid lactase nodig, omdat ze geen melk drinken. In Noord-Europa is de lactaseproductie noodzakelijk om de aangeboden melkproducten om te kunnen zetten. Bij kinderen van niet-Europese afstamming kan dan ook een lactasetekort optreden wanneer het aanbod aan lactose te hoog blijft (want de lactase-activiteit is wel aanwezig bij zuigelingen maar neemt dan af).

De diagnostiek bij verdenking op koolhydraatmalabsorptie bestaat uit het meten van de zuurgraad van de ontlasting en eventueel een waterstofademtest, waarbij de patiënt met een malabsorptie verhoogde waarden van waterstof uitblaast.

Bij een aangetoonde malabsorptie is het vermijden van niet te verteren voedingsmiddelen de oplossing. In de markt zijn ook lactasepoeders verkrijgbaar waardoor de patiënt nog melkproducten kan nuttigen zonder klachten.

Pancreasinsufficiëntie (cystische fibrose)

In paragraaf 8.3 is cystische fibrose behandeld bij de luchtwegproblematiek. De uitingsvormen van CF in het spijsverteringsstelsel zijn de pancreasinsufficiëntie en leverproblematiek.

Door de toegenomen kleverigheid (viscositeit) van de spijsverteringsenzymen van de pancreas is er verminderde uitscheiding in de darm. Het gevolg van het tekort aan pancreasenzymen is een verstoorde opname van voedingsstoffen; malabsorptie van vetten en eiwitten. Daarnaast raakt de pancreas beschadigd en verbindweefselt (fibroseert), vandaar de oude naam pancreas fibrose.

De verschijnselen van CF die ontstaan zijn chronische diarree en/of vette ontlasting (steatorrhoe). Er ontstaat groeivertraging door onvoldoende opname van bouwstenen voor de groei. In de loop van de tijd kan ook de insulineproductie van de pancreas aangetast worden en zullen de kinderen een vorm van diabetes mellitus ontwikkelen die met insuline behandeld moet worden.

Voor het stellen van de diagnose zijn meerdere wegen te bewandelen; de eerste stap is een zweettest en zo nodig wordt DNA-onderzoek ingezet (zie par. 8.3.2).

De behandeling van pancreasinsufficiëntie bestaat uit het geven van preparaten met pancreasenzymen. De hoeveelheid wordt aangepast aan de hoeveelheid eten en vet. Gezien de verhoogde energiebehoefte van kinderen met CF ontkomen velen niet aan (nachtelijke) sondevoeding om afvallen te voorkomen en een optimale voedingstoestand te handhaven. Ook het geven van extra vetoplosbare vitaminen is van belang voor een adequate bloedstolling (vitamine K) en botstofwisseling (vitamine D).

11.6 Obstipatie

Obstipatie is een frequent en lastig behandelbaar probleem in de kindergeneeskunde. Vaak is er geen duidelijke verklaring voor het vasthouden van feces in de dikke darm. Meerdere aspecten zijn van belang; hoe is de normale peristaltiek van de darm, hoe zijn de eet- en leefgewoonten, is er een rol van psychosociale factoren, is er een onderliggende ziekte?

Wat betreft de medische achtergronden kan obstipatie voorkomen bij de ziekte van Hirschsprung, KMEA of een verlaagde schildklierfunctie. Dit zijn echter zeldzame redenen.

Het klachtenpatroon is er een van vage of juist krampende buikpijnklachten, wisselend ontlastingspatroon met ook dunne ontlasting (overloopdiarree, langs de vastzittende ontlasting), harde ontlasting die soms dagenlang op zich laat wachten. Soiling, dat wil zeggen veegsporen ontlasting in de onderbroek, kan ook wijzen op obstipatie. Vaak is de eetlust verminderd.

De algemene aanpak bestaat uit een nauwkeurige anamnese en een lichamelijk onderzoek waarbij via een rectaal toucher feces aangetroffen kan worden in het rectum. Het maken van een röntgenfoto is niet altijd nodig bij een duidelijk verhaal en bijpassend lichamelijk onderzoek. Bij lage obstructie zal eerst het meest onderste deel van de darm geleegd moeten worden door middel van een klysma; vervolgens start de preventieve behandeling met in eerste instantie vezelpreparaten die het volume van de feces vergroten en gemakkelijker laten passeren. Ook leefregels over voldoende lichaamsbeweging en vochtintake mogen niet ontbreken. Soms is het goed ook psychologische ondersteuning aan te bieden in gevallen waar het kind door eerdere pijnlijke ervaringen bang is om te poepen, of wanneer het obstipatieprobleem allesbeheersend is geworden.

11.7 Gastro-oesofageale reflux

Als er maaginhoud terugkomt naar de slokdarm is er sprake van gastro-oesofageale reflux (GOR). Dit komt regelmatig voor bij gezonde zuigelingen, de fysiologische GOR. In de loop van de eerste levensmaanden neemt dit geleidelijk af en zal ook de meer zittende positie van het kind zorgen voor minder reflux.

Bij GOR staat spugen op de voorgrond, maar als een kind daarbij echter goed groeit en goed drinkt is er geen reden voor behandeling. Pathologische GOR geeft klachten bij het kind; groeiachterstand (door minder drinken of te veel spugen), ontsteking van de slokdarm met pijn bij het drinken en soms opgeven van wat bloed. Er kunnen ook longklachten optreden wanneer de zure maaginhoud in de longen terechtkomt (aspiratie).

Dit zijn redenen voor behandeling, die in eerste instantie bestaat uit verdikken van de voeding en bij blijvende klachten uit medicatie (medicijnen die de maag stimuleren zich te ontledigen of zuurremming). In het meest ernstige geval kan gekozen worden voor een antirefluxoperatie waarbij de oesofagus-maagovergang zodanig wordt gereconstrueerd dat reflux niet meer mogelijk is.

Voordat met behandelen wordt gestart, wordt de GOR geobjectiveerd met een zuurmeting in de slokdarm (pH-metrie) en een contrastopname van de oesofagus-maag om reflux in beeld te brengen.

De prognose van GOR is in het algemeen goed. Meestal verdwijnt het in de loop van het eerste levensjaar.

11.8 Chronische darmontstekingen

Chronische darmontstekingen ofwel inflammatory bowel disease (IBD) is een verzamelnaam voor met name colitis ulcerosa en de ziekte van Crohn. Voor geen van beide ziekten is een duidelijke oorzaak bekend en er wordt verondersteld dat erfelijke en omgevingsfactoren een rol spelen. De leeftijd van voorkomen is meestal de tienerleeftijd, hoewel colitis ulcerosa ook op jongere leeftijd kan voorkomen.

De klinische presentatie van beide ziekten is er een met een beloop waarin de ziekte opvlamt en weer rustiger is. De opvlammingen gaan gepaard met buikpijn en (bloederige) ontlasting. De symptomen bij de presentatie van de ziekte lopen uiteen en zijn bij de ziekte van Crohn soms moeilijk te duiden (bijv. klachten van moeheid, verminderde eetlust en buikpijn). Klachten die bij beide aandoeningen frequent voorkomen zijn diarree, verminderde eetlust en gewichtsverlies. De leeftijd van eerste verschijnselen maakt dat ook afbuigende lengtegroei in de puberteit of het uitblijven van puberteit soms symptoom zijn.

Bij het lichamelijk onderzoek zijn in de eerste plaats gegevens over lengte, gewicht en puberteitsontwikkeling van belang. Daarnaast kunnen er ook symptomen buiten het maag-darmstelsel voorkomen, met name bij de ziekte van Crohn, een ziekte die verschijnselen van de mond tot rectum kan geven (onder andere aften in de mond en afwijkingen rond de anus (peri-anaal).

Voor het stellen van de diagnose is een scopie van colon en het laatste gedeelte (terminale) van het ileum noodzakelijk. Daarbij zijn de verschillen tussen colitis ulcerosa en de ziekte van Crohn veelal zichtbaar. Bij de ziekte van Crohn kunnen er afwijkingen zijn in het hele maag-darmkanaal, bij colitis ulcerosa zijn de afwijkingen beperkt tot in het colon. Peri-anaal worden geen afwijkingen gezien bij colitis ulcerosa, terwijl er fissuren, fistels of abcessen aanwezig kunnen zijn bij de ziekte van Crohn. Er worden tijdens de scopie biopten genomen waarbij er verschillen zijn in de uitbreiding van de ontsteking (oppervlakkig bij colitis ulcerosa, door de hele darmwand heen bij de ziekte van Crohn). Zo wordt het meestal mogelijk de ziekte te classificeren. Als dat niet lukt wordt gesproken van een 'indeterminate colitis' (in 10-20% van de gevallen).

Naast het endoscopisch onderzoek is bloedonderzoek van beperkte waarde.

Behalve medicamenteuze therapie heeft ook voedingstherapie een belangrijke plaats. Dit houdt in het optimaliseren van de inname van energie en eiwit en van de voedingsstatus. Vaak is daarvoor enige tijd sondevoeding nodig. De medicatie bestaat in eerste instantie uit sulfapreparaten, oraal of rectaal, afhankelijk van de ziektelokalisatie en ernst. Voorbeelden zijn mesalazine of sulfasalazine. Een volgende stap bij onvoldoende effect is het voorschrijven van corticosteroïden (die eventueel ook lokaal toe te dienen zijn).

Er moet rekening mee gehouden worden bij IBD dat er opvlammingen kunnen optreden na een periode van stabiliteit. Bij blijvende opvlammingen is het soms nodig naar immuunsysteemonderdrukkende medicijnen (immuunsuppressiva) over te stappen met de daar bijkomende bijwerkingen. Soms is chirurgische verwijdering van het aangedane darmgedeelte noodzakelijk, vooral bij colitis ulcerosa. Bij de ziekte van Crohn zijn meestal te veel locaties aangedaan.

11.9 Leveraandoeningen

De lever is een essentieel orgaan dat zowel betrokken is bij productie van eiwitten (de synthese functie) als bij de verwerking van afvalstoffen.

In hoofdstuk 10 van *Anatomie en fysiologie* staat de werking van de lever verder uitgewerkt. Voor de praktijk is het belangrijk om te kunnen vaststellen wanneer en in welke mate er leverschade is bij een patiënt. Daarvoor wordt wat de synthesefunctie betreft gekeken naar de toestand van de stolling; wanneer de lever te weinig stollingseiwitten maakt kunnen er bloedingen ontstaan (bijv. hersenbloeding bij een pasgeborene). Bij het tekortschieten van de verwerking van afvalstoffen bestaat de mogelijkheid dat een van de producten die ontstaan bij eiwitafbraak, het ammoniak, een te hoge concentratie in het bloed krijgt. De symptomen van een te hoog ammoniakgehalte zijn onder meer sufheid en eventueel coma. Veelal is bij het falen van de leverwerking ook de verwerking van bilirubine gestoord en zal de patiënt geel zien (icterus).

Tabel 11.4 Tekenen van stoornissen in de leverfunctie.

verstoorde synthese	stollingseiwitten → verhoogde neiging tot bloeden
	albumine → oedeem
verstoorde afvalverwerking	eiwitten → ammoniak: suf, coma
	bilirubine → geel-zien

Verschillende processen kunnen leiden tot schade aan of falen van de werking van de lever. Dit varieert van een aangeboren aanlegstoornis van galwegen tot een later verkregen hepatitis door een auto-immuunproces. In dit onderdeel wordt een selectie van leveraandoeningen besproken.

11.9.1 NEONATALE STOORNIS IN DE GALAFVLOED (CHOLESTASE)

De groep aangeboren leverafwijkingen valt voor een groot deel samen te vatten onder de term 'neonatale cholestase', dat wil zeggen dat er een stoornis in de galafvloed is in de eerste levensmaanden.
Bij kinderen die lang geel zien moet dan ook aan een aangeboren leveraandoening gedacht worden. Vaak wordt de icterus toegeschreven aan borstvoeding, maar wanneer een kind langer dan twee weken geel ziet is een bepaling van de bilirubinewaarde, zowel de ongeconjugeerde als geconjugeerde vorm, noodzakelijk.
Aan de basis van de verschijnselen ligt het onvoldoende kunnen afvoeren van gal uit de levergalwegen. Er vindt dan onvoldoende of geen afvloed van gal naar de darm plaats en het geconjugeerde bilirubine komt in de circulatie terecht. In tabel 11.5 staan enkele verschijnselen van cholestase weergegeven.
Bloedonderzoek toont een verhoogde waarde van het geconjugeerde bilirubine, met daarnaast tekenen van levercelschade (ASAT- en ALAT-waarden verhoogd) en van obstructie (AF- en γGT-waarden verhoogd). De stolling kan verstoord zijn door lage waarden van vitamine-K-

Tabel 11.5 Klinische verschijnselen bij cholestase.

symptoom	oorzaak
donkere urine	hoog bilirubine in bloed
ontkleurde ontlasting	geen galkleurstoffen in darm uitgescheiden
slecht groeien	malabsorptie van vet
vitamine-K-tekort	malabsorptie van dit vetoplosbare vitamine
bloeding	stollingsstoornis door vitamine-K-tekort

afhankelijke stollingseiwitten. Bij verdergaande schade kan de ammoniakwaarde verhoogd zijn.

Bij het aanvullend onderzoek zal veelal echografie van de lever en galwegen plaatsvinden, soms ook een scintigrafie om de afvloed van gal in beeld te krijgen. Uiteindelijk is een biopt vaak nodig om een diagnose te stellen.

Een aantal oorzaken van neonatale cholestase wordt hierna kort besproken.

Galgangatresie

Een galgangatresie is een eindstadium van een galgangziekte die leidt tot verbindweefseling (fibrosering) van de galwegen, wat uiteindelijk in een verminderde of afwezige galgangaanleg resulteert. De verschijnselen zijn die van een meestal vroeg beginnende cholestase. De diagnose moet gesteld worden door middel van een biopt van de lever. De behandeling, die niet te lang op zich mag laten wachten, is het chirurgisch zorgen voor een afvloedmogelijkheid van gal naar darm. Wanneer dit onvoldoende slaagt is een levertransplantatie nodig.

Alfa-1-antitrypsinedeficiëntie

Deze erfelijke ziekte komt frequent voor. Niet alle vormen hebben cholestase tot gevolg, maar wel is bij een groot deel van de aangedane kinderen leverschade biochemisch aantoonbaar.

Via onderzoek van het type en de concentratie van het eiwit kan de diagnose gesteld worden. Op oudere leeftijd kan er ook longschade optreden, maar meestal valt dit buiten de kinderleeftijd.

Infecties

Diverse virale infecties kunnen leiden tot neonatale cholestase. Voorbeelden van aangeboren infecties zijn: toxoplasmose, rubella, CMV, herpes simplex en syfilis.

Stofwisselingsziekten

Een scala aan stofwisselingsziekten kan de lever beschadigen en tot cholestase leiden. Een aandoening die gemakkelijk is uit te sluiten is galactosemie, een zeldzame aandoening waarbij galactose uit melk niet verwerkt kan worden. Deze kinderen zijn geel, worden na enkele dagen ernstig ziek met niet meer drinken, spugen en eventueel een sepsis. Zonder behandeling overlijden deze kinderen snel. Met een stickje in de urine, waarbij reducerende suikers worden gemeten ('urinereductie'), kan de aandoening snel aangetoond worden.

Bij een te langzame werking van de schildklier (hypothyreoïdie) komt ook geel-zien met cholestatische kenmerken voor. Het mechanisme is niet geheel duidelijk. Op deze in principe behandelbare oorzaak moet onderzocht worden.

Cystische fibrose kan zich met neonatale cholestase presenteren. Deze belangrijke diagnose moet zo snel mogelijk gesteld worden.

11.9.2 ICTERUS OP OUDERE LEEFTIJD

In dit onderdeel komt een beperkt aantal aandoeningen aan bod. Het is belangrijker de algemene achterliggende mechanismen te kennen dan de totale lijst aan mogelijke ziekten.

De eerste onderverdeling is, net al bij de pasgeborene, in een te hoog ongeconjugeerd en geconjugeerd bilirubine in het bloed (hyperbilirubinemie).

Een ongeconjugeerde hyperbilirubinemie komt voor bij verhoogd aanbod van bilirubine, zoals bij een verhoogde afbraak van rode bloedlichaampjes (zie met name hoofdstuk 10). In de tweede plaats kan de omzetting van bilirubine gestoord zijn door een defect in het enzym dat de omzetting regelt. Een voorbeeld daarvan is het syndroom van Gilbert.

Bij een geconjugeerde hyperbilirubinemie is er in het algemeen een afvloedprobleem door een afwijking in de galwegen (zoals bij CF of alfa-1-antitrypsinedeficiëntie) of ontsteking van de lever met zwelling van het leverparenchym (zoals bij een virale hepatitis).

Syndroom van Gilbert

Bij het syndroom van Gilbert is er een verminderde omzetting van bilirubine, waardoor het minder goed uitgescheiden kan worden en er een milde icterus met een ongeconjugeerde hyperbilirubinemie ontstaat. Het is een autosomaal-dominante aandoening die frequent voorkomt in de bevolking (mogelijk rond de 5%). Meestal is er geen icterus zichtbaar, maar in perioden waarin de lever verhoogd belast wordt, door bijvoorbeeld drankgebruik, kan de icterus zichtbaar worden. Vaak is dan ook vermoeidheid aanwezig.

Infectieuze hepatitis
Diverse micro-organismen kunnen leiden tot een ontsteking van de lever: hepatitis. Zoals bij de neonatale cholestase werd beschreven zijn er aangeboren (congenitale) infecties die de lever kunnen aantasten. Op oudere leeftijd zijn vooral de hepatitis A en B en het virus van Epstein-Barr van belang. Een infectieuze hepatitis presenteert zich variabel, soms met vage klachten van malaise, buikpijn, spugen en milde temperatuurverhoging. Het lichamelijk onderzoek toont icterus en een vergrote lever. Er zijn echter ook ernstig verlopende infecties met tekenen van leverfalen.

Hepatitis A
Het hepatitis-A-virus verspreidt zich via oro-fecaal contact, dat wil zeggen dat besmetting plaatsvindt door het nuttigen van voedsel of dranken die besmet zijn met ontlasting. Het is nu meestal een importziekte. De ziekte verloopt over het algemeen mild. Bij hepatitis A ontstaat geen dragerschap en ook ontwikkelt zich geen chronische hepatitis. De ziekte wordt vastgesteld door het aantonen van antistoffen (immuunglobulinen) tegen hepatitis A.
Preventie kan geboden worden door middel van het geven van immuunglobulinen bij het reizen naar risicolanden.

Hepatitis B
De belangrijkste overdrachtroute voor het hepatitis-B-virus is van moeder naar kind. Daarnaast kan besmetting plaatsvinden via besmette lichaamsvloeistoffen (bij seksueel contact, bij prikaccidenten). De overdracht van moeder naar kind is mogelijk doordat er dragerschap voor het hepatitis-B-virus kan ontstaan, dat wil zeggen dat de infectie langer dan zes maanden aanhoudt. Bij zwangere draagsters wordt ongeveer een derde van de kinderen besmet. Overigens wordt in het merendeel van de gevallen de infectie binnen die zes maanden opgeruimd. Aanhoudend dragerschap wordt in verband gebracht met levercirrose en levercelcarcinoom.
Het klinisch beeld is evenals bij hepatitis A variabel. In het algemeen verloopt een vroeger optredende infectie milder.
Bloedonderzoek bij een verdenking van hepatitis B maakt gebruik van diverse antigenen die kunnen aangeven of er sprake is van een acute infectie, een doorgemaakte infectie of van dragerschap.
In hoofdlijnen geeft een positief HBsAg, hepatitis B surface-antigeen

(het antigeen op het oppervlak van virus), aan dat er een acute infectie is of chronisch dragerschap. Alle kinderen van een HbsAg-positieve moeder krijgen direct na de geboorte beschermend immunoglobuline en worden naast de 'standaardvaccinaties' in de eerste levensmaanden ook gevaccineerd tegen hepatitis B. Naast deze groep kinderen wordt in Nederland ook geadviseerd kinderen te vaccineren die een verhoogd risico hebben hepatitis B op te lopen, zoals kinderen met het syndroom van Down en kinderen die bloedproducten nodig kunnen hebben (zoals bij hemofilie).

Epstein-barrvirus (EBV)
Bij een EBV-infectie kan een milde hepatitis optreden. De aandoening kenmerkt zich door een klachtenpatroon waarbij er vage klachten van moeheid en malaise kunnen zijn, met vergroting van lymfklieren, keelpijn, spierpijn en buikpijn. In ongeveer 10% van de gevallen wordt een vergrote lever gevonden bij lichamelijk onderzoek. Er is zelden geelzucht waarneembaar. In het bloed worden mild verhoogde waarden van de leverenzymen ASAT en ALAT gevonden bij ongeveer de helft van de patiënten. De prognose is goed; meestal is er herstel na twee tot vier weken.

Auto-immuunhepatitis
De klachten bij een auto-immuunhepatitis kunnen lijken op die van een virale hepatitis; een beeld van geleidelijk ontstane moeheid, malaise, afvallen en verminderde eetlust, waarbij in de loop van de tijd ook geelzucht gaat optreden. Bij een aantal is het beloop veel heftiger met acute klachten, geel-zien en al tekenen van leverfalen, zoals stollingsstoornissen.
De oorzaak van auto-immuunhepatitis is niet precies bekend. Mogelijk speelt er een verstoring in het evenwicht tussen verschillende cellen van het immuunsysteem. In het bloed van patiënten met auto-immuunhepatitis kunnen (auto)antistoffen tegen glad spierweefsel worden gevonden. Ook de sterk verhoogde waarden voor immuunglobuline G (IgG) geven een sterke aanwijzing naar de diagnose.
De behandeling bestaat uit het onderdrukken van de ontstekingsreactie. Zoals bij veel auto-immuunziekten worden daarvoor corticosteroïden gebruikt, in dit geval gecombineerd met azathioprine dat remmend werkt op bepaalde T-cellen. Met behandeling is de prognose goed, maar een deel van de patiënten krijgt een remissie en/of komt toe aan levertransplantatie wanneer cirrose de lever te veel beschadigd heeft.

11.10 Invaginatie

Een invaginatie wil zeggen dat er een darmdeel in een verder gelegen stuk darm instulpt waardoor er obstructie optreedt. De meest voorkomende plaats van invaginatie is het laatste gedeelte van de dunne darm (terminale ileum) in het begin van het colon, dit komt vast te zitten.

Als de instulping langer duurt kan de bloedtoevoer belemmert worden en necrose van een darmdeel ontstaan. Dit geeft als symptoom rectaal bloedverlies.

De algemene symptomen van een invaginatie zijn kenmerkend en worden vooral bij kinderen tussen de drie maanden en drie jaar gezien met een maximum rond zes maanden.

De klassieke symptomen, pijnaanvallen, braken en bloederige ontlasting, worden bij minder dan de helft van de kinderen gezien. Tussen de pijnaanvallen is het kind pijnvrij. Braken en buikpijnaanvallen zijn de meest frequente symptomen.

Bij onderzoek kan vaak een zwelling op de plaats van de invaginatie worden gevonden. Met een echo kan de invaginatie zichtbaar gemaakt worden. De behandeling richt zich op het voorkómen van uitdroging en shock en op het zo snel mogelijk 'terugduwen' (reponeren) van de invaginatie. Dit kan door middel van een colon-inloopfoto, waarbij het contrastmiddel in het colon loopt en door de inloopdruk het darmdeel terugduwt.

Aandoeningen aan de nieren en urinewegen

12

12.1	**Aangeboren afwijkingen**	448
12.1.1	Verwijding van het nierbekken	448
12.1.2	Hypospadie	449
12.2	**Vesico-ureterale reflux**	450
12.3	**Hematurie**	451
12.3.1	Glomerulonefritis	451
12.3.2	Post-streptokokkenglomerulonefritis	452
12.3.3	Ziekte van Henoch-Schönlein	452
12.3.4	Urineweginfecties	453
12.3.5	Niertumor	454
12.4	**Proteïnurie**	454
12.5	**Nefrotisch syndroom**	454
12.6	**Nierafwijkingen bij diabetes mellitus**	456
12.7	**Hemolytisch-uremisch syndroom**	456
12.8	**Bedplassen**	457

12.1 Aangeboren afwijkingen

Aangeboren afwijkingen van de nieren en urinewegen kunnen ernstige gevolgen hebben voor de pasgeborene. Wanneer een baby niet kan plassen in de baarmoeder zal er onvoldoende vruchtwater zijn (oligo- of anhydramnion). Het vruchtwater is belangrijk voor de longontwikkeling. Een gevolg van een tekort is onderontwikkeling (hypoplasie) van de longen, wat in de ernstiger vormen niet met het leven verenigbaar is. Obstructie van de afvoer van urine kan leiden tot stuwing van de nier met als mogelijk gevolg verlies van nierweefsel, waardoor er na de geboorte een nierinsufficiëntie kan gaan ontstaan.

12.1.1 VERWIJDING VAN HET NIERBEKKEN

Een veelvoorkomende aandoening van de pasgeborene is een verwijding van het nierbekken (een ernstige vorm wordt hydronefrose ge-

noemd). Deze verwijding wordt tegenwoordig met de opkomst van prenatale echografie frequent vastgesteld.
Niet alle gemeten verwijding is blijvend, vervolgmetingen tonen regelmatig normalisering van de afmetingen aan. In het algemeen wordt het vaststellen van een verwijd nierbekken (pyelum) voor de geboorte gezien als een signaal om de nierstructuur te blijven volgen. Een verwijding kan een teken zijn van een aangeboren obstructie van de overgang van nierbekken naar urineleider (ureter) of die van ureter naar blaas. De druk in het afvoerend kanaal neemt toe, waardoor er stuwing in de hoger gelegen delen (d.w.z. de nier) ontstaat met verwijding als gevolg.
Een obstructie van de overgang pyelum naar ureter behoeft in het algemeen geen acute behandeling. De kinderen krijgen preventief antibiotica, omdat bij deze afwijking in een verhoogd percentage terugstromen (reflux) van urine uit de blaas naar de ureter voorkomt (vesico-ureterale reflux). Bij een blijvend goede nierfunctie kan het beloop afgewacht worden.
Een aangeboren afwijking die alleen bij jongens voorkomt, is de aanwezigheid van kleppen in de urinebuis (urethra). Dit kan leiden tot misvorming van de nier, nierinsufficiëntie en blaasstoornissen. Deze kinderen moeten direct na de geboorte een katheter krijgen en de kleppen moeten snel worden ingesneden. Bij een hoog percentage ontstaat uiteindelijk toch nog nierinsufficiëntie in de puberteit, waarbij mogelijk de toch niet optimale blaasfunctie een oorzakelijke rol speelt.

12.1.2 HYPOSPADIE

Een relatief vaak voorkomende aangeboren aandoening van de penis is hypospadie (afb. 12.1). Hierbij mondt bij mannen de urethra niet uit aan de top van de penis, maar aan de onderkant van de eikel (glans penis). De aandoening komt bij ongeveer één op driehonderd jongens voor. Vaak is er een familiaire component. Bij het lichamelijk onderzoek moet gekeken worden naar bijkomende problemen van bijvoorbeeld de testes en of er verder een normale genitale ontwikkeling is. Bij de ernstiger vormen heeft aanvullend onderzoek met een echo van blaas en nieren plaats.
De behandeling is gericht op het verkrijgen van een normale urine- en zaadlozing en is ook cosmetisch belangrijk voor veel jongens.

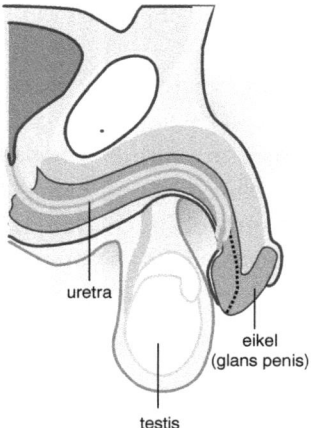

Afbeelding 12.1 Schema hypospadie.

12.2 Vesico-ureterale reflux

Bij vesico-ureterale reflux stroomt er bij het plassen (mictie) urine vanuit de blaas omhoog naar de ureter en na het plassen weer terug in de blaas. Er zijn twee problemen die van belang zijn voor het functioneren van de nieren: in de eerste plaats is er kans op een opstijgende infectie vanuit de blaas naar de nieren; elke ontsteking van de nieren kan de nierfunctie negatief beïnvloeden. Het tweede probleem kan de verhoogde druk in het systeem zijn: de druk bij het plassen kan bij reflux naar boven gericht zijn en de nier reageert op deze hoge druk met verwijding van het nierbekkensysteem. Ook dit leidt tot schade aan de functie van de nier.

Er zijn verschillende graden van ernst die bepaald worden door hoe ver de urine omhoog stroomt. Bij graad 1 is er alleen terugvloed in de ureter. De ernstigste vorm, graad 5, geeft reflux tot in het nierbekken met uitzetting van de ureter en nier (afb. 12.2).
Het onderzoek bij verdenking op reflux (zie ook verderop bij urineweginfecties) omvat een echo van de nieren om verwijding in beeld te brengen. Om de mate van reflux in kaart te brengen wordt een mictiecystogram gemaakt. Bij dit onderzoek wordt een röntgenfoto gemaakt van de blaas en urethra, terwijl de patiënt plast. Van tevoren is contrastvloeistof in de blaas gebracht. Ook wordt een nierscan gemaakt om de werking van de nieren te onderzoeken. De behandeling bestaat uit het preventief geven van antibiotica om opstijgende infec-

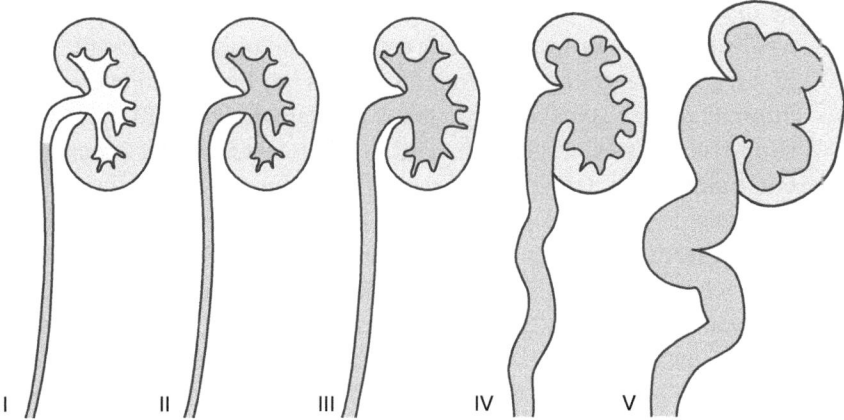

Afbeelding 12.2 *Stadia van vesico-uterale reflux: I = licht, V = zeer ernstig.*

ties te voorkomen en bacteriegroei in stilstaande urine te voorkomen. In de ernstigste gevallen is operatief ingrijpen noodzakelijk.
De follow-up is langdurig in verband met de soms pas laat zichtbare gevolgen van nierbeschadiging.

12.3 Hematurie

Bij hematurie zijn in de urine erytrocyten aanwezig, afkomstig van nier of urinewegen. De hematurie kan macroscopisch zijn (met het blote oog zichtbaar) of microscopisch. Een grove indeling van hematurie is die tussen glomerulair en niet-glomerulair. In tabel 12.1 worden enkele mogelijkheden gegeven die nader besproken zullen worden.

Tabel 12.1 Voorbeelden oorzaken hematurie.	
glomerulair	**niet-glomerulair**
glomerulonefritis	urineweginfectie
postinfectieus	niertumor
henoch-schönlein nefritis	blaasafwijkingen
	mechanisch (bijv. katheter)

12.3.1 GLOMERULONEFRITIS

Een glomerulonefritis is een ontsteking van de filters (glomeruli) van de nieren. De nierfilters worden zo beschadigd dat de kleine gaatjes in

de filters groter worden. Hierdoor kunnen eiwitten en bloedcellen weglekken in de urine. Er is vaak een immunologische oorzaak, zoals bij de post-streptokokkenglomerulonefritis, en bij verschillende auto-immuunziekten zoals systemic lupus erythematodes (SLE).
Glomerulaire ziekten gaan gepaard met het optreden van hematurie en/of proteïnurie (eiwit in de urine). De snelheid van optreden en de duur van de symptomen is variabel. De klinische symptomen kunnen zijn: oedeem als gevolg van eiwitverlies, hoge bloeddruk en macroscopische hematurie. Bij al gevorderde nierschade is er soms een verminderde urineproductie en kunnen tekenen van overvulling optreden.

12.3.2 POST-STREPTOKOKKENGLOMERULONEFRITIS

Post-streptokokkenglomerulonefritis (PSGN) wordt met enige regelmaat gezien. Aan de basis ligt een afwijkende immunologische reactie na een infectie met een bèta-hemolytische streptokok groep A. Dit kan een keelontsteking of een huidinfectie zijn geweest. Ook andere micro-organismen kunnen tot een vergelijkbare postinfectieuze glomerulonefritis aanleiding geven. Waarschijnlijk spelen immuuncomplexen een belangrijke rol in het ontstaan van de ontstekingsreactie. De typische patiënt heeft ongeveer twee weken voor de klachten een infectie met een streptokok doorgemaakt. Hij of zij presenteert zich met een klachtenpatroon dat kan variëren van milde klachten tot aan nierinsufficiëntie. Oedeem van het gelaat, hoge bloeddruk, minder plassen, hematurie en algemene symptomen als malaise en buikpijn worden gemeld.
In het laboratorium wordt de urine gecontroleerd, veelal is er bloed en eiwit in meetbaar. Er wordt gezocht naar aanwijzingen voor een doorgemaakte streptokokkeninfectie, bijvoorbeeld door bepaling van de antistreptolysinetiter (AST). Het AST is een bepaling van de hoeveelheid antistoffen in het bloed die in het lichaam gevormd zijn tegen streptolysine. Streptolysine is een door de bèta-hemolytische streptokok groep A afgescheiden schadelijke gifstof: toxine. De behandeling is ondersteunend, hypertensie moet worden behandeld. De grote meerderheid van de kinderen herstelt zonder restschade aan de nieren na een ziekteperiode van twee tot drie weken.

12.3.3 ZIEKTE VAN HENOCH-SCHÖNLEIN

De ziekte van Henoch-Schönlein wordt hier genoemd, omdat bij een groot deel van de patiënten ook een ontsteking van de nieren (nefritis) wordt gevonden. Er is sprake van een immunologische ontsteking van kleine bloedvaatjes (vasculitis), voornamelijk van de huid, de nier en de darmen. De oorzaak of aanleiding voor de vasculitis is niet bekend, wel gaat er vaak een luchtweginfectie aan vooraf.

De ziekte kan acuut of geleidelijk beginnen. De huiduitslag is karakteristiek: beginnend als kleine vlekjes die kunnen toenemen tot grote bloeduitstortingen (purpura) of petechiae (puntvormige bloedinkjes). Voorkeurslokalisaties zijn onder meer de billen en strekzijde van de armen.

Naast de huidafwijkingen kunnen er vage klachten zijn van malaise en buikpijn. Ook wordt in wisselende mate hematurie gevonden. Een aantal kinderen heeft gewrichtsklachten.

Het aanvullend onderzoek in het laboratorium geeft geen specifieke ondersteuning voor de diagnose. Een huidbiopt toont neerslag van immuunglobuline A in weefsels aan, wat voor het stellen van de diagnose gebruikt kan worden.

De prognose is goed zonder speciale behandeling. Er is discussie of bij ernstige buikpijnklachten corticosteroïden gegeven moeten worden. Wanneer de nieren betrokken waren bij de ziekteperiode is lange nacontrole noodzakelijk, omdat op langere termijn de kans op chronische nierinsufficiëntie verhoogd is.

12.3.4 URINEWEGINFECTIES

Urineweginfecties komen veel voor bij kinderen. Bij jonge kinderen moet altijd onderzocht worden of er een onderliggende afwijking van de urinewegen aanwezig is. Bij oudere kinderen, met name meisjes, kunnen blaasfunctiestoornissen aanleiding geven tot herhaalde urineweginfecties. Obstipatie, waarbij de volle darm de mictie kan belemmeren, kan een belangrijke rol spelen bij een verstoord mictiepatroon.

In algemene zin is een urineweginfectie bij een jong kind (onder de 5 jaar) en zeker bij jongens, ook op latere leeftijd, reden voor aanvullend onderzoek.

De symptomen van een urineweginfectie variëren. Bij een blaasontsteking (cystitis) kunnen de klachten mild zijn: subfebriele temperatuur (37,5-38 graden Celsius), vage buikklachten en soms pijn bij het plassen of vieze urine. Een ontsteking van het nierweefsel en nierbekken (pyelonefritis) gaat meestal gepaard met hoge koorts en ziekzijn, soms met drukpijn in de flanken. Bij elk kind met onbegrepen koorts moet een urineweginfectie overwogen worden en de urine nagekeken.

In de urine worden leukocyten gevonden en is er nitriet aanwezig als teken van de aanwezigheid van bacteriën. De urine wordt altijd gekweekt.

De ideeën over de behandeling van een acute urineweginfectie, met name de pyelonefritis, zijn in beweging. Er is neiging tot minder lange behandeling per infuus als de klinische omstandigheden dit toelaten. Het is mede afhankelijk van de leeftijd van het kind en van de vraag of er anatomische afwijkingen bekend zijn.

Het aanvullend onderzoek na een doorgemaakte urineweginfectie omvat een mictiecystogram om te beoordelen of er vesico-ureterale reflux is. Na enige tijd kan de nierbeschadiging als gevolg van de infectie (zichtbaar als littekenvorming) in beeld gebracht worden met een nierscan. Littekenvorming geeft een verhoogde kans op hypertensie op latere leeftijd. Adequate behandeling van elke urineweginfectie bij kinderen en profylaxe met antibiotica bij risicokinderen is dan ook relevant.

12.3.5 NIERTUMOR

Hematurie kan een (zeldzaam) symptoom zijn van een kwaadaardige niertumor op de kinderleeftijd, meestal een wilmstumor (nefroblastoom).

De tumor is snelgroeiend en kan uitgezaaid zijn op het moment van de diagnose. Symptomen kunnen zijn: een bolle buik, soms een (voor ouders) voelbare zwelling in de flank en zelden hematurie.

De diagnostiek brengt de grootte en lokalisatie van de tumor in beeld en of er uitzaaiingen zijn (vooral in de longen). Pathologisch onderzoek van de tumor moet de diagnose bevestigen. De behandeling bestaat uit chirurgie, chemo- en radiotherapie. De overleving hangt af van het stadium waarin de tumor is bij diagnose.

12.4 Proteïnurie

Eiwit in de urine is een teken van lekkage van het glomerulaire filter. Bij gezonde personen is er een geringe hoeveelheid dagelijks eiwitverlies. In perioden van ziek-zijn of inspanning kan dit toenemen zonder dat dit pathologisch hoeft te zijn. Boven een vastgestelde drempel is sprake van pathologische proteïnurie.

Oorzaken van proteïnurie zijn onder meer nefrotisch syndroom, glomerulonefritis (zie hiervoor), diabetes mellitus en hemolytisch uremisch syndroom (HUS).

12.5 Nefrotisch syndroom

Nefrotisch syndroom is een klinische diagnose die gesteld wordt bij de aanwezigheid van oedeem, verlaagd albumine in serum (hypo-albuminemie) en proteïnurie. De proteïnurie leidt tot verlies van albumine in bloed. De lever probeert het verlies te compenseren, maar slaagt daar uiteindelijk niet in. Door de daling van het albumine in de bloedbaan daalt de colloïd-osmotische druk en treedt vocht uit de bloedbaan naar het weefselvocht (interstitium), waardoor oedeem optreedt. Als compensatie op het verminderde volume in de vaten wordt het renine-angiotensine-aldosteronsysteem geactiveerd. Dit leidt tot het vasthouden van water en zout, maar dit versterkt mogelijk het oedeem weer.

De klinische symptomen van nefrotisch syndroom treden soms op na het doormaken van een infectie. Oedeem komt voor in het gelaat (dikke ogen) en ook in de balzak (scrotum); in de buik kan ascites zijn. Aanvullend onderzoek omvat de bepaling van de hoeveelheid eiwitverlies. Ook wordt gekeken of er aanwijzingen zijn voor een glomerulonefritis (bijv. hematurie). Behalve een laag albumine zijn vaak de triglyceridewaarden in het bloed verhoogd.
Oorzaken van nefrotisch syndroom kunnen in een nierbiopt worden bepaald. Veruit de grootste groep bestaat uit het zogenaamde minimal change nefrotisch syndroom (MCNS), vooral bij de wat jongere kinderen. Bij microscopisch onderzoek zijn er slechts geringe afwijkingen aan de glomeruli zichtbaar. De meeste patiënten met deze aandoening reageren goed op corticosteroïden.
Bij een patiënt bij wie het nefrotisch syndroom is vastgesteld, wordt, gezien de hoge frequentie van MCNS, vaak gestart met corticosteroïden zonder dat direct een nierbiopsie wordt verricht. Pas in gevallen van onvoldoende reactie, een abnormaal beloop of corticosteroïdresistentie wordt een nierbiopsie gedaan.
Andere oorzaken van nefrotisch syndroom zijn vaker corticosteroïdresistent, gaan gepaard met meer nierschade of presenteren zich met bijkomende verschijnselen als hematurie en ernstige nierfunctiestoornissen.

De prognose wordt bepaald door de onderliggende aandoening en de reactie op medicatie. Ernstig verlopende infecties, zoals door pneumokokken, zijn een bedreiging voor de patiënt met nefrotisch syndroom als gevolg van het verlies van immuunglobulinen. Door verlies van eiwitten die de stolling remmen kan een verhoogde kans op trombose ontstaan. Ten slotte kan eiwitverlies leiden tot stoornis van de schildklierfunctie door verlies van specifieke eiwitten.

12.6 Nierafwijkingen bij diabetes mellitus

Nierafwijkingen bij kinderen met diabetes mellitus type I (T1DM) zijn in het algemeen nog mild. Verdere progressie van de diabetes leidt op latere leeftijd echter tot duidelijke nierschade. Bij kinderen is na enkele jaren diabetes al wel micro-albuminurie meetbaar in periodes van stress of verhoogde lichamelijke inspanning. Bij de controle van een kind met enkele jaren T1DM hoort dan ook onderzoek van de urine. Soms is duidelijk dat er een verhoogde glomerusfiltratie is, die wordt gezien als een voorstadium van latere nierschade. Het voorkomen van progressie van nierschade is essentieel. ACE-remmers kunnen de voortgang van de diabetische nefropathie remmen.

12.7 Hemolytisch-uremisch syndroom

In Nederland komt het hemolytisch-uremisch syndroom (HUS) bij ongeveer 1 op 100.000 kinderen per jaar voor. Het is een ernstige aandoening met een aanzienlijke hoge sterfte en de meest voorkomende vorm van een acute nierinsufficiëntie.

Het voorkomen van HUS wordt in de meeste gevallen in verband gebracht met voorafgaande (bloederige) diarree, die veelal veroorzaakt wordt door een specifieke vorm van de E. *colibacterie*. Kinderen met HUS zijn meestal jong (onder de 5 jaar). De diarreeperiode wordt na ongeveer een week gevolgd door braken, krampende buikpijn, soms al oedeem en hoge bloeddruk. Puntvormige bloedingen en grotere bloeduitstortingen op de huid kunnen ontstaan. In de loop van enkele dagen ontstaat oligurie.

In laboratoriumuitslagen hemolytische anemie (verhoogde afbraak van rode bloedcellen), verlaging van de bloedplaatjes (trombopenie) en nierfunctiestoornissen passend bij insufficiënte nierwerking te zien. De drieslag anemie, trombopenie en acute nierinsufficiëntie is genoeg voor het stellen van de diagnose HUS.

De behandeling is ondersteunend; de nierinsufficiëntie geeft een hyperkaliëmie die behandeld moet worden om hartritmestoornissen te voorkomen, de vochtbalans moet nauwgezet gecontroleerd worden om overvulling te voorkomen en hypertensie moet behandeld worden. In een aantal gevallen is nierdialyse nodig.

De prognose is in het algemeen goed bij de kinderen, met bij 10 à 15% toch nog blijvende nierschade. Kinderen met een niet-typische HUS, bijvoorbeeld als er geen diarree-episode voorafgaat, hebben een slechtere prognose.

12.8 Bedplassen

Bedplassen (enuresis) wordt frequent gezien in de spreekkamer van de kinderarts. Nachtelijk bedplassen, enuresis nocturna, is vooral een probleem van wakker worden; het kind wordt niet wakker als de blaas signalen geeft voor mictie. Bijkomende factoren kunnen zijn een verhoogd aanbod van drinken voor het slapen gaan of een veranderd patroon van ADH-secretie (antidiuretisch hormoon) waardoor er nachtelijk meer urineproductie is. Ook blaasfunctiestoornissen, met name overactiviteit met blaasontlediging door contracties, zijn factoren.

Enuresis nocturna komt ook bij basisschoolkinderen nog geregeld voor en is een probleem dat na uitsluiting van organische oorzaken bij huisarts of jeugdarts thuishoort voor behandeling met wekregime, een plaswekker en in sommige gevallen medicamenteus met ADH.

Hormonale aandoeningen 13

13.1	**Inleiding**	458
13.2	**Groei**	459
13.2.1	Kleine lengte	460
13.2.2	Grote lengte	464
13.3	**Puberteit**	466
13.3.1	Te vroege puberteit (pubertas praecox)	466
13.3.2	Late puberteit	466
13.4	**Schildklier**	467
13.4.1	Te lage schildklierwerking: hypothyreoïdie	467
13.4.2	Te snelle werking van de schildklier: hyperthyreoïdie	468
13.5	**Bijnier**	468
13.5.1	Adrenogenitaal syndroom	469
13.5.2	Syndroom van Cushing	469
13.5.3	Bijnierinsufficiëntie	470
13.6	**Diabetes insipidus**	470
13.7	**Overgewicht**	471
13.8	**Diabetes mellitus**	471
13.8.1	Diagnose	473
13.8.2	Kliniek en behandeling	474

13.1 Inleiding

De hormonen regelen in een complex samenspel de functie van verschillende organen en processen: groei, puberteit, geslachtelijke ontwikkeling, schildklier, bijnier en glucosehuishouding.

De meeste systemen werken via een centrale aansturing in de hersenen op het niveau van hypothalamus en hypofyse. De hormoonproducerende klieren geven op aansturen van deze regelaars hormonen af aan de doelorganen. Vanuit de doelorganen kan dan een negatieve

terugkoppeling volgen die de centrale regelaars remt (afb. 13.1).
Hiermee is een fijn gebalanceerde sturing mogelijk.
Voor de glucosehuishouding zijn vooral de eilandjes van Langerhans
in de pancreas van belang, die insuline afgeven in reactie op hoge
bloedsuikerwaarden.

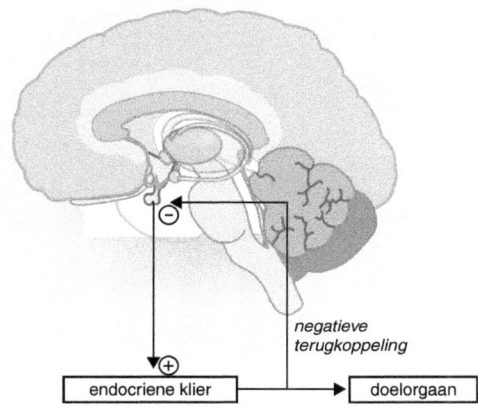

Afbeelding 13.1 *Algemeen regelprincipe van hormoonproducerende (endocriene) klieren.*

13.2   Groei

Bij het proces van het bereiken van de volwassen lengte spelen vele
factoren een rol: erfelijke, voedings- en gezondheidsomstandigheden,
groeihormoonproductie, puberteitshormonen. Groei is een uiting van
de gezondheidstoestand van een kind, soms zelfs van het psychologisch welzijn.
De regulatie van groei is variabel in de verschillende levensfasen; voor
de geboorte is insuline de belangrijkste groeifactor. Groeihormoon
overheerst in de periode na de geboorte. Groeihormoon stimuleert de
lever tot de aanmaak van insulineachtige groeifactoren (IGF) die de
uiteindelijke groei bewerkstelligen. De puberteitsgroeispurt ontstaat
onder invloed van de dan vrijkomende geslachtshormonen. Met name
die geslachtshormonen zorgen voor een geleidelijke sluiting van de
groeischijven, enige tijd na de puberteit.

13.2.1 KLEINE LENGTE

Het onderzoek van een kind met een kleine lengte vraagt een zorgvuldige en brede benadering, omdat er zeer veel redenen voor een afwijkend groeipatroon zijn.
In tabel 13.1 staan enkele hoofdgroepen van oorzaken van kleine lengte.

Tabel 13.1 Oorzaken kleine lengte in hoofdgroepen.

oorzaak	voorbeelden
erfelijke aanleg	familiaire kleine gestalte
syndromen met kleine lengte	syndroom van Turner
hormonale afwijkingen	tekort aan groeihormoon
	aangeboren te trage werking van de schildklier (hypothyreoïdie)
	syndroom van Cushing
misvorming van het skelet	osteogenesis imperfecta
chronische ziekten	chronische ontstekingen aan de darm
	coeliakie
	aangeboren hartziekten
voeding	ondervoeding
	verstoorde opname van voedsel in de darm (malabsorptie)

De groei wordt gevolgd aan de hand van de groeicurve, die een weergave is van de gemiddelde groei van kinderen in de Nederlandse bevolking. Voor Turkse en Marokkaanse kinderen zijn aparte groeicurven geconstrueerd (afb. 13.2 t/m 13.5).
De 0-SD-lijn op de curve is de gemiddelde waarde. De +2- en -2-SD-lijnen geven aan dat 95% van de kinderen zich tussen die twee waarden bevindt. Algemeen gesproken is groei buiten deze lijnen afwijkend. Kinderen volgen in principe een vaste groeilijn die past bij de te verwachten volwassen lengte die berekend kan worden uit de lengte van beide ouders. Wanneer de groei afbuigt van de tot dan gevolgde lijn, kan er sprake zijn van een groeistoornis.
Naast het volgen van de lengte is ook het bijhouden van de schedelgroei en het gewicht van groot belang.
Bij een afwijkende groei die verwijzing noodzakelijk maakt, zal de kinderarts door een combinatie van anamnese, lichamelijk onderzoek en aanvullend laboratoriumonderzoek een uitspraak kunnen doen

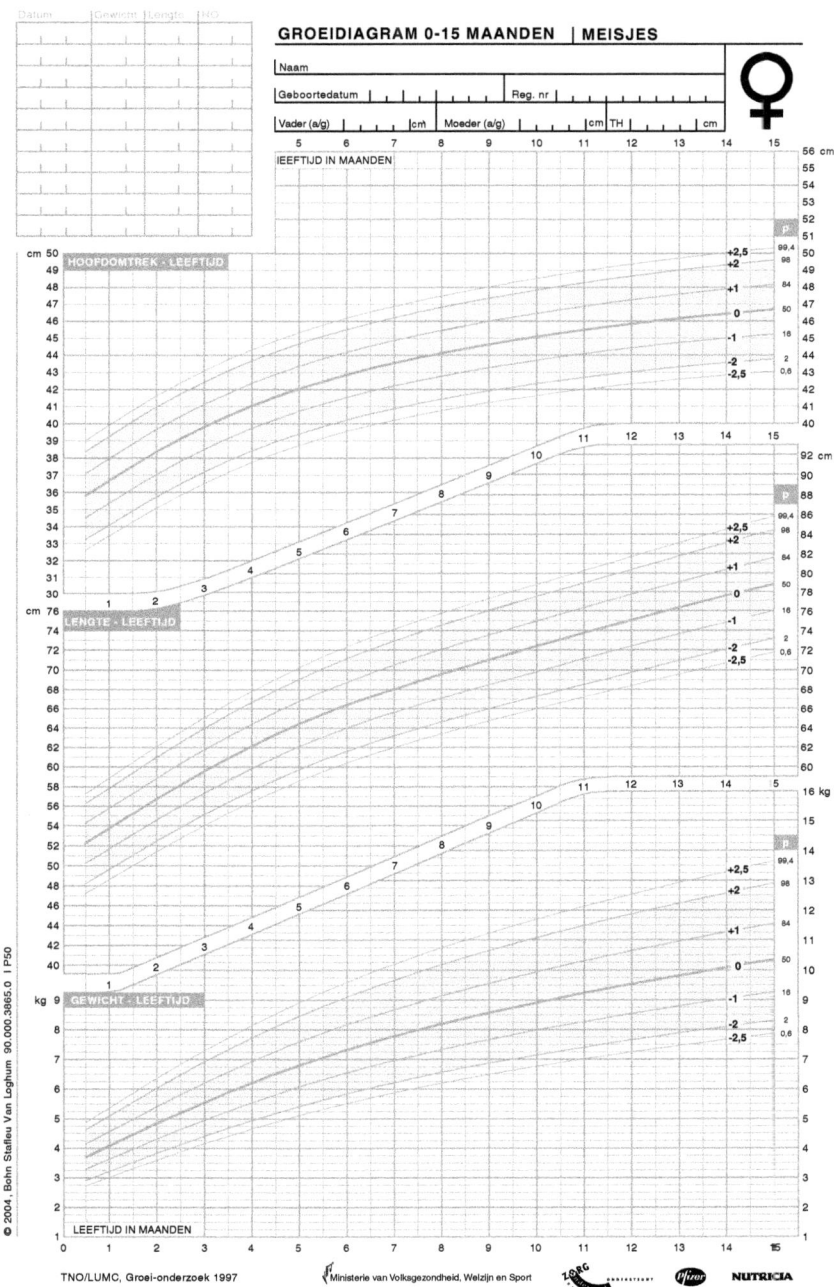

Afbeelding 13.2 Groeicurve Nederlands meisje eerste maanden.

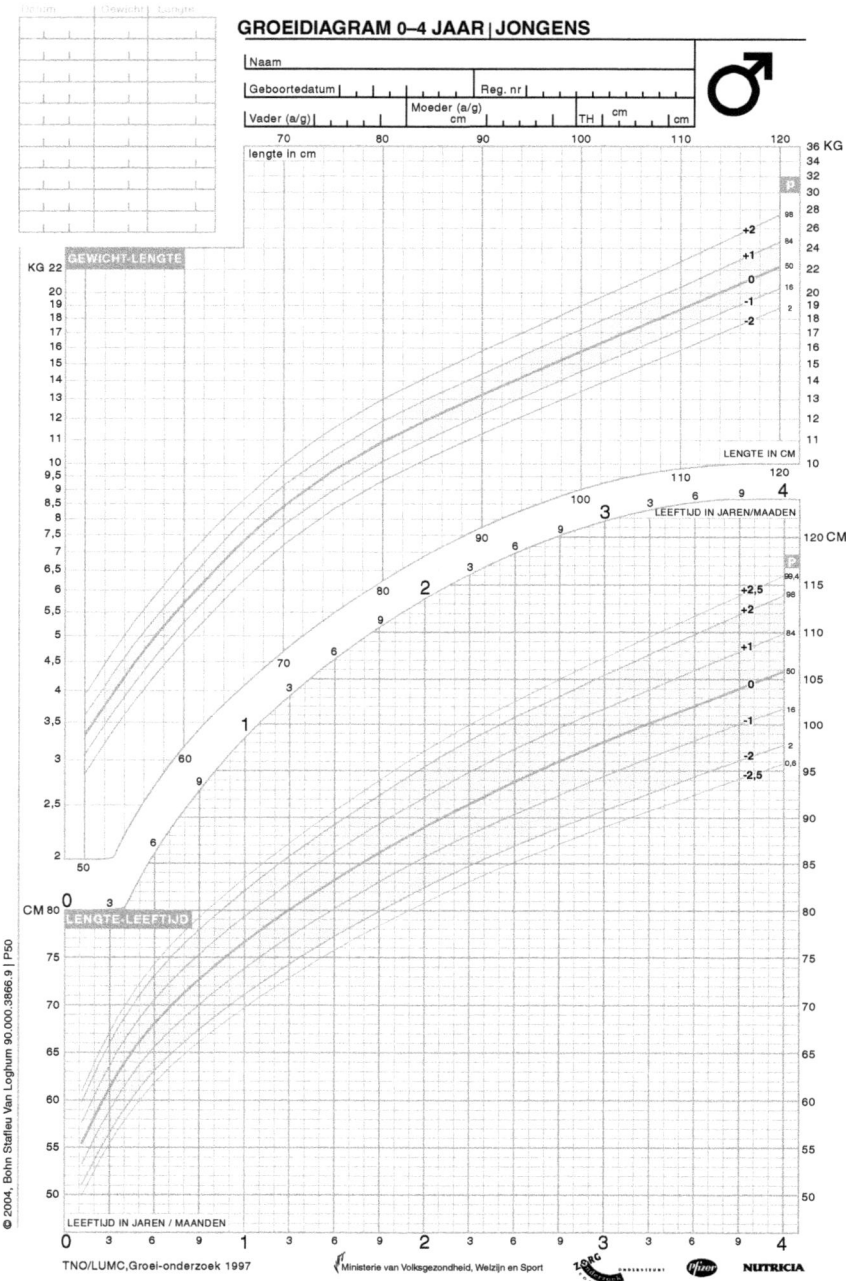

Afbeelding 13.3 Groeicurve Nederlandse jongen 0-4 jaar.

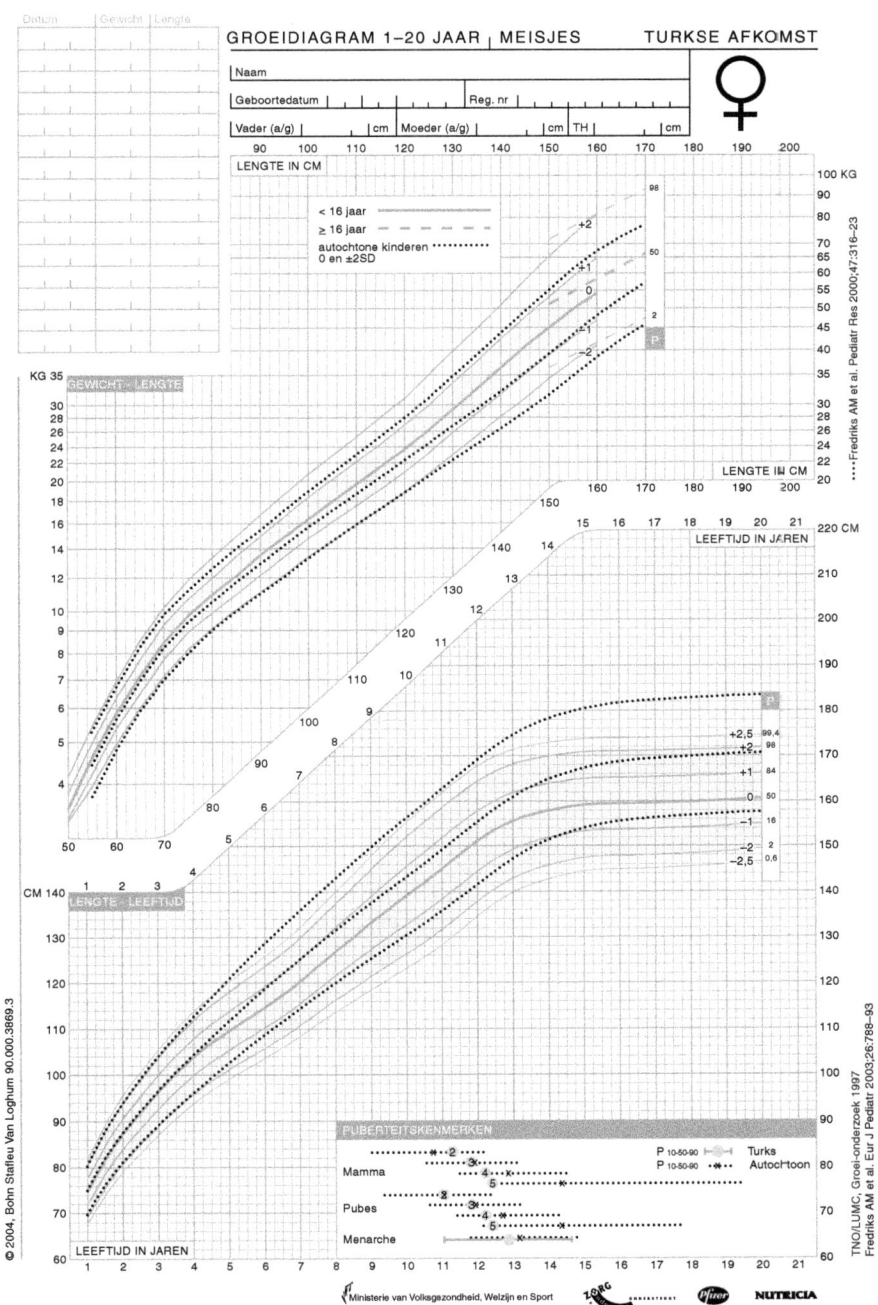

Afbeelding 13.4 Groeicurve Turks meisje tot 21 jaar.

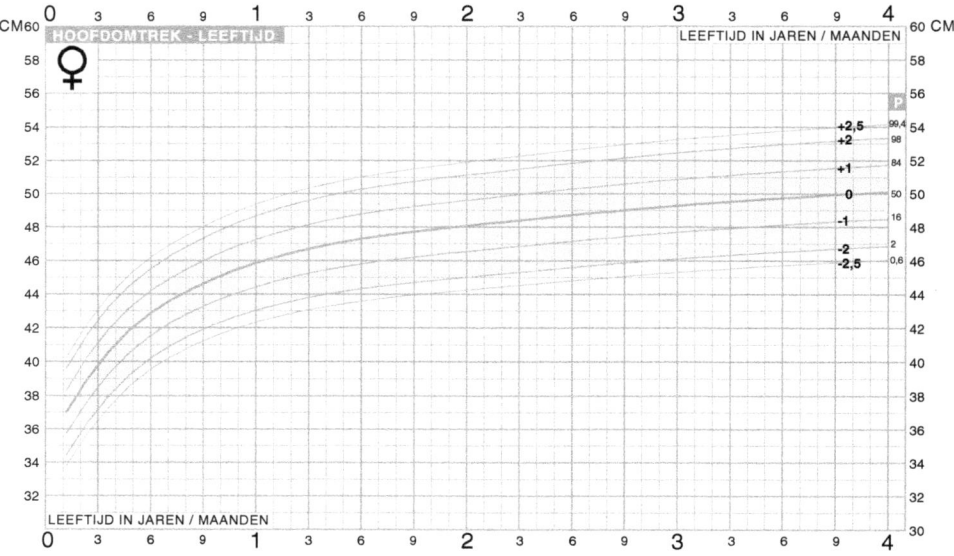

Afbeelding 13.5 *Groeicurve schedelomvang jongetje.*

over de reden van de afbuigende groei. De lengte van de ouders moet daarbij altijd betrokken worden.

13.2.2 GROTE LENGTE

De Nederlandse bevolking behoort tot de langste van de wereld. Erfelijke aanleg en goede sociaal economische omstandigheden spelen daarbij een rol. Een aantal kinderen zal uitkomen boven de +2-SD-lijn van de eindlengte en in sommige gevallen is dat reden voor ouders en kind om te vragen of beperking van die lengte mogelijk is.

Bij het onderzoek wordt gekeken naar de groeicurve van het kind en van de ouderlengte. Ook wordt de erfelijk te bereiken lengte berekend. Daarnaast is er een lichamelijk onderzoek naar kenmerken van aandoeningen die van zichzelf met lange lengte gepaard gaan. Verder kan een handfoto (afb. 13.6) worden gemaakt, waarmee een globale voorspelling gedaan kan worden over de te bereiken eindlengte. Dit gebeurt aan de hand van het bepalen van de mate van sluiting van de groeischijven.

De lengtegroei kan na het intreden van de puberteit eventueel beperkt worden door het voorschrijven van mannelijk (testosteron) of vrouwelijk (oestradiol) geslachtshormoon. Afhankelijk van hoever het kind al uitgegroeid is, kan een aantal centimeters groeibeperking worden bereikt. De vraag blijft of een dergelijke ingrijpende behandeling gerechtvaardigd is bij een in principe gezond kind.

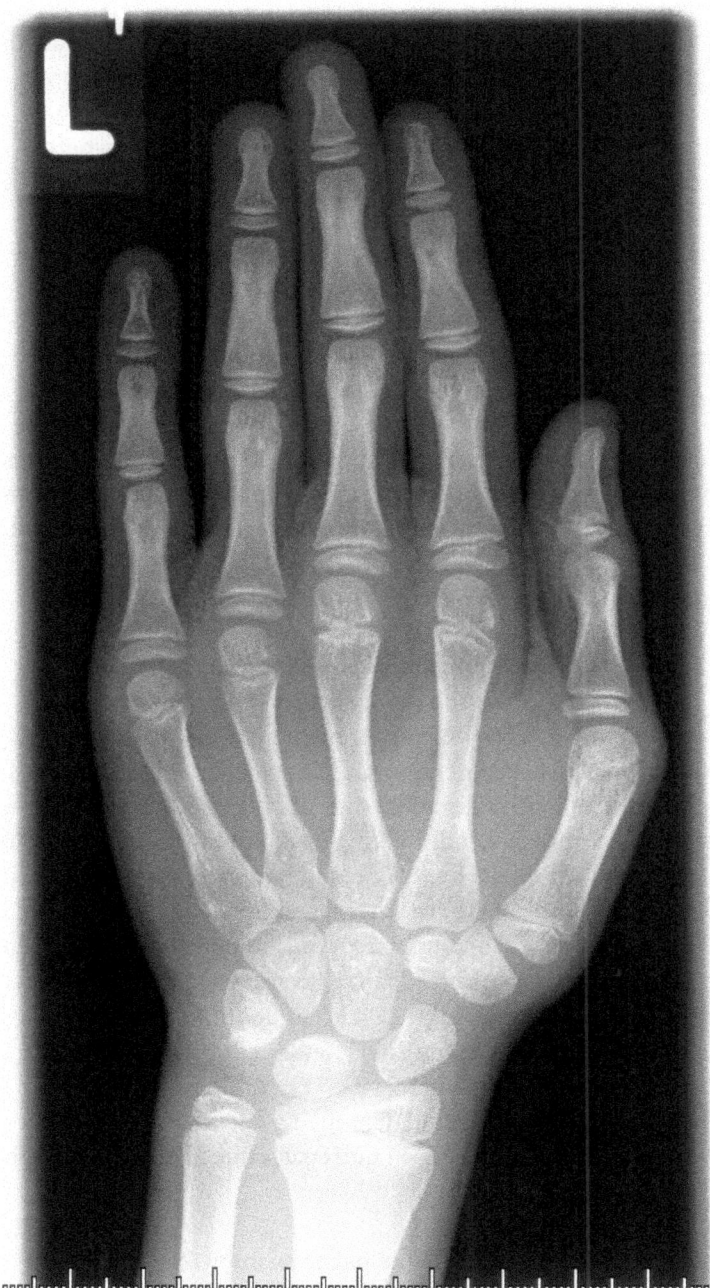

Afbeelding 13.6 Handfoto voor beoordeling skeletleeftijd.

13.3 Puberteit

De (lichamelijke) puberteit begint bij meisjes gemiddeld rond de 10,5 jaar met borstvorming. Bij jongens een jaar later met als eerste teken vergroting van de testikels. Bij meisjes gaat daarna de groeispurt al vrij snel beginnen, bij jongens zit er meer tijd tussen eerste tekenen van puberteit en groeispurt.

De lichamelijke veranderingen worden aangestuurd vanuit hypothalamus en hypofyse. De hypofyse geeft luteïniserend hormoon (LH) en follikelstimulerend hormoon (FSH) af, die uiteindelijk zorgen voor productie van mannelijk en vrouwelijk geslachtshormoon, voor eicelrijping en zaadvorming. Naast deze veranderingen is ook de groeispurt een belangrijk aspect van de ontwikkeling in deze fase.

De puberteit kan te vroeg beginnen, dan is er sprake van pubertas praecox. Deze wordt gedefinieerd als het starten van de puberteit (borstvorming) voor het achtste jaar bij meisjes en voor het negende jaar bij jongens (testikelvergroting). Van een te late puberteit (pubertas tarda) is sprake als de puberteit bij het meisje op de leeftijd van dertien jaar en bij de jongen op de leeftijd van veertien jaar nog niet begonnen is.

13.3.1 TE VROEGE PUBERTEIT (PUBERTAS PRAECOX)

De oorzaken van te vroege puberteit zijn ofwel 'centraal', dat wil zeggen dat de aansturing vanuit de hersenen te vroeg begonnen is, ofwel 'perifeer', wat aangeeft dat er bronnen zijn van geslachtshormonen die zorgen voor kenmerken van lichamelijke puberteit.

De centrale vormen komen het meest voor. De oorzaak is bij meisjes in de meeste gevallen niet bekend. Bij jongens komt te vroege puberteit veel minder vaak voor en als het er is moet men meer bedacht zijn op een onderliggend probleem, bijvoorbeeld een hersentumor.

De nadelen van een vroege puberteit zijn psychologisch van aard. Een te vroeg intredende puberteit met daarbij groeispurt leidt daarnaast tot een verminderde volwassen lengte. Dit komt doordat de groeiperiode voor de puberteit verkort is en de snelle puberteitsontwikkeling de groeischijven versneld doet sluiten.

Een vroege puberteitsontwikkeling kan medicamenteus geremd worden, bijvoorbeeld tot een kind er een meer passende leeftijd voor heeft.

13.3.2 LATE PUBERTEIT

Bij jongens wordt veel vaker een late puberteitsontwikkeling gezien dan bij meisjes. In de meeste gevallen is daarbij een familiaire component zonder pathologische oorzaak. Dan wordt gesproken van ook wel 'late rijper'.

Andere oorzaken kunnen liggen in een probleem in de aansturende hormonen vanuit hypothalamus en hypofyse, bijvoorbeeld bij het syndroom van Kallman. Of er is een stoornis in de gevoeligheid voor de aansturende hormonen of een gestoorde feedback.

Een voorbeeld is het syndroom van Turner. Deze diagnose (chromosoom patroon 45XO) wordt frequent gesteld (circa 1:2500 levendgeboren meisjes). Deze meisjes blijven klein en hebben meestal geen groeispurt of puberteitsontwikkeling. In het bloed worden verhoogde waarden van FSH gemeten door het ontbreken van de negatieve feedback naar de aansturende klieren.

13.4 Schildklier

De schildklier speelt een belangrijke rol in vele processen, variërend van temperatuurregulatie tot groei en rijping. De rijping van hersenen en skelet maken de schildklier tot een belangrijk orgaan voor het zich ontwikkelende kind. Een aangeboren tekort aan schildklierwerking kan leiden tot ontwikkelingsachterstand en groeistoornissen, vandaar dat in de screening voor pasgeborenen ook congenitale hypothyreoïdie (CHT) een plaats heeft (zie hieronder). Het schildklierhormoon heeft voor de geboorte geen overheersende rol voor de groei.

De belangrijkste regulator van de schildklierfunctie is het thyroïdstimulerend hormoon (TSH) dat wordt afgegeven door de hypofyse. Er is een negatieve terugkoppeling door schildklierhormoon naar de hypofyse.

13.4.1 TE LAGE SCHILDKLIERWERKING: HYPOTHYREOÏDIE

Het belangrijkste voorbeeld op de kinderleeftijd van hypothyreoïdie is de congenitale hypothyreoïdie (CHT). Deze aandoening is zo frequent (1 op 3000 à 4000 kinderen) en kan zo eenvoudig behandeld worden dat er op CHT gescreend wordt in het Nederlandse neonatale screeningsprogramma (de hielprik). Bij de pasgeborenen is het niet altijd eenvoudig om klinische tekenen van hypothyreoïdie vast te stellen. Gevolgen van niet ontdekte CHT zijn een verminderde intelligentie en groeivertraging. Tijdige behandeling heeft een normale uitkomst. Wanneer een kind een afwijkende hielprikuitslag voor CHT heeft, wordt zo snel mogelijk de diagnose gesteld en gestart met behandeling. CHT kan het gevolg zijn van een aanlegstoornis van de schild-

klier, er kunnen afwijkingen zijn in de aanmaak van het schildklierhormoon, of er is een verminderde TSH-productie.
De behandeling bestaat uit het geven van schildklierhormoon, onder controle van bloedwaarden.

13.4.2 TE SNELLE WERKING VAN DE SCHILDKLIER: HYPERTHYREOÏDIE

Bij moeders met een auto-immuunaandoening van de schildklier kunnen er stimulerende antistoffen via de placenta het kind bereiken en zijn schildklierwerking opjagen. Meestal is dit van voorbijgaande aard. Een hyperthyreoïdie kan zich uiten in een snelle hartslag (tachycardie) in de baarmoeder, en na de geboorte met matige groei, wat uitpuilende ogen, geïrriteerdheid en matig groeien. Bij een tachycardie die leidt tot decompensatie kan medicamenteuze behandeling nodig zijn.

Bij oudere kinderen kan een hyperthyreoïdie optreden die in veruit de meeste gevallen een auto-immune oorsprong heeft: de ziekte van Graves. Er lijkt een verband te zijn met andere auto-immuunziekten. De ziekte wordt veroorzaakt door antilichamen die de TSH-werking imiteren en daarmee de schildklier opjagen. De klinische symptomen omvatten een versnelde hartactie, gejaagdheid, gewichtsverlies ondanks meer eten en tremoren. Meestal is er bij lichamelijk onderzoek een vergrote schildklier te voelen. De behandeling kan bestaan uit medicatie, radioactief jodium of chirurgie. Meestal wordt met medicatie gestart die de schildklier remt.

13.5 Bijnier

In de bijnierschors wordt door enzymen cholesterol stapje voor stapje omgezet tot verschillende steroïdhormonen. Een stoornis of afwezigheid van een van de enzymen kan dus leiden tot een verminderde hoeveelheid hormoon en ook tot een ophoping van de stof die niet verder verwerkt kan worden.

In de buitenste schorslaag worden de mineralocorticoïden (aldosteron) gemaakt. De aanmaak wordt gereguleerd door het renine-angiotensine-aldosteronsysteem (RAAS).

In de middelste laag van de bijnierschors worden onder invloed van ACTH uit de hypofyse de glucocorticoïden gemaakt (cortisol).

Wanneer er genoeg cortisol is gemaakt, is er een negatieve feedback naar ACTH.

In de binnenste schors wordt een klein beetje androgenen gemaakt. Deze worden voor een deel omgezet in oestrogenen. Deze hormonen spelen een rol in processen rond de puberteit en het ontstaan van secundaire geslachtskenmerken.

De belangrijkste grondstof voor bijnierhormonen is cholesterol. Via vele enzymen worden uiteindelijk de verschillende hormonen gevormd. Een stoornis of afwezigheid van een van de enzymen kan dus leiden tot een verminderde hoeveelheid hormoon en ook tot een ophoping van de stof die niet verder verwerkt kan worden. Van alle betrokken hormonen geeft over- en onderproductie symptomen. Een aantal ziektebeelden zal hieronder worden uitgewerkt. De aansturing van de bijnier vanuit de hersenen vindt plaats door het adrenocorticotroop hormoon (ACTH).

13.5.1 ADRENOGENITAAL SYNDROOM

Het adrenogenitaal syndroom (AGS) ontstaat door een overmatige productie van androgenen in de bijnierschors. Het is een autosomaal recessief erfelijke aandoening waarbij er een enzymdefect is, het 21-hydroxylase-defect. Hierdoor wordt onvoldoende cortisol gevormd. Er is nu geen negatieve feedback zodat het ACTH stijgt. Dit leidt weer tot overproductie van androgenen in de bijnierschors.

Bij meisjes geeft dit een vermannelijking (virilisatie) van de uitwendige geslachtsorganen, waardoor er soms onduidelijkheid is over het geslacht van het kind bij de geboorte. Er kan ook een tekort aan aldosteron ontstaan die gepaard gaat met verlies van natrium en hoge kaliumwaarden (salt loosing). Dit is een bedreigende situatie.

In het Nederlandse neonatale screeningsprogramma wordt gescreend op AGS. De methode is het meten in hielprikbloed van een van de zich opstapelende voorlopers van de verschillende hormonen. Een tijdige diagnose kan een 'salt loosing crisis' voorkomen door te starten met behandeling.

Een onduidelijk geslacht is een urgent probleem waarbij snelle evaluatie en goede multidisciplinaire behandeling hand in hand gaan. Een combinatie van echografie gericht op het in beeld brengen van in de buik aanwezige mannelijke of vrouwelijke structuren, een chromosoomonderzoek en hormoonbepalingen moeten een medische diagnose geven. Afhankelijk van de ernst van de virilisatie en mogelijkheden in de toekomst beslissen ouders over het toekennen van het geslacht.

13.5.2 SYNDROOM VAN CUSHING

De kenmerken van het syndroom van Cushing zijn die van een blootstelling aan te veel glucocorticoïden. Vergelijkbare symptomen kunnen gezien worden wanneer een patiënt langdurig corticosteroïden gebruikt. De kenmerken zijn vermeerderde vetafzetting op de romp, snelle gewichtstoename, striae, hoge bloeddruk, spierzwakte en gemakkelijk blauwe plekken krijgen. Een essentieel kenmerk bij kinderen is een groeiafbuiging of zelfs -stilstand.

De oorzaken van het syndroom van Cushing kunnen zijn: een te veel aan ACTH vanuit de hypofyse (dan heet het de ziekte van Cushing), of een bijnierprobleem waardoor er verhoogde productie is van glucocorticoïden. Bij jonge kinderen is een bijniertumor de meest voorkomende oorzaak.

13.5.3 BIJNIERINSUFFICIËNTIE

Ook bij een bijnierinsufficiëntie kan er een centrale oorzaak zijn (ACTH-deficiëntie) of ligt de oorzaak primair in de bijnier zelf. In dat laatste geval wordt wel gesproken van de ziekte van Addison.

Een bijnierinsufficiëntie uit zich vaak pas op momenten dat er een verhoogde behoefte is aan bijnierhormonen, bijvoorbeeld bij koorts, stress of een operatie. De symptomen van zo'n acute insufficiëntie zijn koorts, buikpijn, hypotensie en shock en soms epileptische trekkingen (convulsies) door hypoglykemie. In het bloed is er naast de hypoglykemie onder meer een lage natriumwaarde en hoge kaliumwaarde. Al deze symptomen geven aan dat de bijnierhormonen niet of onvoldoende aangemaakt worden in reactie op de verhoogde behoefte. Bijnierinsufficiëntie kan tot overlijden van het kind leiden. De behandeling bestaat uit het acuut toedienen van de benodigde glucocorticoïden, herstellen van de vocht- en elektrolytenbalans en na de acute fase het instellen op onderhoudsmedicatie met gluco- en mineralocorticoïden. Deze kinderen moeten in perioden van verhoogde stress (ziek, koorts) extra glucocorticoïden (meestal in de vorm van hydrocortison) krijgen om de verhoogde behoefte op te vangen.

Oorzaken van bijnierinsufficiëntie zijn een aangeboren bijnierschorsinsufficiëntie, een auto-immuunontsteking van de bijnier (hoewel zelden bij kinderen) en bepaalde infectieuze oorzaken.

13.6 Diabetes insipidus

Een tekort aan het antidiuretisch hormoon (ADH) of een ongevoeligheid van de nier voor dit hormoon geeft diabetes insipidus met als hoofdsymptomen: veel drinken, veel plassen en 'failure to thrive'. Dit is een ander ziektebeeld dan diabetes mellitus, maar diabetes mellitus moet wel altijd uitgesloten worden bij de genoemde symptomen.

De meest frequente oorzaak van diabetes insipidus is een tekort aan

ADH-productie door de hypothalamus. De oorzaak hiervan is variabel; aanlegstoornissen, infecties, trauma en ontstekingsprocessen kunnen een rol spelen. De behandeling bestaat uit het geven van ADH, vaak via een neusspray.

13.7 Overgewicht

Overgewicht is een groeiend probleem onder de Nederlandse populatie kinderen. Waarschijnlijk is de combinatie van aanleg en eet- en leefgewoonten de meest belangrijke factor in het ontstaan en blijven bestaan van overgewicht. Slechts incidenteel wordt een hormonale oorzaak gevonden die behandelbaar is. De mate van overgewicht wordt uitgedrukt in de body mass index (BMI), het gewicht gedeeld door de lengte (in meters) in het kwadraat. Voor BMI zijn nationale referentiecurven opgesteld (afb. 13.7).
Risico's van overgewicht zijn onder meer het ontstaan van insulineresistentie en diabetes mellitus type II, met op lange termijn een verhoogde kans op hart- en vaataandoeningen..
De behandeling is multidisciplinair van aard en vraagt de medewerking van de omgeving van het kind. Een positief behandelresultaat is vaak moeilijk langdurig vast te houden.

13.8 Diabetes mellitus

Diabetes mellitus wordt gekenmerkt door een te hoog glucosegehalte in het bloed (hyperglykemie). Deze ontstaat door een tekort aan insuline als gevolg van onvoldoende aanmaak in de alvleesklier, of door een resistentie tegen insuline waardoor de werking van insuline verminderd is.
Het aantal kinderen met diabetes mellitus neemt sterk toe, ook op jongere leeftijd. Deels zijn dit ook patiënten met overgewicht waarbij een type-II-diabetes wordt vastgesteld.
Bij het ontstaan van diabetes mellitus spelen zowel erfelijke als (veelal onbekende) omgevingsfactoren een rol.

Insuline bevordert het transport van glucose door de celmembraan (behalve bij hersencellen: daar vindt het transport van glucose door de celmembraan plaats onafhankelijk van insuline). Insulinetekort leidt dus tot een onmogelijkheid om de (eventueel grote) hoeveelheid glucose in het bloed naar de cellen te transporteren. Het lichaam reageert met een toename van de productie van hormonen die de glucosespie-

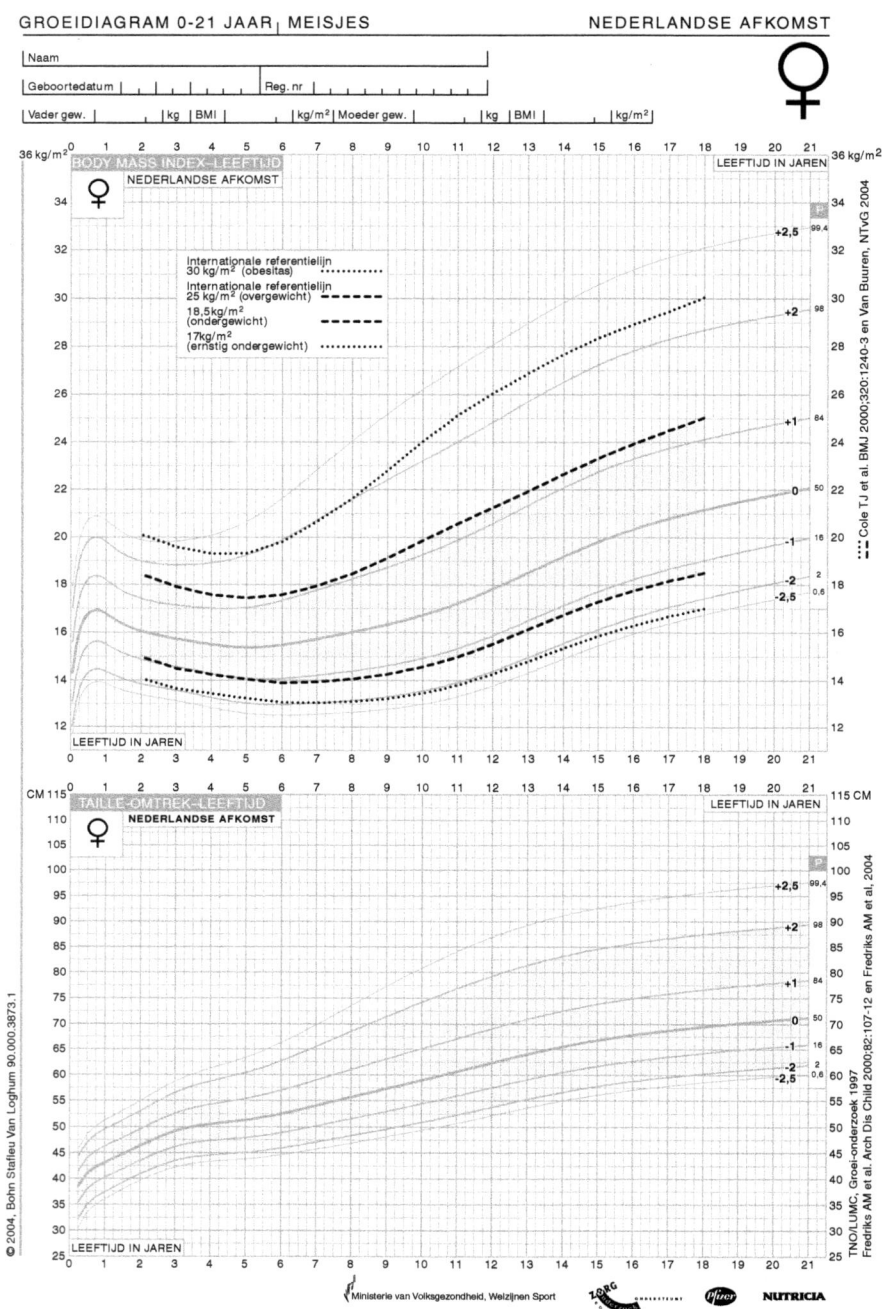

Afbeelding 13.7 Curve body mass index meisje 1-21 jaar.

gel verhogen (bijv. glucagon en groeihormoon), waardoor de glucosewaarden nog verder toenemen.

Daarnaast resulteert de toegenomen vetafbraak en vorming van ketonlichamen (als alternatieve energiebron) in verzuring en aanwezigheid van ketonlichamen in het bloed. Een ernstige ontregeling, diabetische keto-acidose kan als eerste verschijnsel optreden, maar ook wanneer in de loop van de behandeling onvoldoende insuline is gegeven. Groeihormoon verhoogt de bloedglucosewaarde en dat maakt dat de regulatie van de diabetes in de puberteit soms moeilijk is en een toegenomen hoeveelheid insuline nodig is om de glucosewaarden op peil te houden.

13.8.1 DIAGNOSE

De criteria voor de diagnose diabetes mellitus zijn:
- symptomen van diabetes mellitus;
- een plasmaglucose groter of gelijk aan 11.1 mmol/l of afwijkende waarden van een nuchtere glucose of glucosewaarden in een specifieke belastingtest.

Diabetes mellitus omvat een spectrum aan ziekten. Twee hoofdgroepen die klinisch niet altijd gemakkelijk te onderscheiden zijn, zijn type I en II:
- type-I-diabetes: vaak auto-antistoffen aantoonbaar, acutere presentatie; er is sprake van vernietiging van de insulinevormende bètacellen van de eilandjes van Langerhans waardoor er een volledige uitval is van de insulineproductie. De oorzaak is onbekend of immunologisch van aard;
- type-II-diabetes: kinderen met overgewicht, mildere klachten, minder gewichtsverlies voor het stellen van de diagnose, laag percentage auto-antistoffen; rol voor insulineresistentie of verminderde secretie;
- zeldzame vormen: bijvoorbeeld bij cystische fibrose, neonatale vormen en *maturity onset type diabetes of the young (mody)*. Mody is een vorm van diabetes mellitus die zich manifesteert voor het vijfentwintigste jaar, die tenminste twee jaar zonder insuline behandeld kan worden (aspecifieke klachten) en die autosomaal dominant wordt overgeërfd.

13.8.2 KLINIEK EN BEHANDELING

De symptomen van hyperglykemie zijn (bij presentatie):
- veel plassen: de hoge glucosewaarden in het bloed zorgen voor verhoogde uitscheiding van water in de nier (osmotische diurese), risico van uitdroging;
- veel drinken: om de vochtverliezen op te vangen;
- afvallen: door verlies van glucose en verminderde opname in de cellen;
- acetongeur: door het omschakelen naar de ketonvorming voor energieaanbod aan de hersenen;
- algemene symptomen: moeheid, malaise.

Na het vaststellen van de diagnose wordt zo snel mogelijk gestart met het toedienen van insuline via subcutane injecties. Het geven van insuline via een pomp die subcutaan insuline afgeeft, betekent voor veel patiënten een sterke verbetering van de behandeling. Van insuline zijn er verschillende vormen. Kortwerkende insuline wordt gebruikt voor het 'wegspuiten' van kortdurende glucosestijgingen bijvoorbeeld bij een maaltijd. Langer- of langwerkende insuline moet de basisbehoefte aan insuline dekken die het lichaam standaard nodig heeft. Er zijn inmiddels langwerkende preparaten die twaalf uur of langer werken. Hiermee kan bijvoorbeeld de insulinebehoefte van de nacht worden gedekt en voorkomen worden dat er hoge glucosewaarden in de ochtend optreden. Bij ernstige ontregeling van de diabetes zal het soms nodig zijn intraveneus insuline te geven. Voordeel daarvan is dat snel bijgestuurd kan worden bij een hypo- of hyperglykemie.

De begeleiding van ouders en kind moet vanaf het begin multidisciplinair zijn met kinderarts, diabetesverpleegkundige, diëtist en psycholoog. Deze chronische ziekte heeft zeer veel impact op het dagelijks leven en de mogelijke complicaties op lange termijn zijn ernstig. In paragraaf 12.6 werd de diabetische nefropathie al besproken, andere complicaties betreffen een verhoogde kans op aantasting van het netvlies (retinopathie), neuropathie en eetstoornissen. Vaatproblemen (atherosclerose), vooral in combinatie met hypertensie en een hoog cholesterol, hebben een belangrijk aandeel in het op vroegere leeftijd overlijden. Of het strak reguleren van de diabetes op deze laatste complicaties van invloed is, is niet geheel duidelijk. Wel is duidelijk dat het goed instellen van de diabetes mellitus een positieve invloed heeft op de complicaties retino- en nefropathie.

14 Stofwisselingsziekten

14.1	**Inleiding**	475
14.2	**Kliniek**	476
14.2.1	Hypoglykemie	476
14.2.2	Hyperammoniëmie	477
14.2.3	Metabole acidose en verhoogd lactaat	477
14.3	**Fenylketonurie**	477

14.1 Inleiding

'Stofwisselingsziekten' is een verzamelnaam voor een groot aantal vaak zeldzame ziekten van verschillende onderdelen van de menselijke stofwisseling. Met het uitbreiden van de screening bij pasgeborenen per 2007 is een aantal meer nadrukkelijk in beeld gekomen. Bij de tot nog toe gebruikte landelijke screening werd naast CHT en AGS (zie hoofdstuk 13) ook op de stofwisselingsziekte fenylketonurie (PKU) gescreend. In tabel 14.1 staan de ziekten waarop anno 2007 op de neonatale leeftijd wordt gescreend. Een aantal daarvan komt in de tekst verder aan bod of is eerder besproken.

Tabel 14.1 Neonatale screening in Nederland anno 2007.

endocriene aandoeningen	hemoglobinopathie	stofwisselingsziekten
adrenogenitaal syndroom (zie hoofdstuk 13)	sikkelcelziekte (zie hoofdstuk 10)	fenylketonurie (PKU)
congenitale hypothyreoïdie (zie hoofdstuk 13)		tyrosinemie I
		galactosemie (zie hoofdstuk 11)
		vetzuuroxidatiestoornissen
		acht zeldzame andere stofwisselingsziekten

14.2 Kliniek

Bij verschillende situaties kan de verdenking rijzen op de aanwezigheid van een stofwisselingsziekte. Hierbij is het belangrijk in ieder geval enkele algemene patronen te herkennen. Voorbeelden zijn:
- bij de pasgeborene: een onverklaarde, acuut ontstane ziekte, terwijl er tevoren geen aanwijzingen voor enig probleem waren;
- bij kinderen: plotselinge bewustzijnsveranderingen, voorafgegaan door spugen of vasten;
- bij alle kinderen: er wordt een acidose of hypoglykemie in het bloed vastgesteld;
- bij oudere kinderen: plotseling leverfalen, ziekte aan de hartspier (cardiomyopathie), verhoogde waarden van ammoniak, al dan niet met verminderd bewustzijn.

Bij achterblijven of terugval in de verstandelijke en lichamelijke ontwikkeling van het kind en bepaalde lichamelijke kenmerken die een aanwijzing kunnen zijn voor een chromosomale afwijking, moet aan een stofwisselingsziekte gedacht worden.

Op basis van de bepaling van enkele bloedwaarden kan een richting binnen de stofwisselingsziekten duidelijk worden. Ze worden in dit hoofdstuk gebruikt als kapstok voor de bespreking van enkele stofwisselingsziekten.

14.2.1 HYPOGLYKEMIE

In geval van een te laag glucosegehalte in het bloed (hypoglykemie) moeten de vaak voorkomende oorzaken worden uitgesloten (onvoldoende aanbod, dysmatuur, sepsis enzovoort, zie hoofdstuk 7).
Bij een hypoglykemie zullen de hersenen overschakelen op de energievoorziening uit ketonlichamen. Soms schiet dit mechanisme tekort. Een van de mogelijke oorzaken is een stoornis van de vetzuuroxidatie en ketonvorming. De vetzuuroxidatie is een proces dat zorgt voor het grootste deel van de energievoorziening in periodes van vasten. Bij een stoornis in dit proces zal een lage glucosewaarde dus niet gecompenseerd worden door een andere vorm van energievoorziening, met als mogelijk gevolg onvoldoende energieaanbod aan de organen en hersenen. Dit kan tot overlijden van het kind leiden en/of tekenen van schade geven aan bijvoorbeeld de lever.
Sinds 2007 worden de pasgeborenen op verschillende vetzuuroxidatiestoornissen gescreend.
Een voordeel van de screening is dat bij bevestiging van de diagnose

geadviseerd kan worden vasten te voorkomen en dat gericht behandeld kan worden bij het optreden van ziekte. Een nadeel is dat lang niet alle patiënten die met de screening opgespoord worden, zeker symptomen zouden hebben gekregen, vooral niet de patiënten met een milde stoornis.

14.2.2 HYPERAMMONIËMIE

Ammoniak is een afbraakproduct van aminozuren. De lever zet dit toxische product om in ureum dat door de nier uitgescheiden kan worden. Het omzettingsproces bestaat deels uit de zogenaamde ureumcyclus.

Een ureumcyclusdefect geeft dus verhoogde waarden van ammoniak, met als symptomen verminderd bewustzijn, minder drinken en uiteindelijk coma. Een hyperammoniëmie is dan ook een noodgeval. Een andere reden voor een verstoorde ammoniakverwerking kan liggen in een primaire leverziekte. Het meest voorkomende ureumcyclusdefect is de OTC-deficiëntie (OTC is de afkorting van het enzym dat deficiënt is).

De behandeling is ondersteunend; een verminderd aanbod van eiwitten zorgt ervoor dat het afbraakproduct ammoniak minder wordt gevormd en het garanderen van voldoende koolhydraten voorkomt gluconeogenese, waarbij ook eiwit wordt afgebroken. In de meest ernstige gevallen kan dialyse nodig zijn om de ammoniakwaarde naar beneden te brengen.

14.2.3 METABOLE ACIDOSE EN VERHOOGD LACTAAT

Het bepalen van een lactaatwaarde en van een bloedgas om de eventuele metabole acidose (verhoogde zuurgraad in bloed) vast te stellen kan allebei bijdragen aan een diagnose van een metabole ziekte. Een van de oorzaken van een verhoogde lactaatwaarde is een mitochondriële ziekte. Hierbij is er een stoornis in de energievoorziening van de cel, die normaal gesproken door het mitochondrion wordt geleverd. Omdat er mitochondrieën voorkomen in de meeste cellen kunnen er symptomen van vrijwel alle orgaansystemen optreden, variërend van spierzwakte tot leverfunctiestoornissen.

14.3 Fenylketonurie

In de neonatale screening wordt gescreend op fenylketonurie (PKU). De ziekte komt bij ongeveer 1:4500 pasgeborenen voor.
De omzetting van het phenylalanine naar tyrosine is dan verstoord, meestal door een deficiëntie van het betrokken enzym dat deze stap

regelt. Als gevolg hiervan stapelt fenylalanine zich op, een stof die schadelijk is voor de hersenen. Onbehandeld zal er schade optreden met psychomotorische achterstand, eventueel epilepsie en spasticiteit. De behandeling bestaat uit het volhouden van een fenylalanine-arm dieet.

15 Bewegingsapparaat

15.1	**Congenitale afwijkingen**	479
15.1.1	Plexusbrachialislaesie	479
15.1.2	Heupdysplasie	480
15.2	**Skeletdysplasie**	480
15.3	**Zondagmiddagarmpje**	480
15.4	**Fracturen bij kinderen**	481
15.5	**Artritis**	482
15.5.1	Bacteriële artritis	482
15.5.2	Reactieve artritis	482
15.5.3	Acuut reuma	482
15.5.4	Juveniele idiopathische artritis	483
15.6	**Systemische lupus erythematodes**	484
15.7	**Coxitis fugax**	484
15.8	**Osteomyelitis**	484
15.9	**Scoliose**	485

15.1 Congenitale afwijkingen

15.1.1 PLEXUSBRACHIALISLAESIE

Bij een plexusbrachialislaesie is er een beschadiging van een zenuwknooppunt, vaak door een traumatische bevalling waarbij hard aan het kind getrokken is. Dit knooppunt bevat zenuwen die de schouder, boven- en onderarm van zenuwen voorzien. Bijkomend letsel, zoals een fractuur van sleutelbeen of bovenarm, mag niet gemist worden. Meestal is er een zogenaamde Erbse parese met spierzwakte of verlamming van spieren van schouder, boven- en onderarm.

Het aanvullend onderzoek omvat een röntgenfoto om fracturen uit te sluiten. Meestal herstelt de zenuw vanzelf, maar als dat niet het geval is moet tijdig (tussen de 3-6 maanden) neurochirurgisch herstel plaatsvinden.

15.1.2 HEUPDYSPLASIE

Het heupgewricht bestaat uit een kom (bekken) en een kop (femur) die zich in nauwe samenhang met elkaar ontwikkelen. Wanneer de kop van het gewricht niet in de kom past, of wanneer de kom onderontwikkeld (dysplastisch) is, kan de kop uit de kom raken (disloceren).

Heupdysplasie komt veel vaker bij meisjes dan bij jongens voor. Ook is er een familiaire component. De oorzaak is waarschijnlijk een samenspel van diverse factoren. Bij kinderen in stuitligging wordt het vaker gezien, mogelijk speelt de andere positie van het bovenbeen ten opzichte van de heupkom een rol.

Meestal is er vlak na de geboorte nog geen echte verplaatsing (dislocatie), maar wel kan met een specifieke handgreep (van Barlow) een dislocatie tot stand gebracht worden als aanwijzing voor een aanlegstoornis van het heupgewricht. In de loop van de tijd zal zo'n heup dan gaan disloceren. Oudere kinderen kunnen gaan manklopen of een 'scheve' rug krijgen door beenlengteverschil.

Bij pasgeborenen kan met echografie de heup goed in beeld gebracht worden, bij oudere kinderen is een röntgenfoto geschikt.

Afhankelijk van de leeftijd waarop de aandoening wordt ontdekt kan behandeld worden; hoe jonger, hoe waarschijnlijker een periode van fixatie van de heup zal voldoen. Als het kind ouder is en er al echte dislocatie is, is chirurgische behandeling noodzakelijk.

15.2 Skeletdysplasie

Bij een skeletdysplasie is er een ziekte van de ontwikkeling en groei van het skelet, die zeer variabel van uitingsvorm is. De oorzaak kan liggen in het kraakbeen (chondrodysplasie) of het bot (osteodysplasie). In grote lijnen zijn kenmerken: een kleine lengte en niet-proportionele lichaamsverhoudingen, bijvoorbeeld een grote schedel en korte armen en benen. Vaak is de leeftijd van zichtbaar worden van de aandoening evenredig met de ernst van de ziekte.

De achondroplasie-groep is een voorbeeld van een chondrodysplasie, die voorkomt bij circa 1 op 15- tot 40.000 geboorten. Van diverse aandoeningen is het genetisch defect inmiddels opgehelderd.

15.3 Zondagmiddagarmpje

Dit is een luxatie van het radiuskopje uit het ellebooggewricht. Het treedt op wanneer een jong kind, bijvoorbeeld tijdens een zondagmiddagwandeling, aan de onderarm(en) opgetild wordt. Klinisch is deze luxatie goed herkenbaar (huilen, niet bewegen van de elleboog) en in het algemeen ook eenvoudig te reponeren. Een röntgenfoto is niet nodig om de diagnose te stellen.

15.4 Fracturen bij kinderen

Traumatische fracturen bij kinderen worden regelmatig gezien. Veelal zal er via de (kinder)chirurg behandeling worden ingesteld. Ongevallen zijn nog steeds een belangrijke oorzaak van sterfte onder kinderen. Het patroon van fracturen bij kinderen verschilt van dat van volwassenen. De anatomische, biomechanische en fysiologische karakteristieken zijn specifiek. Voorbeelden zijn een sterker periost om het bot, waardoor bij een eventuele breuk er minder dislocatie optreedt. Een ander belangrijk verschil is de snelheid van herstel die bij een kind hoger ligt.

De meeste fracturen kunnen zonder operatie behandeld worden. Een kindspecifieke verwonding is de 'green-stick fracture', waarbij het periost intact blijft (afb. 15.1).

Deze fractuur geneest snel. Epifysaire fracturen gaan door de groeischijf heen en kunnen leiden tot verstoring van de normale groei van de aangedane ledemaat.

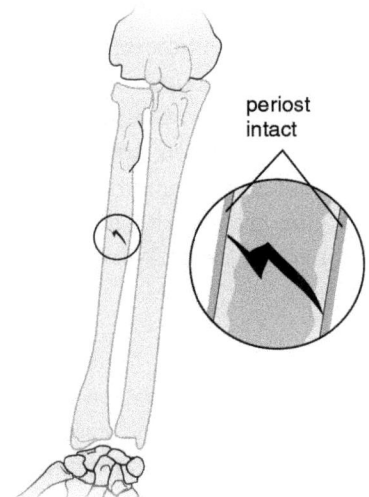

Afbeelding 15.1 Green-stick fracture.

15.5 Artritis

Een artritis op de kinderleeftijd kan meerdere oorzaken hebben. Er kan een gelokaliseerde bacteriële infectie in het gewricht aanwezig zijn, of de artritis is een gevolg van een immunologisch proces na een infectie. Een derde groep oorzaken zijn de auto-immuunziekten, zoals juveniele idiopathische artritis.

15.5.1 BACTERIËLE ARTRITIS

Dit is een aandoening van vooral jonge kinderen. Verwekkers zijn onder andere de *Stafylococcus aureus* (een huidbacterie) en streptokokken. De infectie ontstaat door verspreiding van de bacterie via bloed (hematogeen), of ontstaat vanuit een verwonding van de huid. De bacterie veroorzaakt een ontstekingsreactie in het gewricht. De symptomen zijn klassiek die van een warm, rood, pijnlijk en gezwollen gewricht dat in functie beperkt is. Daarbij is er vaak koorts en malaise. Meestal is er bij deze vorm maar één gewricht betrokken.

De diagnose is klinisch vaak al suggestief, maar moet bevestigd worden door een punctie in het gewricht om de verwekker aan te tonen. Een verse infectie kan ook met een echo in beeld worden gebracht. De behandeling moet zo snel mogelijk plaatsvinden om blijvende schade aan het gewricht door de ontstekingsreactie te voorkomen.

15.5.2 REACTIEVE ARTRITIS

Een reactieve artritis volgt op een infectie met een micro-organisme waarbij een auto-immuunproces een ontstekingsreactie in een of meer gewrichten geeft. Voorbeelden zijn darminfecties met *Campylobacter* of *Shigella*. Meningokokken kunnen ook een artritis geven, zowel tijdens de behandeling van de meningitis als zonder een meningitis.

In hoofdstuk 13 werd de poststreptokok glomerulonefritis besproken. Een ander reactief beeld na een infectie met een streptokok van groep A is een artritis.

15.5.3 ACUUT REUMA

Acuut reuma is een ziektebeeld met op verschillende plaatsen ontsteking als gevolg van een infectie met groep B hemolytische streptokokken van de keel of bij roodvonk. Meestal ontstaat acuut reuma twee tot drie weken na deze infectie. Bij ruim driekwart van de kinderen is een artritis het eerste symptoom, meestal van het ene naar het andere (grote) gewricht verspringend. Zoals al aangestipt in paragraaf 9.3 is een (endo)carditis een mogelijke complicatie van acuut reuma. De criteria van Jones zijn behulpzaam bij de diagnosestelling; er

moeten twee major criteria zijn, of één major en twee minor, met
daarbij wel steeds een aangetoonde infectie met de streptokok.

Tabel 15.1 Criteria van Jones voor acuut reuma.	
major	minor
carditis	koorts
polyartritis	artralgie (pijn in gewricht)
erythema marginatum	verhoogde bezinking of CRP
subcutane noduli	verlengd PR-interval op ECG
chorea	

De behandeling omvat het bestrijden van de streptokokinfectie, het voorkomen van recidieven met langdurig of zelfs levenslang antibiotische profylaxe en uiteraard het behandelen van de acute verschijnselen, bijvoorbeeld door ontstekingsremming met NSAID's.

15.5.4 JUVENIELE IDIOPATHISCHE ARTRITIS

Juveniele idiopathische artritis JIA is een reumatische ziekte van de kinderleeftijd met verschillende uitingsvormen. Er is een systemische vorm (systemische JIA) met naast de artritis verscheidene algemene verschijnselen: intermitterende koorts, een rash, lymfkliervergroting, vergroting van de lever en/of milt en een serositis (bijv. pericarditis of pleuritis). Daarnaast is er een vorm met weinig en een vorm met meer aangedane gewrichten.
Hier wordt de systemische vorm besproken, vroeger ook wel ziekte van Still genoemd.
De oorzaak van JIA is nog steeds niet opgehelderd, wel is duidelijk dat meerdere cytokinen, waaronder TNF-alfa en interleukine 6 een rol spelen in het ontstaan van het ontstekingsproces.
Zoals hierboven genoemd zijn er verscheidene algemene verschijnselen naast de artritis. Koorts is daarvan het meest in het oog springend. De leeftijd van presentatie ligt rond de vijf jaar en jongens en meisjes zijn even vaak aangedaan.
Bij een groot deel van de patiënten zullen de systemische verschijnselen geleidelijk verdwijnen. De groep die blijvende klachten houdt en langdurig medicatie gebruikt, ondervindt van ziekte en medicatie invaliderende klachten. Het niet goed onder controle krijgen van gewrichtsontstekingen leidt tot onherstelbare schade aan het gewricht. Daarnaast is de behandeling met bijvoorbeeld corticosteroïden een oorzaak van groeivertraging en botontkalking. In therapieresistente

gevallen moet naar immuunsuppressieve middelen worden gegrepen en is beenmergtransplantatie als laatste middel in beeld.

15.6 Systemische lupus erythematodes

Systemische lupus erythematodes (SLE) is een ziekte van oudere kinderen, meestal in de puberteit. Er is sprake van een ontstekingsproces waarbij meerder orgaansystemen betrokken zijn. Klinische symptomen kunnen zijn: artritis, serositis, nierafwijkingen, hematologische afwijkingen en immunologische afwijkingen in de vorm van antilichamen tegen DNA.

De diagnose wordt gesteld bij de aanwezigheid van een vastgesteld aantal criteria. Soms begint de ziekte met vage klachten als malaise en moeheid, maar ook een artritisbeeld is vaak een vroeg symptoom.

De prognose wordt bepaald door de mate waarin nieren (glomerulonefritis) en hersenen betrokken zijn in het ziekteproces. In ernstige gevallen kan nierschade leiden tot nierinsufficiëntie en de noodzaak tot dialyse. De behandeling bestaat uit het onderdrukken van het ontstekingsproces, onder meer door immuunsuppressiva.

15.7 Coxitis fugax

Dit is een voorbijgaande synovitis van de heup, frequent bij kinderen tussen de anderhalf en zeven jaar. Er gaat vaak een luchtweginfectie aan vooraf. Waarschijnlijk is er sprake van een aspecifieke ontsteking van het synoviumweefsel van de heup. Een verschijnsel is dat het kind niet wil lopen of het been niet wil belasten. Koorts past hier niet bij en ook zijn er geen afwijkingen bij bloedonderzoek. Na enkele dagen zijn de klachten verdwenen.

15.8 Osteomyelitis

Een ontsteking van het bot wordt meestal veroorzaakt door hematogene verspreiding. Ook hier is de *Stafylococcus aureus* een frequente verwekker. Een septische artritis kan secundair optreden. De symptomen van een osteomyelitis kunnen vaag zijn, met koorts en soms pas in latere instantie verminderd gebruik van arm of been.

Aanvullend onderzoek kan de verwekker aantonen, vaak lukt dit via een bloedkweek. Bij een wat langer bestaande ontsteking (> 2 weken) kan op een röntgenfoto een opheldering in het bot te zien zijn. Met een botscan kan de infectieplaats gelokaliseerd worden. Het principe van deze scan berust op een verhoogde opname van het gelabelde

technetium op plekken met verhoogd metabolisme, zoals bij een ontstekingsplaats.
De behandeling is langdurig met antibiotica (4-6 weken) waarvan in het algemeen minimaal een week intraveneus.

15.9 Scoliose

Een scoliose is een zijwaartse verbuiging van de wervelkolom (afb. 15.2). Voor de duidelijkheid: een lordose is een versterkte holle rug in de lendenstreek, en een kyphose een versterkte bolling van de thoracale wervelkolom. Meestal is er geen duidelijke oorzaak voor de scoliose en wordt gesproken van een idiopathische scoliose. Een idiopathische scoliose komt vanaf ongeveer elf jaar voor, iets vaker bij meisjes dan bij jongens. Het verloop wordt vooral gevolgd om de hoek van verkromming te volgen die in de loop van de tijd kan toenemen. Door middel van een brace of later door chirurgische fixatie kan een te grote verkromming met invaliderende gevolgen voorkomen worden. Veel kinderen met een psychomotorische retardatie hebben scoliose. Soms is dan chirurgische behandeling nodig om de longcapaciteit te behouden.

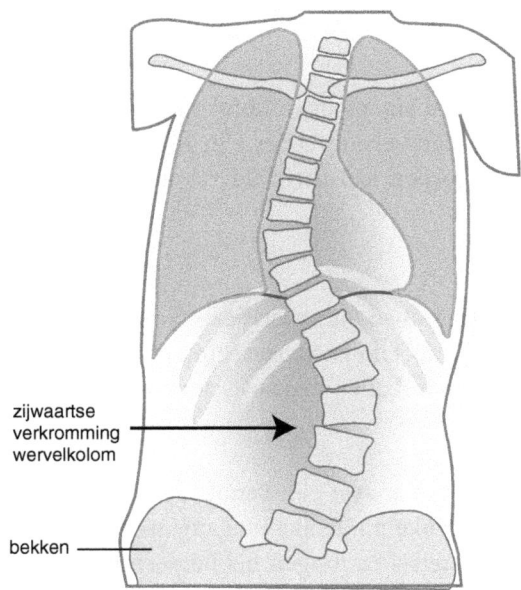

Afbeelding 15.2 Scoliose.

Infectie en afweer 16

16.1	**Afweer en afweerstoornissen**	486
16.1.1	Algemene, non-specifieke afweer	486
16.1.2	Specifieke afweer	487
16.1.3	Afweerstoornissen	487
16.2	**Vaccinaties**	489
16.2.1	Rijksvaccinatieprogramma	489
16.2.2	Bijwerkingen	489
16.3	**Kno-infecties**	490
16.3.1	Acute middenoorontsteking (otitis media acuta)	491
16.4	**Lymfadenitis**	491
16.5	**Koorts zonder ontstekingshaard**	492

In dit hoofdstuk komt een aantal algemene onderwerpen aan bod rond afweer en infectie. Veel specifieke infecties zijn al beschreven in de eerdere hoofdstukken en worden niet herhaald.

16.1 Afweer en afweerstoornissen

De afweer van de mens is opgebouwd uit aspecifieke factoren (nonspecifieke afweer) en een reeks specifieke afweercomponenten die in de interactie met doorgemaakte infecties steeds verder vorm krijgt.

16.1.1 ALGEMENE, NON-SPECIFIEKE AFWEER

Onderdelen van de non-specifieke afweer zijn benoemd in tabel 16.1. De epitheellagen van de belangrijke mogelijke toegangswegen voor bacteriën in huid, maag-darmstelsel en longen hebben een beschermende rol. De epitheellaag maakt het moeilijk voor een micro-organisme binnen te komen en produceert plaatselijk antibiotische producten. De lymfocyten in het epitheel helpen mee bij de 'killing' van binnendringende micro-organismen.

Tabel 16.1 Onderdelen van non-specifieke afweer.
epitheliale barrières
fagocyten
complementsysteem
natural killer cells
cytokinen

Fagocyten zijn witte bloedcellen die naar de plaats van infectie worden gedirigeerd en dan zorgen voor het onschadelijk maken in de cel van de 'opgegeten' bacterie. Hieronder vallen de neutrofiele granulocyten en monocyten. De laatste groep kan overleven buiten de bloedvaten in weefsels en ze heten dan macrofagen.
Natural killer cells zijn een subgroep van lymfocyten die cellen kunnen vernietigen waarin een micro-organisme is geïnfecteerd.
Het complementsysteem omvat een reeks eiwitten die geactiveerd wordt bij infectie. In grote lijnen vergemakkelijkt complement de verdere aanpak van micro-organismen door het immuunsysteem.
Cytokinen zijn producten van afweercellen die helpen bij de interactie tussen afweercellen. Voorbeelden zijn interleukine 6, interferon en tumor necrosis factor (TNF).

16.1.2 SPECIFIEKE AFWEER
Dit onderdeel van het afweersysteem kan onderverdeeld worden in humorale en cellulaire immuniteit. De humorale immuniteit wordt gevormd door antistoffen die door B-lymfocyten worden geproduceerd. Deze antistoffen neutraliseren micro-organismen en ruimen ze op in bloed en op slijmvliezen. De antistoffen kunnen niet bij micro-organismen in cellen komen. Daarvoor is er de cellulaire afweer met T-lymfocyten. Na het doormaken van een eerste infectie met een micro-organisme met een primaire reactie van het immuunsysteem, zal bij opnieuw binnendringen van hetzelfde micro-organisme een secundaire immuunreactie optreden die efficiënter en krachtiger is. Deze secundaire reactie is het gevolg van de geheugenvorming door lymfocyten.

16.1.3 AFWEERSTOORNISSEN
Afweerstoornissen zijn verstoringen van al deze mogelijke afweerroutes. Een aantal immuunstoornissen heeft specifieke infecties tot gevolg, anderen geven een variatie aan symptomen.
Belangrijk is te realiseren dat diverse behandelingen en procedures die

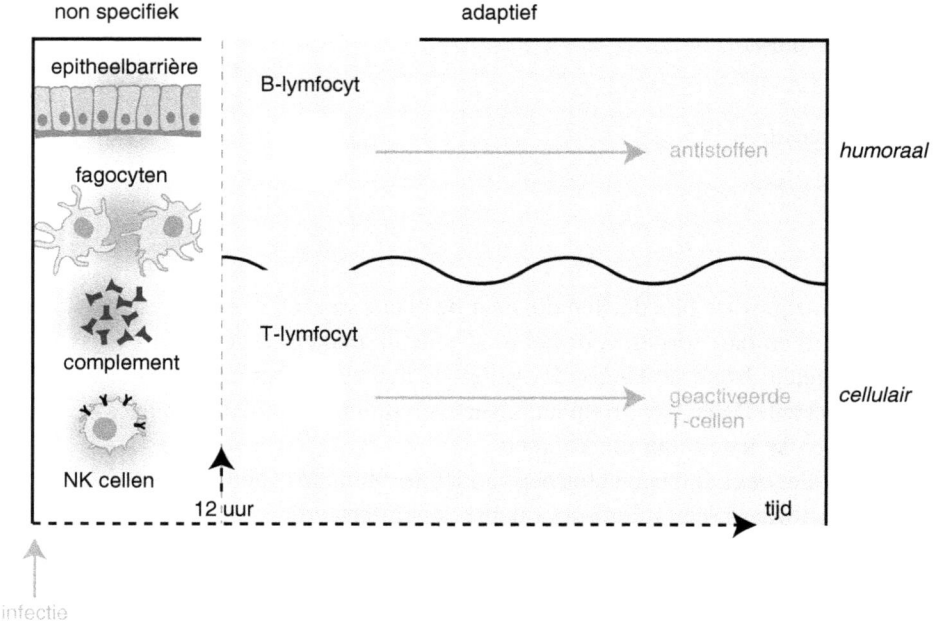

Afbeelding 16.1 Samenhang tussen de non-specifieke en specifieke afweer.

door artsen en verpleegkundigen uitgevoerd worden, leiden tot vermindering van de afweerfunctie (tabel 16.2).

Tabel 16.2 Effect van medisch handelen op de afweer.	
(be)handeling	afweerprobleem
chemotherapie	aantal witte bloedcellen minimaal
centrale lijn	barrièrefunctie verminderd
katheter à demeure	barrièrefunctie verminderd
immuunsuppressiva	specifieke afweercellen onderdrukt (bijv. T-cellen)
hielprik	verstoring barrièrefunctie

Een primaire immuundeficiëntie, dat wil zeggen een aangeboren defect in een van de afweerroutes, is zeldzaam. Signalen die op het bestaan ervan kunnen duiden zijn ongewone of ongewoon ernstig verlopende infecties, herhaalde pusvormende infecties, recidiverende infecties van luchtwegen en kno-gebied en onvoldoende groei ('failure to thrive') in het eerste levensjaar.

De beoordeling moet zorgvuldig plaatsvinden; tenslotte mag een kind een aantal luchtweg- of kno-infecties per jaar doormaken zonder dat sprake is van een afweerstoornis. Aan de andere kant zijn immuundeficiënties bedreigend voor het kind en moeten dus tijdig gediagnosticeerd worden.

16.2 Vaccinaties

Het doel van vaccinaties is het verkrijgen van een afweerrespons op een geneutraliseerde ziekteverwekker of onderdeel daarvan zonder de ziekte zelf door te maken. De respons is humoraal (dus met antistoffen), maar deels ook cellulair.

Een kind is de eerste levensmaanden nog beschermd door moederlijke antistoffen die het via de placenta heeft verkregen. Dit is een vorm van passieve immuniteit. In het contact met antigenen (bijv. micro-organismen) zal het kind actief de eigen immuniteit gaan opbouwen.

Het geven van een (onderdeel van een) micro-organisme met als doel het opwekken van een immuunreactie heet actieve immunisatie. Het geven van antistoffen is passieve immunisatie.

In Nederland worden alle kinderen opgeroepen het Rijksvaccinatieprogramma te volgen (www.rvp.nl).

16.2.1 RIJKSVACCINATIEPROGRAMMA

Dit programma is de laatste jaren uitgebreid met nieuwe vaccins tegen onder andere de meningokok en de pneumokok. Sinds 2007 ziet het schema er uit als weergegeven in tabel 16.3.

De bacteriële vaccins zijn alle gemaakt van dood, geïnactiveerd bacteriemateriaal. Vaccins tegen poliomyelitis, bof, mazelen en rodehond (rubella) bestaan uit levend verzwakt materiaal.

16.2.2 BIJWERKINGEN

De bijwerkingen van vaccins zijn in het algemeen mild: dtp en Hib geven weinig verschijnselen. Na dktp wordt soms koorts en malaise waargenomen, eventueel ook huidreacties. Bij de levende vaccins kunnen verschijnselen optreden veroorzaakt door het verzwakte virus en de reactie van het lichaam daarop. Dit kan bij een bmr-vaccinatie tot een week of langer na de vaccinatie optreden.

Bij kinderen met een immuundeficiëntie (bijv. hiv) moet het geven van levend vaccin niet of met beleid plaatsvinden.

Tabel 16.3 Rijksvaccinatieprogramma 2007.			
fase	leeftijd	injectie 1	injectie 2
1	0 maanden	Hep B*	
	2 maanden	dktp-Hib**	Pneu
	3 maanden	dktp-Hib**	Pneu
	4 maanden	dktp-Hib**	Pneu
	11 maanden	dktp-Hib**	Pneu
	14 maanden	bmr	Men C
2	4 jaar	dtp	aK
3	9 jaar	dtp	bmr

* Kinderen van wie de moeder besmet is met het hepatitis B-virus (draagster), krijgen binnen 48 uur na de geboorte een hepatitis B-vaccinatie. Bovendien krijgen zij vlak na de geboorte immunoglobulinen (kant-en-klare antistoffen).
** Kinderen van draagsters (zie*) én kinderen waarvan een van de ouders afkomstig is uit een land waar hepatitis B veel voorkomt, krijgen vanaf 1 juni 2006 bij 2, 3, 4 en 11 maanden het combinatievaccin dktp-Hib-Hep B waarin ook een vaccin tegen hepatitis B zit.
Afkortingen: dktp: difterie, kinkhoest, tetanus, poliomyelitis; Hib: Haemophilus influenza; pneu: pneumokok; bmr: bof, mazelen, rubella; Hep B: hepatitis B; Men C: meningokok type C; aK: acellulair kinkhoestvaccin.
(Bron: www.rvp.nl)

16.3 Kno-infecties

Een keelontsteking wordt meestal in de huisartspraktijk behandeld. Wanneer een B-hemolytische streptokok de verwekker is, moet aan de immunologische gevolgen gedacht worden: post-streptokokkenglomerulonefritis en acuut reuma. De meeste keelontstekingen hebben overigens een virale achtergrond en behoeven dan geen behandeling.

Een bijholteontsteking (sinusitis) ontstaat meestal bij een virale bovenste luchtweginfectie, maar is vrij zeldzaam. Bedacht moet worden dat de bijholten zich pas in de loop van de jaren ontwikkelen. De voorhoofdholte (sinus frontalis) bijvoorbeeld is aanwezig vanaf een jaar of vier en pas volgroeid in de puberteit. Met antibiotica en neusdruppels, die de zwelling verminderen, kan behandeld worden. Complicaties zijn onder andere het ontstaan van hersenvliesontsteking of een rode pijnlijke zwelling van de oogleden, gevolg van doorbreken van de infectie uit de bijholte.

16.3.1 ACUTE MIDDENOORONTSTEKING (OTITIS MEDIA ACUTA)

Een middenoorontsteking is een zeer frequent voorkomende infectie van de bovenste luchtwegen. De bekleding van het middenoor is ontstoken en dit geeft zwelling, pijn en koorts. De infectie begint acuut en geneest in veruit de meeste gevallen vanzelf.

Vooral jonge kinderen tot anderhalf jaar hebben last van soms meerdere oorontstekingen in een winterseizoen. Een reden is de nauwe buis van Eustachius die de ventilatie van het middenoor moet regelen. Bij een infectie is de toegang door de zwelling verminderd en kan ook het etterige secreet niet gemakkelijk afgevoerd worden naar de mondholte.

In een deel van de gevallen blijft na een otitis media een lijmachtige substantie ('glue ear') achter in het middenoor, dat voor gehoorsvermindering kan zorgen. Factoren die een rol spelen bij het gemakkelijker ontstaan van otitis media zijn onder andere allergie, blootstelling aan micro-organismen (bijv. in crèche) en vergroting van de neusamandel (adenoïd). Ook kinderen met anatomische afwijkingen van het kno-gebied hebben een verhoogd risico.

De behandeling is meestal ondersteunend met pijnstilling, koortsdemping en neusdruppels. In algemene zin is een middenoorontsteking niet eerder over door antibiotica te geven.

Praktisch wordt in Nederland bij kinderen onder het jaar alleen antibiotica gegeven bij onvoldoende genezing, anatomische afwijkingen van het kno-gebied (zoals bij schisis) en zich steeds herhalende periodes van acute middenoorontsteking. In sommige gevallen is het plaatsen van trommelvliesbuisjes nodig.

16.4 Lymfadenitis

Lymfklieren zijn de plek waar binnendringende micro-organismen opgevangen worden door de cellen van het afweersysteem. Vergroting van lymfklieren is dan ook een uiting van een actief immuunsysteem, een normale afweerreactie. Het wordt bij kinderen frequent gezien, vooral in de hals en liezen. Meestal is de oorzaak een 'self limiting' infectie van bijvoorbeeld de bovenste luchtwegen. In zeldzame gevallen is een lymfkliervergroting een (eerste) uiting van een kwaadaardige ziekte als leukemie of lymfoom. Om die reden moet de anamnese en het lichamelijk onderzoek grondig worden uitgevoerd. Aandachtspunten zijn onder meer de lokalisatie van de klier, hoe de klier aanvoelt, of er één klier of meer klieren vergroot zijn, en of er in het drainagegebied van de lymfklier een ontstekingsproces waarneembaar is.

Verwekkers van vergrote lymfklieren zijn naast de luchtwegpathogenen soms ook bijzondere micro-organismen, zoals een atypische mycobacterie of een Bartonella, veroorzaker van de kattenkrabziekte.

De behandeling is gericht op het veroorzakende proces. In sommige gevallen is er een etterige ontsteking van de lymfklieren, een lymfadenitis. Deze geeft soms aanleiding tot abcesvorming en moet met antibiotica behandeld of met een incisie ontlast worden.

16.5 Koorts zonder ontstekingshaard

De aanpak van kinderen met koorts zonder een duidelijke ontstekingshaard is moeilijk. Enerzijds mag er geen kind gemist worden met een bacterie in het bloed, anderzijds moet overdiagnostiek en -behandeling vermeden worden aangezien ook een virale infectie de oorzaak kan zijn.

Koorts zonder ontstekingshaard (focus) houdt in dat met anamnese, lichamelijk onderzoek en aanvullend onderzoek geen oorzaak voor de koorts gevonden is. Dan zijn pneumonie, meningitis en urineweginfectie uitgesloten.

De resterende oorzaak is dan in grote lijnen ofwel viraal, of een bacteriëmie. Een bacteriëmie houdt in dat er een bacterie in de bloedbaan aanwezig is die (nog) geen ziekteverschijnselen geeft. Bij kinderen tot drie maanden met koorts zonder focus heeft tot 10% een bacteriëmie, boven de drie maanden 2-4%. Een bacteriëmie geeft, in een percentage dat afhangt van de leeftijd, kans op een ernstige bacteriële infectie (bijv. sepsis, meningitis of artritis).

De temperatuur en mate van ziek-zijn (de klinische indruk) zijn voorspellers voor het al of niet hebben van een bacteriëmie.

Enkele algemene richtlijnen voor de benadering zijn dat kinderen tot de leeftijd van één maand moeilijk in te schatten zijn wat betreft het risico op bacteriëmie. Er zal dan ook veelal laagdrempelig aanvullend onderzoek worden verricht van bloed, urine en liquor. Antibiotische behandeling wordt gestart in afwachting van de uitkomsten van ingezette kweken. Bij deze groep kinderen moet gedacht worden aan virale verwekkers als herpes en is er bij een neonatale sepsis de kans op het ontwikkelen van een meningitis.

Tussen de één en drie maanden kan beter afgegaan worden op de klinische presentatie, bij alarmsignalen (bijv. verminderde perifere circulatie, sufheid, hoge koorts en snelle ademhaling) zal aanvullend onderzoek worden verricht en ook gestart worden met antibiotische behandeling. Bij de afwezigheid van alarmsignalen kan een observerend beleid worden gevoerd.

Ook bij kinderen ouder dan drie maanden wordt het beleid bepaald door de klinische indruk en de gegevens van aanvullend laboratoriumonderzoek (bijv. leukocytengetal en CRP).

Een ontstekingshaard dient uiteraard gericht behandeld te worden.

Kinderneurologie 17

17.1	Normale ontwikkeling en ontwikkelingsachterstand	494
17.2	Koortsconvulsies	497
17.3	Meningitis en encefalitis	497
17.3.1	Virale encefalitis	497
17.3.2	Bacteriële meningitis	498
17.4	Hydrocefalus en spina bifida	498
17.5	Epilepsie	500
17.5.1	Symptomen algemeen	500
17.5.2	Neonatale convulsies	501
17.5.3	Goedaardige vormen van epilepsie	501
17.5.4	Absences	501
17.5.5	Status epilepticus	502
17.6	Verlaagde spierspanning (hypotonie)	502
17.7	Syndroom van Down	503
17.8	Trauma capitis	504
17.8.1	Commotio cerebri	504
17.8.2	Contusio cerebri	504
17.9	Geboortetraumata van de schedel	505
17.10	Hersentumoren	507

17.1 Normale ontwikkeling en ontwikkelingsachterstand

De ontwikkeling van kinderen verloopt volgens een aantal mijlpalen, waarvan het tijdstip waarop de ontwikkeling plaatsvindt een indicatie is voor een al dan niet vertraagde ontwikkeling.
Op de consultatiebureaus en bij de kinderarts wordt gebruik gemaakt van het schema van Van Wiechen, dat voor een groot aantal aspecten van motoriek, communicatie en adaptatie gemiddelde waarden geeft in de tijd.
Een aantal mijlpalen van ontwikkeling staat weergegeven in tabel 17.1.

Tabel 17.1	Verkorte versie van het herziene Van Wiechen-Ontwikkelingsonderzoek.
4 weken	– draait het hoofd opzij in buikligging – reageert op geluid door verandering van activiteit – fixeert een felgekleurd voorwerp en volgt het even – heeft belangstelling voor de onderzoeker (fixeert, rustiger)
8 weken	– houdt het hoofd kort rechtop bij optrekken tot zittende houding – tilt hoofd en schouders van de onderlaag in buikligging – volgt een voorwerp met de ogen tot voorbij de middellijn – produceert enkele geluiden zoals 'ah', 'eh', 'uh' – lacht (tegen moeder of onderzoeker)
16 weken	– drukt zichzelf omhoog op de handen in buikligging – grijpt naar speelgoed dat wordt voorgehouden of dat in de buurt ligt – volgt een voorwerp horizontaal en verticaal over 180 graden – kirt en lacht – herkent moeder (reageert direct en meer op haar dan op anderen)
24 weken	– tilt de benen gestrekt omhoog in rugligging, pakt voeten – rolt van rug op buik en andersom – pakt een voorwerp over in de andere hand – brabbelt – is eenkennig
36 weken	– zit vijf of tien minuten zonder steun – tijgert – speelt met twee speelgoedjes tegelijk – zegt 'mama' en 'dada' zonder betekenis – reageert op 'kom dan'-gebaar
44 weken	– kruipt op handen en voeten en trekt zichzelf tot stand – pincetgreep – imiteert gedrag, geluiden, in handjes klappen, goedendag zwaaien – stopt een blokje in een bekertje – zegt 'mama', 'dada' en een enkel ander woord met betekenis
12 maanden	– loopt aan één handje vastgehouden – probeert, na voordoen, twee blokken op elkaar te zetten – zegt woorden na; gebruikt naast 'mama' en 'dada' nog twee andere woordjes (alleen meetellen als steeds hetzelfde wordt bedoeld) – begrijpt eenvoudige opdrachten vergezeld van gebaren, zoals: 'geef-het-aan-mij', 'nee, nee' – probeert met de vingers te eten
18 maanden	– loopt goed, begint te rennen – klimt op meubels – stapelt drie of vier blokjes op elkaar – reageert op eenvoudige opdrachten zonder gebaren, zoals 'geef-het-aan-mij', 'kom hier' – vocabulaire van tien woorden – probeert met een lepel te eten

Er is sprake van achterstand (retardatie) als de nog niet voltooide ontwikkeling achterloopt. Er is sprake van een knik in de ontwikkeling, of van teruggang (regressie) wanneer een eerder behaald ontwikkelingsniveau niet meer gehaald wordt of wanneer na een normaal verlopend ontwikkelingstempo de verdere ontwikkeling vertraagt of tot stilstand komt.
Vaak is er een combinatie van achterstand van motorische en verstandelijke (mentale) ontwikkeling.

Diverse oorzaken kunnen leiden tot psychomotorische retardatie:
- voor de geboorte: infectie, bloeding;
- rond de geboorte: zuurstofgebrek, ernstige prematuriteit;
- na de geboorte: infectie (bijv. meningitis), bloeding, tumor, stofwisselingsziekte.

Een aanwijzing voor de oorzaak wordt soms uit de anamnese duidelijk, soms is er een familiaire belasting. Bij het lichamelijk onderzoek wordt gelet op de aanwezigheid van misvormingen, en of daarmee een syndroomdiagnose gesteld kan worden. Groei van schedel en ledematen, oogheelkundig onderzoek en een algemeen kinderneurologische screening behoren tot de standaardprocedure.
Daarnaast kan nader onderzoek ingezet worden van bloed, urine en chromosomen en/of DNA.
Vaak wordt geen duidelijke diagnose gevonden. Soms geeft het beloop in de tijd aanwijzing. Bij een milde achterstand kan soms nog afgewacht worden om uitgebreide diagnostiek in te zetten.
Het is van belang bij onbegrepen beelden die ernstig verlopen alles op alles te zetten om tot een diagnose (richting) te komen, niet alleen voor het kind zelf, maar ook voor eventueel toekomstige kinderen van het ouderpaar.

Psychomotorische retardatie gaat vaak gepaard met problemen op diverse gebieden. De voeding verloopt moeilijk, er kunnen slikstoornissen zijn of ernstige gastro-oesofageale reflux, veel geretardeerde kinderen worden via een gastrostomie gevoed. Longklachten omvatten recidiverende luchtweginfectie door verminderd ophoesten van sputum of doordat bij reflux kleine beetjes maaginhoud in de luchtwegen komt (microaspiratie). Tevens beperkt een aanwezige zijwaartse verkromming van de wervelkolom (scoliose) de longcapaciteit. Veel kinderen hebben epilepsie die soms moeilijk instelbaar is en veel medicatie vraagt.

17.2 Koortsconvulsies

De definitie van een koortsconvulsie is een aanval die optreedt tijdens koorts, bij kinderen van drie maanden tot vijf jaar. Hierbij is er bewustzijnsverlies en zijn er motorische verschijnselen (bijv. trekkingen) zonder dat er sprake is van een infectie van het centrale zenuwstelsel. Koortsconvulsies komen frequent voor, mogelijk tot 5% van de kinderen maakt voor het vijfde jaar een episode mee. Een eerder doorgemaakte koortsconvulsie of ouders die een koortsconvulsie als kind hebben gehad verhogen de kans.

Een typische koortsconvulsie duurt maximaal een kwartier; er is een gegeneraliseerde convulsie en binnen een koortsperiode is er één convulsie. Als de aanval anders verloopt, bijvoorbeeld langer, meerdere malen bij dezelfde koortsepisode of als er uitvalsverschijnselen zijn, kan er een andere oorzaak zijn, bijvoorbeeld een hersenvliesontsteking of een eerste uiting van een vorm van epilepsie.
Een typische koortsconvulsie behoeft geen behandeling als deze kort duurt. Meestal is de convulsie al voorbij voordat het kind het ziekenhuis bereikt. Het lichamelijk onderzoek richt zich op tekenen van een onderliggende ziekte en de anamnese moet mee uitmaken of het beloop past bij een typische koortsconvulsie.
Ouders moeten uitleg krijgen over het fenomeen. Ze krijgen meestal een rectiole met een benzodiazepine mee die ze geven kunnen bij een recidief. Koortsconvulsies hebben geen nadelige gevolgen voor de verstandelijke ontwikkeling van kinderen.

17.3 Meningitis en encefalitis

17.3.1 VIRALE ENCEFALITIS

Een encefalitis is een ontsteking van het hersenweefsel. Bij een primaire vorm is het virus zelf het centraal zenuwstelsel binnengedrongen en veroorzaakt daar de ontsteking. Mogelijke verwekkers zijn herpes simplex, waterpokken (varicella) en de groep enterovirussen. De secundaire vorm, ook wel postviraal genoemd, ontstaat na een virusinfectie en wordt niet door het virus zelf veroorzaakt, maar is een gevolg van de afweerreactie van het lichaam.
De acute encefalitis presenteert zich met algemene symptomen als hoofdpijn en braken, maar ook meer specifiek met verwardheid of convulsies.
De diagnostiek bestaat uit onderzoek van de liquor waarin een verhoogd aantal witte bloedcellen wordt gezien en uit beeldvorming van

de hersenen om niet-infectieuze aandoeningen met vergelijkbare symptomen (bijv. wittestofafwijkingen) uit te kunnen sluiten.
Alleen bij een verdenking op herpes als verwekker is antivirale therapie zinvol.

17.3.2 BACTERIËLE MENINGITIS

Bij een meningitis is een micro-organisme via de bloedbaan het centraal zenuwstelsel binnengekomen. De ontstekingsreactie die daarop volgt, leidt tot verhoogde doorlaatbaarheid van de bloed-hersenbarrière waardoor uiteindelijk de klinische symptomen ontstaan. De ziekteverwekker kan dan in de liquor aangetoond worden (afb. 17.1).

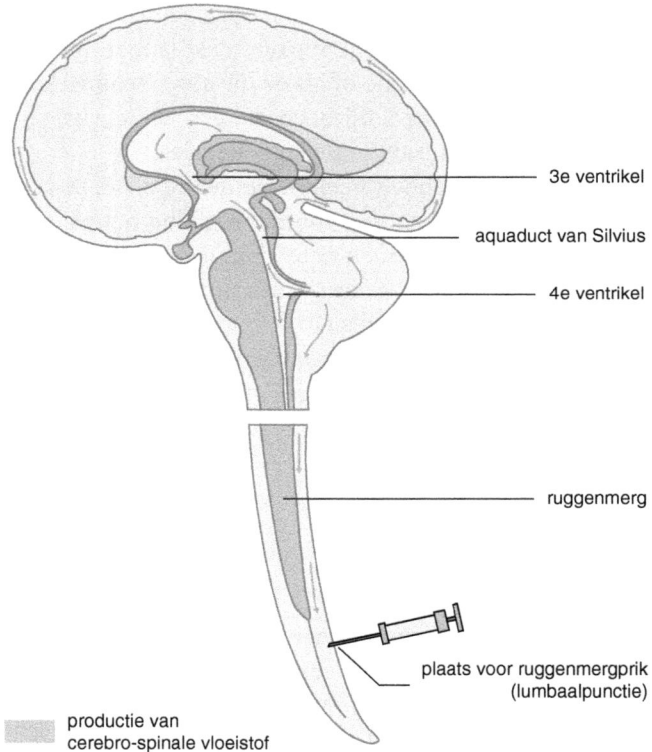

Afbeelding 17.1 Liquorcirculatie.

17.4 Hydrocefalus en spina bifida

Een open rug, of spina bifida, is het gevolg van een onvolledige sluiting van de primitieve neurale buis en de daarover gelegen wer-

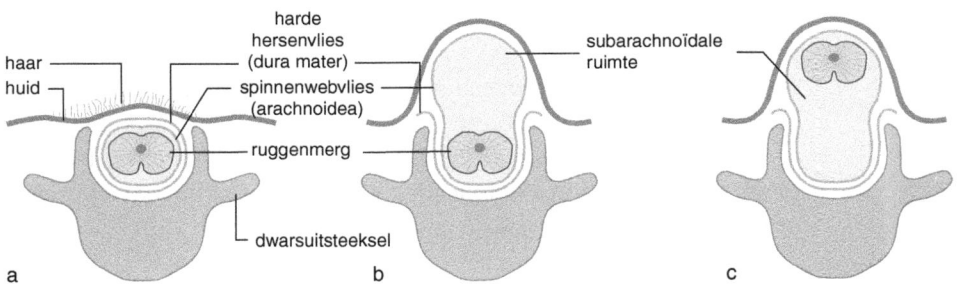

Afbeelding 17.2 Vormen van spina bifida.
a occulta
b meningokèle: het ruggenmerg bevindt zich niet in de vochtblaas
c meningomyelokèle, waarbij het ruggenmerg in de vochtblaas aanwezig is

velbogen en huid (afb. 17.2). De afwijking ontstaat vroeg in de zwangerschap. Met preventief gebruik van foliumzuur door de moeder is het voorkomen van deze aandoening gedaald. Er zijn verschillende vormen, variërend van een milde vorm waarbij de huid nog gesloten is (spina bifida occulta) tot aan de ernstige vorm met een huiddefect en aanwezigheid van een cyste, meningokèle of myelomeningokèle.

De hoogte van de open rug en de daarbij behorende functiestoornissen bepalen prognose en beloop. Hoe hoger de laesie, hoe meer stoornissen er zullen zijn van motoriek en sensibiliteit en daarmee ook de mogelijkheden voor zelfredzaamheid. De intellectuele vermogens zijn niet per definitie verminderd.

De behandeling bestaat uit het operatief sluiten van het defect en het begeleiden van orthopedische en urologische problemen.

Een hydrocefalus ('waterhoofd') komt frequent voor bij kinderen met spina bifida. Een hydrocefalus houdt in dat er een abnormale hoeveelheid hersenvocht aanwezig is in de ventrikel of subarachnoïdale ruimte.

De hydrocefalus kan obstructief zijn, waarbij ergens in de liquorcirculatie een obstructie aanwezig is. Dit kan aangeboren zijn, bijvoorbeeld een vernauwing van de verbinding tussen de derde en vierde ventrikel (aquaductstenose) of verworven, bijvoorbeeld na een intraventriculaire bloeding.

Er bestaat ook een andere vorm, waarbij er bijvoorbeeld een verminderde resorptie is.

Klinische tekenen van een hydrocefalus zijn een toenemende schedelomvang, zolang de schedelnaden nog open zijn, en in latere in-

stantie zal een hydrocefalus leiden tot een verhoogde druk in de schedel.
De diagnostiek van hydrocefalus bestaat uit beeldvorming door middel van echo, MRI- of CT-scan. De behandeling houdt vaak het plaatsen van een drain in, van de ventrikels naar de buikholte (ventriculoperitoneale drain). Als complicatie daarvan kan een infectie optreden of de drain verstopt raken.

17.5 Epilepsie

Aanvalsgewijze gebeurtenissen zijn niet altijd epileptisch van oorsprong. Hieronder vallen bijvoorbeeld ook syncope ('flauwvallen') en 'breath holding spells'. Dit laatste komt voor bij 5% van de kinderen tussen de zes maanden en zes jaar. De adem wordt een tijdje ingehouden bij heftige emotie. Het kind verstijft, wordt bleek, cyanotisch en blijft slap en bewegingsloos liggen. Door de emotie (boosheid) vergeet hij als het ware adem te halen.
Korte tijd daarna komt hij bij en snikt nog wat na.

Epilepsie is op zich ook geen eenduidig ziektebeeld met vele oorzaken.
Mogelijke oorzaken van epilepsie:
- aanlegstoornissen van de hersenen;
- verworven hersenletsel; na of bij een bloeding, tumor of ontstekingsproces;
- degeneratieve ziekte;
- een door aanleg bepaalde verlaagde drempel voor epileptische ontladingen.

Epilepsie wordt ingedeeld in diverse categorieën. Voor dit boek gaat een uitgebreide bespreking te ver; een aantal klinisch afgegrensde ziektebeelden zal worden besproken.

17.5.1 SYMPTOMEN ALGEMEEN

Aanvallen kunnen verdeeld worden in tonische en klonische insulten. Tonische convulsies worden gekenmerkt door strekken van romp en ledematen en bij jonge kinderen vaak geassocieerd met perioden van ademstilstand en bij oudere kinderen ook met cyanose. Klonische convulsies zijn ritmische schokken die focaal of gegeneraliseerd voorkomen.
Het bewustzijn is bij sommige typen epilepsie gedaald, bij andere blijft het kind 'erbij'.

Algemene symptomen als urine-incontinentie en tongbeet komen voor.

De anamnese is heel belangrijk om een aanval goed in te kunnen delen, in de eerste plaats om te onderscheiden tussen wel of niet epileptisch, en vervolgens om een epileptisch gebeuren te kunnen classificeren.

17.5.2 NEONATALE CONVULSIES

Neonatale aanvallen zijn vaak een gevolg van pathologie van het centraal zenuwstelsel. Wanneer ze het gevolg zijn van hersenbeschadiging treden ze in de eerste drie dagen op. Aanvallen door metabole ontregelingen komen voor tussen de vijfde en achtste dag. Voorbeelden van oorzaken zijn asfyctische schade, aangeboren infecties, bloedingen in de schedel en aanlegstoornissen van het centraal zenuwstelsel.

Verstoringen van de elektrolytenbalans of een lage glucosewaarde kunnen aanleiding geven tot convulsies en zijn eenvoudig aan te tonen. Spiertrekkinkjes bij inslapen zijn in het algemeen onschuldig. Een zorgvuldige observatie van de aanvallen en gerichte diagnostiek (beeldvorming, EEG, laboratorium) moet naar een diagnose leiden.

17.5.3 GOEDAARDIGE VORMEN VAN EPILEPSIE

Goedaardige vormen van epilepsie op de kinderleeftijd vormen een belangrijke groep. Algemene kenmerken hiervan zijn een uiting van de symptomen tussen het tweede en tiende levensjaar, weinig frequente en kortdurende aanvallen, die meestal gemakkelijk te behandelen zijn met lage doseringen anti-epileptica. Ze verdwijnen spontaan rond de puberteit.

Een eerste epileptische aanval hoeft niet per se gevolgd te worden door anti-epileptische behandeling, omdat geregeld geen tweede aanval meer volgt. Van epilepsie wordt pas na een tweede aanval gesproken.

17.5.4 ABSENCES

Van de kinderen met epilepsie heeft 5-10% absences. Uit de anamnese blijkt dat het kind zijn activiteiten abrupt onderbreekt, niet reageert gedurende ongeveer tien seconden, en daarna weer verder gaat met de activiteit waarmee hij bezig was. Soms staart het kind daarbij, of er zijn automatismen als smakken of slikken.

Absences kunnen door geforceerd hyperventileren meestal uitgelokt worden, op een EEG is er een specifiek patroon.

Absences hebben een goede prognose. Als met behandeling een jaar lang geen aanvallen zijn gezien kan de medicatie afgebouwd worden.

17.5.5 STATUS EPILEPTICUS

Wanneer een epileptische aanval meer dan een halfuur duurt, of wanneer herhaalde aanvallen elkaar opvolgen zonder dat in de tussentijd het bewustzijn herstelt, wordt van een status epilepticus gesproken. In het algemeen wordt een aanval behandeld wanneer die langer dan vijf minuten duurt.

De aanpak van een status epilepticus verloopt volgens de ABC-routine (airway, breathing, circulation/ademweg, ademhaling en circulatie). Vervolgens wordt een hypoglykemie uitgesloten. De spoedeisende behandeling is gericht op het doen stoppen van de convulsies door middel van medicatie. Bij noodzaak van veel medicatie die mogelijk tot ademdepressie leidt kan het nodig zijn een kind te beademen.

17.6 Verlaagde spierspanning (hypotonie)

Een slap, hypotoon kind kan een hersenprobleem hebben, of een zenuw-/spierafwijking.

De centrale hypotonie wordt veroorzaakt door een afwijking in de hersenen. Voorbeelden zijn schade door zuurstofgebrek, trauma of infectie. Hypotonie komt voor bij een verminderde werking van de schildklier en ook bijvoorbeeld bij het syndroom van Down of bij het syndroom van Prader-Willi; bij dit laatste syndroom is er ontwikkelingsachterstand en ontstaan gedragsproblemen en vetzucht door ongereguleerd eten.

Perifere hypotonie wordt veroorzaakt door een stoornis ter hoogte van de motorische voorhoorncel in het ruggenmerg (voorbeeld: spinale spieratrofie), de zenuw- of zenuwspierovergang of door een spierziekte, zoals een aangeboren spierdystrofie.

Anamnese en onderzoek zijn gericht op:
- herkennen van syndromen;
- vaststellen van een eventueel erfelijke factor;
- vaststellen van de lokalisatie van de afwijking (centraal of perifeer);
- zo nodig onderzoek van weefsels (bijv. spierbiopt).

Klinische aanwijzingen voor spierzwakte zijn onder andere slecht zuigen en slikproblemen, herhaalde luchtweginfecties en zacht huilen. Verder is zichtbaar dat het kind in rugligging in een kikkerhouding ligt en bijvoorbeeld bij horizontaal op de hand liggen de rug niet kan strekken (afb. 17.3).

De behandelmogelijkheden bij een hypotoon kind zijn beperkt waar het om de hypotonie gaat. Ondersteunende behandeling bij luchtweg-

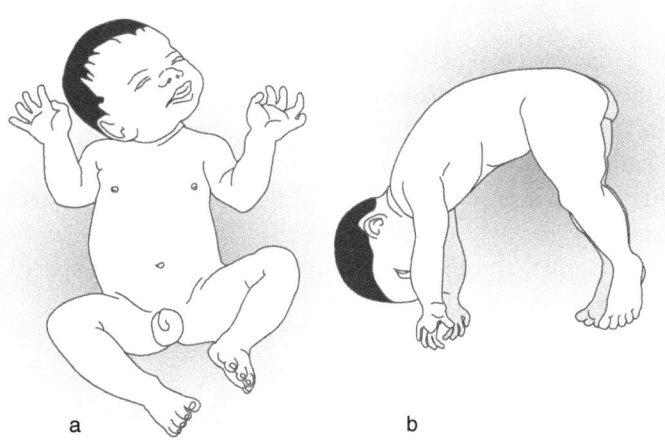

Afbeelding 17.3 Klinische tekenen bij een hypotoon kind.
a kikkerhouding in rugligging
b doorhangen van het kind in omgekeerde U-vorm bij horizontaal over de hand hangen

en orthopedische complicaties kunnen bijdragen aan verbetering van de kwaliteit van leven.

17.7 Syndroom van Down

Trisomie is een erfelijke afwijking waarbij er van een chromosoom drie stuks aanwezig zijn, in plaats van de normale twee in een cel. De meeste trisomieën zijn bij de mens niet met het leven verenigbaar. Uitzonderingen zijn trisomie 13 en 18, waarbij als de kinderen levend geboren worden er een zeer geringe overlevingskans is.
Trisomie 21, syndroom van Down, is een derde uitzondering. De aandoening komt vaker voor bij moeders die op latere leeftijd een kind krijgen. De trisomie ontstaat meestal doordat tijdens de meiose een chromosoom 21 niet splitst en in de zaadcel of eicel twee kopieën van chromosoom 21 zitten. Wanneer deze bevrucht wordt met een cel die één kopie bevat ontstaat een trisomie.
Het uiterlijk van een kind met het syndroom van Down is kenmerkend (o.a. een mongoloïde oogstand, grote tong, hypotonie, soms viervingerlijn), maar in de vroege neonatale fase niet altijd gemakkelijk herkenbaar.

In die vroege neonatale fase staat de hypotonie vaak op de voorgrond, met soms slecht drinken en een noodzaak tot het geven van sondevoeding.

Trisomie 21 heeft in een verhoogd percentage aangeboren hartafwijkingen, met name een AVSD (atrioventriculair septumdefect). Een congenitale hypothyreoïdie komt voor. Op latere leeftijd is er een verhoogde kans op auto-immuunziekten als coeliakie en ziekte van de schildklier. De anatomie van het kno-gebied geeft vaak recidiverende kno-infecties.

De trisomie is oorzaak van een verminderde groei; er zijn specifieke groeicurven voor kinderen met het syndroom van Down.

17.8 Trauma capitis

Veel kinderen vallen op hun hoofd. Hoofdtrauma is een belangrijke doodsoorzaak bij kinderen die een ongeval krijgen. De anamnese is belangrijk; welke krachten speelden een rol (snelheid van aanrijding, diepte van de val), is er bewustzijnsverlies geweest en hoelang, zijn er tekenen van verhoogde hersendruk? Bij het lichamelijk onderzoek moet het kind in zijn geheel worden nagekeken en er hoort een volledig neurologisch onderzoek bij.

De bewustzijnstoestand wordt bepaald met behulp van de EMV of Glascow coma scale (GCS)-score (tabel 17.2). Een EMV-score van acht of lager is reden voor intubatie.

De ernst van het hersenletsel kan verdeeld worden in commotio cerebri of contusio cerebri.

17.8.1 COMMOTIO CEREBRI

Bij een commotio cerebri ('hersenschudding') is de duur van bewusteloosheid minder dan vijftien minuten en de duur van geheugenverlies minder dan een uur. De kinderen hoeven in principe niet opgenomen te worden. Wel wordt aan ouders geadviseerd het kind een aantal keren wakker te maken om het beloop van de bewustzijnsstatus te kunnen volgen (wekadvies). Dit gedurende 24 uur.

17.8.2 CONTUSIO CEREBRI

Bij een contusio cerebri ('hersenkneuzing') is er een vergrote kans op het optreden van complicaties in de vorm van een epiduraal hematoom (d.w.z. een bloeding tussen de schedel en het harde hersenvlies, de dura, afb. 17.4). De bloeding ontstaat door beschadiging van de arteria meningea media, door een fractuur of door de vervorming van de schedel bij het trauma. Een epiduraal hematoom kan leiden tot

Tabel 17.2 Glasgow-comaschaal voor kinderen van verschillende leeftijden.

kinderen 4-15 jaar	score	kinderen jonger dan 4 jaar	score
openen van de ogen		*openen van de ogen*	
spontaan	4	spontaan	4
op verbale prikkels	3	op verbale prikkels	3
op pijn	2	op pijn	2
geen reactie op pijn	1	geen reactie op pijn	1
beste motorische reactie		*beste motorische reactie*	
voert verbale opdrachten uit	6	spontaan/voert verbale opdrachten uit	6
lokaliseert pijn	5	lokaliseert pijn	5
trekt terug bij pijn	4	trekt terug bij pijn	4
abnormaal buigen op pijn	3	abnormaal buigen op pijn	3
abnormaal strekken op pijn	2	abnormaal strekken op pijn	2
geen reactie op pijn	1	geen reactie op pijn	1
beste verbale reactie		*beste verbale reactie*	
georiënteerd	5	alert, brabbelen, gebruikelijke woorden	5
gedesoriënteerd	4	huilt, geïrriteerd, minder dan gebruikelijke woorden	4
onsamenhangende woorden	3	huilt alleen bij pijnprikkel	3
onbegrijpelijke geluiden	2	kreunt op pijnprikkel	2
geen reactie	1	geen reactie	1

hersenschade doordat het druk uitoefent op de hersenen. Bij tekenen van verhoogde hersendruk moet het hematoom neurochirurgisch worden ontlast. Behalve de klinische tekenen is een CT-scan bij een contusio nodig om een hersenbloeding of zwelling van hersenweefsel vast te stellen.

17.9 Geboortetraumata van de schedel

Na de geboorte kan aan de schedel een aantal zwellingen of bloedingen voorkomen, die meestal klinisch te onderscheiden zijn (afb. 17.5).

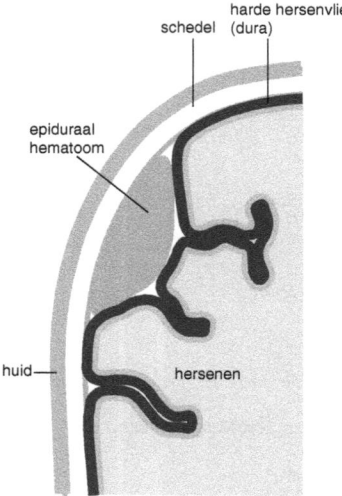

Afbeelding 17.4 Epiduraal hematoom.

De meeste zijn een gevolg van ofwel een traumatische bevalling, of van het lang staan van het hoofd in het baringskanaal.
Er zijn verschillende vormen van geboortetrauma aan de schedel:
- *caput succedaneum*: een vochtophoping in de onderhuidse weefsels van de schedel die is ontstaan door de drukverhoudingen in het baringskanaal. De zwelling is niet gebonden aan schedelnaden. Er is spontaan herstel zonder restverschijnselen;
- *cefaal hematoom*: een bloeding van vaak het wandbeen (os pariëtale), vooral na kunstverlossingen. De bloeding is begrensd door sche-

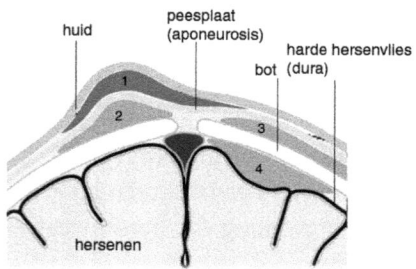

Afbeelding 17.5 *Verschillende vormen van geboortetrauma aan de schedel.*
1 caput succedaneum
2 cefaal hematoom
3 subgaleale bloeding
4 epidurale bloeding

delnaden omdat de lokalisatie van de bloeding (tussen bot en beenvlies) geen uitbreiding toestaat. De bloeding herstelt in de loop van weken. Soms is een verkalking voelbaar als restant. Er moet bij een cefaal hematoom rekening gehouden worden met verhoogde bilirubinewaarden door de afbraak van het bloed in het hematoom;
- *subgaleale bloeding*: een bloeding op de schedel tussen beenvlies (periost) en peesplaat (aponeurosis). Deze bloeding komt ook vaker voor na kunstverlossingen en staat in verband met bijkomende schade als schedelfractuur of intracraniële bloeding. De zwelling kan zich in de loop van uren tot dagen uitbreiden over de hele schedel. Er kan bloed in terechtkomen waardoor er shock kan ontstaan. Bij ernstige bloedingen moet rekening gehouden worden met het ontstaan van stollingsstoornissen.

17.10 Hersentumoren

Hersentumoren bij kinderen zijn zeldzaam. In Nederland worden per jaar ongeveer honderd kinderen met een hersentumor gediagnosticeerd. Het meest voorkomend is een astrocytoom, daarna de groep medulloblastoom. Het verschil tussen goedaardige (benigne) en kwaadaardige (maligne) tumoren is niet altijd gemakkelijk te maken op grond van de weefseltypering, omdat ook in principe benigne tumoren zich maligne kunnen gedragen door de lokalisatie.

Bij jonge kinderen met een nog open fontanel zijn de verschijnselen niet erg specifiek; bijvoorbeeld minder drinken, huilerigheid en 'failure to thrive'. Bij oudere kinderen moet bij ochtendhoofdpijn en ochtendmisselijkheid of braken aan een tumor van het centraal zenuwstelsel worden gedacht. Soms is een epileptisch insult de eerste presentatie van een hersentumor. Uitval van zenuwen kan voorkomen en ook hormonale stoornissen (hypothalamus of hypofyse) kunnen wijzen naar een hersentumor.

De diagnostiek bestaat minimaal uit beeldvorming (CT of MRI).

De behandeling hangt af van type en locatie van de tumor. Radiotherapie wordt vermeden bij jonge kinderen met het oog op de daardoor ontstane schade voor de ontwikkeling en de hormoonhuishouding. De prognose is eveneens zeer variabel; de vijfjaarsoverleving ligt algemeen op ongeveer 60%.

Huidaandoeningen 18

18.1	Atopisch eczeem	508
18.2	Erythema infectiosum ('vijfde ziekte')	510
18.3	Exanthema subitum (syn. roseola infantum, 'zesde ziekte')	510
18.4	Waterpokken (varicella)	511
18.5	Koortslip (herpessimplexinfectie type I)	512
18.6	Urticaria (galbulten, netelroos)	512

In dit hoofdstuk wordt in het kort atopisch eczeem behandeld, als een van de huidaandoeningen die de kinderarts regelmatig ziet. Daarnaast wordt ook een aantal infectieuze aandoeningen met duidelijke huidbeelden besproken.

18.1 Atopisch eczeem

Atopisch eczeem komt op de kinderleeftijd zeer frequent voor; in westerse landen rond de 10-20%. In de meeste gevallen is er een familielid dat ook een erfelijke overgevoeligheid (atopie) heeft. De klachten ontstaan in meer dan de helft van de gevallen al in het eerste jaar, en de klachten blijven bestaan bij bijna de helft van de kinderen. Preventieve maatregelen zijn nog steeds niet afdoende, al wordt gedacht dat in families met een atopische aanleg het geven van borstvoeding beschermend zou kunnen zijn.

Per leeftijdscategorie kan de uitingsvorm verschillen:
– 0-2 jaar: eczeem op wangen, voorhoofd, romp en extremiteiten, narcosekapje is vrij, jeuk is nadrukkelijk aanwezig;
– 2-10 jaar: eczeem in elleboogplooien, knieholten, pols, enkels en hals;
– puberteitsfase: eczeem op handen, voeten en buigzijde van armen en benen.

Eczeem verloopt met rustige en actieve fasen, waarbij niet geheel duidelijk is welke factor de aandoening activeert.

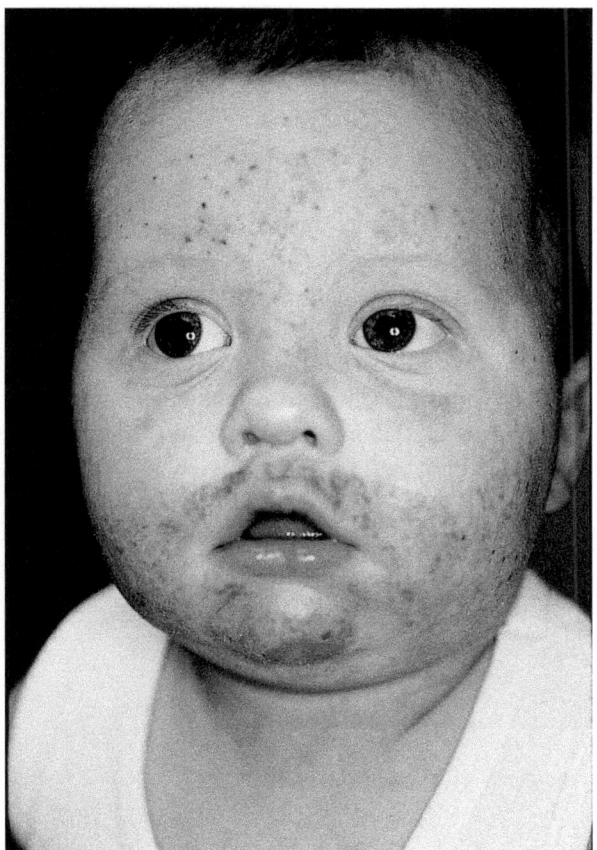

Afbeelding 18.1 *Atopisch eczeem in het gelaat van een baby.*

Bij een deel van de patiënten speelt voedselovergevoeligheid een rol, maar dan voornamelijk bij jonge kinderen. In die gevallen kan een dieet een gunstig effect op het beloop van het eczeem hebben. In het eerste jaar kan bijvoorbeeld een koemelkeiwitvrije voeding geprobeerd worden. In die gevallen wordt een hypoallergene voeding (hydrolysaat) voorgeschreven. Bij hypoallergene zuigelingenvoeding zijn de eiwitten als het ware in kleine stukje voorgeknipt (gehydrolyseerd), waardoor allergische kinderen de eiwitten vaak wel kunnen verdragen. De lokale behandeling bestaat uit het voorkomen van uitdroging van de huid door vettige middelen en zo nodig uit het remmen van de ontstekingsreactie met milde corticosteroïden. Bij uitgebreide huidafwijkingen door eczeem is er het risico van secundaire infectie met stafylokokken of streptokokken. In die gevallen ontstaat dan impetigo, een infectie met onder andere korstvorming die, wanneer deze gelokaliseerd is rond de mond, 'krentenbaard' wordt genoemd.

18.2 Erythema infectiosum ('vijfde ziekte')

Het parvoB19virus is de verwekker van erythema infectiosum. De incubatietijd bedraagt één tot twee weken, en de ziekte is besmettelijk enkele dagen voordat de huiduitslag zichtbaar wordt.
Er is een milde voorfase (prodromen) met verhoging en symptomen aan de bovenste luchtwegen. Dan ontstaat een roodheid (erytheem) dat typisch is: alsof er op de wang is geslagen (afb. 18.2). Ook op andere delen van de huid is erytheem zichtbaar. Vaak verloopt de infectie overigens zonder symptomen. Er is een relatie beschreven tussen infecties met parvoB19virus en het ontstaan van een onvolledige ontwikkeling van het beenmerg.

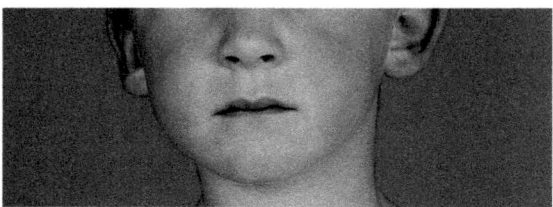

Afbeelding 18.2 *'Appelwangen' of 'slapped cheeks'.*

18.3 Exanthema subitum (syn. roseola infantum, 'zesde ziekte')

Exanthema subitum wordt veroorzaakt door een van de humane herpesvirussen. Het treedt meestal op bij kinderen onder de drie jaar, met koorts en opgezette lymfklieren gedurende een aantal dagen. De koorts daalt dan in korte tijd en daarbij ontstaat binnen een dag de rode huiduitslag: exantheem (afb. 18.3). De differentiaaldiagnose bevat uiteraard ook oorontsteking en andere veel voorkomende oorzaken van koorts.
Niet alle kinderen met deze herpesinfectie zullen het huidbeeld vertonen.

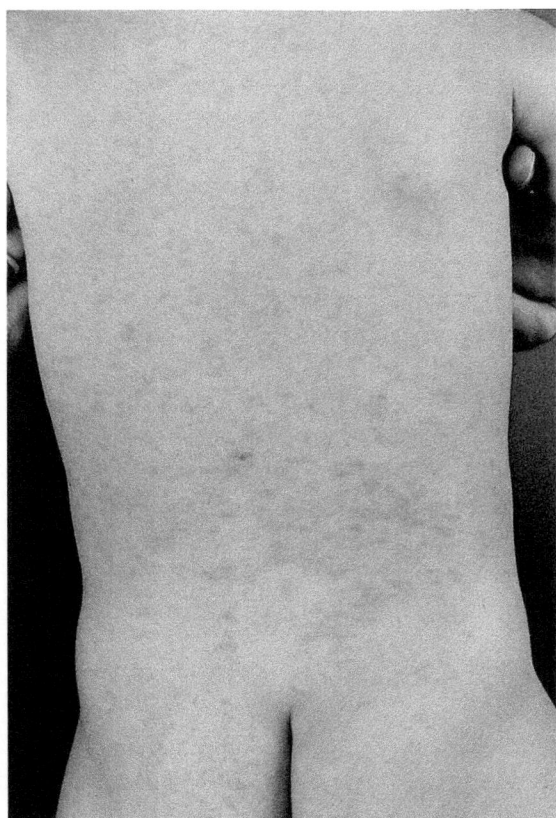

Afbeelding 18.3 Exantheem.

18.4 Waterpokken (varicella)

Een kind met waterpokken is erg besmettelijk. De verwekker is het zoster-varicellavirus. Besmetting verloopt via contact met de inhoud van een blaasje of speekseldruppeltjes. De besmettelijkheid loopt van twee dagen voor, tot vijf dagen na het ontstaan van het exantheem. Er is een voorfase met klachten van malaise, hoofdpijn en koorts. Het huidbeeld wordt gekenmerkt door een combinatie van exantheem, papels 'bultjes' (papels), blaasjes (vesikels) en korsten in verschillende fasen tegelijk. Opvallend is dat ook het behaarde hoofd aangedaan is. Kinderen hebben vaak vooral last van de jeuk. Veel krabben kan weer leiden tot een secundaire infectie.
Naast deze primaire herpeszosterinfectie kan het virus dat in een slapende toestand in het lichaam aanwezig blijft, in perioden of situ-

aties van verminderde weerstand reactiveren met als gevolg gordelroos (herpeszoster).

18.5 Koortslip (herpessimplexinfectie type I)

Het herpessimplexvirus (HSV) veroorzaakt diverse infecties bij de mens. Voor de kinderleeftijd zijn van belang:
- type I dat een koortslip kan veroorzaken;
- type II dat als genitale infectie van de moeder een rol kan spelen bij het ontstaan van herpes bij pasgeborenen, wat een ernstige aandoening is.

Een koortslip kan zonder symptomen verlopen of een eenvoudig herkenbaar beeld geven. Naast de mondlaesie kan er koorts en malaise optreden met ook vergroting van de regionale lymfklieren.
Herpes genitalis bij kinderen is zeldzaam. Wanneer bij de moeder een primaire HSV2-infectie wordt vermoed, wordt geadviseerd een keizersnede te verrichten om besmetting van het kind te voorkomen.

18.6 Urticaria (galbulten, netelroos)

Bij urticaria is er een huidreactie op een bepaalde prikkel met een vluchtige, meestal jeukende en wegdrukbare roodheid met in het midden een lichte verhevenheid (afb. 18.4).
De oorzaak is het vrijkomen van verschillende stoffen vanuit de mestcel, waarbij histamine de belangrijkste is, een stof die vooral jeuk veroorzaakt. Daarnaast komen er stoffen vrij die vaatverwijding of vaatdoorlaatbaarheid verhogen.
De lijst oorzaken is lang; bekend zijn de reactie op bijvoorbeeld contact met een brandnetel of een insectensteek, of de reactie van sommige kinderen op bepaalde voedingsmiddelen.
Het vrijkomen van histamineachtige stoffen kan leiden tot algemene verschijnselen als benauwdheid en lage bloeddruk. Die moeten dan gericht behandeld worden.
Het behandelen van urticaria bestaat uit het herkennen van de oorzaak en het vermijden daarvan. Daarnaast kan met medicamenten (antihistaminica) de reactie van de mestcel worden geremd.

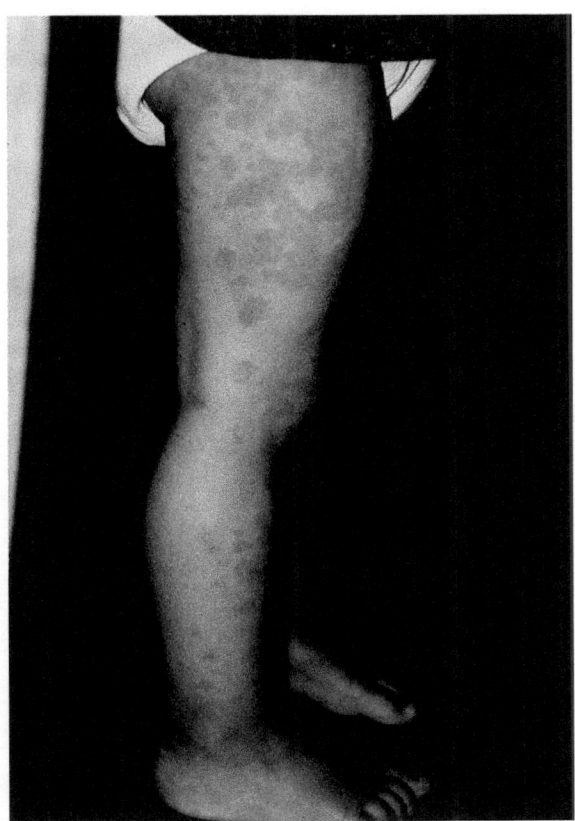

Afbeelding 18.4 Galbulten.

Referenties

Reeks Praktische Kindergeneeskunde, Bohn Stafleu van Loghum, Houten
Chirurgie bij kinderen, LWE van Heurn e.a, 2001
Kinderlongziekten, PLP Brand e.a., 2002
Kinderneurologie, OF Brouwer e.a., 2003
Infectieziekten bij kinderen, NG Hartwig e.a., 2003
Maag-, darm- en leverziekten bij kinderen, CMF Kneepkens e.a., 2003
Kindercardiologie, M Witsenburg e.a., 2005
Kinderurologie en -nefrologie, AJ van der Heijden e.a., 2005
Allergologie, immunologie en reumatologie bij kinderen, JJ Boelens e.a., 2005
Kinderendocrinologie, HA Delemarre e.a., 2006
Oncologie en hematologie bij kinderen, R Pieters e.a., 2007
Ongevallen bij kinderen, LWE van Heurn e.a., 2007
Neonatologie, AJ de Beaufort e.a., 2007

Werkboeken kindergeneeskunde
werkboek kinderreumatologie
werkboek kinderallergologie
werkboek kindernefrologie
werkboek kinderlongziekten
werkboek ondersteunende behandeling in de kinderoncologie
werkboek kindergastro-enterologie
werkboek infectieziekten
werkboek kinderhematologie

Literatuur

Abbas AK e.a.: Basic Immunology, functions and disorders of the immune system, 2nd edition; Saunders Elsevier, 2006

Behrman RE e.a. (ed): Nelson textbook of pediatrics, 16th edition; WB Saunders Company, 2000

Brook C e.a.: Brook's Clinical pediatric endocrinology, 5th edition; Blackwell Publishing, 2005

Clarke JTR: clinical guide to inherited metabolic diseases, 2nd edition; Cambridge University Press, 2002

David TJ (bewerkt door Kollee LAA e.a.): Symptoomherkenning bij kinderen. Elsevier/Bunge, 1999

Derksen-Lubsen G e.a. (red): Compendium kindergeneeskunde, diagnostiek en behandeling, 3^e herziene druk; Bohn Stafleu van Loghum, 2006

Firth HV e.a.: Oxford desk reference Clinical genetics; Oxford Univ Press, 2006
Hertz DE: Care of the newborn. A handbook for primary care; Lippincott Williams & Wilkins, 2005
Ogilvy-Stuart A e.a.: Practical neonatal endocrinology; Cambridge University Press, 2006
Oranje AP e.a. (red): Handboek kinderdermatologie; tweede druk; Elsevier Gezondheidszorg, 2005
Park MK: Pediatric cardiology for practitioners, 4th edition; Mosby, 2002
Renier WO (red): Kinderepilepsie handboek; Academic Pharmaceutical Productions BV, 2003
Turner NM e.a.: Advanced Paediatric Life Support, de Nederlandse editie; Elsevier Gezondheidszorg, 2004
Nederlands Tijdschrift voor Geneeskunde: diverse jaargangen
Tijdschrift Kindergeneeskunde: diverse jaargangen

GPSR Compliance
The European Union's (EU) General Product Safety Regulation (GPSR) is a set of rules that requires consumer products to be safe and our obligations to ensure this.

If you have any concerns about our products, you can contact us on

ProductSafety@springernature.com

In case Publisher is established outside the EU, the EU authorized representative is:

Springer Nature Customer Service Center GmbH
Europaplatz 3
69115 Heidelberg, Germany

www.ingramcontent.com/pod-product-compliance
Ingram Content Group UK Ltd.
Pitfield, Milton Keynes, MK11 3LW, UK
UKHW050417240426
12048UKWH00014B/672